LES DÉSÉQUILIBRÉS

DU

SYSTÈME NERVEUX

CORBEIL. — IMPRIMERIE ÉD. CRÉTÉ.

LES DÉSÉQUILIBRÉS

DU

SYSTÈME NERVEUX

ÉTUDE CLINIQUE ET THÉRAPEUTIQUE

PAR

Le Dr A. RAFFRAY

ANCIEN INTERNE DES HOPITAUX DE PARIS

Préface du Dr H. BARTH

Médecin de l'Hôpital Necker

> Tous nos organes doivent fonctionner sans que
> nous nous en apercevions autrement que par le
> bien-être que peut procurer l'acte fonctionnel
> normalement accompli.
> (PETER. *Leçons de Clinique médicale, 1893.*
> Tome III, page 618.)

PARIS

ASSELIN ET HOUZEAU

LIBRAIRES DE LA FACULTÉ DE MÉDECINE

PLACE DE L'ÉCOLE-DE-MÉDECINE

1903

Tous droits réservés.

A MON MAITRE

Le Docteur HENRI BARTH

Médecin de l'Hôpital Necker

Je vous apporte aujourd'hui, mon cher Maître, le fruit de sept années de travail assidu. Si mes observations ont à vos yeux quelque valeur, c'est grâce à l'enseignement précieux de cette année 1890, inoubliable pour moi, où j'ai appris, guidé par votre sage et habile direction, à examiner un malade et à utiliser toutes les ressources que nous offre la clinique.

Agréez, mon cher Maître, les sentiments de profonde reconnaissance de votre élève et jeune ami,

Dr A. RAFFRAY
Ancien Interne des Hôpitaux de Paris.

Ile Maurice.

PRÉFACE

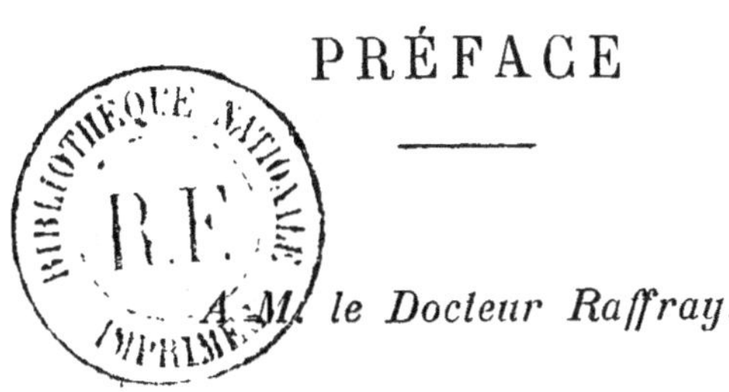

A M. le Docteur Raffray.

Mon cher ami,

Vous m'avez demandé de présenter au public parisien ce livre, fruit de l'expérience clinique laborieusement acquise au cours de votre pratique médicale à Maurice.

Je le fais avec d'autant plus de plaisir qu'il ne s'agit point ici d'un de ces ouvrages de compilation où tant de médecins se complaisent, et dont le principal objet semble être de répandre le nom de leurs auteurs. Votre livre est une œuvre personnelle; mieux encore, une œuvre vécue. Dans votre introduction, vous en racontez vous-même la genèse avec une modestie qui vous honore.

Jeté brusquement dans la pratique active à l'issue de vos études, vous avez éprouvé la surprise qui attend la plupart des jeunes médecins au seuil de leur carrière : vous vous êtes aperçu que la médecine apprise à l'hôpital n'était qu'une partie de la médecine et que dans beaucoup de cas journaliers votre expérience d'ancien interne des hôpitaux de Paris vous laissait en défaut. -

Vous n'avez pas imité ceux (trop nombreux, hélas !) que cette constatation décourage et qui, incapables de compléter leur éducation scientifique, se résignent à faire toute leur vie, au grand détriment de leurs malades, la médication du symptôme. Vous vous êtes bravement remis à l'école. Vous avez étudié sans parti pris les malades de tout sexe et de tout âge que le hasard de la clientèle présentait à votre observation, et vous vous êtes efforcé de saisir la pathogénie et la nature d'une foule d'états morbides, qui vous surprenaient par l'abondance et la variété de leurs symptômes fonctionnels faisant contraste avec une absence à peu près complète de lésions.

Bientôt vous êtes arrivé à vous convaincre que le système nerveux, centre commun de toutes nos fonctions, et intermédiaire nécessaire entre tous nos organes, était le point de départ de presque tous nos maux, et que la plupart des maladies qui ne sont pas d'origine infectieuse ou microbienne avaient pour point de départ un trouble plus ou moins profond de l'activité cérébrale, médullaire ou sympathique.

Fort de ces constatations et appuyé d'ailleurs sur l'autorité de plusieurs des maîtres de la médecine contemporaine, vous avez édifié la théorie de la déséquilibration du système nerveux envisagée comme cause ou plutôt comme essence de tous les états pathologiques attribués jusqu'ici aux diathèses.

L'analyse des observations de vos malades vous a permis d'établir que les maladies chroniques débutent toujours par des troubles fonctionnels, d'abord inconstants, auxquels succèdent des altérations humorales susceptibles, elles aussi, de disparaître, quand la cause qui les a engendrées cesse d'agir; quant aux lésions organiques, elles n'en sont que les conséquences tardives et non nécessaires. Aussi attachez-vous relativement peu d'importance aux affections locales : elles ne sont à vos yeux que les manifestations contingentes d'un trouble antérieur et plus général, qui a son siège dans les différents étages du système nerveux, tous solidaires les uns des autres.

Aussi vous éloignant également des néochimiâtres et des modernes iatromécaniciens, vous remontez jusqu'à Van

Helmont et vous faites revivre la célèbre théorie des archées, en l'adaptant aux découvertes de la physiologie contemporaine.

Cette théorie n'est-elle pas trop générale ? N'en avez-vous pas étendu démesurément les applications ? Je ne puis ni ne veux le rechercher ici. Mais ce que tous vos lecteurs penseront comme moi, c'est qu'elle vous a fourni un cadre large et simple dans lequel vous avez su présenter en un tableau saisissant la longue série des maux que l'espèce humaine doit à la civilisation.

Car c'est un fait étrange, et paradoxal en apparence, que les progrès sociaux et matériels qui ont tant développé le bien-être des populations n'ont pas amélioré la santé des individus, que les découvertes qui ont révolutionné la médecine et fait reculer plusieurs des grands fléaux qui décimaient l'humanité n'ont pas empêché la détérioration progressive des races réputées supérieures. Il faut bien le reconnaître : si dans l'ensemble on meurt moins qu'autrefois, dans le particulier on se porte moins bien, on est plus souvent malade.

Vous avez magistralement exposé les causes de cette évolution fâcheuse.

L'hérédité morbide d'abord. Les enfants ressemblent toujours plus ou moins à leurs parents : c'est une vérité qui n'a pas besoin d'être démontrée. Si les parents sont vigoureux et bien portants, les descendants ont grande chance de l'être aussi ; en revanche, si les géniteurs présentent quelques tares morbides, on verra ces tares grossir et se multiplier chez les enfants.

Or à l'origine des sociétés, la sélection naturelle s'exerçait pour le plus grand bien de la race ; les femmes les plus belles tombaient en partage aux hommes les plus forts et donnaient naissance à des rejetons nombreux, la plupart exempts de tout défaut physique. Élevés sans soins, au mépris de toute hygiène, beaucoup d'entre eux mouraient avant l'âge d'homme, mais ceux qui avaient résisté, trempés par les épreuves subies, conservaient, quel que fût plus tard leur genre d'existence, une santé de fer qui les rendait aptes à perpétuer et à développer encore la vigueur de leurs ancêtres.

Aujourd'hui la plupart des mariages ne sont que des combinaisons d'intérêt et de vanité ; l'attrait physique y a peu de part et la question santé cède facilement devant la question fortune. Les enfants, procréés tardivement et comme à regret, naissent souvent débiles, entachés de quelque tare nerveuse et peu capables de résister aux maladies du premier âge : à force de soins on réussit pourtant à les élever, mais trop souvent ils restent faibles, mal armés pour le combat de la vie, déséquilibrés en un mot, selon votre expression significative, et quand leur tour est venu d'être pères, ils ne peuvent donner à leurs descendants que ce qu'ils ont eux-mêmes : un système nerveux mal réglé, des organes fragiles et fonctionnellement insuffisants, que le moindre choc mettra hors d'usage.

A ces causes congénitales et en quelque sorte inévitables viennent s'ajouter les influences morbides acquises, dont la vie moderne a singulièrement accru le nombre et l'importance.

Jusqu'au milieu du siècle dernier, chacun vivait chez soi, vaquant paisiblement aux occupations de son état, sortant peu, ne voyageant guère, car les moyens de transport étaient lents et rares, ne prêtant qu'une attention médiocre aux événements du dehors dont l'écho n'arrivait qu'affaibli par le temps et la distance. On fatiguait peu son cerveau, davantage ses muscles, on mangeait bien, on buvait de même sans beaucoup de raffinement ; on menait, en somme, une vie simple, compatible avec une santé parfaite.

A l'heure actuelle, un besoin perpétuel d'agitation et de

changement s'est emparé des gens de toute condition : on
ne veut plus rester chez soi ; le moindre loisir est prétexte
à déplacement et l'extrême facilité des voyages en a donné
le goût aux plus sédentaires. On veut aussi être informé
de tout ce qui se passe, non seulement dans le pays qu'on
habite, mais dans l'univers entier et deux fois par jour,
grâce au télégraphe, une presse infatigable fait connaître
partout le meurtre à peine commis et le discours-ministre
à peine prononcé. On ne se contente pas de tout savoir ; on
prétend ne manquer aucune occasion de plaisir et chacune
de celles-ci, partie sportive, dîner, bal ou soirée théâtrale
est prétexte à un écart de régime ou à quelque faute
d'hygiène.

Cependant la vie plus compliquée est devenue plus chère :
il faut donc faire effort, et travailler plus, pour gagner
davantage. Si les jours ne suffisent pas pour tant d'occupations diverses, on rogne sur le temps réservé au sommeil,
et si les forces paraissent fléchir, on se soutient par du thé,
du café, de l'alcool et d'autres excitants.

Comment s'étonner que le système nerveux ainsi surmené
se cabre, que le cerveau trop rempli éclate, que les nerfs
trop tendus deviennent vibrants, que l'estomac encombré
et le foie intoxiqué refusent leur tâche? C'est le contraire
qui serait surprenant.

Dans une série de chapitres fort bien ordonnés et pleins
de faits, vous avez montré comment les troubles nerveux
prennent naissance, se développent et s'enchaînent, avec
des formes cliniques infiniment variées et des localisations
qui ne sont pas toujours celles que l'étiologie ferait prévoir.
L'hérédité morbide marque son empreinte tantôt sur un
organe, tantôt sur un autre, elle crée des lieux de
moindre résistance. Un tel a hérité de ses parents un
mauvais estomac, tel autre un cœur irritable : il ne
suffit pas à celui-ci de ménager son cœur, ni à celui-là

de soigner son estomac pour n'en point souffrir. Grâce à la solidarité des diverses parties du système nerveux entre elles, une excitation portée sur tout autre point pourra se manifester principalement, sinon exclusivement, par des désordres fonctionnels du côté de l'organe faible. En pareil cas la médication du symptôme se montrera totalement impuissante si elle n'est pas complétée par une réforme générale de l'hygiène : le trouble reparaîtra incessamment, donnant lieu à des altérations humorales d'abord, puis à des lésions organiques indélébiles. Cette double notion de l'hérédité morbide locale et de l'inhibition nerveuse à distance permet de résoudre bien des difficultés diagnostiques et donne la clef de certains problèmes cliniques en apparence insolubles.

Je ne puis vous suivre dans l'étude extrêmement complète et approfondie que vous avez faite des manifestations de la déséquilibration nerveuse dans les divers organes et appareils, des formes qu'elle affecte aux différents âges et des types cliniques propres à chaque sexe. Le champ que vous avez exploré est vaste; vos lecteurs trouveront plaisir et profit à le parcourir avec vous ; ils seront captivés comme je l'ai été moi-même par les pages remarquables que vous avez consacrées à la dyspepsie, à la goutte. à l'obésité et à l'amaigrissement, que vous rattachez avec raison à l'influence régulatrice du système nerveux sur les fonctions de l'estomac, sur la biochimie du foie, sur la nutrition cellulaire elle-même.

Dans le chapitre intitulé « Pathogénie » vous avez résumé vos idées personnelles et rassemblé les arguments qui vous ont décidé à faire table rase des vieilles diathèses et à faire rentrer dans la déséquilibration nerveuse non seulement la neurasthénie de Beard, la dilatation gastrique de Bouchard, les viciations du chimisme stomacal de Hayem, l'hépatisme et l'entéroptose de Glénard, mais encore tout l'arthritisme et tout l'herpétisme.

Si ce chapitre n'est pas le plus important du livre, c'est en tout cas celui qui suscitera le plus de controverses.

En revanche, tous les médecins dignes de ce nom seront d'accord pour louer vos doctrines thérapeutiques et pour s'associer à votre croisade en faveur de l'hygiène, seul remède au dépérissement rapide dont les générations actuelles nous offrent le désolant tableau.

Vous avez écrit sur le rôle préventif de l'hygiène, tant psychique que physique, des pages où se révèlent les qualités de penseur et de moraliste qui distinguent l'élite de notre profession.

Vous avez montré par d'éclatants exemples que le seul moyen d'éviter les conséquences de l'hérédité morbide et de maintenir l'équilibre des centres nerveux est de renoncer à tous les excès dont est faite la vie contemporaine, et de revenir à l'existence simple et à la saine philosophie que nos pères savaient pratiquer.

A propos du traitement curatif de la déséquilibration, vous avez insisté sur l'importance essentielle du repos sous toutes ses formes, sur la nécessité de refaire l'éducation des centres nerveux dévoyés, sur la folie de ceux qui prétendent traiter les désordres fonctionnels par des drogues et qui essayent de neutraliser des troubles dont la cause leur est inconnue en saturant l'organisme de médicaments dont l'action complexe leur échappe souvent encore davantage.

Enfin vous avez fait voir comment, en présence des lésions organiques irrémédiables auxquelles aboutissent les troubles fonctionnels quand ils ont trop duré, un médecin avisé et humain peut encore, en relevant le moral de son malade, en obtenant de lui beaucoup de sacrifices et surtout en lui enseignant la résignation, soulager bien des souffrances et prolonger souvent la vie d'une manière inespérée.

Voilà bien des éléments de succès, mon cher ami ; mais votre livre en possède un autre encore. C'est le ton simple et sans prétention dans lequel il est écrit. Vous avez su rester naturel, éviter le style austère et volontiers obscur de la plupart des livres de médecine et vous mettre à la portée des gens du monde, auxquels s'adressent la plupart de vos conseils. Votre ouvrage n'a rien de rébarbatif ; il est plein de bonhomie et d'enjouement comme vous-même : c'est une causerie familière sur la santé et la maladie.

En parcourant ces pages, tout imprégnées d'un léger parfum d'outre-mer, la pensée de vos lecteurs parisiens se reportera vers Maurice, où vous les avez composées, vers cette île enchantée qui s'appelait autrefois l'Ile-de-France et qui a conservé tant de liens avec la mère-patrie d'autrefois, vers ce pays de rêve que les hommes de guerre ont illustré, que les poètes ont chanté, et dont le nom éveille dans l'âme des vieux Français tant de souvenirs héroïques, mêlés à tant d'images gracieuses.

Leur sympathie vous est acquise d'avance.

HENRI BARTH.

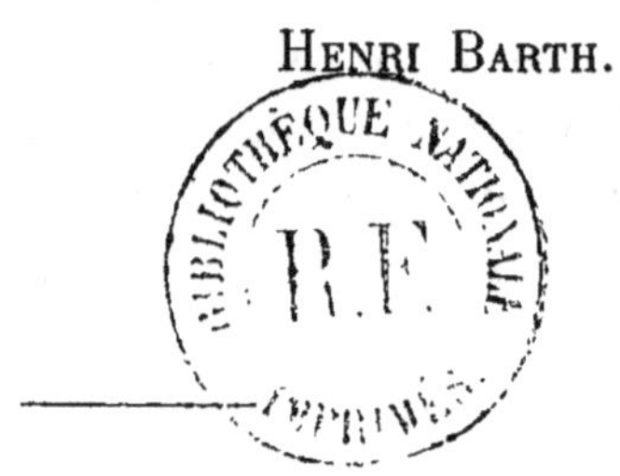

ERRATA

Page 272, *ligne* 35 : *au lieu de* emménagogne, *lire* emménagogue.

Page 309, *ligne* 23 : *au lieu de* calome, *lire* calomel.

Page 336, *ligne* 37 : *au lieu de* myélo-néphrite, *lire* pyélo-néphrite.

LES DÉSÉQUILIBRÉS

DU

SYSTÈME NERVEUX

ÉTUDE CLINIQUE ET THÉRAPEUTIQUE

INTRODUCTION

Par ces temps de production à outrance, j'ai beaucoup hésité à venir augmenter la littérature médicale d'une œuvre nouvelle ; mais, après réflexion, et en me rappelant les incertitudes de mes premières années de pratique, j'ai pensé qu'il serait utile de porter à la connaissance de mes confrères le fruit de mes observations et de mon expérience.

Élevé pendant une dizaine d'années à la solide école clinique des Hanot, des Jules Simon et des Barth, je me suis trouvé, au début de ma carrière, aux prises avec deux genres de maladies bien distincts : d'abord des maladies aiguës, fébriles, contagieuses, telles que la rougeole, la scarlatine, la diphtérie, la fièvre typhoïde, maladies, en somme, que j'avais appris à bien connaître à l'hôpital, et pour lesquelles je n'éprouvais aucun embarras, ni pour le diagnostic, ni pour le traitement ; puis une autre classe de maladies que j'appellerai maladies fonctionnelles, qui me déroutèrent complètement, que je connaissais mal, dont j'arrivais difficilement à saisir le comment et le pourquoi.

Pourtant, il me fallait sortir de ce chaos, non seulement parce que ces affections se présentaient quotidiennement à mon observation, et que j'avais à soulager ceux qui s'adressaient à moi, mais surtout, parce que mon esprit inquiet et curieux me poussait à approfondir l'étude de ces affections auxquelles j'avais été mal préparé par mon stage hospitalier. Après bien des incertitudes et des tâtonnements, je crois aujourd'hui être arrivé à trouver un lieu sûr pour me guider au milieu de faits qui paraissent de prime abord disparates. Peu à peu, l'horizon le plus obscur s'éclaircissait, et j'arrivais, aidé de mes lectures et de l'observation attentive et délicate de mes malades, à poser des bases que je crois inattaquables, qui me permirent, dans tous les cas, non seulement de m'expliquer le pourquoi des symptômes présentés par mon malade, mais surtout, ce qui me donnait plus de satisfaction, d'instituer un traitement pathogénique toujours suivi d'un résultat certain.

Avant de commencer cette étude, je serais ingrat si je ne reconnaissais que j'ai été puissamment aidé, dans la voie que j'ai suivie, par la lecture et l'étude sérieuse des ouvrages de MM. Huchard et Lancereaux, et de ceux de M. le Dr M. Leven, médecin en chef de l'hôpital Rothschild. Je n'ai rien à dire des deux premiers ; tous ceux qui s'intéressent aux choses de la médecine savent que ces maîtres, par leurs travaux scientifiques et leurs idées originales, ont définitivement fixé la grande classe des maladies arthritiques et artérioscléreuses, avec toutes les conséquences qui en découlent au point de vue clinique et thérapeutique. Dans le cours de ce travail, nous aurons souvent à parler de leurs travaux, et à leur donner une confirmation absolue par nos observations cliniques.

Quant au Dr Leven, qu'il me soit permis de lui rendre un hommage tout particulier, et de lui donner l'assurance de ma profonde reconnaissance, car, sans la lecture de son travail sur la « névrose », je ne serais pas arrivé à entreprendre cette œuvre : il a été le premier à me permettre de trouver ma voie au milieu de ce dédale de la pathologie nerveuse. Grâce à ses théories, j'ai pu arriver à déchiffrer tous les problèmes cliniques, les plus inextricables en apparence, qui se sont présentés à moi ; il m'a intéressé à cette grande classe de malades que nous côtoyons journellement sans arriver à les comprendre, et à débrouiller leur histoire clinique ; enfin, il m'a fourni les plus grandes satisfactions morales, en me permettant de rendre la santé à des malades considérés comme des infirmes.

C'est dire la dette de reconnaissance que je dois au Dr Leven. Je suis étonné que les idées de cet esprit original et chercheur n'aient pas frappé jusqu'ici un de nos grands maîtres, car elles auraient trouvé un retentissement marquant sous la plume autorisée et la réputation méritée de l'un d'eux. Je suis heureux, quoi qu'il en soit, d'avoir le mérite d'attirer l'attention sur les travaux du Dr Leven ; à mon tour, je viens donner une sanction aux idées qu'il a émises. Guidé par ses théories, je n'ai eu qu'à les appliquer pour secouer ce brouillard qui m'a si longtemps empêché d'envisager à ma satisfaction certains cas cliniques. Une fois en possession d'un guide sûr, j'ai pu relier certains états pathologiques à d'autres qui en paraissaient indépendants de prime abord ; je suis même arrivé à cette conclusion que partageront, je l'espère, ceux de mes lecteurs qui voudront prendre la peine ne me lire en faisant appel à leurs souvenirs et à leur expérience clinique, c'est que nos manuels de médecine nous présentent une variété de types dont le seul effet est d'encombrer notre mémoire et de nous perdre au milieu d'un dédale de faits difficiles à préciser.

Je m'adresse ici, non pas à l'étudiant, ni même au jeune praticien, mais à ceux qui ont quelques années de pratique ; à ceux en particulier qui, amoureux de leur art, sont rentrés chez eux après avoir vu un malade étudié de près, sans être arrivés à un diagnostic précis ; à ceux également qui, fatigués des plaintes de leurs malades, ont, en vain, essayé de toutes les armes mises à leur disposition par la pharmacopée, et qui, en désespoir de cause, arrivent à juste raison au scepticisme thérapeutique le plus complet. A ceux-là, je m'adresse en toute confiance, parce que, après la lecture de ce qui va suivre, la route leur paraîtra nette, déblayée de tous ses obstacles, et je ne puis croire qu'ils n'éprouvent, comme moi, un grand enthousiasme, lorsque je leur aurai appris une méthode facile qui ne ressort que de l'observation ; méthode basée non sur des expériences de laboratoire, mais sur la clinique seule, par laquelle ils arriveront à s'intéresser à la médecine, à débrouiller les malades les plus difficiles, et surtout à les guérir. Certes, loin de moi la pensée de protester contre cette pléiade de savants qui demandent au laboratoire la clé des processus pathologiques : non seulement ces travaux sont nécessaires au point de vue scientifique pur, mais ils le sont également par tout ce que nous sommes en droit d'en attendre dans un but thérapeutique. Pasteur et son école méritent toute notre admiration pour nous avoir fait connaître les infiniments petits, et, dans la suite, le lecteur verra l'importance de ces travaux, en nous permettant de préciser et d'expliquer la genèse des maladies contagieuses. Ce que je déplore seulement, c'est que l'étudiant d'aujourd'hui se porte trop vers ces études, peut-être plus attrayantes, mais certes moins utiles que celles qui relèvent de la clinique pure. Je lui conseille, s'il veut plus tard être à la hauteur de son mandat, de recourir plus souvent à la lecture des ouvrages de nos vieux maîtres, et, en particulier, ceux de Trousseau et de Peter. Si je me suis permis cette digression, c'est qu'elle est d'une portée capitale, attendu que pour la bonne intelligence et la mise en pratique de ce qui va suivre, il faut, de toute nécessité, être clinicien consommé, si l'on ne veut s'exposer aux plus grandes erreurs et aux pires conséquences qui peuvent en découler. Je m'explique, et je vais le prouver par un exemple.

Je suis consulté, en novembre 1901, par M. X., âgé de vingt-trois ans, qui se plaint que sa santé, jusque-là bonne, s'est subitement altérée depuis six mois. Le malade se plaint de maux de tête, d'insomnie, de fatigue générale, de perte d'appétit, et d'un amaigrissement qui frappe tous les siens, d'une petite toux sèche et de palpitations. Le mot *tuberculose* a été prononcé par un ami; le malade a été vu par un médecin qui a pris le père de notre jeune homme en particulier, pour lui dire que son fils était dans la phase prétuberculeuse, qu'il fallait lui faire cesser tout travail, l'envoyer à la campagne, etc.

Le jeune homme me fut présenté ; certes, après le récit de ce qui précède, et à la simple inspection, je pensais me trouver en présence d'un tuberculeux avéré, et avant que mes idées n'aient été attirées par les faits que je développerai ultérieurement, je n'aurais pas hésité à me ranger au diagnostic de mon confrère.

Je procédai à un examen approfondi, et je ne trouvai rien qui me permît d'asseoir un diagnostic ferme ; je ne conclus pas, et je demandai à revoir le malade dans une huitaine. Après ce second examen, j'étais fixé : mon malade n'était nullement en puissance de tuberculose ; c'était un sujet qui présentait uniquement des troubles fonctionnels, sans lésions organiques, dépendant d'une excitation de son système nerveux. Interrogé dans ce sens, le malade m'avoua qu'il était épris d'une jeune fille depuis six mois, qu'il n'avait pu obtenir le consentement de ses parents, et que depuis cette époque, il avait présenté les troubles rapportés plus haut. Je le soumis au traitement approprié à son cas, et je parlai à son père ; quelques semaines plus tard, notre malade était fiancé, et sa pseudo-tuberculose s'évanouissait en même temps qu'il reprenait sa bonne humeur et une corpulence enviable.

Cet exemple, qu'il me serait facile de multiplier, prouve de la façon la plus absolue qu'il existe en médecine des symptômes qui peuvent se rattacher, soit à une lésion organique, soit à un trouble purement fonctionnel ; c'est là la clé de cette étude que je vais entreprendre.

Je réclame de mon confrère un sens clinique sûr qui lui permettra de différencier ces deux sortes de symptômes ; c'est la condition *sine qua non* de la bonne mise en pratique de ce qui va suivre. J'avais donc raison de demander à l'étudiant de mieux approfondir ses ouvrages classiques, et j'avais raison de mettre en garde le jeune médecin contre le présent livre qui le séduira peut-être par sa simplicité, mais qui n'est pas fait pour lui, attendu qu'il faut qu'il se prépare, par plusieurs années de pratique, afin de comprendre et d'interpréter exactement les faits que je lui expliquerai.

Avant de continuer, revenons à l'observation précédente, car je désire insister sur ce fait, que les troubles présentés par un malade peuvent dépendre, soit d'une lésion organique, soit d'un état fonctionnel sans lésions.

Il y a une classe de savants, les anatomo-pathologistes, dont la mission consiste à étudier, *de visu* ou avec le concours du microscope, les organes qui leur sont présentés *post mortem*. D'après la nature de la lésion constatée dans un ou plusieurs organes, il sera facile à cet observateur, s'il possède les capacités voulues, de reconstituer l'histoire clinique du sujet, et de dire : « ce malade, dont le cœur présente telle lésion, devait avoir, au cours de son existence, tel ou tel symptôme » ; il a, en un mot, la signature anatomique de la maladie et des symptômes présentés par le malade, et s'il a trouvé, par exemple, un rétrécissement mitral, il pourra, sans se tromper, avancer que le malade avait des palpitations, de la dyspnée d'effort, de l'hémoptysie, etc. Voilà un type bien défini de maladies : maladies organiques, avec symptômes particuliers, et lésions tangibles, perceptibles à l'examen *post mortem*, par les moyens d'étude mis à notre disposition.

Supposons maintenant que le malade dont nous avons rapporté l'observation plus haut soit mort accidentellement, et que nous ayons adressé ses organes à un anatomo-pathologiste. Après examen, il aurait répondu : les organes soumis à notre appréciation appartenaient à un individu sain ; mais il lui aurait été impossible de reconstituer l'histoire clinique du sujet, parce qu'il n'aurait trouvé, nulle part, une lésion pouvant le guider, pour expliquer ce que le malade avait, et pourtant, il s'agissait bien d'un malade véritable, en raison des symptômes qu'il présentait ; mais ces symptômes n'avaient aucun substratum anatomique ; d'où la deuxième division qu'il importe de faire : les maladies fonctionnelles. Ce sont les plus utiles et les plus importantes à bien connaître, car, que pouvons-nous contre une maladie organique constituée ? peu ou rien ; par contre, nous avons vu comment notre malade avait pu guérir facilement.

Dans ces cas de maladies fonctionnelles qui relèvent, je me hâte de le dire, du système nerveux exclusivement, il faut, avant tout, les dépister, ce qui peut toujours se faire avec les moyens cliniques que nous possédons, et ce premier pas fait, remonter à la cause première ; le malade, aidé de nos questions, nous racontera son histoire. Une fois en possession du tableau clinique et du pourquoi, il nous sera facile d'appliquer une thérapeutique raisonnée.

Si nous pouvons schématiquement établir ainsi deux grandes classes de maladies, les maladies organiques et les maladies fonctionnelles, hâtons-nous d'ajouter que le problème est plus complexe, car, à côté des types bien nets et bien tranchés, il y a certains malades qui présentent un type intermédiaire : ceux qui, après avoir présenté seulement des troubles fonctionnels, passent insensiblement de cette phase purement fonctionnelle à la phase organique. Cette phase fonctionnelle est parfois complètement indépendante de la seconde, mais, souvent, elle prépare, ou mieux prédispose à la seconde.

Voici un malade qui présente de l'asthme franc avec son cortège de symptômes purement fonctionnels, ce qui signifie que ces symptômes ne répondent à aucune lésion organique définie ; il y a bien spasme des muscles de Reisessen, dû à une excitation nerveuse, mais ce spasme ne serait pas défini à l'autopsie, et tel malade qui aurait eu un accès d'asthme pur, quinze jours avant sa mort, ne présenterait aucune lésion organique reconnaissable *post mortem*. Voilà le type de la maladie à symptômes fonctionnels.

Que ce malade continue à avoir des accès d'asthme, peu à peu il finira par avoir de l'emphysème pulmonaire, de la bronchite chronique, du retentissement sur le cœur droit, et les symptômes qu'il présentera dépendront en partie de son asthme, mais, en partie également, des lésions créées secondairement par son asthme (emphysème, bronchite), jusqu'à ce que les symptômes soient uniquement sous la dépendance de sa lésion organique.

Le sujet aura passé par trois phases : symptômes fonctionnels dépendant de l'asthme sans signature anatomique, symptômes fonctionnels et symptômes en partie sous la dépendance de la complication créée par sa diathèse, et enfin, symptômes uniquement dus à ses lésions, et qu'un anatomo-pathologiste aurait pu reconstituer dans une certaine mesure, par l'étude de ses poumons et de son cœur. Ce sera au clinicien à rattacher à leur véritable cause les signes présentés par le malade.

Quant à notre jeune homme, qui n'était qu'à une phase de troubles fonctionnels dont il a guéri d'ailleurs complètement, il présentait à ce moment un état de moindre résistance, du fait de sa déchéance générale, et l'on comprend facilement comment sur ce terrain en quelque sorte désarmé, le bacille de la diphtérie, de la fièvre typhoïde ou de la tuberculose aurait trouvé un lieu favorable pour son développement ; et le malade aurait fait une maladie infectieuse, alors que dans un autre moment, son système nerveux et ses moyens de défense l'en auraient préservé.

Cette étude, comme on le voit, sera très captivante, très intéressante, puisqu'elle nous permettra de suivre le sujet, depuis sa naissance jusqu'à sa mort, aux différentes étapes qu'il devra parcourir : état de santé, état fonctionnel pur, précédant souvent un état organique qui sera cause de sa perte, ou favorisant l'éclosion d'une maladie contagieuse dont il mourra ou guérira.

Avant d'aller plus loin, entrons dans le vif de notre sujet, et présentons au lecteur l'homme à l'état de santé tel que nous le comprenons, avec tous ses organes fonctionnant bien, régulièrement. Nous passerons ensuite à la phase morbide : comment il devient malade, pourquoi il devient malade, les symptômes qu'il peut présenter, les complications qui peuvent survenir. En un mot, nous prendrons l'homme à son berceau, et nous le suivrons jusqu'à sa vieillesse, sans rien laisser échapper de ce qui peut l'atteindre dans ce cycle fatal. Nous espérons démontrer qu'il a ce qu'il faut à sa disposition pour se défendre contre les ennemis semés sur sa route, qu'il peut et qu'il doit vivre jusqu'à un âge avancé, avec un minimum de souffrances et de maladies; mais que, s'il est privé de ces satisfactions c'est par ignorance le plus souvent, volontairement quelquefois, qu'il ne meurt pas, comme l'a dit un philosophe, mais qu'il se tue : en un mot, que l'homme creuse sa fosse avec ses dents.

PREMIÈRE PARTIE

CHAPITRE PREMIER

ANATOMIE ET PHYSIOLOGIE DES CENTRES NERVEUX ET DES DIFFÉRENTS PLEXUS

SOMMAIRE. — Axe cérébro-rachidien. — Grand sympathique. — Plexus solaire, cardiaque, mésentérique, hypogastrique, lombo-aortique. — Leurs branches viscérales et périphériques, motrices, sensitives, glandulaires et trophiques. — Leurs anastomoses. — Lois d'irradiations des plexus.

Si nous parcourons un traité d'Anatomie descriptive, nous sommes frappé du grand nombre de conducteurs nerveux qui sillonnent l'organisme dans tous les sens, et qui pénètrent dans la profondeur de tous nos tissus et de nos organes en s'y ramifiant à l'infini.

Sans entrer dans une description détaillée, qu'il nous soit permis de rappeler que le système nerveux se compose de deux parties fondamentales : le cerveau et la moelle épinière, constituant l'axe cérébro-rachidien, et le système nerveux de la vie organique, le grand sympathique, échelonné parallèlement à la colonne vertébrale, de haut en bas, formant, en certains points, des renflements appelés ganglions du grand sympathique, variables comme nombre et comme volume.

De cet axe cérébro-rachidien partent des nerfs qui se portent à tous nos organes : du côté de nos membres, où ils se terminent par des filets qui donnent l'activité aux muscles : nerfs moteurs ; la sensibilité à la peau : nerfs sensitifs, et la vie aux différents tissus qui composent nos membres (os, périoste, synoviale, artères et veines) : nerfs vaso-moteurs et trophiques. En un mot, il n'est pas une partie, si minime qu'elle soit, de nos membres supérieurs et inférieurs qui ne soit reliée directement à ce grand axe cérébro-rachidien.

Ce que nous avons dit de nos membres peut s'appliquer indistinctement à tous nos organes, quels qu'ils soient : depuis la racine de nos bulbes pileux du cuir chevelu jusqu'à l'organe le plus délicat de notre thorax ou de notre abdomen, chacun est pourvu d'un système nerveux d'une importance capitale, grâce auquel il est susceptible d'accomplir ses fonctions. C'est ainsi que l'estomac, par exemple, qui est un de nos organes les plus importants, est constitué par un muscle, par une série de glandes et par des vaisseaux. Eh bien, c'est grâce aux nerfs qui cheminent dans son épaisseur (nerfs moteurs, sensitifs, vaso-moteurs, glandulaires), que ce muscle peut, en se contractant, brasser les aliments mis à son contact; que le sang qui lui est destiné circule plus ou moins, suivant les besoins de ses glandes, lesquelles sont destinées, comme on le sait, à sécréter un liquide spécial pour nous permettre de digérer nos aliments. Il nous serait facile de répéter les mêmes détails pour tous nos organes, et de faire voir qu'ils ne fonctionnent que grâce aux nerfs qui règlent leur nutrition.

A côté de ce système cérébro-rachidien, avons-nous dit, existe le système du nerf grand sympathique. Certes, au point de vue histologique pur, ces deux systèmes sont différents; mais, au point de vue physiologique auquel nous nous plaçons, il importe peu : ce que nous voulons rappeler, c'est que le sympathique est intimement uni à l'axe cérébro-rachidien par des séries d'anastomoses des plus étendues, à tel point que l'anatomiste le plus habile et le plus patient ne pourrait nous révéler la moitié du nombre de ces communications, de sorte que tous les nerfs, qu'il s'agisse de ceux des membres, comme de ceux de nos organes, par suite de la fusion de l'axe cérébro-rachidien avec le système du sympathique, sont reliés les uns aux autres directement ou indirectement; il n'y a pas deux points de l'organisme, aussi éloignés qu'on puisse se l'imaginer, qui ne soient en communication par les cordons nerveux qui courent dans les différents sens du corps.

Nous devons faire une mention spéciale pour un carrefour nerveux de la plus haute importance dont l'étude nous arrêtera quelques instants. Nous avons dit que le système du grand sympathique était représenté par une série de fibres nerveuses échelonnées le long de la colonne vertébrale, présentant, de distance en distance, des ganglions nerveux. Ces ganglions, le plus souvent uniques en certains points, se réunissent à deux, trois ou quatre, et constituent un centre d'où naissent et où se portent des filets nerveux très multipliés, qui forment une sorte de lacis enveloppant et suivant les artères pour se porter à l'intérieur des organes. De tous ces plexus, le plus important est représenté par le plexus solaire, situé au-devant de la colonne vertébrale et formé par une série de quatre à cinq gros ganglions, d'où émanent des filets nerveux qui se portent à la rate, à l'estomac, au foie, à l'intestin, etc. De tout temps, ce carrefour nerveux a préoccupé les anatomistes, et, en raison de l'importance de ses fonctions, a été désigné le *cerveau du ventre*.

Plus haut, derrière le sternum, au niveau de la crosse de l'aorte, existe le plexus cardiaque qui tient sous sa dépendance l'innervation du cœur. Au niveau de la partie terminale de la colonne vertébrale, se trouvent deux autres plexus qui ont aussi leur importance au point de vue des organes où leurs filets vont se ramifier ; nous voulons parler des plexus sacré et lombaire qui desservent les régions génitales. Ces plexus, ou mieux, ces ganglions du système sympathique, ont une autonomie propre, et tiennent sous leur dépendance les phénomènes les plus intimes qui se passent dans nos tissus, et grâce auxquels la vie est possible ; mais tout en leur reconnaissant une autonomie propre, il faut se rappeler que, par les nerfs qui s'y rendent, ils sont en communication plus ou moins directe avec le grand axe cérébro-rachidien, ce qui nous permet de formuler cet axiome important : il n'y a pas un seul point de l'organisme qui soit isolé.

Sans nous perdre dans les détails, et afin de bien saisir les phénomènes morbides que nous exposerons plus tard, réduisons à sa plus simple expression ce système nerveux que nous avons appris à connaître brièvement, et contentons-nous d'admettre que le système nerveux est représenté par trois centres : le cerveau, la moelle épinière et le cerveau abdominal ou plexus solaire.

Si nous voulons nous représenter ce qu'est chaque centre réduit à sa plus simple expression, nous dirons ceci : chaque centre représente une cellule, une sorte d'usine en miniature, où est élaboré l'influx nerveux qui sera transmis, par l'intermédiaire du cordon nerveux, à tel ou tel organe ; c'est la réunion de toutes ces cellules, avec les rôles multiples qui leur sont dévolus, qui constituent, par leur ensemble, le cerveau, la moelle épinière et les différents plexus. C'est ainsi qu'on peut se représenter le cerveau comme formé par une réunion de cellules, dont la mission consiste à fabriquer de toutes pièces la pensée, la volonté, la mémoire, et les sentiments de toutes sortes ; la moelle épinière, la réunion des cellules dont le but est de fabriquer l'énergie qui, transmise aux muscles, les fera se contracter, ou encore, qui nous permettra de sentir la douleur provoquée par une excitation à la peau ; enfin les différents plexus (cardiaque, pulmonaire, solaire, mésentérique, hypogastrique, etc.) auront pour mission de donner un influx nerveux aux vaisseaux des organes, pour leur permettre de se contracter ou de se dilater, réglant ainsi l'apport du sang pour leurs besoins, et favorisant la sécrétion de leurs glandes.

Mais si l'on peut schématiquement séparer ainsi ces trois centres nerveux pour les étudier, en réalité, ils sont reliés les uns aux autres par une série de filets nerveux, mettant et les centres eux-mêmes et leurs ramifications les plus éloignées en contact les uns avec les autres. Prenez un immense filet de pêcheur, ayant la forme d'un triangle, placez à un angle le cerveau, à un autre, la moelle épinière, et au troisième, le plexus solaire. Représentez-vous un courant électrique parcourant toutes les mailles inextricables de ce filet ; supposez un bouton électrique placé à une extrémité ; pressez dessus, le courant circulera, et fera vibrer une ou les deux autres extrémités représentées par la moelle épinière ou le système solaire. Au lieu de faire partir l'excitation de l'un des angles, faites-la partir du centre du filet ; le courant ne passera pas moins, et ira également se porter dans tous les sens et aux extrémités. Cette comparaison sert à graver dans l'esprit du lecteur ce fait d'une majeure importance, à savoir : non seulement chaque département du système nerveux, représenté par un centre et les branches qui s'en séparent, peut fonctionner isolément, mais, à côté de cette indépendance possible et relative, tous les centres, par leurs communications, sont solidaires, et il n'est pas un centre, ou une de ses branches, qui ne puisse retentir sur le voisin ou sur l'une ou la totalité de ses branches. Par conséquent, toute excitation partie du cerveau, de la moelle épinière ou d'un des plexus, peut rester localisée aux nerfs qui partent de ce centre, ou retentir sur un des centres voisins ou sur l'une quelconque de leurs branches ; de même, une excitation partie de l'une quelconque des branches peut retentir sur le centre dont elle dépend ou sur les autres branches des centres voisins. Quelques exemples sont indispensables pour permettre de comprendre ce qui précède.

Un individu reçoit un coup violent sur la tête ; non seulement il éprouve une forte douleur, mais, en même temps, une grande frayeur ; la cellule cérébrale irritée traduit sa souffrance par un mal de tête ou du vertige ; tout peut se borner là ; c'est l'excitation d'un centre localisée à ce seul centre. Mais cette excitation peut également, par l'intermédiaire des nerfs qui se portent au cœur, exciter les contractions de cet organe et amener des palpitations ; cette même excitation peut, par une voie quelconque, arriver jusqu'au plexus solaire et amener un symptôme du côté d'un des organes desservis par ce centre, soit des vomissements, ou de la diarrhée. On voit, par conséquent, comment une excitation unique, partie de la cellule cérébrale, aura amené de la douleur de tête, du vertige, des palpitations, des vomissements et de la diarrhée.

De même, au lieu de supposer l'excitation partie du cerveau, nous pouvons la supposer partie d'un organe quelconque, disons du rein. Supposons un gravier encastré dans l'uretère ; l'excitation, de ce point, se portera sur le plexus rénal, puis sur le plexus solaire, amenant des vomissements ; l'irritation, par l'intermédiaire de la moelle épinière, remontera jusqu'à la cellule cérébrale et déterminera de l'insomnie, par exemple, ou tout autre symptôme.

Arrêtons-nous ici ; nous pourrions nous laisser entraîner trop loin, et le moment n'est pas venu de passer aux exemples, car ces derniers relèvent d'un état morbide, et, avant cela, nous avons promis au lecteur de lui présenter l'homme à l'état de santé ; il ne nous sera que trop facile de lui présenter plus tard les types morbides.

Si l'on se rappelle bien l'importance, l'autonomie, le mode de fonctionnement et les moyens de communications du système nerveux, la compréhension de ce qui va suivre sera si simple, qu'elle sera à la portée du médecin, et il lui sera loisible de donner libre cours à son imagination et d'entrevoir déjà la vérité ; et à la portée du profane, suffisamment pour qu'il puisse saisir ce qu'il aura tellement intérêt à savoir pour son bien-être.

CHAPITRE II

L'ÉTAT DE SANTÉ

Sommaire. — Définition. — Fonctionnement de tous nos organes à l'état silencieux. — Étude physiologique des viscères.

L'état de santé (peu de nos lecteurs se reconnaîtront, car tel que nous le comprenons, c'est une rareté) consiste dans le fonctionnement régulier et silencieux de tous nos organes, avec un état moral qui nous fait être heureux de vivre.

Prenons, comme exemple, un sujet de trente ans. Quelles sont les conditions qu'il doit présenter pour réaliser l'état de santé? Le matin, à son réveil, le sujet, après une nuit de repos complet, d'un sommeil calme et paisible pendant lequel tous ses organes se seront réparés de l'usure de la veille, devra, durant le cours de sa journée, grâce à son centre cérébral, avoir la pleine et entière possession de toutes ses facultés supérieures : mémoire, volonté, imagination, décision, etc.; représentez-vous, en un mot, tout ce qui est susceptible de sortir d'un cerveau humain. Toutes ces opérations intellectuelles, toutes ces impressions multiples qui partent du cerveau ou y aboutissent par nos organes des sens, doivent se produire, sans que l'individu ait conscience qu'il possède un cerveau; cet organe doit fonctionner silencieusement, sans trahir sa présence à son maître qu'il dirige et qu'il guide dans les opérations les plus complexes et les plus difficiles.

De même pour la moelle épinière : si le sujet n'a pas dépassé la limite physiologique qu'il est en droit d'attendre de ce centre, ce segment aura fourni à ses muscles des membres la faculté de se contracter, lui donnant les moyens de se mouvoir et de se livrer aux mille exercices de la vie journalière; aux muscles de nos organes cachés, la faculté de se contracter et de remplir les fonctions qui leur sont dévolues; par ses propriétés sensitives, la moelle nous aura permis de reconnaître et de différencier les multiples sensations de contact, de douleur, de température, etc.; enfin, ce système, comme le cerveau, devra fonctionner sans manifester sa présence, et l'individu devra ignorer, en se couchant, qu'il possède une moelle épinière.

Quant au troisième centre, le cerveau abdominal, le plexus solaire, et les autres plexus dont nous avons parlé précédemment, par leur autonomie propre et l'assistance qu'ils reçoivent de l'axe cérébro-rachidien, ils distribuent à tous nos organes du thorax et de l'abdomen l'influx nerveux qui leur est nécessaire pour leur fonctionnement régulier, afin de maintenir en équilibre notre nutrition.

Sans passer en revue toute la physiologie de nos organes, c'est ainsi que nous dirons seulement que le plexus cardiaque, par sa sage intervention, fait que le cœur, en se contractant, lance dans nos vaisseaux le liquide nourricier qui va porter la vie à nos organes; que le poumon, pas son expansion régulière, favorise les échanges entre l'air et le sang, rendant au globule l'oxygène qu'il avait, et qui a été détruit par les oxydations qui se sont produites dans nos tissus, soustrayant du sang l'acide carbonique représentant un déchet inutile et dangereux. Du côté de l'abdomen, chacun de nos organes fonctionne et remplit son rôle : l'estomac, grâce à sa musculature et à ses innombrables glandes, amène par ses mouvements la masse alimentaire avec le suc gastrique, pour lui faire subir des transformations sur lesquelles nous n'avons pas à insister; le pancréas, le foie et l'intestin, par leurs sécrétions, achèvent de transformer, en matière assimilable, le pain et la viande et tout ce que nous ingérons, en un produit qui trouve sa voie à travers les tuniques de l'intestin, dans les chylifères, pour aller constituer les principes essentiels du sang. Une autre partie de nos aliments pénètre directement dans le système de la veine porte, arrive au foie : là, cet organe, l'un des plus importants par ses fonctions multiples, fabrique de la bile, arrête le sucre, le transforme en glycogène, pour le rendre à la circulation par portions suivant les demandes et les besoins de l'organisme; arrête et détruit les poisons venus de l'intestin, transforme et fait subir des modifications aux albuminoïdes et les réduit en urée et acide urique. L'intestin, dans ses parties terminales, par ses mouvements incessants dont nous n'avons nullement conscience, fait cheminer de haut en bas les déchets pour les expulser finalement au dehors, aidé de la contraction de certains muscles. Les reins, qui contribuent, comme nous le verrons plus tard, avec le foie, à nous protéger contre les poisons qui nous encombrent, séparent de la masse sanguine les produits de combustion poussés à leur dernière limite, sous forme d'acide urique et d'urée surtout, sans compter les innombrables corps que les chimistes nous ont appris à connaître dans ce liquide d'excrétion. La vessie, réservoir où s'accumule l'urine, par une excitation spéciale, aidée de la volonté, nous permet de rejeter au dehors le trop-plein accumulé. Enfin, tous les autres organes du petit bassin, organes de la vie génitale, dont l'importance est capitale, ainsi que nous le verrons, fonctionnent d'après leurs besoins.

Vous représentez-vous ce vaste travail qui s'accomplit sans une minute d'arrêt, du matin au soir et du soir au matin ? Eh bien ! ce cœur, ces poumons, cet estomac, et tous les organes que nous avons passés rapidement en revue, tous sans exception, doivent fonctionner sans que le sujet sache et devine ce qui s'y passe ; telle, une grande usine, aux pièces de machinerie multiples et des plus variées, qui fonctionne sans le moindre grincement, sans le moindre bruit.

L'individu bien pondéré, bien calme, que nous avons pris comme type, est donc celui qui, après avoir accompli sa journée, doit, en se couchant, avoir été le théâtre de ces multiples opérations si nombreuses que le cerveau même a peine à se les représenter ; cet individu, dis-je, doit ignorer qu'il possède ces organes et doit ignorer qu'ils travaillent. La nuit arrive. Chaque corps a besoin de trouver, dans le repos, le temps nécessaire pour réparer sa fatigue et trouver sa provision nécessaire pour recommencer son cycle du lendemain. Ce cerveau qui, à l'état de veille, recevait et envoyait des milliers d'ordres à la minute, doit être séparé complètement de la vie extérieure ; il doit être sourd aux prières qui peuvent lui venir du monde extérieur ; il doit également respecter le repos mérité de tout le personnel qu'il commande, et ne pas lui demander un travail quelconque. Tout est réduit au silence : le sang qui lui fournit ses matériaux circule à peine, juste de quoi entretenir la vie, mais pas assez pour exciter la cellule. La moelle épinière ferme ses magasins et n'envoie plus aux muscles qui en dépendent l'excitation qu'il leur faut pour se mouvoir. Les opérations des organes sont réduites à leur strict nécessaire ; le cœur bat lentement ; les poumons subissen une expansion lente ; le système gastro-intestinal, pendant la première partie de la nuit, est obligé de continuer à travailler afin d'achever la digestion des aliments du dîner ; c'est à dessein que je dis cela : le système gastro-intestinal est obligé, avant de se reposer complètement, de finir sa tâche ; malheur à celui qui donnera à ce système un travail au-dessus de ses forces comme durée et intensité ; nous lui apprendrons plus tard à connaître, à celui-là, pourquoi et comment ce plexus solaire, mis en révolte, réveillera tous les autres centres et mettra le feu aux poudres en amenant les autres centres à veiller et à travailler à une heure où ils ont besoin de se reposer, d'où insomnie, rêves, cauchemars, fatigue musculaire au réveil, etc. Enfin, le sang, par sa circulation continue, demandera au rein, pendant le sommeil, de soustraire, à sa masse, les poisons qui proviennent de nos aliments, de nos combustions intérieures et des oxydations produites par nos contractions musculaires. Bref, l'individu, à son réveil, recommencera sa journée, et celle-ci, comme toutes les autres, devra être ce que j'ai cherché à décrire, c'est-à-dire, le fonctionnement régulier, insensible, si je puis m'exprimer ainsi, et des trois centres que nous avons appris à connaître et des départements commandés par ces centres.

Alors, la nutrition sera ce qu'elle doit être ; l'enfant grandira en proportion avec les années ; le sujet adulte maintiendra son équilibre, gardera sa corpulence ; la nutrition sera assurée avec les multiples conséquences qui en découlent. L'individu sera heureux de vivre, parce qu'il n'aura aucun sujet d'être malheureux, ses organes ne manifestant aucune excitation ; la joie de vivre sera réalisée ; elle devrait durer jusqu'à l'extrême vieillesse, jusqu'à cette période où la rouille de la vie aura atteint indistinctement tous ses organes, où la lutte sera devenue impossible, où le corps épuisé, à force d'avoir servi, rentrera dans le repos complet : la mort.

Voilà le sujet idéal, heureux toute sa vie, à l'abri des misères, des ennuis, des maladies de toutes sortes, mourant, en quelque sorte, parce qu'il faut mourir, parce que tout s'use, et qu'il faut une fin à tout. Pourquoi ne vivons-nous pas ainsi? Pourquoi ne pouvons-nous pas nous rapprocher de cet idéal, de cet état de santé parfait? C'est ce que nous chercherons à approfondir.

CHAPITRE III

L'HÉRÉDITÉ, CAUSE PRÉDISPOSANTE DE LA DÉSÉQUILI-
BRATION NERVEUSE.

Sommaire. — Rôle de l'hérédité. — Son importance. — Seule capable d'expliquer la déséquilibration des centres. — Cause prédisposante majeure,
mettant le sujet en imminence morbide toute sa vie, et le laissant sans
défense vis-à-vis des causes d'excitation nerveuse, agissant sur le cerveau,
la moelle épinière, et le plexus solaire.

L'homme, avons-nous dit, pour être heureux et vivre à l'état
de santé, doit posséder des centres nerveux et des organes qui
en dépendent, calmes et non excités, afin qu'ils puissent fonctionner silencieusement, sans trahir à leur maître leur présence.
En est-il toujours ainsi, et surtout peut-il en être ainsi?

Le cerveau, organe le plus important de tous ceux que nous
possédons, qui se différencie si nettement par certains côtés
de celui de l'animal, est l'organe qui fait notre supériorité;
mais, comme toute médaille qui a son revers, ce cerveau constitue en même temps notre état d'infériorité.

Nous avons vu comment il constituait notre supériorité; nous
n'avons qu'à rappeler, pour le prouver, ce qui a pu sortir de
génial de cet organe. Rappelez-vous ce qu'il y a de mieux
comme conception humaine, et, que vous vous retourniez du
côté peinture, littérature ou musique, tout cela a un commun
point de départ et a été élaboré par la cellule cérébrale; mais,
si les plus grandes découvertes et les plus belles conceptions
ont pu partir de ce cerveau, par contre, que de misères y ont
pris naissance, faisant de l'individu un léger malade, un original, un détraqué, un déséquilibré, un fou. Oui, le génie et la
folie sont frère et sœur; il n'y a qu'une constitution cellulaire
différente qui les sépare.

L'homme vit heureux et en bonne santé par son cerveau, à la
condition qu'il ne réclame pas de cet organe un travail au-
dessus de ses forces. La cellule cérébrale a des limites qu'elle

ne peut franchir ; cela dépend, il est vrai, beaucoup, je me hâte de le dire, de la puissance cérébrale de chacun ; c'est ce qui différencie les différentes intelligences. De même que nous possédons chacun un nez bâti sur le même modèle, mais tellement différent, que le plus spirituel auteur du siècle a pu y consacrer une page exquise, de même nous possédons une cellule cérébrale variable, capable de fournir un travail qui n'est pas identique pour chaque individu.

Prenons, par exemple, un homme d'une intelligence ordinaire, dont la cellule cérébrale est susceptible de fournir un chiffre de travail équivalent à 10 : si cet homme se maintient à ce chiffre ou au-dessous, il pourra, pendant toute sa vie, faire travailler silencieusement sa cellule cérébrale sans savoir qu'il en possède une ; si, au contraire, il veut demander à sa cellule un travail au-dessus de sa force, le chiffre 11 ou 14, cette cellule, si complaisante jusqu'alors, ne tardera pas à protester, et l'état morbide sera constitué. Nous apprendrons plus tard, comment cette cellule traduira sa protestation ; nous sommes, en ce moment, à l'étude des causes et non des symptômes.

Voilà, par conséquent, un premier type morbide provoqué par le travail excessif demandé à la cellule : le surmenage ; je laisse le soin au lecteur de donner libre cours à son imagination, pour se rendre compte de toutes les variétés de surmenage qui peuvent atteindre l'homme, et cela, aux différentes périodes de sa vie ; avec un peu de réflexion, il se rendra compte des multiples facteurs qu'il faut faire intervenir pour étudier ce simple point. Ce qui serait du surmenage à soixante ans, ne l'aurait pas été à trente, parce que la cellule, plus jeune, avait plus d'activité et n'était pas usée.

Nombreuses sont les autres causes d'excitation qui peuvent venir troubler la cellule cérébrale, et, en l'excitant, amener, soit des troubles passagers avec localisation cérébrale seule, soit, si la cause est plus durable, un retentissement secondaire sur les nerfs qui dépendent du cerveau, ou, par propagation, aux autres centres et leurs dépendances.

Avant de signaler au lecteur ces nombreuses causes qui peuvent atteindre l'homme, pour lui enlever la santé, je crois le moment venu de signaler, une fois pour toutes, un fait fondamental qui, seul, peut nous expliquer la différence des effets produits sur les malades, malgré l'uniformité de la cause.

Voici, par exemple, deux individus âgés de trente-cinq ans, qui éprouvent une même cause d'excitation cérébrale : un violent traumatisme, une catastrophe financière ou un chagrin de famille. Ces deux sujets réagiront-ils de la même façon? Non, certainement; l'un d'eux n'aura rien ou presque rien ; le second deviendra un malade avec des manifestations multiples, et sera long à retrouver son équilibre. La même cause aura engendré des effets différents, en durée et en intensité, uniquement en raison de la prédisposition héréditaire et acquise des deux sujets. C'est là un point capital qui ne devra jamais sortir de l'esprit du médecin, au cours de l'étude et de l'examen de tout malade soumis à son observation. Le médecin devra scruter avec soin les antécédents héréditaires et personnels de son client; cette étude, des plus importantes, lui donnera la clé des phénomènes impossibles à expliquer autrement.

Cette question de l'hérédité est tellement vaste qu'il faudrait un livre tout entier pour l'aborder sous toutes ses faces : nous ne retiendrons que ce qui touche directement à cette étude. Nous héritons des qualités physiques et morales de nos parents; cela est une telle vérité, que c'est banal de le dire. Nous connaissons tous des enfants qui sont l'image de leur père ou de leur mère, et qui ont les mêmes qualités qui distinguent leurs ascendants ; s'il en est ainsi, et que nous héritions de ce que nos parents ont de bien, il ne se peut qu'ils ne nous lèguent leurs défauts et leur insuffisance organique; et, en matière de système nerveux surtout, ces affections sont des plus facilement et des plus régulièrement transmissibles.

Cette hérédité peut être directe ou indirecte : dans le premier cas, l'enfant hérite de la maladie du père ou de la mère; tel père migraineux ou goutteux, engendrera un fils qui sera également migraineux ou goutteux. A côté de cette hérédité directe, se place la seconde, la plus importante, qu'il importe de bien préciser.

Nous espérons démontrer, dans le cours de cette étude, que le système nerveux, excité dans ses centres ou ses dépendances, est susceptible de créer, de toutes pièces, toute la liste des maladies que les auteurs ont rangées sous la dénomination de maladies arthritiques ou herpétiques. Après Lancereaux, nous admettons que toutes ces affections dépendent certainement d'un désordre primitif de l'innervation, et nous rangeons dans un même groupe la migraine, la dyspepsie, le rhumatisme, la gravelle, la goutte, les affections cutanées, l'amaigrissement essentiel, l'obésité, etc. ; tous ces états représentent une chaîne ininterrompue, relevant directement de troubles nerveux, du moins, à une phase initiale, avant que les troubles fonctionnels n'aient prédisposé et fait entrer le sujet dans une phase organique. Ce qui précède trouvera de plus amples développements à une autre place ; ces quelques lignes ont seulement pour but d'expliquer la façon dont se transforme l'hérédité. Nous avons vu plus haut, comment le goutteux engendrait un goutteux ; nous apprendrons à voir le migraineux léguant à un de ses enfants, l'asthme ; à un autre, l'obésité ; à un troisième, la gravelle ; branches diverses d'un tronc unique.

L'hérédité, comprise de cette façon, serait terrible comme conséquences, et il serait même injuste que tel père qui aurait mené une existence contraire à toutes les lois de l'hygiène pût procréer un être sans défense qui aurait à supporter les fautes de son père. Ce serait, par contre, une bonne excuse pour l'enfant, qui s'excuserait vis-à-vis de lui-même et de la société en disant que c'est de la faute à papa. En réalité, les choses se passent différemment : si l'enfant ou l'adulte hérite des maux directs ou indirects de ses ascendants, c'est que, lui aussi, il l'aura voulu ; il n'avait qu'une hérédité de prédisposition, et par ses antécédents personnels, par son hygiène, par sa manière de vivre, il aura plus facilement transformé sa prédisposition en un acte morbide défini.

Dans ce siècle agité et inquiet où nous vivons, notre système nerveux est surexcité ; depuis notre naissance jusqu'à notre mort cette substance si fragile et si délicate est mise à la torture. Chacun veut faire sa place, la lutte est difficile ; les anxiétés, les responsabilités, les soucis de l'existence, le surmenage cérébral, etc. L'on comprend que ce cerveau, toujours en état de tension continue, trahisse à un moment sa fatigue et expose le sujet et ses descendants à toutes sortes de maux. Si le genre humain n'avait à compter qu'avec la surexcitation cérébrale, le mal ne serait pas grand ; mais, par suite des liens qui relient tous ces systèmes, il se fait que toute excitation, partie d'un point, retentit fatalement sur l'autre ; et nous verrons, au chapitre étiologique, à quels rudes assauts est livré le plexus solaire, grâce à la mauvaise hygiène alimentaire et aux habitudes alcooliques.

Nous sommes suffisamment fixé sur le rôle de l'hérédité directe ou transformée, mettant le sujet, toute sa vie, en imminence morbide, mais non désarmé ; car, une fois instruit, il peut corriger ce que ses parents lui ont laissé de défectueux, et par une existence sage et bien comprise, éviter l'inévitable, vivre à l'abri de cette grande classe de maladies arthritiques qui guettent chacun de nous, vivre vieux avec le minimum de maux, et léguer à ses enfants un système nerveux plus fort, plus résistant, moins apte à devenir morbide à la moindre cause.

L'arthritisme est un état constitutionnel qui devrait disparaître ; il n'est engendré et perpétué que par l'homme seul responsable de cet état morbide. J'ai la conviction que la goutte, l'asthme, le diabète, l'eczéma, la migraine, l'obésité, etc., etc., devraient être rayés du cadre de la pathologie ; c'est faire œuvre utile que d'avoir cette franchise. Il faut avoir été médecin pendant plusieurs années, dans un milieu social élevé, pour voir comment les lois les plus élémentaires de l'hygiène sont foulées aux pieds ; et cela, je me hâte de le dire, dans l'immense majorité des cas, par ignorance. C'est au médecin à instruire ses malades, à leur faire comprendre que, construits comme nous le sommes, nous ne devrions pas payer un si lourd tribut à la maladie ; que nous pouvons et que nous devons éviter les maux qui nous déciment. Il n'est pas une seule famille dont neuf membres sur dix ne puissent être considérés comme des malades. Quelques-uns sont étonnés, lorsqu'on les sollicite de raconter leurs misères, qu'il puisse en être autrement ; ils souffrent depuis si longtemps qu'ils croient dans l'ordre des choses de souffrir ainsi et se contentent de cet à peu près de la santé ; trop souvent aussi, le père de famille à quarante-cinq ans est un vieillard ; à soixante, il descend dans la tombe, alors qu'il aurait pu vivre vingt ans de plus, et avoir le temps de placer ses fils ; la famille reste dans la misère et dans la désolation, encore une fois, par ignorance.

Certes, je ne me berce pas de cette illusion qu'en portant à la connaissance de mes confrères des faits qu'ils savent, mais qu'ils n'ont pas su interpréter, en faisant toucher du doigt au public, ce qui est mal et ce qu'il faut éviter, je n'ai pas certes l'illusion de croire que je serai écouté, et que les principes exposés seront toujours mis en pratique. Je ne crois pas reculer l'âge des décès. Non ! En mettant la main à cette œuvre, mon but a été double, et certes je l'atteindrai dans une certaine mesure.

Je suis persuadé que je convertirai quelques confrères en les intéressant à une grande classe de malades, en leur ouvrant les yeux sur certains faits qu'ils ne pouvaient interpréter faute d'un guide sûr; je leur fournirai une clé qui leur permettra de résoudre tous les problèmes cliniques, et surtout, ils seront encouragés dans cette voie en répandant dans leur sphère d'action des principes qui porteront leurs fruits. Ils auront la satisfaction et la joie de guérir des malades, d'en empêcher d'autres de tomber dans les mêmes erreurs.

Quant aux profanes qui voudront bien lire le présent livre, je m'efforce de le leur rendre aussi clair que possible, toute œuvre de vulgarisation devant bannir les explications trop arides; j'ose donc espérer que, parmi eux, il s'en trouvera un grand nombre qui, au cours de cette lecture, se reconnaîtront, pourront toucher du doigt leurs plaies vives : et ceux-là, s'ils veulent essayer honnêtement des moyens que je leur indiquerai, guidés par les conseils de leur médecin, pourront bénéficier de ces lignes; même s'il s'en trouvait un seul, je serais amplement récompensé.

Rappelez-vous, vous qui êtes en bonne santé, que vous pouvez facilement la conserver intacte ; vous pouvez encore, malgré ces quelques troubles que je vous apprendrai à reconnaître, revenir avec de la patience et de la volonté à la santé parfaite. Mais un jour, plus proche peut-être que vous ne soupçonnez, viendra, où vous entrerez dans une phase organique ; vous aurez créé de toutes pièces un obstacle impossible à enlever, et ce sera, malgré la lutte de l'homme de l'art, la mort à brève échéance.

Rappelez-vous que nous ne pouvons rien contre les maladies artérioscléreuses qui découlent directement, comme nous le démontrerons, de ces troubles fonctionnels initiaux. En médecine, plus on vieillit dans la pratique, plus on a l'expérience que les médicaments soulagent souvent mais guérissent rarement. Au médecin, vraiment digne de ce nom, à prévenir ; autrement il n'aura le plus souvent que le rôle de consolateur de la dernière heure.

CHAPITRE IV

ÉTIOLOGIE DE LA DÉSÉQUILIBRATION DES CENTRES.

SOMMAIRE. — **Cerveau.** — Causes psychiques. — Chagrins. — Préoccupations. — Responsabilités. — Surmenage. — Maladies infectieuses. — Déséquilibration primitive ou réfléchie d'un autre centre.
Moelle épinière. — Surmenage physique sous toutes ses formes.
Plexus solaire. — Mauvaise hygiène alimentaire. — Irrégularité des heures de repas. — Mastication imparfaite. — Ingesta excitants, solides et liquides; — Action nocive du thé, du café, de l'alcool, du tabac, etc., etc. — L'artériosclérose aboutissant de nos fautes, de nos vices et de nos excès. — Preuves de l'action nocive de l'alcool tirées de la clinique et de l'observation. — Opinion de Jacquet.

Quelles sont les causes susceptibles de troubler et d'exciter les trois centres que nous connaissons : cerveau, moelle épinière et le plexus solaire, ainsi que toutes les branches qui en dépendent? Cette partie du sujet est très vaste ; elle comprend une foule de causes qu'il importe de bien préciser ; car, lorsque nous nous trouverons en face du malade, il y aura un intérêt majeur à savoir ce qui aura pu le rendre morbide. En supprimant la cause, l'on aura chance de voir disparaître les effets.

Cerveau. — Cette cellule cérébrale et son expansion que nous avons présentées au lecteur, fonctionnant normalement et régulièrement, peut être troublée, soit directement, soit indirectement par cause réfléchie d'un des autres centres. Directement, la cellule cérébrale peut être excitée par des chagrins, des préoccupations d'affaires, des responsabilités quelconques, du surmenage intellectuel, des inquiétudes au point de vue de l'avenir, les anxiétés morales au sujet de la maladie d'un être cher, la perte d'un parent, les émotions morales, les frayeurs de toutes sortes, les peines de cœur, les maladies aiguës à leur phase initiale ou terminale; en un mot, toute cause morale, gaie ou triste, toute cause physique dépassant une certaine mesure, sont susceptibles d'exciter momentanément, ou pour un temps variable, les cellules cérébrales, lesquelles traduiront leur excitation sur place (symptômes dépendant de la cellule cérébrale seule), ou aux confins des branches qui dépendent des mêmes cellules (symptômes d'ordre cérébral se faisant sentir à distance); ou, enfin, l'excitation se portera sur la moelle et le plexus solaire et ira impressionner une ou plusieurs de leurs branches.

Il n'est pas, d'autre part, une cause agissant loin du cerveau sur un des organes quelconques qui en dépendent, qui ne puisse remonter jusqu'à la cellule cérébrale pour l'irriter; telle, par exemple, une dent malade dont la douleur se propagera au cerveau, l'excitera, et déterminera du mal de tête ou de l'insomnie, etc.; telle, une excitation trop intense de la rétine, qui produira les mêmes effets; telle, la vue d'un spectacle terrifiant qui amènera une grande frayeur, du tremblement et une syncope possible : un orage violent, la chute de la foudre, un incendie, un accident de voiture, une collision de train ; suivant l'intensité de la cause et de l'état de réceptivité des centres, les effets seront passagers ou durables.

Il n'est pas jusqu'aux influences atmosphériques qui ne soient susceptibles de troubler et d'impressionner défavorablement les centres nerveux : tel malade se plaindra de fatigue, de pesanteur à la tête, de tristesse, d'incapacité de travail si le ciel est nuageux, et éprouvera une détente aussitôt que la pluie tombera ou que le ciel se sera éclairci. Le froid et l'humidité réveilleront chez certains malades des manifestations quelconques, suivant leur prédisposition héréditaire ou leurs antécédents personnels. Ce sont des déséquilibrés des centres; voilà la cause vraiment prédisposante ; le froid n'agit que comme cause occasionnelle, et amènera, chez l'un, un torticolis, chez un autre, un lumbago ou une douleur d'épaule; mais l'action et les effets du froid seront surtout appréciables chez un vieux goutteux ou rhumatisant, dont les nerfs seront devenus malades secondairement, le malade ayant passé de la phase fonctionnelle à la phase organique.

Au point de vue atmosphérique, il nous faudrait également nous occuper de l'influence nocive chez certains sujets, du séjour au bord de la mer, à la campagne, sur les hauts plateaux, dans des climats trop secs, trop chauds ou trop humides : autant de causes qui peuvent impressionner le système nerveux des prédisposés, et amener, comme nous le verrons, des accidents spéciaux que nous détaillerons, en nous occupant du rhumatisme, de la goutte et de l'asthme ; nous voulions, seulement en passant, rappeler l'action des causes dépendant des influences atmosphériques et climatériques. Au médecin à se représenter une cause quelconque, centrale ou périphérique, et partir de ce dernier point en remontant avec les conducteurs nerveux, jusqu'au terminus représenté par la cellule nerveuse.

Moelle épinière. — De même que pour le cerveau, lorsque le sujet réclame de cet organe un travail ne dépassant pas certaines limites, de même, la moelle épinière fonctionne en donnant aux membres et aux tissus qui les composent, l'énergie et la vitalité nécessaires, tant que la demande est raisonnable. Mais, que le sujet se surmène au point de faire des stations debout prolongées, des courses folles à bicyclette, des efforts exagérés, des marches insensées, des veilles, des travaux de toutes sortes sans repos, des exercices, etc., la provision médullaire s'épuise, les réserves sont consommées, et la cellule médullaire ne tarde pas à protester également ; protestation, je le répète encore, qui se localisera à ce segment nerveux, ou remontera jusqu'à la cellule cérébrale ou à une dépendance quelconque des centres. Enfin, comme pour le cerveau, l'excitation au lieu d'être, dès le début, médullaire, pourra être périphérique ; nous pourrions répéter ce que nous avons dit précédemment concernant les influences atmosphériques.

Plexus solaire. — L'étude des causes susceptibles de troubler le plexus solaire est encore plus complexe ; et pour être complet, il faudrait passer en revue tous les organes du thorax et de l'abdomen, le plexus solaire étant en quelque sorte le président thoraco-abdominal. Nous passerons rapidement en revue les causes d'excitations pouvant prendre naissance dans ces différents organes, en insistant plus particulièrement sur l'estomac qui est un des plus importants ; car, c'est de ce point que partent les excitations dans l'immense majorité des cas.

L'estomac est un organe d'une délicatesse particulière, pourvu d'un système abondant de glandes sécrétant un liquide spécial, à caractères particuliers, dont l'étude a été poussée à ses dernières limites. Sans nous encombrer l'esprit de tous ces détails, qu'il nous suffise de savoir que les glandes sont au repos lorsque l'estomac est à l'état de vacuité ; qu'à certaines heures, par habitude en quelque sorte, elles commencent à sécréter, amenant, par contact de leur liquide avec la muqueuse stomacale, une sensation spéciale : la faim. Sous l'influence des premières parcelles alimentaires introduites dans l'estomac, ces glandes sécrètent abondamment le suc gastrique; les aliments sont brassés par la musculature de l'organe; des phénomènes de réaction chimique s'accomplissent; et lorsque la masse alimentaire a été transformée comme elle doit l'être, elle passe dans l'intestin; l'estomac se repose jusqu'à la prochaine sollicitation. Si nous nous permettons d'insister sur ces détails, c'est en raison de l'importance de l'organe qui nous occupe. Sans une digestion parfaite et régulière, l'homme ne peut être heureux; s'il manque aux règles les plus élémentaires qui concernent cet organe, il résistera pendant un certain temps, suivant ses aptitudes; mais il est voué fatalement à des misères dont il se guérira difficilement.

Chacune des fonctions de l'estomac que nous avons ébauchées précédemment est susceptible, étant troublée, d'empêcher le bon fonctionnement de cet organe; les glandes ne travaillent par habitude qu'à certaines heures; si on les oblige à sécréter tous les jours à une heure différente (aujourd'hui à huit heures, demain à dix heures, après demain à neuf heures et demie), tels, les individus qui déjeunent et qui dînent à des heures irrégulières, elles ne tarderont pas à entrer en révolte.

Sous l'influence des aliments, les glandes sécrètent le suc gastrique; si le sujet fait usage d'aliments lourds, grossiers, épicés, excitants, la sécrétion sera viciée comme quantité et surtout comme qualité, créant des types de dyspepsie différents : les hypopeptiques et les hyperpeptiques.

Si les aliments ont été mal divisés par une mastication défectueuse due à des dents en mauvais état ; si le repas a été pris trop précipitamment (enfants avalant leurs aliments, hommes d'affaires mangeant à la hâte en dix minutes, répétiteurs qui, entre deux leçons, déjeunent en cinq minutes) ; si, en un mot, les aliments n'ont pas été bien imbibés de salive et réduits en pulpe ; si la masse alimentaire est trop abondante, le muscle ne pourra être à la hauteur de sa tâche : il luttera un moment, mais sera vaincu tôt ou tard : la stase stomacale avec ses conséquences sera créée.

Si l'individu mange à toute heure entre ses repas, il obligera ces mêmes glandes à fonctionner sans repos ; il en résultera une sécrétion ne possédant pas les qualités nécessaires (tout organe qui travaille a besoin de repos).

Enfin, si le malade boit des liquides excitants modérément ou avec excès, suivant la nature du liquide, sa quantité et la répétition de l'excitant en question, les nerfs de l'estomac protesteront par un trouble quelconque; si la quantité du liquide le moins excitant, l'eau ou le lait, dépasse certaines limites, l'individu lavera son suc gastrique, il le diluera tellement qu'il n'aura plus la composition requise pour l'action qui lui est dévolue.

C'est ainsi qu'une ou plusieurs de ces causes réunies pourront, plus ou moins rapidement, toujours suivant l'hérédité du sujet, amener un trouble passager ou durable de son estomac, créant ainsi un type plus ou moins défini de dyspepsie. Le plexus solaire, d'où dépendent directement les nerfs de l'estomac, ne restera pas longtemps indifférent à ces excitations : il protestera à son tour; le système nerveux, qui est solidaire de toute infraction commise dans un de ses départements, réagira à son tour; la cellule cérébrale, médullaire ou les nerfs d'un ou plusieurs viscères ou des membres, feront entendre isolément ou simultanément leur cri de souffrance. C'est ainsi qu'une infraction à l'hygiène, vis-à-vis de l'estomac, alimentation trop excitante ou défectueuse comme qualité ou quantité, amènera, en dehors des symptômes propres à l'estomac; symptômes que nous étudierons en temps et lieu; amènera, dis-je, du vertige, du mal de tête, de l'insomnie (par excitation cérébrale), de la fatigue musculaire (par excitation médullaire), des palpitations (par excitation du plexus cardiaque), de la diarrhée ou de la constipation (par excitation des plexus mésentériques), etc., etc.

Toutes les associations cliniques sont possibles, je le répète, et le dirai encore souvent. Toute excitation du système nerveux, en un point quelconque du corps, est susceptible d'avoir une répercussion sur le système nerveux tout entier, en un ou plusieurs points.

Un mot encore avant de quitter l'estomac : nous avons vu l'importance des glandes de cet organe; ces glandes ne sécrètent qu'à la condition que la circulation sanguine s'y fasse régulièrement, apportant les matériaux nécessaires, afin de leur permettre d'élaborer le suc gastrique dont la composition est constante. C'est dire que cette sécrétion, comme toutes celles des autres organes d'ailleurs, dépend uniquement du système nerveux. Nous avons vu que ce système nerveux pouvait être vicié par une cause dépendant de l'estomac lui-même; mais ce système nerveux de l'estomac n'est pas un département fermé; il communique avec celui de la moelle, du cerveau, de l'intestin, de l'utérus, etc. : c'est ainsi qu'un mal de tête ou une migraine pourra troubler l'estomac, viciant la teneur des éléments du suc gastrique et amenant une sorte de convulsion du muscle; d'où indigestion, vomissements, etc. C'est ainsi, encore, que l'utérus d'une femme enceinte, par son augmentation de volume, tiraillera les nerfs qui rampent à sa surface; cette excitation se portera au plexus lombaire, s'y arrêtera ou continuera sa route pour arriver jusqu'au plexus solaire, amenant, suivant l'hérédité de la personne en jeu, des troubles multiples de l'estomac : vomissements, crampes, douleurs, gaz, etc. ; toujours par suite de la non séparation possible des sphères nerveuses, cette même excitation utérine amènera des palpitations, de la salivation, des maux de tête, etc. Arrêtons-nous ; nous ferions toute la pathologie des premiers mois de la grossesse; le moment n'est pas venu.

En résumé, les ingesta trop excitants pour la muqueuse stomacale : mets épicés, sauces, conserves alimentaires, gibier, coquillages, salaisons, charcuterie, crudités, aliments acides, pâtisseries, etc.; les liquides excitants : thé, café, vin, et tous les alcools sont susceptibles d'être la cause initiale de l'irritation des centres.

De tout temps, on s'est préoccupé de cette question d'hygiène alimentaire; ceux qui ont pris la peine de l'étudier peuvent se ranger en deux camps opposés : les végétariens intransigeants, et ceux qui, à l'autre extrémité, autorisent tous les aliments, sans distinction aucune, avec le raffinement culinaire dont nos grands cordons bleus sont capables.

Je suis opposé à tout système exclusif, surtout en médecine; et me basant sur l'autorité de ceux qui m'ont précédé dans cette voie, et sur ma propre expérience, qui repose sur un nombre considérable de malades, je suis arrivé à cette conclusion ferme, que si l'homme mourait si jeune, si l'homme était si exposé à cet état de déséquilibration de plus en plus croissant dans cette dernière partie du siècle, si l'homme, enfin, payait un si lourd tribut aux maladies d'ordre fonctionnel, et surtout à la classe des maladies artérioscléreuses qui devraient être uniquement l'aboutissant de l'usure due à la vieillesse; c'est, je l'affirme, uniquement, parce qu'il ne vit pas comme il faudrait vivre; qu'il se tue par ses excès, par ignorance, ai-je dit déjà; volontairement quelquefois.

Il y a un siècle environ, les idées médicales régnantes étaient telles que la pléthore était cause de toutes les maladies; et nous savons que les grands cliniciens de ce temps étaient arrivés à considérer la saignée comme une panacée à tous les maux. Tout mal de tête était combattu par une émission sanguine; certaines femmes étaient saignées cinq ou six fois pendant leur grossesse, sous prétexte qu'elles n'étaient pas réglées pendant cette période. C'est ainsi que par suite de doctrines erronées, la médecine voulait faire mieux que la nature elle-même.

Des esprits plus judicieux, des observations mieux prises, ne tardèrent pas à démontrer que l'on s'était engagé dans une mauvaise voie, et la réaction fut terrible : il se produisit un courant intense en sens contraire dont nous ressentons jusqu'aujourd'hui les effets. La médecine, question de mode, ou par esprit de contradiction, a brûlé ce que nos prédécesseurs adoraient, sans se douter que l'on retomberait dans d'autres erreurs. A la pléthore, cause de tous nos maux, s'est substitué l'extrême opposé : l'anémie.

Je suis peiné de le reconnaître, cette théorie, assurément la vraie dans un petit nombre de cas, a franchi les portes du temple médical, et une fois arrivée jusqu'au public, a pris des proportions gigantesques. Dans ce siècle où nous vivons, chacun veut s'occuper de choses qu'il ne connaît pas ou qu'il connaît superficiellement : vous n'entrez pas dans une seule famille où un ou plusieurs des membres ne revendiquent le droit de parler d'après sa propre expérience et de se prononcer *ex cathedrâ*. C'est ainsi que tous les maux dont souffre la pauvre humanité relèvent uniquement de l'anémie : anémié est l'enfant qui vient de naître, et qui a besoin d'un peu d'arrow-root en attendant que sa mère ait du lait; anémié est l'enfant de deux ans auquel on donne du thé au lait et de la viande; anémiés sont les jeunes gens et les jeunes filles, pendant leur croissance, auxquels on donne les vins les plus généreux, les viandes saignantes et tous les phosphates et les kolas brevetés ; anémiée est la jeune mère à laquelle on donne du vin sucré et la traditionnelle chopine de porter pour lui refaire son lait ; anémiée est la femme de quarante-cinq ans au moment de son âge critique, à laquelle on prescrit tous les excitants de l'art culinaire et de la pharmacie !

Je n'exagère pas, et j'en appelle à mes confrères : qu'ils se souviennent des idées qui ont cours dans leur clientèle, et, comme moi, ils reconnaîtront que le plus léger malaise, la moindre palpitation, le vertige, les migraines, les douleurs d'estomac, l'insomnie, les fatigues matinales, que sais-je encore? tous les symptômes susceptibles d'être présentés par un ou une malade, cela, quels que soient son âge et ses antécédents, tout cela, dis-je, ne reconnaît qu'une cause, l'anémie, d'où découle le traitement par les excitants et les toniques de toutes sortes. Il ne se passe pas de semaine que je ne reçoive une lettre d'une mère de famille, me réclamant un tonique pour son enfant qui est faible et anémié.

La médecine doit revendiquer une large part dans la responsabilité de cet état actuel; beaucoup de médecins ont inculqué ces idées dans l'esprit du public ; elles n'ont pas tardé à germer et à produire des fruits parce que le traitement, préconisé par l'homme de l'art, était agréable. Sous l'influence de cette pression timide est né un autre désir plus impérieux : celui de se faire des rentes ; le moyen était facile, et il a réussi pleinement à certains. C'est alors qu'on a vu s'étaler pompeusement aux dernières pages des journaux politiques et médicaux, des annonces magiques (auxquelles la grosse masse du public est si sensible), où l'absorption de telle poudre, de telle pilule ou de tel vin, rendait la santé du jour au lendemain ; c'est alors que les médecins et le public, ce dernier surtout, se sont livrés, passez-moi le mot, à une orgie de vins toniques au kola, coca, quinquina, kina, que sais-je encore? L'alcoolisme médicamenteux était créé, et a, pour son compte, largement contribué à ruiner les petites bourses et la santé de nombre de malades. On serait vraiment stupéfait si l'on pouvait compter le nombre de déséquilibrés de l'estomac et de tout l'état général, dus aux alcools médicamenteux dont le type est peut-être le vin de quinquina.

Le public ignorant, ceux qui ne pouvaient acheter ces jolis flacons à cinq francs, trouvèrent plus pratique et plus commode de remplacer cela par le vin ordinaire ou tout autre alcool; je ne puis les citer tous. L'anémie étant le cauchemar de tous, il n'y avait qu'un pas à faire pour remplacer le sang par du vin et du jus de viande; le vin et le jus de viande n'ont-ils pas la couleur du sang? L'homme le plus instruit vous dira cela, et il s'étonnera même que vous ne sachiez que le lait, parce qu'il est blanc, anémie, et que le jus de carotte donne de la bile.

Qu'en est-il résulté de ce mouvement que j'essaie de faire toucher du doigt au lecteur? Il en résulte, qu'en cette fin de siècle, l'on fait un abus immodéré de vin, de café, de thé et de viandes; l'art culinaire est poussé à ses derniers perfectionnements, au plus grand tort de nos estomacs et de notre système nerveux. J'entends souvent répéter, autour de moi, que nos grands-parents étaient mieux bâtis que nous, qu'ils étaient faits d'un autre bois, qu'ils vivaient vieux, avec un minimum de maladies, que c'étaient, en un mot, des hommes véritablement forts; cela est parfaitement vrai, et dépend de deux facteurs : non seulement il y a quelque cinquante ans, l'existence était plus facile que de nos jours, la lutte pour la vie moins âpre, d'où, moins d'excitation cérébrale et moins d'influence possible nocive sur les autres centres; mais nos arrière-parents vivaient plus simplement et plus sobrement que nous.

Aussi, notre race actuelle est une race de dégénérés, de déséquilibrés; pour un homme véritablement fort ou une femme supérieure, combien de gens désagréables, nerveux, excités, d'un commerce ennuyeux? Combien de nos jours, les maladies de la nutrition sont devenues plus fréquentes qu'autrefois? La goutte est florissante; la migraine est d'une banalité décevante; l'asthme, qui ne confère pas toujours le brevet légendaire de longue vie; la dyspepsie, soit légère, soit grave : sur cent individus pris au hasard, il n'y en a pas dix qui n'aient souffert, qui ne souffrent, ou qui ne souffriront de l'estomac? Les maladies de peau ont pris une extension incroyable. Brocq le reconnaissait récemment dans une leçon clinique, où il disait ceci : « La pelade est devenue une affection extrêmement fréquente depuis quelques années; ce fait, qui est considéré par les contagionnistes comme une preuve de la transmissibilité de la maladie, peut, tout aussi bien, être expliqué par la fréquence croissante de toutes les maladies nerveuses. Les pririts divers, les prurigos diathésiques, les névrodermites ne sont nullement des dermatoses contagieuses ; et cependant elles ont augmenté de fréquence dans des proportions considérables. » Nous avions donc raison de dire que nos pères avaient un système nerveux plus fort, plus stable, mieux équilibré, et cela, en raison du surmenage moindre, d'une alimentation plus simple, et d'une lutte pour la vie moins pénible ; le *struggle for life* leur était inconnu.

A quarante ans aujourd'hui, l'homme est un vieillard. Peter l'a dit : On a l'âge de ses artères ; chacun étant responsable et l'unique auteur de ses aptitudes morbides. Lancereaux et Huchard n'ont eu qu'à se baisser pour amasser les matériaux qui leur ont permis de bâtir solidement le chapitre de l'artériosclérose qui n'est, je le répète, que l'aboutissant de nos vices, de nos fautes, de nos excès de toutes sortes, surtout ceux qui relèvent de la table.

Mais, me direz-vous, sur quoi vous basez-vous pour émettre une pareille assertion ? Non pas sur des expériences ; d'autres ont fait cette partie de la besogne, et ceux que cela pourrait intéresser sauront trouver les documents qui ont prouvé que l'alcool, le tabac, le thé, le café, étaient des poisons et des excitants du système nerveux. Je l'ai dit, au début de cette étude, le présent travail est basé uniquement sur l'observation des malades ; les faits que je cite ont vécu ; ce n'est pas l'expérience faite sur des lapins ou sur des cobayes ; c'est de la clinique humaine, la seule qui doive nous intéresser. Ma conviction est basée, je le répète, sur les observations cliniques de tous ceux qui m'ont précédé dans cette voie, sur mes documents et sur mes observations qui démontrent les troubles susceptibles d'être engendrés par une alimentation trop riche, par l'usage ou l'abus des vins, des alcools, des viandes en excès, du thé, du café, du tabac. Je citerai des observations concluantes : je ferai voir comment des malades se sont guéris de maux qui avaient résisté aux consultations les plus savantes et aux médicaments les plus réputés. Si donc il m'a été possible de guérir certains malades, de les débarrasser de maladies créées par des abus, les effets ayant disparu rapidement après la suppression de la cause, il me sera permis d'espérer qu'une hygiène préventive sera toute-puissante pour empêcher chez un individu sain l'apparition des mêmes troubles.

Cette question d'hygiène alimentaire trouvera les développements qu'elle mérite au chapitre *Traitement*. Je considère que l'état moral calme et une hygiène alimentaire bien comprise sont les deux causes indispensables, absolues, pour nous permettre de vivre bien et vieux sans maladies.

Une cause qui a contribué à laisser perpétuer cette erreur que l'alcool était un tonique, c'est que celui qui en consomme se sent véritablement de la force, et s'il s'en prive se sent, à un moment, faible, cela est vrai ; l'alcool est un tonique, mais un médicament, et non un aliment. C'est un merveilleux médicament qui nous aidera à faire traverser au typhique ou au pneumonique une période difficile de sa maladie, en nous permettant de stimuler son système nerveux, et, pour ma part, je le prescris à haute dose lorsqu'il s'agit de réveiller un système nerveux qui s'effondre ; l'action doit être forte, mais de courte durée ; c'est là l'application de tout médicament.

L'homme a donc raison de dire qu'après un verre de vin il se sent plus fort ; mais à cette force temporaire, succède un état de dépression qui amènera une nouvelle consommation, et ainsi de suite. Pour digérer, comme pour vivre, penser et avoir des forces, il aura besoin de cet excitant auquel il a habitué son système nerveux ; mais, est-ce à dire que cet excitant soit indispensable, ou même utile?

Voici un morphinomane : personne ne contestera que la morphine ne soit un poison. Ce malade, par habitude, pour combattre certaines souffrances, est arrivé à se faire régulièrement, quotidiennement, une piqûre de morphine ; le jour où le médicament lui fera défaut, il tombera dans un état de torpeur, de fatigue, de malaise, d'où le retirera immédiatement une nouvelle piqûre lui rendant le bien-être, l'intelligence, etc., etc. Est-ce à dire, pour cela, puisque cette morphine a réveillé l'intelligence de cet homme, qu'il faille de la morphine à tout le monde? Non, certes. Si, dans le cas actuel, ce poison a fait du bien à ce malade, c'est que le système nerveux ne valait plus rien, était incapable du moindre travail sans ce coup de fouet.

Il en est de même de l'alcool : celui qui n'en use pas, non seulement ne se porte pas plus mal, mais n'a pas besoin de cet excitant pour réveiller son système nerveux. Si je me permets d'insister sur ce point, c'est qu'il a une portée immense au point de vue public ; tous vos clients qui prennent de l'alcool, dans les limites ordinaires permises à une table décente, vous diront qu'il se sentent faibles ou qu'ils ne peuvent digérer, s'ils ne prennent pas leur vin (quel vin le plus souvent!), ou leur petit verre d'eau-de-vie. C'est au médecin qu'incombe le soin d'expliquer à ceux dont il a la direction, le pourquoi de ces sensations ; par une sage intervention, le malade se rendra à l'évidence et sera convaincu, lorsque six mois plus tard il ne sera pas mort d'anémie, mais, au contraire, aura une meilleure santé.

Qu'il me soit permis de citer l'exemple suivant : il s'agit d'une jeune fille de vingt ans qui effrayait tout son entourage par sa pâleur et son amaigrissement. La malade vivait avec des maux de tête, des vertiges, des insomnies, éprouvait une fatigue générale, surtout le matin au réveil ; des douleurs de reins, des palpitations et de la lenteur de la digestion. Bref, tous les centres étaient irrités, et traduisaient leur excitation par les phéno-mènes précités. Tous ces symptômes dépendaient d'un état moral créé et entretenu par la misère. Les deux tantes de la jeune fille s'ingéniaient à remonter ce tempérament rendu aux derniers degrés de l'anémie. Le milieu, je l'ai dit, était d'une grande pauvreté ; mais il n'y avait pas de sacrifices qu'on ne fît ; vin à discrétion à chaque repas, chopine de porter dans la journée, viande saignante deux fois par jour ; tout cela agrémenté de kola et de coca. Certes, si jamais un régime fortifiant, tel que le comprennent les gens du monde, pouvait être donné comme modèle, c'est celui-là. La santé générale s'altérait malgré tous ces grands réparateurs ; la malade tombait constamment dans des états de syncope, d'où on la retirait par un cordial quelconque.

Après un examen approfondi de la malade, je me rendis compte que le système nerveux seul était en souffrance ; il n'existait aucune lésion organique, mais une révolte du système nerveux tout entier (des centres et de leurs dépendances), qui amenait un état général grave.

Je me refuse à décrire la scène qui se passa, lorsque je portai mon diagnostic, et que je recommandai, en même temps que le repos absolu au lit, l'abstention de toute viande, de tout alcool, de thé et de café ; et je réglai la ration alimentaire en rapport avec le pouvoir des centres. Je vivrais cent ans que je n'oublierai jamais l'expression de la physionomie de mes auditeurs qui se demandaient si je ne devais pas être envoyé à un asile. Je raisonnai de mon mieux tout ce monde ignorant, calmai leur appréhension, soutins leur courage contre les amies bien intentionnées qui déclaraient que mon régime était une condamnation à mort; j'en passe et des meilleurs. Bref, après six mois, la malade en question avait retrouvé tous les attributs de la vraie jeune fille : couleurs vives, gaîté, entrain, etc., l'équilibre était complet, au grand étonnement des commères du voisinage qui ont dû croire à l'intervention du diable.

Deux autres arguments pour convaincre les plus sceptiques : En matière de système nerveux et en ce qui concerne la question des aliments, il est facile de prouver que c'est une affaire de qualité et non de quantité. Vous, qui vous faites fort de tout savoir et de tout expliquer, dites-moi pourquoi tel de vos amis, qui vous effraie par les aliments qu'il absorbe et les liqueurs alcooliques qu'il ingère, reste maigre? Chacun de nous a dans ses relations ce phénomène qui étonne et qu'on croirait atteint d'une fuite; car plus il mange, moins il engraisse. D'autre part, nous connaissons tous l'extrême opposé : la femme opulente qui déborde de graisse et qui se nourrit comme un petit oiseau.

Qu'est-ce à dire? Il n'y a pas là place pour des hypothèses; le fait est certain et la conclusion s'impose : c'est que l'on n'engraisse pas avec ce qu'on ingère, ni même ce qu'on digère. En réalité, ce n'est pas une question de quantité, mais de qualité; si votre système nerveux n'est pas influencé d'une façon désagréable par vos ingesta, vous conservez votre poids qui doit être en rapport avec votre stature; mais que ce système nerveux soit troublé dans un quelconque de ces centres, cerveau, moelle épinière, plexus solaire, par des offenses morales, physiques, ou de cause alimentaire, vous verrez sans qu'il soit bien facile de préciser ce point, si ce n'est en admettant une prédisposition héréditaire, vous verrez, dis-je, l'individu, en dehors des troubles multiples qu'il pourra présenter, maigrir ou engraisser; le système nerveux faussera la nutrition, et le sujet fera de la graisse ou en perdra. Que ses centres soient ramenés au calme, que ces deux malades, le maigre et l'obèse, soient soumis à la même alimentation non excitante, vous verrez le premier engraisser, et le second maigrir. Leven l'a bien dit et vu : je le prouverai par des exemples au chapitre ayant trait à cette question.

Il est plus que temps que le public se rende à l'évidence, qu'il secoue ce joug qui l'opprime, qu'il se laisse guider par la réalité des faits, et qu'il ne continue pas à s'empoisonner par l'usage des viandes à l'excès, par du vin ou par d'autres boissons alcooliques de mauvaise qualité.

L'alcool ne donne pas de force; c'est un préjugé absurde dont il est temps de faire justice. Jacquet l'a prouvé en interviewant tous les cyclistes grands coureurs, qui ont déclaré que si l'usage de l'alcool leur donnait une force momentanée et factice, ils avaient, une demi-heure après, les membres cassés; tous ont renoncé à l'alcool, comme agent produisant la résistance, l'endurance.

La médecine est avant tout une science d'observation; tâchons, au lieu d'édifier des théories qui ne reposent souvent sur rien, de regarder autour de nous et d'observer attentivement une page de la nature. Voici un animal que nous admirons tous, le cheval qui nous subjugue par ses formes irréprochables et par sa force. Il est constitué, à peu de chose près, comme nous; il possède tous nos organes, avec cette seule différence qu'il a un cerveau rudimentaire plus grossier et moins travaillé. Nul n'osera soutenir que ce noble animal a besoin d'alcool pour trouver les réserves de force qu'il a à sa disposition; il a son eau, son avoine et du son ; cela lui suffit pour qu'il nous rende des services. Imitons cet exemple; nous avons notre pain, notre viande et nos féculents ; cela suffit pour nous donner notre provision de force morale et physique ; n'ajoutons pas l'alcool qui conviendrait mieux à cette rude écorce cérébrale du cheval et qui n'est pas fait pour ce système nerveux fragile, délicat de l'enfant, de la jeune fille, de la femme et même de l'homme.

Je n'ai pas la prétention, et je ne le voudrais pas d'ailleurs, mettre l'humanité au pain et à l'eau (Huchard) ; cela n'est pas possible malheureusement ; car, ainsi que nous le dit le professeur Debove, « il y a tant d'influences puissantes qui s'exercent en faveur de l'alcool. N'a-t-il pas pour lui ceux qui le fabriquent, ceux qui le vendent et ceux qui le consomment? Que faire contre tant d'ennemis conjurés? » Je veux seulement prévenir le public contre les excès qu'il commet journellement et qui sont sa perte.

Au chapitre *Traitement* cette question sera traitée avec

les développements qu'elle mérite, et le lecteur verra comment il doit vivre s'il veut vivre bien : ce sera l'hygiène préventive de la déséquilibration nerveuse, malheureusement pas facile à mettre en pratique, car il faut se priver de tout ce qui est bon; et enfin ce qu'il devra faire, s'il présente des phénomènes morbides de ses centres nerveux : ce sera l'hygiène curatrice.

CHAPITRE V

ROLE PROTECTEUR DES ÉMONCTOIRES : FOIE, REINS, ETC.

Sommaire. — Le mécanisme de l'auto-intoxication. — Les aliments sont nocifs par leur action excitante et par la destruction incomplète de leurs déchets. — Conséquences qui en découlent.

A côté des troubles multiples fonctionnels, susceptibles de disparaître rapidement sous l'influence d'une hygiène bien comprise, se placent ceux qui dépendent d'une lésion organique, qui sont les symptômes avant-coureurs de la fin. En nous expliquant le pourquoi de ces derniers, nous pourrons mieux saisir le lien qui unit les troubles fonctionnels aux causes provocatrices.

L'homme ne s'est jamais demandé pourquoi il ne mourait pas empoisonné par tous les déchets produits par ses combustions intérieures, par ses oxydations, et par la désassimilation des matières alimentaires indispensables à l'entretien de son organisme. Je vais le lui apprendre. Si l'homme ne meurt pas empoisonné, c'est que la nature l'a pourvu de certaines soupapes de sûreté qui le mettent à l'abri de cet accident; ces soupapes sont les poumons (par l'expiration), la peau (par la sueur), les intestins (par les matières fécales), les reins (par les urines), le foie (par les opérations qui s'y passent).

Certains physiologistes ont calculé que les déchets, ainsi expulsés par ces différents émonctoires, étaient susceptibles, s'ils étaient réunis, si on en tirait la quintessence, ces déchets, dis-je, seraient suffisants pour tuer en quelques jours deux ou trois de nos semblables. La chose est prouvée; lorsque l'artériosclérose, avec ses localisations rénale et hépatique, c'est-à-dire, lorsque la rouille des artères du rein, et la destruction partielle des cellules du foie, par envahissement du tissu conjonctif scléreux, sont poussées à un point tel que ces organes ne sont plus à la hauteur de leur tâche; alors, les reins laissent passer certains poisons ; le foie les détruit imparfaitement, et une partie de ces produits toxiques se trouve retenue dans le sang ; le malade est en phase d'auto-intoxication ; il s'empoisonne lui-même et présentera des symptômes en rapport avec la nature de ces poisons, de la quantité de ces poisons, et des organes sur lesquels se fera sentir l'action de ces produits nocifs. C'est le chapitre des maladies par insuffisance organique, avec symptômes nerveux, cérébraux, bulbaires, gastro-intestinaux, etc. Le malade, après sa mort, présentera la signature anatomique de la dégénérescence d'un ou plusieurs de ses émonctoires, foie ou rein, ayant été la cause de l'insuffisance hépatique ou rénale, insuffisance qui, à partir du moment où elle aura apparu, jusqu'à celui de la mort, n'aura pas été de très longue durée, parce que nous ne pouvons pas vivre sans nous débarrasser de nos poisons.

Le jour où ces accidents seront devenus évidents pour tous, les lésions créées dans les organes ne seront plus à même de rétrocéder, et l'individu, s'il continue à avoir une hygiène défectueuse, ne tardera pas à mourir empoisonné ; il ne peut rien contre la lésion qui, je le répète, est fixe ; mais il peut beaucoup contre le travail qu'il a à donner à cet organe malade. Pendant vingt ans et plus, il aura pu impunément manger et boire ce qui lui plaisait ; cela, uniquement parce qu'il avait des organes neufs ; tel un filtre qui vous rendra une eau limpide, malgré qu'elle soit d'une vue repoussante avant sa filtration. Les organes fatigués par cette surcharge de besogne (quantité exagérée des aliments chez les gros mangeurs), ou par leur qualité nocive (gibier, viandes en excès, conserves, etc., etc.), finiront par refuser le travail ou rempliront leur rôle imparfaitement ; tel un filtre qui, sale, continuera à filtrer, mais imparfaitement ; l'eau ne sera pas aussi pure qu'elle l'aurait été, si le filtre n'était pas encrassé par les boues précédentes. Ces organes rempliront leur rôle à demi, s'il s'agit de détruire ou de neutraliser des aliments complexes ; mais bien que malades, ces mêmes organes, si on leur demande à faire un minimum de travail, si on leur demande à modifier des produits en quelque sorte dépourvus de toute toxicité, lait, légumes, œufs, ils seront longtemps encore à même de pourvoir aux besoins de l'organisme.

Voici un malade âgé de cinquante ans qui présente de l'artério-sclérose généralisée ; c'est un individu qui a eu une hygiène

ordinaire, qui a mangé et bu de tout, et qui a eu, aux différentes étapes de sa vie, un ou plusieurs des troubles fonctionnels que nous apprendrons à connaître. Ce malade aura, à
un moment, de l'insuffisance urinaire, caractérisée par de l'oppression nocturne (dyspnée toxi-alimentaire de Huchard) ; cela,
uniquement parce que son foie et ses reins ne seront plus
aptes à détruire et à éliminer au dehors les poisons engendrés
par ses aliments. Mais, si on substitue à la viande, à l'alcool, etc., le lait et d'autres aliments simples, ces mêmes
organes seront capables de faire ce travail ; il n'y aura plus
rétention de produits toxiques ; le malade ne sera plus oppressé,
dormira, et vivra quelque temps encore.

Cet exemple ne suffit-il pas à démontrer, de la façon la plus
péremptoire, l'influence nocive de certains aliments, lorsqu'ils
ne sont pas modifiés par nos organes intérieurs et lorsque leurs
produits ne sont pas éliminés, et en même temps l'influence
favorable ou mieux indifférente de certains autres ? De sorte qu'à
côté de l'action excitante propre de la viande, du vin, du thé,
du café, existe aussi une action nocive de certains articles alimentaires, par destruction incomplète de leurs déchets, par les
organes préposés à cette tâche.

C'est ainsi que, pendant de nombreuses années, une alimentation défectueuse comme qualité et comme quantité produira
de simples troubles d'excitation nerveuse variables sans doute
suivant la prédisposition héréditaire et la résistance nerveuse du sujet, mais sans phénomènes de rétention toxique :
cela, parce que les émonctoires que nous avons appris à
connaître sont vierges, en raison de l'âge du sujet ; plus tard,
non seulement le malade pourra avoir ces mêmes troubles fonctionnels, mais il viendra s'ajouter alors des phénomènes d'auto-
intoxication ; et cela, plus ou moins rapidement, suivant l'abus
de ces aliments nocifs, suivant les maladies contagieuses,
infectieuses, qui auront pu diminuer le pouvoir de résistance
des organes.

Quoi qu'il en soit, l'homme, qu'il s'agisse des troubles fonctionnels des premières années de sa vie, comme des phénomènes d'auto-intoxication avec les conséquences qui en
découlent et que nous apprendrons à connaître, sera seul
responsable de sa situation qu'il aura créée en ne sachant pas
mettre un frein à ses passions.

CHAPITRE VI

ÉTIOLOGIE DE LA DÉSÉQUILIBRATION NERVEUSE.

(Suite et fin.)

Nous voilà loin de notre plexus solaire et de ses causes possibles d'irritation. J'ai à m'excuser d'être entré dans de si longs détails ; mais il fallait bien initier le lecteur à ces causes d'irritation des centres nerveux, et la question alimentaire est la plus importante de toutes, attendu que cette excitation, par sa continuité, engendrera un état de mal chronique, indéfini, qui égarera le médecin le plus instruit, et qui, même reconnu, aura les plus grandes difficultés à rétrocéder, à guérir, en raison du désordre intense communiqué aux centres.

Une cause d'excitation cérébrale momentanée amènera un désordre passager ; la cause cessant, l'effet disparaîtra de lui-même : tel le chagrin d'une mère qui perd son enfant; les symptômes d'irritation des centres se calmeront à mesure que le temps fera son œuvre, contrairement aux phénomènes d'excitation du plexus solaire qui dureront indéfiniment, aussi longtemps que la cause n'aura pas été supprimée.

Nous avons étudié les causes susceptibles d'irriter primitivement les trois centres : cerveau, moelle épinière, et le plexus solaire. Si nous voulions être complet, il nous faudrait passer en revue toutes les causes d'irritation périphérique, pouvant se faire voir dans chaque cordon nerveux émanant des différents centres. Le cerveau est relié directement à tous nos organes des sens, à notre cœur, à nos poumons, etc., l'axe cérébro-spinal et le système du sympathique sont reliés à tous nos viscères et à nos membres, au point que l'excitation d'une partie quelconque peut retentir directement sur le centre dont elle dépend ou sur le centre voisin ou ses branches.

Les traumatismes de toutes sortes, les corps étrangers des fosses nasales, des voies respiratoires, du tractus gastro-intestinal, des voies biliaires et urinaires, de l'œil et de l'oreille, les végétations adénoïdes, l'éruption dentaire chez les enfants, la sortie de la dent de sagesse, les vers intestinaux (lombrics, tœnias et oxyures), la puberté, les périodes menstruelles, la grossesse, la lactation, la ménopause, autant de causes susceptibles d'exciter et de réveiller un état morbide passager ou durable des centres nerveux. Ce n'est pas tout : les déplacements des organes, leur inflammation superficielle, les maladies infectieuses et contagieuses, les intoxications, à n'importe quelle phase de leur évolution, période initiale, d'état ou de convalescence, peuvent exciter le système nerveux, et amener des désordres dans un ou plusieurs centres et leurs dépendances, en dehors des symptômes propres à l'organe lésé; les exemples le prouveront plus tard.

Qu'il s'agisse, par conséquent, du fonctionnement régulier, silencieux de tous nos organes; qu'il s'agisse du retentissement physiologique d'un des centres sur le voisin ou sur une de ses dépendances; qu'il s'agisse d'un trouble de ce même système nerveux, passager de quelques instants, ou d'un état maladif chronique de ces mêmes centres; qu'il s'agisse enfin de désordres nerveux, perdus au milieu de la symptomatologie des maladies diathésiques, microbiennes ou organiques, le système nerveux traduit sa souffrance par des symptômes propres que le médecin aura à enregistrer. Il devra noter les troubles de chaque centre, de chaque département nerveux, de chaque filet terminal. Après avoir accumulé tous ces détails, il devra rechercher si les troubles dépendent d'une lésion fonctionnelle, pure ou associée, c'est-à-dire, en partie fonctionnelle, en partie matérielle ou organique; il recherchera l'association et le retentissement de l'excitation et de la déséquilibration d'un centre sur les voisins; il scrutera, enfin, la cause première du trouble du système nerveux; il partira d'un point, remontera à l'origine, séparera, chemin faisant, les phénomènes fonctionnels de ceux qui dépendent des lésions produites dans les organes; bref, après avoir fouillé son malade complètement, au point de vue de l'hérédité et de tout ce qui précède, il pourra, en toute connaissance de cause, juger et porter son diagnostic, établir son pronostic et instituer le traitement répondant au cas qu'il aura su démêler.

Que ce diagnostic n'effraie pas le médecin : il est indispensable, si l'on ne veut pas se perdre dans une médication faite au hasard. Les symptômes sont si nombreux que la plupart des médecins font de la médication symptomatique, au plus grand détriment du malade, faute de pouvoir saisir le lien initial qui relie tous ces fils qui paraissent inextricables. J'ai passé par cette phase douloureuse, et souvent après avoir longuement causé avec mon malade, je sentais que je n'étais pas maître de la situation, et je n'étais qu'à demi satisfait de la thérapeutique que j'instituais ; cela, uniquement à cause du manque de méthode dans mon examen. Il faut avant tout, je l'ai dit et je le répète, être bon clinicien et bien connaître la physiologie de nos organes ; alors, avec un peu d'attention, et procédant méthodiquement, il est impossible de ne pas démêler le cas le plus complexe qui se présentera à vous.

Mais, auparavant, il me faut présenter au lecteur, après l'étude des causes de l'irritation des centres, les symptômes par lesquels se révèle cette excitation.

DEUXIÈME PARTIE
ÉTUDE CLINIQUE

CHAPITRE VII

LES DÉSÉQUILIBRÉS DU CERVEAU.

Sommaire. — Désordres fonctionnels de la cellule cérébrale irritée. — Mal de tête. — Migraine. — Vertige. — Insomnie. — État psychique. — Syncope. — Apoplexie nerveuse.

Au début de cette étude, nous avons admis que l'on pouvait se représenter le système nerveux comme étant formé par trois centres : le cerveau, la moelle épinière et le plexus solaire. Chaque centre, non seulement communique avec les deux autres, mais chacun représente un carrefour d'où dépendent plus directement des filets périphériques. Nous aurons donc à étudier les symptômes présentés par chaque centre et par les départements qu'il commande. Occupons-nous d'abord du cerveau.

La cellule cérébrale irritée, excitée par une des nombreuses causes que nous connaissons, soit directement, soit par action réfléchie d'un des centres, ou de leurs dépendances les plus éloignées, traduira sa souffrance par un ou plusieurs des symptômes suivants : mal de tête, migraine, vertige, insomnie, rêvasseries, cauchemars, phénomènes d'ordre psychique variés, apoplexie nerveuse.

Mal de tête. — Le mal de tête est le cri de souffrance le plus commun de la cellule irritée, se présentant dans certains cas comme seule manifestation de l'excitation des centres ou associée à d'autres phénomènes. Variable comme étendue et intensité : parfois il s'agit d'un simple point douloureux pariétal, jrontal ou occipital ; quelquefois toute la tête est douloureuse, pesante ; la sujet a de la peine à la tenir en équilibre. Le plus souvent la douleur est modérée, n'empêchant pas le sujet de se livrer à ses occupations ; dans d'autres circonstances, elle est intolérable, pulsatile ; les malades ont toutes sortes de comparaisons pour nous expliquer la nature des phénomènes qu'ils ressentent. Le médecin, en observant un grand nombre de malades, aura l'occasion de rencontrer toutes les modalités sous lesquelles se présente cette manière de protester de la cellule cérébrale.

Variable est la céphalalgie comme durée : il y a des malades qui ne souffrent qu'une heure ou deux ; d'autres, une partie de la journée ; chez certains, le sommeil seul mettra un terme à la souffrance, et le lendemain matin au réveil, le sujet sera très bien ou conservera encore un peu d'endolorissement ; chez d'autres, au contraire, quelques heures de sommeil suffisent pour dissiper complètement la douleur. D'autres malades, plus rarement, présentent une continuité toute particulière de ce symptôme ; j'en ai connu qui souffraient de la tête sans interruption jour et nuit, plus ou moins, et cela pendant plusieurs jours consécutifs.

Cette douleur de tête n'est pas toujours une sensation pénible profonde, quelquefois impossible à localiser ; souvent, il y a des irradiations à distance, même sans qu'il s'agisse de la migraine véritable : la peau du crâne est douloureuse, les tempes sont pulsatiles, il y a un point de névralgie au-dessus ou au-dessous de l'orbite. Ce point de névralgie sus-orbitaire est des plus fréquents ; très souvent, la sensation douloureuse initiale a son point de départ en cet endroit ; le malade annonce son mal de tête ; en effet, peu à peu la douleur s'irradie dans la profondeur, et, quelques heures après, toute la tête est lourde et sensible, jetant le malade dans une sorte de découragement et d'accablement.

Il y a des malades qui souffrent de la tête exceptionnellement ; d'autres ne peuvent faire un projet, exposés à voir cette misère reparaître au moment où ils s'y attendent le moins. Le sujet, souvent, ne saisit aucune cause qui puisse lui expliquer la nature de son mal ; d'autres, à juste titre, incriminent un repas trop copieux ou l'usage d'un aliment qui, à chaque fois, réveille de la douleur de tête ; certains ne peuvent veiller ; d'autres sont atteints à la moindre fatigue physique ou cérébrale ; enfin certaines femmes, à l'occasion de chaque époque menstruelle, soit immédiatement avant, soit pendant, ou immédiatement après, auront mal à la tête.

Phénomène d'une banalité extraordinaire, symptôme incompréhensible pour celui qui ne veut accepter la conception de la cellule cérébrale et de ses causes d'excitations locales et réfléchies ; symptôme jamais négligeable que le médecin doit rechercher, car le malade tellement habitué à souffrir de la tête ne pensera pas souvent à en parler : symptôme important qui indique que les centres nerveux sont irrités ; symptôme rarement unique, le plus souvent associé à d'autres que nous apprendrons à connaître ; symptôme, enfin, un moment amendé par l'antipyrine, qui n'est qu'un remède symptomatique ; mais curable seulement, en remontant à la cause première, en mettant les centres au repos par une hygiène convenable.

Migraine. — La migraine est un symptôme plus accentué que le mal de tête : la cellule cérébrale traduit ici sa souffrance d'une façon plus violente. Procédant par crises, à l'instar des accès d'asthme ou des crises de goutte (maladies relevant également de l'excitation des centres), la migraine, par ses souffrances et l'état de mal qu'elle amène, est une des manifestations les plus pénibles et les plus douloureuses qui existent. Le sujet est plongé dans des souffrances atroces; la tête est comme martelée de coups ; une partie seulement, comme son nom l'indique, souvent toute la tête, est d'une sensibilité extrême ; il semblerait que toutes les cellules cérébrales soient en révolte ; aussi, on comprend combien rarement leur excitation reste locale ; leurs prolongements périphériques traduisent le plus souvent leur état de souffrance.

Les organes des sens, qui ne sont que des expansions de la cellule cérébrale, sont douloureusement impressionnés : la vue est trouble ; il y a des élancements dans le globe oculaire ; la moindre pression du globe amène l'apparition de raies de feu ; les yeux sont quelquefois injectés, larmoyants ; la muqueuse pituitaire est imbibée de mucus qui s'écoule au dehors sous forme d'un liquide clair ; la peau du visage est d'une sensibilité extrême ; la racine des dents est douloureuse.

Le cerveau tout entier est plongé dans un état indescriptible : toute conception est impossible, toute application pénible, l'insomnie est complète ; le moindre bruit, arrivant jusqu'à l'oreille, répond douloureusement jusqu'à la cellule cérébrale. L'excitation dépasse le département cérébral et va impressionner les autres centres, amenant de la fatigue et des désordres d'estomac et surtout des vomissements. Après douze, vingt-quatre ou quarante-huit heures, le malade est brisé, endolori dans tous ses membres, gardant pendant quelque vingt-quatre heures une faiblesse particulière du cerveau : tête fatiguée, vague, mémoire paresseuse, et ce n'est que progressivement que l'équilibre est retrouvé, en attendant une autre cause provocatrice qui remettra le feu aux poudres.

Il n'y a pas de durée qu'on puisse assigner à ces deux phénomènes : le mal de tête et la migraine. Il y a des gens qui souffrent pendant la plus grande partie de leur vie ; d'autres, et ce sont les plus nombreux, après avoir souffert jusqu'à trente ou quarante ans, voient leurs migraines s'espacer et disparaître : ils se croient enfin débarrassés de leurs misères. Il en est rarement ainsi ; il semblerait que la cellule cérébrale ait été épuisée par la souffrance et qu'elle demande assistance à une de ses sœurs, à un autre centre. En effet, c'est ce qui a lieu : la cellule cérébrale, si elle passe à l'état de repos, assiste impassible à ce qui va se dérouler dans une autre sphère ; l'irritation s'est fixée dans le plexus solaire ou une de ses dépendances, et c'est ainsi que la guerre va continuer chez celui qui n'a pas su prendre garde à l'avertissement que lui donnait la cellule cérébrale irritée. Les erreurs de toutes sortes n'ont pas été évitées ; l'alimentation a été ce que le sujet a voulu et non pas ce qu'elle aurait dû être ; et alors, le plexus solaire va à son tour protester, et on verra l'individu souffrir périodiquement de dyspepsie, de coliques hépatiques ou néphrétiques, d'entérite membraneuse ; d'asthme, de goutte, ou de diabète, en attendant que l'artériosclérose fasse son apparition : échéance finale fatale préparée, facilitée par les désordres primitifs du système nerveux.

Vertige. — Le vertige est un symptôme fréquent de la cellule cérébrale irritée.

De même que pour la migraine, toutes les modalités cliniques peuvent se rencontrer : simple éblouissement, avec vue brouillée ; translation rapide du corps d'un point à l'autre par une poussée invincible ; souvent, dans des cas plus accentués, état de mal plus durable, plus intense, nécessitant un point d'appui pour le sujet, amenant parfois une véritable chute sans perte de connaissance. État essentiellement variable comme durée ; instantané, ou durant plusieurs minutes ou plusieurs heures ; apparaissant le matin, à jeun, après le repas, lorsque le sujet se baisse, lorsqu'il passe rapidement de la position horizontale à la position verticale ; augmentant ou diminuant, lorsque le malade est au lit ; l'obligeant à fermer constamment les yeux, pour ne pas voir tous les objets de sa chambre tournoyer ; calmé par l'ingestion d'une tasse de lait, etc., etc.

C'est un symptôme qu'il faut rechercher, car le malade n'en parle pas lorsqu'il est peu accusé. Il n'y a pas de syndrome plus difficile à expliquer pour le médecin : celui qui, frais émoulu, sort de l'école, avec toute l'ardeur des premiers succès à enregistrer. Malheur, je le dis franchement, au pauvre malade qui tombe entre les mains de notre confrère pourtant si bien intentionné ! Il n'a pas appris à étudier ce symptôme à l'hôpital ; il a bien vu des pneumoniques ; il a bien baigné des typhiques ; il a assisté à de nombreuses laparotomies ; mais il n'a jamais vu un malade avec du vertige ; il se rappelle sans doute qu'il a lu quelque part ce mot ; il a peut-être, en passant, entendu un professeur parler du vertige de Ménière ; mais il n'en sait pas plus. Tous mes confrères, comme moi-même, reconnaîtront l'exactitude des faits que j'avance.

Le jeune praticien arrive avec toute la vogue qui l'a précédé dans sa ville, et, dans les quarante-huit heures, tous les chroniques se précipitent vers lui espérant trouver le sauveur ; car rappelez-vous que, pour le public, il n'y a pas de maladies incurables : il s'agit de trouver le médecin qui reconnaîtra la maladie, et qui possède le remède. Notre confrère donc se trouvera, dès le début, en contact avec son client atteint de vertige ; mal préparé, il ne verra là qu'un symptôme, et non l'expression d'un état général plus complexe. Avec les notions de pathologie qu'il a, et aidé de la lecture des traités qu'il possède, il conclura à des troubles d'anémie ; si le sujet est jeune, il prescrira du jus de viande, des vins fortifiants et du fer ; si le malade est plus âgé, et s'il a un peu de constipation (association fréquente ou tout au moins possible, due à l'irritation du plexus mésentérique), il sera porté à accepter le diagnostic de l'entourage qui aura parlé d'apoplexie menaçante, et le pauvre malade sera drainé par quelque drastique.

Le malheureux patient guérira en quelques jours, malgré

cette médication intempestive : c'est là le propre de toutes ces excitations fonctionnelles du système nerveux qui évoluent d'une façon capricieuse, sans règle, pour apparaître de nouveau à la moindre cause, ou qui s'attaquent à un autre centre ; et le médecin se glorifiera de sa thérapeutique et se livrera aux mêmes excès dans une autre occasion, avec moins de succès, et constatera combien les résultats thérapeutiques sont inconstants. Dans d'autres cas, la maladie s'éternise ; le malade, fatigué de la médication et du médecin, se présente chez un autre ; ce dernier, s'il est habile, lui dore la pilule avant de la lui donner, et c'est ainsi que certains de ces malheureux passent, du médecin de quartier à toutes les sommités médicales, dépensant leur argent et ruinant leur estomac sans trouver un bénéfice quelconque, et, souvent, finissent entre les mains d'un empirique qui leur donnera une tisane divine ou leur fera des passes. Ceci n'est pas de la fantaisie, c'est la réalité des faits.

J'ai, pour ma part, fait des cheveux blancs en présence de certains cas de vertige, indéchiffrables. Je ne connaissais pas cette pathologie spéciale du système nerveux ; je voulais trouver la lésion organique du symptôme et je ne savais pas me contenter du trouble fonctionnel. C'est le moment de rappeler encore au lecteur la nécessité de la connaissance absolue de la clinique et de la pathologie. Il ne faut conclure à l'existence de ce trouble fonctionnel que par exclusion ; il faut, avant tout, se rendre compte que le sujet n'a pas une tumeur cérébrale, n'est pas un brightique, n'a pas une insuffisance aortique, n'est pas un artérioscléreux à localisation cérébrale ischémique ; que sais-je encore ? C'est au médecin à faire un diagnostic convenable qui repose sur une base solide et ne pas s'exposer à étiqueter : vertige dû à une irritation de la cellule cérébrale, un état vertigineux par artériosclérose, et annoncer une guérison qui sera démentie quelques semaines plus tard par une inondation ventriculaire (apoplexie).

Étudiez votre malade de près ; fouillez-le ; dites-vous bien que le vertige n'est pas une maladie, mais un symptôme ; dites-vous bien que tout effet a une cause ; si vous êtes bon clinicien, en y mettant de la patience, vous trouverez et vous instituerez, en connaissance de cause, une thérapeutique raisonnée et non de hasard, comme celle qui consiste à donner du Le Roy (remède drastique, analogue à l'eau-de-vie allemande, en honneur à l'île Maurice, qui guérit tout, depuis le vertige jusqu'au foie en imminence de suppuration, ou transformé en coque purulente), ou autre purgatif hebdomadaire, en consolant la malade, en lui disant : « Madame, ne vous inquiétez pas, c'est l'âge qui vous tracasse » !

Insomnie. — Le sommeil, ainsi que nous le disions dans un chapitre précédent, chez un individu sain, doit être complet, calme et paisible, afin de permettre à l'homme de reposer ses organes et de retrouver l'énergie qui lui est nécessaire pour les multiples fonctions qui lui incombent. C'est dire l'importance de cette fonction physiologique, et combien il importe que l'individu la conserve s'il veut pouvoir supporter la lutte pour la vie. Autant un sujet sain, qui se réveille le matin après une nuit de repos, est disposé à reprendre le courant de la vie, autant le malheureux qui a mal dormi se sent écrasé, sans courage, pour supporter le fardeau de l'existence. Le sommeil est nécessaire aux plus malheureux ; car c'est au moins l'oubli temporaire de leurs misères, de leurs chagrins et de leurs peines morales les plus vives ; mais si le sommeil est indispensable à ce malade qui souffre moralement, c'est aussi celui-là qui ne peut pas dormir, parce que sa cellule cérébrale irritée ne lui en donne pas le loisir.

Toutes les causes que nous avons étudiées, quels que soient leur nature et leur point de départ, sont susceptibles de troubler cette importante fonction, et cela de plusieurs façons. Certains sujets, après le repas, présentent une somnolence invincible due aux phénomènes de la digestion, se laissent même aller à faire un petit somme de quelques minutes, puis, à peine au lit, cherchent en vain le repos : l'envie de dormir a passé et ne revient pas. D'autres, distraits par la conversation, par les amis, sont d'assez gais convives ; mais à peine se trouvent-ils dans la solitude que la cellule cérébrale se réveille au lieu d'entrer en repos ; l'individu donne libre cours à son imagination : les soucis de la vie, la lutte du lendemain, les responsabilités, les affaires importantes, les bénéfices à réaliser, que sais-je, encore ! et ce n'est qu'une ou deux heures après que le sujet finit par s'endormir.

Chez certains, le sommeil est rapide ; le sujet s'endort facilement, mais, vers deux heures du matin, il est réveillé

par une sensation pénible qui, souvent, a l'estomac pour siège ;
il sent cet organe lourd, se tourne et se retourne dans son lit,
rend quelques gaz, prend un peu de bicarbonate ou de la fleur
d'oranger, et finit par s'endormir.

Cette distinction est importante : l'individu qui s'endort difficilement est généralement atteint d'insomnie d'ordre moral
(cellule cérébrale excitée) ; celui qui se réveille entre minuit et
deux heures du matin est le plus souvent atteint d'insomnie de
cause stomacale (cellule du plexus solaire irritée qui transmet
son excitation à celle du cerveau par une des nombreuses voies
nerveuses). Mais, entre ces deux types assez bien tranchés,
que de variantes ! Tel se réveillera seulement à quatre heures
du matin et ne pourra fermer l'œil jusqu'au jour ; d'autres,
quelles que soient leurs peines morales, dormiront comme une
masse, du soir au matin : la déséquilibration chez eux se manifestant par d'autres symptômes.

Quoi qu'il en soit, rappelez-vous que l'individu préoccupé
moralement, ou dyspeptique, ou surmené physiquement, caractérisant ainsi une des causes d'excitation des trois centres
(moral : cerveau), (dyspepsie : plexus solaire), (fatigue physique :
moelle épinière), a un mauvais sommeil, comme durée et
qualité, et n'en bénéficie pas même s'il paraît être complet ;
car, je le dis une fois pour toutes, en raison de l'importance
du symptôme que j'étudierai plus loin, ces malades se réveillent
plus fatigués, plus défaits, plus exténués que lorsqu'ils s'étaient
couchés, prouvant ainsi que le sommeil n'a pas été ce qu'il
aurait dû être dans ses résultats, c'est-à-dire réparateur.

Le sommeil peut être défectueux en durée ou en qualité. Je
dis qu'au point de vue physiologique, le sommeil doit être
paisible et calme ; la cellule cérébrale doit être séparée complètement du monde extérieur et doit, elle-même, ne pas
fonctionner, afin de laisser ses éléments propres se régénérer,
si je puis m'exprimer ainsi, d'où je conclus que, depuis le
simple rêve jusqu'au cauchemar le plus terrifiant et les terreurs
nocturnes les plus épouvantables, il y a une chaîne morbide
avec tous les intermédiaires possibles et les conséquences
imaginables.

Si l'enfant de quatre ans rêve et a des terreurs nocturnes, c'est
que parfois il se rappelle les contes fantastiques dont la bonne
l'a entretenu pour l'endormir ; si la jeune fille rêve, c'est que

l'imagination fraîche et ardente de ses dix-huit printemps l'y prédispose; si l'homme de trente ans rêve aux affaires dont il s'occupe et qui devront le mener à la fortune ou à la ruine, c'est que sa cellule cérébrale est exaltée. Certes, loin de moi la pensée de dire que l'individu qui rêve de temps à autre est un déséquilibré du cerveau; non, c'est, en quelque sorte, une fonction physiologique; cela prouve simplement que pour une cause quelconque la cellule cérébrale a été tellement excitée qu'elle garde une empreinte qui n'est pas éteinte pendant le sommeil. Mais j'ai le droit de dire que cette fonction physiologique peut être déviée et devenir morbide, s'il y a répétition de l'acte chaque soir, et si le rêve prend certaines proportions comme les cauchemars des alcooliques « honnêtes », ou ceux qui avoisinent le délirium, ou les terreurs nocturnes qui peuvent, comme j'en ai observé un cas, se montrer chaque soir et cela pendant des années. Je conclus en disant que, s'il est permis de rêver de temps à autre, il ne faut pas que le rêve soit continu et répété; car alors la fonction cesse ce qu'elle doit être, ou, tout au moins, trahit une irritation des centres.

Certains sujets ont un sommeil agité; les muscles sont dans un état constant de contraction; l'individu n'a pas de position dans son lit, se tourne et se retourne, faisant entendre quelquefois des gémissements ou des plaintes sourdes; d'autres causent, marmottent des paroles sans suite, incompréhensibles; d'autres enfin, il n'y a qu'un pas à franchir, sortent de leur lit, sont capables d'actes plus ou moins extravagants : la cellule présente peut-être ici une lésion matérielle, non encore définie; c'est là le chapitre du somnambulisme et des états qui en dépendent. Il en est de même de cette maladie qui a nom épilepsie, qui est caractérisée par une lésion non encore connue, ou peut-être d'un simple trouble fonctionnel de la cellule de l'axe cérébro-spinal dont l'excitation, pendant le sommeil, sera cause de convulsions, et d'un état de mal dont le sujet n'a pas conscience et que les parents pourront ne pas soupçonner. Cette idée d'épilepsie, dépendant d'un simple trouble fonctionnel de la cellule excitée, a acquis une valeur importante depuis que Maurice de Fleury a repris l'étude de cette question et a insisté sur les causes d'erreurs d'alimentation : excitants de cause alimentaire comme agents provocateurs des accès.

Quoi qu'il en soit, sommeil léger, court, agité, interrompu, rêves, cauchemars, terreurs nocturnes, fatigue musculaire au réveil, telles sont les conséquences et la signature de la cellule cérébrale non physiologique, excitée directement ou par cause seconde réfléchie d'un autre centre ou d'un département quelconque de l'organisme entier.

État psychique. — Ce chapitre est un des plus importants, et s'il fallait étudier complètement les conséquences immédiates et lointaines de la cellule cérébrale irritée, il faudrait faire l'étude détaillée de l'homme simplement impatient, colère, au caractère aigri, jusqu'aux formes les plus complexes de la dégénérescence mentale avoisinant la folie véritable. Pour ne pas fatiguer le lecteur et donner trop d'ampleur à ce travail, nous nous contenterons de tracer à grands traits certains types, laissant à nos confrères le soin, en possession du fil conducteur, de parfaire cette étude.

L'homme dyspeptique, par irritation du plexus solaire, l'homme fatigué par un excès de fonctionnement de sa cellule médullaire, l'homme, enfin, surmené par un travail dépassant la mesure de sa cellule cérébrale, n'est plus l'homme véritablement heureux, l'homme fort, capable d'envisager l'avenir sans crainte, avec sérénité. Suivant sa nature personnelle, son hérédité, le ou les symptômes trahissant un trouble quelconque de ses centres, on constatera un changement dans le caractère de l'individu, faisant de l'homme tranquille un être triste, morose, agacé, violent, colère, impatient, ne se possédant plus, par suite de la déséquilibration de sa cellule.

Un de mes malades me disait qu'il ne se reconnaissait plus, tellement son caractère s'était modifié, au point que la moindre contrariété le mettait en colère : le bruit d'une porte fermée violemment, les pleurs de ses enfants, un oubli de la part d'un serviteur, étaient prétexte à un état de tension nerveuse pénible.

Certains commerçants, négociants, ont horreur de leurs clients, et seraient tentés de jeter par la fenêtre ceux qui viennent les entretenir d'affaires importantes concernant leurs intérêts; certains fonctionnaires sont inabordables, et les malheureux employés ne sachant pas que le supérieur est atteint d'une « crise de plexus », ne comprennent pas pourquoi ils sont rudoyés, et se contentent, dans leur ignorance, de dire : le patron s'est mal réveillé ! ce qui équivaut au : « Madame a ses nerfs »

Certains malades sont de vrais paradoxes : après une bonne
nuit ou une digestion régulière, ou une évacuation naturelle,
ce seront les gens les plus aimables et les plus charmants ;
quelques jours plus tard, une insomnie, une digestion laborieuse, ou un intestin paresseux en feront les êtres les plus
désagréables, donnant raison à ce spirituel psychologue, qui
avait remarqué qu'un « non » dans la bouche d'un individu
qui va bien à la selle, valait mieux qu'un « oui » dans celle
d'un constipé (tout constipé est un déséquilibré des centres).

Quelques déséquilibrés ont constamment la tête vague, vide ;
il leur semble qu'ils ne possèdent plus de cerveau ; ils ont une
absence d'idées, sont incapables de fixer un sujet, de prendre
une décision, de trancher une difficulté ; ils ne peuvent lire quelques lignes sans éprouver une fatigue cérébrale ; la mémoire
est paresseuse ou complètement perdue, la conception est lente.
Cet état influe péniblement sur le cerveau de l'individu, ne
fait qu'augmenter son désordre moral ; l'homme a peur de ne
pouvoir s'occuper de ses affaires, s'effraie à l'idée que ses chefs
pourraient s'apercevoir de son trouble cérébral et qu'il peut
perdre sa position ; il vient vers vous affolé, et se croit menacé
de folie à brève échéance.

D'autres tombent dans un état de découragement complet ;
les plus grandes joies et tous les amusements qu'on invente
pour leur faire plaisir les laissent dans l'indifférence absolue ; la
vie leur pèse, et ils arrivent à la craindre et à souhaiter la mort
qui mettra un terme à leurs misères. Certains de ces malades ne
peuvent, non seulement lire, mais même entendre causer ; la
voix résonne péniblement et ils sont incapables de suivre ou
d'entretenir une conversation : leur cellule cérébrale excitée,
épuisée, s'y refusant ; ils sont assis, le regard fixe, ne désirant
rien, demandant le silence, sans aucun courage. Une de mes
malades me disait : « On m'annoncerait que je cours un danger, que je vais mourir si je reste cinq minutes de plus dans ce
fauteuil, que je n'aurais même pas la force de me déplacer, ni
même le désir. » Telle mère de famille ne veut plus voir ses
enfants et reste insensible aux caresses et aux provocations de
ce petit être dont la cellule cérébrale, encore vierge des excès
et des tracas de l'existence, n'arrive pas à comprendre pourquoi
cette mère chérie ne se laisse pas attendrir par ses gentillesses ;
tel mari finit par devenir un déséquilibré lui-même, tellement il

souffre du changement de sa femme à son égard : les attentions
de toutes sortes, les présents les plus somptueux, arrachent à
peine un merci ou une effusion quelconque à la femme adorée
dont les sens paraissent engourdis ; toutes les associations
morbides, tous les degrés de la déséquilibration sont possibles.

Cet état de mutisme, de désespoir, est entrecoupé, par intervalles, d'abondantes larmes qui constituent momentanément un
dérivatif : la malade se sent mieux après cette détente ; mais ce
mieux est de courte durée : l'idée obsédante reprend ses droits.
Souvent la malade questionnée ne peut dire pourquoi elle pleure ;
elle sent le besoin de pleurer sans cause réelle. La cellule
cérébrale excite l'appareil lacrymal qui répond à cette excitation, et c'est ainsi que certaines malheureuses continuent à vivre
misérablement pendant des mois, et quelquefois des années,
jusqu'à ce qu'une bonne direction morale, un choc nerveux
intense, ou une cause quelconque, arrive à secouer favora-
blement ce cerveau et rendre la malade à un état d'équilibre,
hélas ! bien peu stable.

On comprend, d'autre part (c'est là le lien qui existe entre
la cellule cérébrale troublée fonctionnellement et la cellule
malade par lésion organique), on comprend, dis-je, que cette
cellule faussée, déviée de sa fonction normale, puisse produire,
par une désorganisation plus complète, des lésions irrémédiables : la timidité, le chagrin, le découragement, l'hypocondrie,
les états dépressifs et mélancoliques, les différentes phobies
susceptibles de guérir, la cellule retrouvant sa « restitutio ad
integrum ». Mais que la cause morbide soit plus durable, plus
intense, et que le malade soit surtout un prédisposé, un dégénéré par hérédité, il franchira cette étape de déséquilibration
susceptible de guérir : il passera dans la phase ultime et versera
dans la démence, la vésanie, le suicide, avec lésions complexes
mais tangibles de ses cellules cérébrales, contenu et contenant (lésions cellulaires vasculaires, méningées, etc.).

Autant le sujet bien pondéré, calme, au système nerveux
fonctionnant régulièrement, peut être capable de différencier le
bien du mal, autant le malade à la cellule cérébrale irritée est
inaccessible à toute logique ou à tout raisonnement. Le déséquilibré se figure qu'il est un incompris, qu'aucun de ses semblables
ne peut lui donner un bon conseil. C'est en matière de religion
surtout que ce chapitre est important ; depuis la jeune fille,

dont la cellule cérébrale est poussée à l'apogée de l'exaltation au moment des exercices de la première communion, jusqu'à la femme qui remplit régulièrement ses devoirs, il s'en trouve parmi les plus pures qui se croient les plus grandes coupables de la terre, vouées à toutes les malédictions, et aux pires tortures de l'enfer : cellules cérébrales mal équilibrées, qui ne trouvent pas le remède dans la confession. Ces âmes troublées et inquiètes passent de confesseur à confesseur cherchant la guérison : tel le dyspeptique ou la femme atteinte de névralgie abdominale qui passe d'un cabinet de consultation à un autre, demandant en vain aux sommités médicales un remède à leurs souffrances. Les premières sont des déséquilibrées du cerveau, les dernières du ventre ; souvent des deux à la fois. Si les prêtres voulaient se laisser interviewer et parler, ils nous fourniraient des éléments pour un joli chapitre : celui des scrupuleuses ; mais, en cette matière, nous sommes également des confesseurs, et nous devinons aisément l'état moral de nos patientes par les demi-confessions qu'elles nous font.

A côté de la forme commune de la déséquilibration cérébrale et de l'état psychique particulier qui en dépend, se place l'étude de la déséquilibration cérébrale paroxystique qui représente un épisode aigu qu'il importe de bien connaître, afin de ne pas commettre de graves erreurs de diagnostic.

Tout individu, depuis sa naissance jusqu'à sa mort, enfant, adolescent, adulte, homme ou femme, est exposé, au cours de son existence, à subir un de ces paroxysmes, à la double condition qu'une cause puissante le déséquilibre et qu'il ait une prédisposition héréditaire ; l'intensité de la cause, l'hérédité et la réaction individuelle créent le type clinique et rendent compte de la bénignité ou de la gravité du paroxysme. Cet épisode aigu peut se faire voir chez un sujet déséquilibré déjà antérieurement, chez lequel l'examen vous permettra de reconnaître quelques stigmates de la déséquilibration ; mais sachez également que l'individu peut présenter d'emblée le paroxysme aigu, sans déséquilibration antérieure.

Je vais vous citer quelques exemples qui me permettront de vous exposer ces différents désordres. En 1898, je fus consulté pour un jeune garçon de treize ans qui, depuis quelques mois, présentait des allures singulières : il était devenu triste, pleurait constamment, craignait de se rencontrer avec ses camarades, et, à certains moments, refusait toute nourriture de peur d'être empoisonné. Un jour, il constata une tache de vert-de-gris sur sa fourchette, sortit de table en pleurant, disant qu'on voulait attenter à ses jours. L'examen complet que je lui fis subir fut négatif, sauf un peu d'arythmie cardiaque ; mais dans les antécédents héréditaires, je relevai de la goutte et de l'asthme ; l'enfant a eu de la laryngite striduleuse et des poussées d'eczéma. Mon diagnostic fut le suivant : déséquilibration paroxystique cérébrale chez un enfant issu de générateurs déséquilibrés, la puberté ayant été la cause de désordres actuels, ce qui correspond à la psychose de la puberté de nos auteurs modernes. Je portai un pronostic rassurant et la guérison fut obtenue en cinq à six mois.

Vers la même époque, j'ai eu occasion de donner des soins à une fillette de douze ans qui n'avait jamais présenté aucun désordre nerveux. Elle suivait les exercices religieux, en vue de faire sa première communion, et une amie de la famille s'était chargée de sa retraite qui fut si bien conduite que l'enfant en fut déséquilibrée et présenta un paroxysme aigu, caractérisé par des syncopes, des pleurs, des rêvasseries, et une exaltation telle que je dus faire cesser tout exercice. La guérison suivit de près la suppression de la cause : véritable psychose religieuse chez une enfant à laquelle il ne manquait qu'une hérédité de dégénérée pour être atteinte de la folie mystique.

Je connais une jeune femme qui tient un rang honorable dans la société, qui est en même temps une excellente mère de famille, mais qui présente bien des stigmates de la déséquilibration, reconnaissables pour un œil exercé. A part un caractère peu facile, peu porté aux concessions de la vie d'intérieur, il n'y a rien à reprocher à cette déséquilibrée chronique qui a présenté, dans l'espace de cinq ans, sous l'influence de chagrins de famille, une poussée paroxystique de déséquilibration se caractérisant par un état mental particulier : abattement, découragement, pleurs, méfiance ; elle était convaincue que ses serviteurs voulaient l'empoisonner et que son mari voulait l'abandonner. En quelques jours, la crise prend fin et la malade conserve peut-être un grain d'originalité, et c'est tout.

Je vous citerai encore le cas d'une de mes malades, femme d'une trentaine d'années, certes pas vierge d'antécédents personnels de déséquilibration des centres, qui a souffert à certaines périodes de sa vie de migraines, d'insomnie et de dyspepsie. Au cours d'une quatrième délivrance, elle présenta, du fait de son allaitement (cause prédisposante de l'irritation des centres), de la fatigue générale, de l'amaigrissement, et un état psychique particulier : douleurs de tête, cerveau vide, conceptions demi-délirantes ; elle croyait être une grande coupable, voyait à l'état de veille et en rêve, l'enfer qu'elle méritait pour ses péchés. Cette malade était inaccessible à tout raisonnement et inquiétait à juste titre l'entourage, qui se demandait si ce cerveau n'allait pas sombrer. Il s'agissait d'une psychose de la puerpéralité ; les troubles étaient purement fonctionnels et le traitement bien compris eut vite raison de toutes ces misères.

En 1896, je donnai des soins à un malade bien équilibré qui fit une grave maladie : une appendicite, longtemps en évolution par suite d'une fistule stercorale, qui guérit d'ailleurs spontanément. Dans les quelques semaines qui suivirent son opération, ce malade, sous l'influence de la maladie déprimante, des inquiétudes du chloroforme, des anxiétés au point de vue de son rétablissement, de l'éloignement de ses affaires (toutes causes ayant irrité ses plexus), tomba dans un état alarmant : insomnie, accès de colère le poussant à brutaliser son entourage, conceptions délirantes, déviation de toute logique, impossibilité de suivre une conversation, perte absolue de la mémoire, etc. Véritable état vésanique qui céda complètement à un déplacement et à la suppression des causes premières. Finalement, le malade retrouva complètement ses qualités physiques et cérébrales, put reprendre ses occupations et retrouva le rang honorable qu'il avait toujours tenu dans le monde financier. Il s'agissait ici d'une psychose post-opératoire, d'un paroxysme aigu de la déséquilibration nerveuse qui aurait pu, tout aussi bien, se terminer par de la folie post-opératoire si le malade avait une prédisposition héréditaire de dégénéré. Telle, cette malade que j'ai vue à Saint-Antoine en 1893, et qui, après une hystérectomie vaginale pour cancer utérin, devint folle et dut être transférée à un asile. Un des frères de la malade était fou et une sœur était hystérique.

Enfin, pour terminer, je vous citerai une de mes malades qui, durant toute sa vie, a été une déséquilibrée de son système nerveux et particulièrement de son appareil génital. Elle appartenait au type si bien décrit par Richelot, de la femme ayant la sclérose utero-ovarienne. Son passé était vierge de tout état infectieux. Vers l'âge de sa ménopause, cette malade eut des métrorrhagies profuses, véritables hémorrhagies névropathiques par vaso-dilatation, qui ne dépendaient d'aucun sarcome, fibrome ou cancer. Cette malheureuse, hantée par l'idée du cancer, ne dormait plus, ne mangeait plus, et, peu à peu, cette idée devint obsédante au point que je pressentais que sa raison allait se perdre. Elle désirait follement être opérée : j'usai d'un subterfuge; je la fis endormir, et je lui fis une incision abdominale intéressant la peau et le tissu cellulaire, et s'étendant de l'ombilic au pubis et je fis une suture immédiate. A son réveil, je lui dis qu'elle avait eu parfaitement raison, et je lui fis voir un utérus et deux ovaires que j'avais fait prendre à la salle d'autopsie, et je lui donnai l'assurance que son cancer avait été totalement extirpé. Je crus, un moment, que je triompherais; mais l'idée obsédante reprit ses droits et la malade devint une parfaite démente, et dut être internée; jusqu'ici elle n'a pas succombé.

Je pourrais vous citer d'autres exemples de malades qui, après un violent chagrin, après une fièvre typhoïde grave, etc., ont présenté des paroxysmes identiques de déséquilibration nerveuse.

Sachez que la puberté, la grossesse, les suites de couches, la ménopause, les opérations chirurgicales, les infections, etc., représentent autant de causes susceptibles de déséquilibrer le système nerveux cérébral : déséquilibration qui pourra être subaiguë, chronique ou paroxystique. Les formes cliniques sont variées, se présenteront avec des caractères qui ne seront jamais identiques, mais qu'il vous sera facile de classer.

Ce qu'il importe de retenir, c'est que ces mêmes causes peuvent amener un état vésanique véritable : les psychoses de la puberté, de la grossesse, post-opératoires, des états infectieux, sont susceptibles, suivant la prédisposition héréditaire ou acquise de l'individu, de se terminer par de la folie et de la démence. Entre la déséquilibration bénigne et la folie, il y a une chaîne ininterrompue, dont le premier anneau est représenté par le déséquilibré qui fera une poussée subaiguë, chronique ou paroxystique, le plus souvent curable, et le dernier, par le fou qui est à enfermer.

Ces états sont des plus intéressants à bien connaître ; non seulement ils permettront au médecin d'éviter des erreurs regrettables (séquestration, certificats, etc.), mais, en même temps, d'améliorer le sort de beaucoup de ses malades. Combien de ces déséquilibrés, de ces irrités de la première heure, qui restent des incompris et des infirmes toute leur vie ? Sans compter ceux qui, entachés d'une prédisposition héréditaire, versent dans la folie, faute d'une bonne direction morale de la part de l'entourage et du médecin.

Principes d'ordre moral et d'hygiène alimentaire, isolement, cure de repos, médication bien comprise ; tels sont les points que nous développerons ultérieurement et qui valent la peine d'être bien connus, car ils intéressent l'homme malade qu'il faut guérir : c'est le présent ; l'homme dont il faut corriger les centres nerveux mobides en vue de sa procréation : c'est l'avenir, c'est l'enfant de demain qu'il nous incombe de protéger ; le présent dépend souvent de nous, l'avenir nous appartient : justes compensations d'un passé que nous connaissons avec regret, contre lequel nous ne pouvons rien.

Syncope et apoplexie nerveuse. — Les centres nerveux irrités traduisent souvent leur état de souffrance par un phénomène qui effraie beaucoup l'entourage : nous voulons parler de la perte de connaissance absolue ou partielle. Il s'agit quelquefois d'une syncope véritable : brusquement la malade pâlit et retombe inerte sur son fauteuil ou sur son lit, et reste insensible aux questions qu'on lui adresse, ne manifestant aucune douleur à la piqûre. Le visage est calme, la respiration normale, le cœur est régulier, le pouls petit, parfois à peine appréciable, les yeux à demi clos. Il est rare qu'il existe aucun mouvement musculaire de la face et des membres ; les convulsions généralisées sont exceptionnelles ; pourtant parfois on note du tremblement musculaire au niveau des paupières, des lèvres ou des membres ; ce sont quelquefois des vibrations très accentuées, très rapides, à oscillations courtes. Après deux, trois, cinq ou quinze minutes, quelquefois plus, la malade, qui a été sinapisée, couverte d'alcool et d'éther, ouvre les yeux d'un air étonné, se demandant ce qui est arrivé, conserve la conception lente, pousse quelques profonds soupirs, porte la main à son cœur comme si elle en souffrait et revient peu à peu à l'état normal. Très souvent, la crise se termine par une émission limpide d'urine mousseuse et claire comme de l'eau de roche ; parfois elle prend fin par des larmes, et la malade ne conserve qu'un peu d'endolorissement de la tête pendant quelques heures.

A côté de cet état syncopal véritable, existe une autre forme voisine qui n'est pas complète. Le malade sent un engourdissement l'envahir de la tête aux pieds, ou souvent des pieds à la tête ; il ne sent plus ses membres inférieurs qui semblent refuser le service ; ses mains s'engourdissent au point qu'il laisse tomber les objets qu'il tenait ; il sent un vague qui l'envahit ; la parole devient difficile, les idées confuses, et il tombe dans le même état que précédemment, avec cette différence capitale, que la perte de connaissance n'est pas absolue. Le sujet, dont les yeux sont clos, assiste, inerte et impassible, à tout ce qui se dit autour de lui, entend toute les questions qu'on lui pose, mais, malgré la meilleure volonté, il lui est impossible de répondre, ni même d'ouvrir les yeux. Quelquefois, il essaie de répondre et réussit à peine à marmotter quelques mots plus ou moins nets, car la langue est lourde et embarrassée, et il n'arrive pas à articuler distinctement ; quelquefois le sujet essaie d'ouvrir les yeux, mais il les referme avec force comme si le jour lui faisait mal. Souvent le malade est d'une pâleur livide, il a les yeux cernés, et une transpiration froide lui perle au front et aux tempes. Après une durée variable, la terminaison de la crise a lieu comme dans la forme précédente.

Ces accidents sont des plus communs, affolent l'entourage ; si le sujet est jeune, on craint les convulsions ou la mort ; s'il est plus âgé, on appréhende une apoplexie.

Ces syncopes complètes ou partielles ne sont pas constantes chez tous les déséquilibrés ; il y a là, comme pour tous les accidents d'origine nerveuse, une prédisposition familiale. Ces phénomènes se présentent à des intervalles variés, soit spontanément, soit succédant brutalement à une émotion gaie ou triste, une frayeur, etc. ; se montrent à toute heure, le matin, le soir ou après les repas, trahissant sûrement un état d'irritation des centres, pouvant constituer un symptôme isolé, mais le plus souvent associé à quelques autres phénomènes étudiés précédemment ou à un de ceux que nous apprendrons à connaître dans la suite.

Cet état syncopal est bien connu des médecins et même du

public, mais ce qui l'est moins, c'est ce que Leven appelle l'apoplexie nerveuse. Je conserve le mot, faute d'en trouver un autre qui réponde mieux à la réalité des faits. Je conçois que beaucoup de mes confrères qui n'ont pas rencontré cette forme particulière, trahissant l'excitation des centres, accueilleront avec scepticisme ce syndrome qu'ils ne connaissent pas et qu'ils n'ont pas rencontré, parce qu'il est rare. J'en possède un exemple remarquable qui m'avait laissé bien perplexe, à une époque où je n'avais pas la conception de la déséquilibration du système nerveux.

Il s'agit d'une malade, déséquilibrée de haute marque par hérédité, qui, depuis une dizaine d'années, a présenté des accidents qui relèvent de l'irritation de ses centres : mal de tête, vertige, mémoire paresseuse, palpitations, crises d'angine de poitrine toujours diurnes, survenant sans cause appréciable, le plus souvent après le déjeuner, excessivement pénibles, avec angoisse et suffocation, se terminant, après quelques heures, par une abondante émission d'urine limpide et mousseuse. Pendant sa crise d'angine, la malade, à certains intervalles, est prise de secousses musculaires à oscillations très rapides dans le bras droit et la cuisse gauche; cette dernière est excessivement sensible et la pression des masses musculaires arrache des cris à la malade.

A côté de ces crises de jour plus ou moins fortes, si régulières et si identiques, se place une autre série d'accidents que la malade, ou mieux l'entourage, appelle les crises de nuit, qui diffèrent totalement des précédentes par des caractères bien tranchés. Elles apparaissent environ tous les trente ou quarante jours; il y a rarement plus d'une crise par nuit. Elle éclate entre neuf et onze heures du soir : la malade, pendant qu'elle cause avec sa bonne, perd connaissance, ou si la crise a lieu tardivement, la famille est avertie par un ronflement spécial; on accourt, et on la trouve dans un état de coma absolu, avec résolution complète de tous les membres et la respiration stertoreuse; la malade est insensible à toute excitation : c'est le véritable tableau de l'apoplexie. Vers le matin, elle revient à elle, mais reste hébétée, la tête lourde, et ce n'est que vingt-quatre ou trente-six heures après que son équilibre est complet.

Cet état est caractérisé, ainsi que je viens de le dire, par une perte absolue de la connaissance, avec résolution complète des membres, rappelant l'apoplexie ou le coma, impossible, de prime abord, à différencier d'une congestion cérébrale ou d'un état comateux dépendant de quelque intoxication urémique ou diabétique, sans le concours des antécédents et de l'examen des urines. Ces apoplexies nerveuses, ainsi que le fait remarquer Leven, sont généralement nocturnes; ma malade également présenta cette particularité.

A côté de cette forme complète, certains auteurs ont signalé des phénomènes de parésie musculaire, à forme paraplégique ou hémiplégique; mais, dans tous ces cas, rappelez-vous que les troubles en question ne répondent à aucun substratum anatomique; ces malades, ainsi que le prouvent leurs antécédent héréditaires et personnels, sont des déséquilibrés du système nerveux, et vous retrouverez toujours, en les étudiant complètement, certains stigmates qui vous permettront d'asseoir un diagnostic ferme.

Gravez bien dans votre esprit les symptômes que nous venons de passer en revue : mal de tête, migraine, vertige, insomnie, état psychique, syncope et apoplexie nerveuse, et qui dépendent de l'irritation du centre cérébral. Il suffit de se les rappeler pour mettre le malade sur la voie de ses misères dont il ne parle pas toujours, et d'étudier la modalité clinique sous laquelle un ou plusieurs de ces phénomènes se présentent. On notera la date première de leur apparition, leur retour, et surtout leur association avec ceux qui dépendent de l'irritation des autres centres ou de leurs dépendances.

CHAPITRE VIII

DÉSORDRES FONCTIONNELS DES EXPANSIONS PÉRIPHÉRIQUES DE LA CELLULE CÉRÉBRALE.

SOMMAIRE. — **Œil.** — Gonflement des paupières. — Lésions croûteuses. — Injection conjonctivale. — Douleur oculaire. — Troubles de l'accommodation. — Hallucinations de la vue. — Illusions optiques. — Inégalité pupillaire.
Oreille. — Bourdonnement. — Diminution de la fonction auditive. — Hallucinations de l'ouïe.
Nerfs sensitifs de la face et de la tête. — Névralgie du trijumeau.
Nerfs moteurs. — Mouvements fibrillaires. — Tics de la face. — Rire nerveux. — Strabisme alternant.
Nerfs vaso-moteurs. — Physiologie de ces nerfs. — Pâleur de la face. — Bouffées de chaleur. — Hyperthermie locale. — Phénomènes congestifs de la tête, de l'oreille, de l'œil et de la face.

Après l'étude des symptômes traduisant l'irritation de la cellule cérébrale, passons à ceux qui sont susceptibles de se faire voir dans les départements commandés par ces mêmes cellules : nous voulons parler de leurs prolongements périphériques. Ceux qui se présentent tout d'abord à notre attention sont les organes des sens, qui sont véritablement des expansions du cerveau et qui nous permettent de nous mettre en relation avec le monde extérieur.

Nous nous occuperons seulement de l'œil et de l'oreille, réservant les troubles de l'odorat, du goût et du tact lorsque nous étudierons l'appareil respiratoire gastro-intestinal et cutané. S'il faut que cette étude soit complète, il faut aussi qu'elle soit pratique, et il est nécessaire d'adopter un certain ordre pour guider le praticien dans l'examen des malades, et nous lui donnerons, au moment voulu, un tableau lui indiquant la marche à suivre.

Directement en rapport avec le cerveau sont l'œil, l'oreille et les nerfs sensitifs qui se portent à la surface cutanée de la tête et de la face, ainsi que les nerfs moteurs qui donnent de l'animation à ces mêmes régions. Toutes ces parties peuvent être primitivement ou secondairement influencées par les causes variées que nous connaissons déjà.

Œil. — L'œil peut être troublé dans son apparence extérieure ou dans sa fonction propre : certains malades présentent un gonflement des paupières, une sorte de bouffissure analogue à cet empâtement qui existe au réveil chez les albuminuriques ; parfois le pourtour de la paupière inférieure est creux, entouré d'un cercle bistré qui donne une apparence étrange au malade. Les paupières présentent souvent des lésions croûteuses, surtout chez les enfants, trahissant la mauvaise nutrition et un état général défectueux ; nous nous occuperons dans un chapitre spécial des manifestations multiples des désordres cutanés. La surface conjonctivale de la paupière inférieure est quelquefois rouge et congestionnée, parfois exsangue, constituant un des symptômes de la déchéance de l'organisme ; les paupières sont lourdes, le sujet a de la peine à les ouvrir.

Questionné au point de vue de la perfection de l'appareil de la vision, il accuse souvent une sensation de fatigue de la puissance de cet organe : il ne peut fixer un objet, lire quelques lignes, sans qu'immédiatement il ressente une tension douloureuse du globe oculaire avec irradiations dans les nerfs orbitaires et jusqu'au cerveau. Cela, indépendamment de toute malformation des axes optiques, qui constituent les vices de réfraction ; nous ne parlons ici que des troubles fonctionnels. Le malade ne peut regarder le jour vif sans être pris de céphalalgie ; enfin, la vue est parfois trouble, les objets sont enveloppés d'une gaze fine, d'un nuage ; ces phénomènes sont passagers, transitoires, et sont indépendants de toute lésion des milieux profonds de l'œil ; l'examen ophtalmoscopique doit être tout à fait négatif ; au cas contraire, les symptômes sont sous la dépendance d'une lésion organique et ne nous intéressent plus.

Dans certains cas, le malade peut présenter des hallucinations de l'œil ou des illusions optiques. Les hallucinations se produisent le plus souvent à l'état de rêve, quelquefois dans un demi-sommeil. Le malade, le plus souvent un enfant, se plaint de voir des figures hideuses, des animaux qui courent, accrochés au plafond, ou le visage d'un parent mort, amenant le sujet à éprouver une terreur vive avec mouvements de défense, des tremblements, des sueurs froides, se terminant par des cris et des larmes. Le malade, réveillé, continue à percevoir la sensation rétinienne, et montre du doigt une bête qui marche sur son lit, en s'étonnant que celui qui est à ses côtés ne la voie pas ; peu à peu, le phénomène se dissipe pour s'effacer complètement, pour se montrer de nouveau quelques jours plus tard, soit spontanément ou sous l'influence d'une fatigue, d'une mauvaise digestion ou d'un accès de fièvre.

Souvent, ce sont des illusions optiques ; celles-ci sont toujours perçues à l'état de veille : le malade se plaindra de voir les objets en petit, tout ce qui l'entoure prend des proportions minuscules et paraît dans le lointain, comme s'il regardait par le gros bout d'une jumelle. D'autres, se plaignent de voir les objets plus gros, brisés, dédoublés, triplés.

La pupille n'a pas toujours une dimension égale : quelquefois contractée, parfois dilatée à l'extrême, comme dans les cas de vers intestinaux chez l'enfant ; enfin, elle peut présenter des inégalités par rapport l'une à l'autre. Un simple coup d'œil et quelques questions, vous auront vite renseigné sur les symptômes susceptibles d'être présentés par cette expansion de la cellule cérébrale.

Oreille. — L'oreille, indépendamment de toute lésion profonde, de tout bouchon cérumineux, peut être lésée fonctionnellement et traduire son irritation par des bourdonnements fort pénibles, par la gêne de la fonction et par l'agacement que ce bruit continu entraîne. Variable comme durée, se présentant d'une façon continue ou irrégulière, avant comme après le repas, ou lorsque le sujet se baisse, variable comme intensité, depuis le simple bourdonnement jusqu'au bruit de vapeur, de sifflement, ce symptôme, toujours très pénible, les malades emploient mille comparaisons pour nous l'expliquer. L'examen le mieux conduit démontre que l'appareil de réception et de transmission des ondes sonores est normal, et que tout dépend de l'irritation directe ou communiquée des centres ; d'ailleurs, avec l'hygiène, le phénomène rétrocède ordinairement.

De même que parfois l'œil se voile, se couvre d'un nuage ou voit des éclairs qui sont suivis d'un choc cérébral avec vertige, souvent aussi certains malades perçoivent une détonation dans l'oreille ou un bruit intense qui les fait tournoyer et perdre l'équilibre ; un pas de plus, et nous arriverions au vertige de Ménière. Ces rapprochements sont importants ; nous ne manquerons jamais, au cours de cette étude, après avoir signalé les troubles fonctionnels, de montrer comment la fonction physiologique troublée peut précéder la lésion morbide organique, dont la sépare une fragile barrière : l'irritation amenant la congestion, la congestion, l'inflammation, l'inflammation, la désorganisation.

Les hallucinations de l'oreille sont extrêmement rares ; j'ai connu pourtant une malade qui entendait des voix qui lui annonçaient des nouvelles plus ou moins extraordinaires. Ma malade n'était pas une démente, mais avait plusieurs stigmates de la déséquilibration des centres.

Nerfs sensitifs. — Les nerfs qui se portent à la tête et à la face sont de deux ordres : les nerfs sensitifs et moteurs, et nous pouvons ajouter les vaso-moteurs ; ces derniers relevant plus directement des filets du sympathique.

Les nerfs sensitifs sont tous susceptibles de présenter des phénomènes douloureux dans leur sphère : névralgie d'une partie de la tête, de toute la tête, de la région temporale, frontale, du pourtour des yeux, et surtout de la partie supérieure de l'orbite (nerf sus-orbitaire), douleurs de la région maxillaire : parfois tout un côté de la joue est sensible, toutes les dents sont douloureuses, cela en dehors de toute altération des dents elles-mêmes. Toutes les branches de cet important nerf, le trijumeau, peuvent être, isolément ou simultanément, intéressées, amenant des crises douloureuses, des paroxysmes, dont seuls peuvent se l'imaginer ceux qui ont eu à en souffrir ; les filets muqueux de l'œil et du nez sont également atteints, amenant du larmoiement, de l'écoulement de la muqueuse pituitaire et une sensibilité exquise de la peau qui recouvre la face. L'excitation est tellement intense qu'elle reste rarement localisée à ces sphères cutanées et muqueuses, et elle remonte facilement jusqu'à la cellule elle-même, amenant de la lourdeur de tête, de l'insomnie, du vague cérébral. La moindre cause est susceptible de réveiller ces névralgies : un courant d'air, le froid humide, les fatigues, etc. Le nerf et la cellule dont il dépend sont dans un état de moindre résistance, par suite de la faiblesse héréditaire ou personnelle du sujet, et, à la première occasion, au moindre prétexte, ils seront en souffrance.

Nerfs moteurs. — Les nerfs moteurs qui donnent l'influx nerveux aux muscles peuvent subir un désordre, et distribuer trop ou pas assez de vitalité aux fibres musculaires, ou encore le débit peut être irrégulier. On voit certains de ces malades présenter des secousses musculaires, des mouvements rapides fibrillaires des paupières; celles-ci battent, et comme tous les phénomènes d'ordre nerveux, s'accentuent parfois lorsqu'on observe le sujet.

Les nombreux tics de la face, chez l'enfant en particulier, associés ou non aux tics des muscles du cou et de l'épaule, amenant parfois un état de grimacement hideux de la figure, avec soulèvement brusque et sorte de folie d'un ou de plusieurs des muscles, ne reconnaissent pas d'autre cause qu'une irritation des centres.

Certains enfants sont pris d'un rire nerveux que les parents ne savent pas toujours interpréter : j'en ai connu un qui, par surmenage physique et mauvaise hygiène alimentaire, présentait des désordres des centres, des terreurs nocturnes et qui était pris d'un rire fatigant et énervant pour l'entourage. A table, l'enfant se mettait à rire, plongeant la tête dans son assiette, en cherchant en vain à étouffer le spasme sans y parvenir; une simple observation du père, un fait insignifiant, ramenaient ce phénomène, pour lequel le jeune homme avait été souvent renvoyé de table, puni, grondé et privé de dessert. Je fis comprendre à la famille que les punitions n'étaient pas le remède, et qu'il fallait s'adresser à l'hygiène des centres, qui seule pourrait, avec le temps, mettre un terme à cet état.

Un autre trouble moteur, également fréquent chez les enfants, indépendant de toute hypermétropie, c'est le strabisme, surtout le strabisme alternant, susceptible de guérir spontanément ou de passer à la chronicité, et de produire des lésions fixes du globe oculaire.

Nerfs vaso-moteurs. — Les nerfs vaso-moteurs sont ceux qui innervent les fins capillaires du corps. Ces petits vaisseaux, réduits à un diamètre extra-fin, sont formés d'une couche musculaire qui, en se contractant ou se dilatant, permet au sang de circuler plus ou moins facilement. Cette contraction et cette dilatation ne sont possibles que si les nerfs constricteurs ou dilatateurs de ces vaisseaux agissent sur leur tunique musculaire; s'il n'y a pas prédominance d'un des nerfs, l'équilibre est parfait, et le visage, comme toute autre partie du corps, présente cette coloration blanc rosé particulière. Une contraction énergique des petits vaisseaux, par action prédominante des nerfs constricteurs, supprime l'arrivée du sang dans les capillaires, d'où la pâleur de la face, pâleur cadavérique qui se voit dans nombre de troubles nerveux, depuis l'homme, qui a une colère blanche, jusqu'à celui qui éprouve une violente émotion ou celui qui a des nausées. Dans tous les cas, quelle que soit la cause, la teinte blanche est produite par la contraction des petits vaisseaux. S'il y a prédominance des nerfs dilatateurs, le sang afflue dans les capillaires qui sont ouverts au maximum, et le sujet présente une chaleur au visage ; des bouffées de sang lui montent à la tête ; ces phénomènes sont généralisés à toute la face ou à une partie quelconque.

Certains malades vous diront qu'ils ont au-dessus de la tête comme un brasier, et ils vous invitent à y porter la main pour percevoir le degré de chaleur ; d'autres présentent sur les parties latérales du cou ou des joues des raies rougeâtres séparées par des intervalles de peau blanche, formant un contraste saisissant ; d'autres présentent une sensation de chaleur intense à une oreille, laquelle est rouge, luisante et chaude, et quelquefois animée de battements. Ces phénomènes de vaso-dilatation sont extrêmement fréquents chez certaines femmes, à l'époque des menstrues, mais surtout au moment de leur âge critique, vers quarante-cinq ans ; les malades sont toujours portées à les attribuer à un excès de sang, prenant l'effet pour la cause. Il y a, en réalité, poussée de sang à la figure, mais, par suite d'une excitation du système nerveux, qui amène une dilatation des petits vaisseaux.

Chez certains sujets, la moindre émotion, un repas un peu copieux, surtout s'il a été arrosé de quelques bons vins, amènent invariablement cet état congestif de la tête, au point que certains d'entre eux sont cramoisis. Le sang, circulant plus facilement dans ces vaisseaux largement ouverts, il y a en même temps des battements dans les artères du cou, et un mouvement cardiaque plus accentué que le sujet traduit en disant qu'il a des palpitations et une sensation d'oppression, comme s'il allait étouffer ; s'il s'y joint un peu de vertige, l'on appréhende une congestion cérébrale ; heureusement que la prévoyante nature a songé à nous doter d'artères résistantes.

Ce sont ces poussées de sang qui, se montrant au niveau

des parties profondes de l'oreille, amènent ces bruits de vapeur qui, coïncidant avec la systole cardiaque, produisent une sensation de gonflement, de corps étranger au niveau du tympan.

Certains malades se réveillent avec une rougeur à l'œil, sont affolés de cette menace d'apoplexie, se purgeront toutes les semaines, mais n'en continueront pas moins à se saturer d'alcool et de viandes pour neutraliser les effets anémiants du sel purgatif; il aurait été plus logique et plus facile de calmer l'éréthisme nerveux et ses conséquences en supprimant le thé, le café, les excès de table. Mais vraiment, chose triste à dire, c'est à croire qu'en ce siècle on vit plus pour manger qu'on ne mange pour vivre. Nous connaissons déjà une partie des effets de ces errements; nous n'avons pas, hélas! épuisé la liste; il n'y a grâce pour personne dans cette nomenclature : chacun se reconnaîtra au cours de cet entretien.

CHAPITRE IX

LES DÉSÉQUILIBRÉS DU BULBE ET DE LA MOELLE ÉPINIÈRE.

Sommaire. — Désordres fonctionnels de la cellule médullaire irritée. — Douleurs cervicales, dorsales, lombaires, coccygiennes. — Brûlure. — Chaleur. — Refroidissement. — Plaques dorsale, lombaire. — Névralgie intercostale. — Plaques douloureuses du dos. — Fatigue musculaire. — Lassitude. — Courbature. — Faiblesse des membres. — Parésie. — Pseudoparalysie. — La déséquilibration médullaire paroxystique.

Faisant suite directement au cerveau, existent au niveau de la nuque le bulbe et la moelle épinière qui s'étend jusqu'à la partie inférieure de la colonne vertébrale, sous forme d'un long cordon, donnant des branches nerveuses aux membres et à tous nos organes viscéraux, formant, par des anastomoses avec les filets du sympathique et les nerfs craniens, des plexus nerveux dont les branches terminales se portent dans la profondeur de tous nos organes.

Le bulbe, portion intermédiaire au cerveau et à la moelle épinière, est un des points les plus importants du système nerveux, puisque c'est de ce lieu que part l'influx nerveux, grâce auquel les deux fonctions les plus indispensables à l'existence sont possibles : la respiration et la circulation. Mais, les nerfs qui émanent du bulbe s'anastomosent avec des filets du sympathique, pour former les plexus pulmonaire et cardiaque; les désordres susceptibles d'être engendrés par l'irritation de ce centre, véritable nœud vital, seront étudiés avec la symptomatologie des viscères.

L'irritation des cellules bulbo-médullaires rend compte des phénomènes douloureux susceptibles de se faire sentir le long de la colonne vertébrale; les douleurs cervico-dorso-lombaires sont à la cellule médullaire ce que le mal de tête est à la cellule cérébrale. Certains malades se plaignent de douleurs vives à la nuque, d'autres ont une sensation de brûlure, de chaleur ou même de refroidissement tout le long de la colonne vertébrale, formant des plaques douloureuses cervicale, dorsale, lombaire et coccygienne, dont la plus constante chez les déséquilibrés est la douleur de reins. Certaines de ces douleurs sont constantes par leur durée et leur intensité, amenant une sensibilité profonde, et, chez certaines femmes, une douleur vive au niveau du coccyx.

Des parties latérales de la moelle prennent naissance les nerfs intercostaux, échelonnés de haut en bas dans les espaces intercostaux. Il n'est pas un seul ou plusieurs de ces nerfs qui ne soient susceptibles de présenter des points douloureux, capables de dénoncer l'irritation des centres. Dans certains cas, la douleur se manifeste au point d'émergence du nerf, et on retrouve la sensibilité à la pression au niveau de l'apophyse vertébrale, de l'angle postérieur et antérieur des côtes. Un ou plusieurs nerfs sont douloureux; bien que cette névralgie intercostale puisse se montrer à gauche et à droite, atteindre les nerfs supérieurs ou inférieurs, il y a lieu, au point de vue de l'importance clinique, d'insister sur les douleurs qui surviennent au niveau des nerfs intercostaux du côté gauche, dont les ramifications antérieures vont se perdre dans la région précordiale et mammaire : cela, parce que ces deux localisations inquiètent ces malades nerveux, si faciles à s'alarmer, en les faisant croire à l'existence d'une affection cardiaque, ou chez certaines femmes, à l'existence d'un cancer du sein.

Souvent, les nerfs intercostaux du côté droit sont sensibles ; le nerf phrénique du même côté est parfois douloureux, le malade se plaint de l'épaule droite, et pour peu qu'il existe en même temps une légère sensibilité au niveau du plexus solaire, que la nutrition soit mauvaise, le sujet fatigué, avec langue saburrale, il n'en faut pas plus pour que le médecin, surtout à l'île Maurice, en raison de la fréquence de l'hépatite vraie dont les symptômes sont assez voisins de ce complexus névralgique, il n'en faut pas plus, dis-je, pour conclure à une menace d'abcès au foie, et les grands moyens sont employés. J'ai connu une jeune fille qui avait une irritation de ses centres, qui présentait, en dehors d'autres symptômes que je rappellerai plus tard, une douleur fixe à l'épaule droite ; on lui avait appliqué cinq à six vésicatoires sur le foie, et on l'avait surmenée avec des drastiques. Ce n'est qu'après un traitement approprié à l'état de ses centres que cette pseudo-hépatite se dissipa.

Ces douleurs intercostales sont souvent associées à celles du plexus solaire, et sont particulièrement fréquentes chez les dyspeptiques sous forme de névralgie intercostale gauche, dorsale ou sous-costale; les affections du petit bassin, chez la femme, amenant, au contraire, plus souvent des douleurs lombaires, sacrées ou coccygiennes.

Les douleurs ne suivent pas toujours la direction des cordons nerveux : il y a des malades qui ont une plaque douloureuse au niveau de l'omoplate, d'autres au milieu du dos, cela sur une étendue égale à une paume de main; plaque douloureuse, profonde, non augmentée par la pression (elle n'est pas exagérée non plus par la respiration ni par la toux), mais douleur qui s'accuse après une fatigue, une course longue, une veille prolongée, une crise d'estomac, une période menstruelle; douleur de longue durée, cessant complètement à certains moments pour reparaître à d'autres, effrayant les malades qui pensent que cette plaque sensible trahit une complication pulmonaire. Il n'est pas toujours facile de leur faire admettre que cette douleur est due à l'irritation des centres, et qu'elle disparaîtra avec une autre manifestation quelconque, vertige ou migraine, et cela, par le traitement des centres excités.

Rappelez-vous tous les cordons nerveux qui partent de la moelle, et dites-vous qu'il n'en existe pas un seul qui ne puisse être douloureux sur son trajet, ou sur une étendue plus considérable.

La douleur n'est qu'un phénomène sensitif du cordon nerveux qui va de la peau et des parties constituantes de notre corps à la moelle, mais ce même cordon nerveux possède une fonction aussi importante : celle de donner à nos muscles du tronc, du ventre et de nos membres supérieurs et inférieurs, l'influx nerveux grâce auquel ils seront aptes à remplir leur fonction physiologique. Si cet influx est normal comme quantité et qualité, si la demande des muscles n'excède pas la provision dont dispose la cellule, tout est pour le mieux; l'équilibre est assuré; mais, une fois la cellule médullaire irritée, la fonction est déviée, les muscles ne reçoivent plus le courant nerveux qui leur est dû, et la masse musculaire traduit sa souffrance par ce phénomène de la plus haute importance par sa constance et ses conséquences : la fatigue.

Certains sujets vous diront qu'ils ne se sentent plus, qu'ils ne se reconnaissent pas, qu'ils sont incapables de faire la moitié de ce qu'ils faisaient auparavant; le moindre exercice, le moindre effort est suivi d'une sensation douloureuse des membres. Une de mes malades ne pouvait se tenir debout pendant cinq minutes sans dire qu'elle allait se trouver mal; ses jambes ne la supportaient plus; une autre me disait qu'elle ne pouvait lever ses bras pour se coiffer, sans éprouver une sensation d'abattement complet; d'autres se plaignent que leur tête ne tient plus sur leurs épaules, qu'il leur faut faire un effort pour la maintenir, qu'elle a tendance à se porter en arrière. Les membres inférieurs sont faibles : « j'ai des jambes de coton », vous diront vos malades. Ce qui caractérise ce symptôme, c'est, d'une part, la sensation de fatigue, alors que le malade n'a fait aucun exercice immodéré susceptible d'expliquer cette lassitude, et surtout, c'est que cet état de faiblesse est beaucoup plus accentué le matin au réveil, que l'après-midi. Certains malades vous diront, ou encore vous les étonnerez et gagnerez davantage leur confiance en leur demandant : « ne vous arrive-t-il pas, après une de vos bonnes nuits, une de celles où vous avez le mieux reposé, ne vous arrive-t-il pas de vous réveiller plus fatigué que lorsque vous vous êtes couché? » Leur physionomie s'éclaire, et ils vous diront : « comment le savez-vous? »

Le malade, à son réveil, représente une masse inerte, sans énergie; il n'a pas le pouvoir de se mouvoir; il n'a nul désir de quitter son lit; il est rompu, meurtri, courbaturé des pieds à la tête. Une de mes malades traduisait cette sensation d'une façon très spirituelle en me disant : « Docteur, à mon réveil, je suis douloureuse ». Au bout de quelques instants, le malade se lève, tourne dans ses appartements, prend son bain, se sent mieux et souvent il est plein d'entrain l'après-midi, et veillera jusqu'à une heure très avancée sans protester; d'autres n'ont même pas ces alternatives de force et de faiblesse; ils sont toujours fatigués du matin au soir, et ils s'expliquent d'autant moins ce phénomène qu'ils ne se dépensent en aucune façon, et prennent toutes sortes de reconstituants.

Fatigue au réveil, fatigue générale, lassitude, courbature, faiblesse des membres, fatigue spontanée sans cause : tel est ce symptôme capital de l'irritation médullaire qui manque rarement.

Cette asthénie musculaire est poussée si loin que certains malades regardent à remuer le bras ; ils éprouvent une appréhension à prendre un objet ; d'autres éprouvent, au niveau des membres inférieurs, une fatigue qui ne leur permet plus de se mouvoir, de se mettre debout ; on croirait, si on y regardait de près, que la malade est paralysée ; inutile de dire qu'il n'en est jamais ainsi, à moins qu'il ne s'agisse d'hystérie véritable, ou d'une lésion organique de la moelle, du cerveau ou des nerfs périphériques. C'est ainsi que certaines malades arrivent à garder le repos absolu sur une chaise longue ou sur un lit, dans une sorte de demi-immobilité, croyant ou se figurant que la marche leur est interdite ; véritables infirmes du système nerveux. Ces malheureuses sont arrivées à cette extrémité parce que leurs jambes ne peuvent plus soutenir le poids de leur corps ; à la moindre tentative, ou même spontanément, il se produit au niveau des membres inférieurs des plaques rouges, des ecchymoses, des extravasations sanguines, ressemblant, à s'y méprendre, à des lésions produites par des coups. J'ai vu un cas de ce genre : des ecchymoses spontanées qui auraient donné le change au médecin légiste le plus compétent. Parfois, ce sont des traînées de lymphite, des placards d'œdème, des douleurs articulaires ou musculaires. On conçoit que, dans ces formes si graves, il existe d'autres associations, d'autres cris de révolte des centres supérieurs ou du plexus solaire (insomnie, mal de tête, dyspepsie, constipation, troubles menstruels, etc.).

J'ai eu la bonne fortune de donner des soins à une jeune fille qui présentait ces troubles depuis treize ans, et qui, depuis cinq ans, n'avait pas quitté sa demeure, se traînant péniblement d'un appartement à un autre, ses membres lui refusant tout service ; tous les centres étaient en révolte ; c'était une déséquilibrée pure du système nerveux, sans la moindre tare hystérique. Un an après un traitement qui fait honneur à la patience et à la bonne volonté de cette malade, cette jeune fille était rendue à la vie ordinaire, ayant engraissé, faisait de la bicyclette et avait retrouvé ses jambes de quinze ans.

En étudiant les troubles fonctionnels de la cellule cérébrale et, en particulier, l'état psychique de ces malades, je n'ai pas manqué de vous signaler, à côté de la déséquilibration commune, subaiguë ou chronique, la forme paroxystique si voisine des états organiques : vésanie, démence, etc.; et je vous ai même cité des exemples où le cerveau avait perdu la raison par suite de l'hérédité prédisposante.

Les mêmes remarques s'appliquent à la cellule médullaire, et, à côté de la déséquilibration commune qui se caractérise par de la fatigue générale et de la lassitude, avec ou sans douleurs musculaires concomitantes, il y a lieu de distinguer les formes paroxystiques, pures ou associées, que je puis vous présenter en vous parlant de deux de mes malades.

En 1899, je fus mandé près d'un malade âgé de quarante-cinq ans que j'avais soigné deux ans auparavant pour une affection très rare : un phlegmon ligneux du cou qui guérit après une incision blanche. Le malade est un arthritique de naissance et, par prédisposition acquise, sujet à de la dyspepsie, à de la constipation et doué d'un embonpoint qui frise l'obésité. Cet homme, ni syphilitique, ni alcoolique, ni hystérique, après six mois d'un surmenage physique, psychique et génital intense, a présenté un effondrement de ses membres inférieurs tel, qu'il pouvait à peine se tenir sur ses jambes, ses muscles refusant tout service. La figure pâle, les yeux cernés, le regard vague, il passait ses journées étendu sur un lit, présentant une indifférence absolue pour tout ce qui l'entourait.

Il n'était pas paraplégique, mais c'est à peine s'il pouvait soulever le talon au-dessus du plan du lit. Aucun trouble de la sensibilité. Fatigue et endolorissement musculaire, mais pas de myalgie, à proprement parler. Réflexes conservés.

Tête vague, vide, mémoire paresseuse, conception lente.

Cœur sain, mais palpitations très pénibles.

Tous les appareils sont sains, pas de fièvre, et nulle part on ne trouve la signature de cet état d'asthénie qui est une véritable pseudo-paralysie.

Après avoir éliminé toute affection organique de la moelle, et écarté l'idée d'une névrite périphérique, éclairé par les excès commis par le malade, je portai le diagnostic de déséquilibration de la cellule médullaire à forme paroxystique. C'est de ce malade qu'on pourrait dire, comme Gilles de la Tourette le veut : « il a vidé sa pile ». Véritable déséquilibré tombé au bas de l'échelle par épuisement, par gaspillage de toutes ses réserves, avec des cellules vides incapables d'envoyer le moindre stimulus à ses muscles. Entre le déséquilibré bénin, le fatigué, le courbaturé, et ce malade dont je viens de vous rapporter l'observation, il n'y a qu'une question de degré. C'est une chaîne ininterrompue dont je vous présente le premier et le dernier anneau. La bénignité ou la gravité, la forme subaiguë ou paroxystique, dépendent de la prédisposition héréditaire ou acquise du sujet, de l'intensité de la cause agissante et de sa durée.

Même évolution chez ce malade de la soixantaine, qui s'engagea dans une affaire importante, et qui mit à la torture, pendant six mois, sa cellule cérébrale pour calculer, et ses jambes pour surveiller le travail. Le résultat fut qu'il s'effondra aussi : les cellules cérébro-médullaires se mirent en grève, et le malheureux ne pouvait se tenir debout sans s'accrocher à un meuble ; il avait perdu l'équilibre statique. Ce malade, pendant plus de deux mois, avait perdu l'usage de ses jambes et de sa mémoire ; il ne pouvait coordonner deux idées, divaguait à l'état de veille, confondait les mois et les jours de la semaine, et passait ses nuits à marmotter des paroles sans suite où revenaient sans cesse les mots : bénéfices, argent, entreprise, etc.

Rappelez-vous ces formes paroxystiques, curables le plus souvent, mais qu'il importe de savoir diagnostiquer de bonne heure, ne serait-ce que pour rassurer la famille ou le médecin de la famille qui serait porté à croire le malade menacé de paralysie générale ou d'une maladie organique de la moelle épinière : tabes ou autre.

Les deux malades, dont je viens de vous parler, ont guéri sans incident : tous deux ont retrouvé l'usage de leurs jambes et de leur cerveau, grâce à un assolement de leurs cellules cérébro-médullaires, c'est-à-dire un repos bien compris, de façon à régénérer leurs éléments nobles.

CHAPITRE X

DÉSORDRES FONCTIONNELS DES EXPANSIONS PÉRIPHÉRIQUES DES CELLULES CÉRÉBRO-MÉDULLAIRES.

SOMMAIRE. — Relation des nerfs des membres avec les cellules médullaires. — Constitution anatomique de nos membres supérieurs et inférieurs. — Leur physiologie. — État de santé. — État morbide. — Les dermatoses. — Eczéma. — Érythème. — Urticaire. — Herpès. — Purpuras. -- Dermatoses prurigineuses et squameuses. — Les dystrophies pigmentaires. — Désordres fonctionnels des glandes sudoripares et sébacées. — Furonculose. — Anthrax. — Les acnés. — La calvitie. — Les dystrophies unguéales.

Nerfs de la peau (sensitifs et vaso-moteurs). — Hyperesthésie. — Prurit. — Engourdissement. — Refroidissement. — Chaleur exagérée.

Nerfs vaso-moteurs. — Œdème. — Pseudo-éléphantiasis. — Varices.

Nerfs sensitifs. – Névralgie des gros troncs nerveux : sciatique faciale, crurale, etc. — Névralgie réticulaire (neurasthénie locale de Huchard, topoalgie de Blocq). — Panniculite ou adipose douloureuse.

Nerfs moteurs. — Fatigue musculaire. — Douleur musculaire. — Lumbago. -- Torticolis. — Contracture. — Crampes. — Tétanie. — Soubresauts. — Tremblement localisé ou généralisé. — Convulsions.

Nerfs trophiques. — Désordres affectant les parties constituantes des articulations. — Synovites. — Arthrites. — Épanchements séreux. — Ostéites, etc. — Association de lésions vasculaires par artériosclérose. — Rhumatisme chronique, osseux, articulaire, polyarticulaire, noueux. — Conclusions.

PHYSIOLOGIE DE NOS MEMBRES.

Nos membres supérieurs et inférieurs sont parcourus par un nombre considérable de nerfs qui apportent à leurs parties constituantes l'influx nerveux qui leur est nécessaire pour la vie. Ces cordons nerveux, ne l'oublions pas, ne sont que de simples conducteurs qui dépendent directement des cellules cérébro-médullaires, de ces usines productrices d'énergie. A ces mêmes cellules aboutissent les sensations enregistrées par les extrémités de nos terminaisons nerveuses à la peau, et qui nous donnent la sensation de la chaleur, du froid et du contact. L'importance de la cellule, à ce point de vue, est démontrée par les dégénérescences qui surviennent dans un membre lorsque, après une blessure grave, les nerfs ont été sectionnés et qu'il n'y a plus communication avec les centres supérieurs : le membre s'atrophie, les contractions musculaires disparaissent, la sensibilité est abolie, les troubles trophiques se montrent et la peau prend une apparence vernissée spéciale : c'est le *glossy skin* des auteurs anglais.

S'il en est ainsi, si on admet sans discussion que nos membres sont en rapport direct avec les cellules du cerveau et de la moelle et qu'ils leur doivent leur vitalité, on comprendra pourquoi ces mêmes membres ne jouiront de leur état physiologique qu'à la condition que les centres soient calmes, que les cellules ne soient pas excitées ni irritées par une des multiples causes déjà étudiées : désordres périphériques dus à une excitation cérébro-médullaire.

De même, des causes d'irritation se faisant voir au niveau des membres pourront remonter le long des cordons nerveux et troubler le bon fonctionnement des centres; d'où la deuxième division importante : désordres des centres consécutifs à une irritation périphérique. C'est revenir encore et toujours à cette loi fondamentale déjà posée : toute excitation, toute irritation, produite dans un centre ou une dépendance quelconque d'un des centres, est susceptible de troubler le fonctionnement physiologique de ce centre ou d'un de ses départements et de transmettre cette excitation à l'une ou plusieurs parties quelconques des parties constituantes de l'organisme. C'est là la clé de cette étude qui seule permet de nous expliquer les désordres multiples fonctionnels de nos organes, et de nous expliquer les associations multiples susceptibles de se présenter à notre observation.

De quoi se composent nos membres? D'une charpente osseuse pourvue à ses extrémités de liens solides, de ligaments qui unissent les différentes portions les unes aux autres, d'un système spécial de coussinets fibro-cartilagineux recouverts d'une membrane synoviale grâce à laquelle les extrémités osseuses peuvent se mouvoir les unes sur les autres pour nous permettre d'accomplir les mouvements qui nous sont nécessaires. Ces leviers osseux sont commandés par de puissants muscles qui en assurent le bon fonctionnement en nous permettant de les mouvoir dans tous les sens. Recouvrant le tout, existe une sorte de manchon : la peau, séparée des muscles par une couche cellulo-graisseuse. Cette peau présente, dans son épaisseur, des glandes qui sécrètent les unes une matière grasse : glandes sébacées ; les autres, la sueur : glandes sudoripares ; enfin, dans l'interstice des muscles, cheminent les cordons nerveux sensitifs, moteurs, vaso-moteurs et trophiques, ainsi que les vaisseaux, les artères qui portent le liquide nourricier à toutes ces parties que nous venons d'étudier, allant se ramifier, se terminer par des canaux de plus en plus fins : les capillaires, d'où partent les veines qui ramènent au cœur, et de là aux poumons, le sang vicié qui a besoin de se régénérer au contact de l'oxygène de l'air. Enfin, pour être complet, signalons également les vaisseaux lymphatiques qui forment un réseau des plus étendus, au niveau de la peau et des parties profondes, contribuant à assurer la nutrition du membre.

Ces différentes parties ne seraient rien, elles seraient incapables de tout fonctionnement utile sans le secours du système nerveux qui seul peut leur assurer leur vitalité. Si ce système nerveux est calme, si l'influx nerveux qui arrive à toutes ces parties provient d'une cellule normale fonctionnant régulièrement, alors nous verrons les membres fonctionner à l'état silencieux, comme nous avons appris à connaître, au début de ce travail, nos viscères fonctionnant silencieusement.

C'est ainsi que la peau conservera sa couleur spéciale ; que ses glandes, par la sueur, verseront à l'extérieur, par les pores de la peau, des produits puisés du sang : produits excrémentitiels ; que les glandes sébacées fourniront cette huile spéciale qui donnera au corps cette sensation particulière agréable au toucher, et assurera la nutrition des poils ; que le corps conservera, grâce à la sage distribution de la graisse, ces formes irréprochables dont nos sculpteurs ont su si bien tirer parti ; que nos capillaires assureront une distribution du sang en proportion avec les besoins du moment, donnant à nos membres la chaleur qu'il leur faut ; que les muscles, commandés par notre volonté, nous permettront de nous déplacer ; que nos muscles des doigts nous autoriseront à nous livrer à ces mille travaux qui étonnent par leur délicatesse et leur perfection.

Si, comme nous le disions précédemment, on peut s'étonner de ce qui est sorti de génial du cerveau humain comme conception, il faut s'étonner également que ce grand président, ce grand directeur sache si bien commander à ses fidèles sujets, à nos muscles ; car c'est grâce aux mille et innombrables mouvements dont ils sont capables que nous avons lieu d'être fiers de l'homme, de la créature. Il faut se reporter aux âges anciens pour voir où nous nous sommes élevés, à quel degré de perfection nous sommes arrivés, grâce à l'éducation, à l'étude, à la bonne direction et à la volonté. Si tous ces mouvements indispensables à l'individu qui marche, à celui qui nous étonne par son brio au piano, à la jeune fille qui exécute du crochet, à l'horloger qui ajuste deux pièces minuscules, si tous ces mouvements, dis-je, sont dus à nos muscles, ceux-ci ne font que diriger dans certains sens nos leviers osseux qui se meuvent les uns sur les autres sans heurt, sans friction, sans déplacement, sans choc, grâce à la membrane synoviale qui lubréfie les surfaces articulaires, et grâce aux puissants ligaments qui en assurent le contact.

Il y a bien peu d'individus qui jouissent complètement du bon fonctionnement de leurs membres, parce qu'il y en a bien peu qui soient soucieux d'accorder du calme à leur système nerveux. Les désordres fonctionnels ne tardent pas à avertir le sujet qu'il fait fausse route. Hélas ! cet avertissement est rarement écouté ! L'homme se croit créé pour être un jouisseur ; il surmène son système nerveux par toutes les causes de surmenage et d'excès de toutes sortes que nous avons appris à connaître ; il s'étonne alors d'être indisposé, d'être malade ! Il reste sourd à ces troubles fonctionnels si importants à bien connaître ; car, à ce moment, le mal est réparable : l'individu peut et doit guérir, s'il veut faire ce qu'il faut. Mais non ! La machine, quoique troublée, peut encore faire du travail, et le sujet continue à en abuser jusqu'à ce qu'elle soit hors de service ! Peu à peu, le système nerveux fatigué, usé, détermine, dans une ou plusieurs parties de ce système irréprochable, des lésions organiques irrémédiables contre lesquelles le médecin le plus instruit ne peut rien.

Je vous le demande, que pouvons-nous contre ces articulations soudées, tordues par le rhumatisme noueux ? Que pouvons-nous contre ces orteils déformés, mangés par la goutte, incrustés de sels calcaires ? Que pouvons nous contre ces muscles atrophiés, raidis, réduits à l'état de simples cordes ? Que pouvons-nous contre ces pieds et ces mollets gonflés, parcourus par des veines dilatées à l'excès ? Que pouvons-nous contre ces genoux

qui craquent à croire que le sujet marche sur des coquilles de
noix? Que pouvons-nous enfin contre ces artères transformées
à l'état de tuyaux de pipe, prêtes à se laisser transformer en
anévrysmes ; contre ces capillaires contractés à l'extrême ;
contre ces veines dont la tunique musculaire a cédé?

Je le dis franchement, contre ces lésions, nous ne pouvons
rien, absolument rien. Nous ne sommes pas ici en face du malade, du malheureux que nous sommes obligé de ménager en
lui relevant le moral, en le trompant au moyen d'un calmant
quelconque : il n'y a que des palliatifs pour ces misérables
voués aux pires douleurs. Rappelez-vous vos amis, vos parents,
et ayez à l'esprit les tortures de ces pauvres goutteux, de ces
rhumatisants, à forme polyarticulaire, qui restent des éclopés
de la vie jusqu'à leur mort. Dites-vous bien qu'à part quelques-
uns qui ne doivent leurs misères qu'à leurs parents (hérédité),
la plupart sont seuls responsables de leur situation si critique.
Ces malheureux ne font que récolter ce qu'ils ont semé ; mais
comme j'ai la conviction qu'ils sont arrivés à cet état par ignorance des lois fondamentales de l'hygiène, je crois faire œuvre
utile en mettant en garde les générations futures contre ces
mêmes errements, en leur apprenant comment il faut vivre, pour
conserver intact ce que la nature nous a si libéralement
octroyé ; comment il faut vivre, afin que cette machine humaine si perfectionnée, si parfaite, puisse fonctionner sans
accident, jusqu'à ce que l'usure de la vieillesse y amène la
rouille qui devra l'arrêter dans son fonctionnement. Je veux
bien étudier les premiers troubles susceptibles de mettre en
garde l'individu contre le danger qui le menace, en lui disant
à ce moment ce qu'il faut qu'il fasse pour retrouver son équilibre compromis.

Étudions ces troubles fonctionnels. Afin d'éviter des redites,
nous envisagerons toute la surface du corps : les membres, le
tronc, l'abdomen, le cou et la face, en procédant par régions
anatomiques, afin de faire un examen méthodique au cours duquel rien ne nous échappera.

La peau, organe du revêtement de notre corps, possède un
réseau nerveux extrêmement important dont les extrémités terminales constituent les organes du tact grâce auxquels la
sensibilité, sous toutes ses formes, est perçue. Elle contient, à
sa partie profonde, un réseau capillaire formant une nappe

ininterrompue dans laquelle court le sang réglé, dans sa vitesse et sa quantité, par les nerfs vaso-moteurs (constricteurs et dilatateurs); enfin, la peau est remarquable par la grande quantité de glandes qu'elle possède, glandes à sébum et à sucur qui sécrètent un liquide spécial, variable comme qualité et quantité, suivant le fonctionnement des nerfs glandulaires qui se rendent aux cellules de ces organes. Toutes ces parties sont susceptibles d'être troublées dans leur fonctionnement régulier, lorsque le système nerveux a perdu son calme par suite d'un ébranlement des cellules des centres ; car, encore une fois, les extrémités terminales nerveuses ne fonctionnent bien qu'autant que les centres dont elles émanent sont normaux.

Les dermatoses. — La peau peut être le siège de lésions variables qui ont beaucoup excité la curiosité d'une certaine classe de savants : ceux qui se sont adonnés à l'étude des maladies cutanées. C'est là une science qui a fait des pas de géant sous l'influence de travaux importants ; et l'impulsion donnée par cette élite de chercheurs que représente l'École de Saint-Louis n'a pas peu contribué à élargir le cadre de nos connaissances. Je crois pouvoir, sans me tromper, avancer que l'étude des maladies cutanées est en pleine transformation, et nous assistons aujourd'hui à un démembrement plus ou moins complet de certaines classes de maladies qui se ressemblent par certains côtés, mais que l'histologie et la microbiologie sont arrivées à séparer. Cette étude se poursuit encore, chacun cherchant à asseoir définitivement certains types bien nets.

Au point de vue auquel nous nous plaçons, nous n'avons pas à entrer dans le débat, devant nous borner seulement à des généralités pour la bonne intelligence de cette étude. Quelles que soient les théories émises par nos différents maîtres sur la genèse des maladies de la peau, nous sommes autorisé à dire que ces maladies reconnaissent une origine interne : maladies dues à l'état de nos milieux intérieurs, commandées par notre circulation et notre système nerveux, affections endogènes à opposer à celles qui reconnaissent une cause externe de nature parasitaire ou microbienne. Mais rappelons-nous, encore une fois, que le trouble fonctionnel est souvent le premier stade qui mène à la lésion organique; c'est ainsi, par exemple, qu'un arthritique, c'est-à-dire un déséquilibré du système nerveux par hérédité ou par prédisposition acquise, fera une poussée d'eczéma : voilà le symptôme fonctionnel. Si l'eczéma présente certains caractères, une certaine intensité, on pourra assister à une évolution particulière de la maladie, par suite de l'adjonction d'un autre élément, microbien, je suppose, créant une infection secondaire qui s'ajoutera au trouble fonctionnel pour constituer un état morbide plus complexe.

La discussion de ces faits nous entraînerait trop loin, si nous avions à examiner ces différentes hypothèses en y associant l'étude des toxines apportées par le sang et les phénomènes d'auto-intoxication de l'organisme. Rappelez-vous seulement que les individus au système nerveux troublé, ces déséquilibrés, dont nous connaissons déjà en partie la physionomie générale, sont exposés à certaines manifestations cutanées qui se montrent à la suite des causes que nous avons étudiées, qui précèdent ou suivent certains symptômes fonctionnels des centres ou de leurs dépendances, qui présentent des exacerbations au moment de certaines périodes ou de certains faits, qui exaltent la sensibilité du système nerveux : manifestations tenaces, pénibles, susceptibles d'être améliorées par un traitement local, mais désolantes par leurs récidives et leurs retours inopinés, et capables seulement de guérir par un traitement approprié des centres (repos physique et moral et hygiène alimentaire).

Personne ne me contredira, lorsque je dirai qu'il n'est pas une maladie plus commune, plus rebelle, plus difficile à guérir, plus capricieuse dans ses manifestations et ses localisations, que l'eczéma. Eh bien! cette maladie, à n'en pas douter, dans une phase de son évolution, est commandée par une question de terrain et de prédisposition nerveuse, avant que les associations microbiennes secondaires n'aient modifié son caractère primitif. Cette maladie est héréditaire par voie directe ou indirecte ; elle procède par poussées, absolument comme des crises de gastralgie, de migraine, d'asthme ou de goutte : l'analogie est frappante. Cette maladie diathésique précède, ou remplace l'asthme, le vertige, la gravelle, l'urticaire, la goutte, ou d'autres manifestations de la déséquilibration nerveuse avec lesquelles souvent elle coïncide : toutes mêmes branches d'un tronc unique, dépendant des mêmes causes, et surtout susceptibles de guérir par la suppression de ces mêmes causes. Celui qui voudrait guérir un eczéma rien que par des moyens locaux, entreprendrait une tâche inutile. Il amendera la lésion, comme l'antipyrine qui calme un mal de tête, ou le salicylate de soude qui masque la douleur du goutteux; mais, à la première occasion, le mal récidivera sur place ou ailleurs, et ne cédera qu'avec la patience et la persévérance du médecin convaincu qui saura reconnaître et attaquer la cause première. Il n'y a là, je le sais, rien de nouveau : ceci est écrit par tous nos maîtres ; mais il fallait le répéter pour le faire entrer dans l'esprit du public et de certains médecins qui ne voient trop souvent que la lésion à combattre, faisant de la médication symptomatique, plus simple assurément, mais inefficace dans l'immense majorité des cas.

Je n'ai pas l'intention de présenter au lecteur les formes multiples sous lesquelles l'eczéma peut se faire voir : l'étude de cette maladie a sa place dans les traités spéciaux; qu'il sache seulement que ce désordre est un des symptômes des troubles nerveux susceptible de guérir par le traitement des centres excités.

La peau traduit parfois son irritation par d'autres modalités cliniques. Certains sujets présenteront des érythèmes, à caractères mal déterminés : celui-ci aura des plaques rouges sur la face, sur le nez, sur les membres; érythèmes en nappe, pointillés, roséoliques, apparaissant et disparaissant d'un jour à l'autre. Ces taches rouges sont surtout fréquentes à la face et font le désespoir de certaines femmes en particulier. Dans d'autres circonstances, le sujet est exposé à des poussées d'urticaire, qui sont si bien commandées par le système nerveux, qu'elles apparaissent toujours sous l'influence de la même cause : émotion, certains articles d'alimentation, ou encore, ce sera l'administration d'un médicament à dose homœopathique qui amènera invariablement chez le sujet une poussée d'urticaire. Sans entrer dans la discussion des faits, qu'il s'agisse d'un médicament mal préparé, ou d'une auto-intoxication, ou de quelque émonctoire en état d'infériorité, il faut reconnaître, qu'au-dessus de toutes ces causes, existe un lien indispensable représenté par le système nerveux.

A côté de l'urticaire, signalons les poussées d'herpès labial, facial, génital. Nous savons que certaines femmes, au moment de leurs périodes, présentent des éruptions de ce genre, lesquelles peuvent se faire voir également sous l'influence de causes variées.

Ce que nous avons dit de l'eczéma, nous pourrions le répéter de certaines autres maladies de la peau, où la question de terrain névropathique est un facteur étiologique important, Contentons-nous de les citer : le groupe des érythèmes, en particulier l'érythème polymorphe, les purpuras, l'urticaire, les dermatoses prurigineuses, les lichens, les dermatoses squameuses, en particulier le pityriasis et le psoriasis, les eczémas, les dermatoses vésiculeuses : herpès et zona, les dystrophies pigmentaires, le vitiligo, les affections des glandes sudoripares, sébacées, du système pilaire et des ongles.

Étudions brièvement les troubles susceptibles d'influencer les appareils glandulaires. Certains malades se plaignent d'une sécheresse désagréable de la peau : l'épiderme se fendille, cela particulièrement aux mains, le sujet s'arrache constamment des lamelles épidermiques plus ou moins étendues ; dans d'autres cas, la sécrétion de la sueur, au lieu d'être amoindrie, est exagérée, et c'est même ce qui a lieu le plus souvent. Il y a des individus qui, en dehors des causes ordinaires physiologiques qui poussent à la sueur, transpirent d'une façon excessive. Il y a des gens qui sont toujours en nage : la surface du corps ruisselle. J'ai un de mes amis qui n'assiste jamais à une soirée, sans emporter une provision de douze mouchoirs, et il les use tous.

Les sueurs partielles sont également très communes. Il y a des enfants en dentition qui ne transpirent que de la tête, qui ont constamment les cheveux collés par la transpiration ; d'autres suent de la face, du nez seulement, ou du front ; enfin, faisons une mention particulière aux sueurs localisées aux pieds, mais surtout aux mains.

J'ai donné des soins à une fillette de dix ans qui présente des sueurs glacées localisées aux faces dorsales des mains et des avant-bras. Ces régions sont froides comme du marbre, sont gluantes et visqueuses, et donnent au toucher une sensation très désagréable. Ce phénomène se reproduit fréquemment et alterne avec de l'arythmie cardiaque, du faux-croup, des terreurs nocturnes et de la constipation opiniâtre suivie souvent de débâche diarrhéique avec grande fétidité des garde-robes. Un des frères de la maladie cause à haute voix chaque nuit et présente de l'albuminurie intermittente. Ces enfants appartiennent à un milieu où les stigmates de déséquilibration ne manquent pas.

Il existe une catégorie d'individus, de souche et d'apparence arthritique, des déséquilibrés du système nerveux, en un mot, qui ont cette triste infirmité de transpirer d'une façon excessive des mains. Ce symptôme fait le désespoir de certains d'entre eux; dès qu'ils éprouvent une émotion, aussitôt qu'ils prennent la parole, qu'on les regarde, qu'ils sont gênés, la sueur vient perler à la surface de la main au point de couler goutte à goutte, ainsi que j'en ai vu un exemple, et dont se rappelleront certains de mes camarades d'internat de ma promotion. Ces malheureux, avec un coup d'œil exercé, vous les reconnaîtrez dans le monde à leur attitude spéciale, ils ont toujours leur mouchoir roulé en boule dans la main, et si vous les surprenez avant qu'ils aient eu le temps d'essuyer leur transpiration, vous éprouverez, en leur donnant une poignée de mains, une sensation gluante, collante, des plus désagréables. Rassurez-vous, vous qui me lisez, mettez de côté la poudre de talc et autres absorbants du même genre, mettez-vous bravement au régime et en moins d'une année, vous n'aurez plus à souffrir de cet excès de zèle de vos nerfs glandulaires.

Les glandes sébacées manifestent plus rarement des désordres de ce genre, mais on rencontre, néanmoins, certaines personnes qui sécrètent de la matière grasse d'une façon exagérée. J'ai connu et guéri un malade qui avait constamment la surface de la figure huileuse.

Ces deux sortes de glandes viennent verser à l'extérieur, au niveau de la peau, par des orifices appelés pores, le produit de leurs sécrétions. La nature spéciale de ces liquides, leur composition fixe, le courant liquide de haut en bas, nous protègent ainsi contre la horde d'ennemis semés à la surface de nos téguments, et qui n'attendent que l'occasion de nous livrer bataille. C'est ainsi qu'un désordre fonctionnel des sécrétions glandulaires favorisera l'entrée en scène des microorganismes et amènera ces furoncles à répétition et ces anthrax qui témoignent du mauvais milieu; car, rappelez-vous que, s'il ne peut y avoir furoncle ou anthrax sans le microbe, il faut surtout que le terrain soit propice; si donc vous êtes sujet à des clous, c'est que vous l'aurez voulu dans une certaine mesure.

Les glandes sébacées, au moment de la puberté, par suite de l'irritation des centres au moment de l'éveil de certaines fonctions, et souvent aussi, il faut le dire, par les excès et les écarts de l'alimentation, manifestent leur protestation par ces poussées d'acné que les grand'mères, en se rappelant leurs beaux jours, qualifient de boutons de jeunesse, mais qui n'en font pas moins le chagrin de certaines jeunes filles dont la peau du front et des joues est transformée en écumoire. Une hygiène bien comprise en aura vite raison.

Annexés aux glandes sébacées sont les follicules pileux qui assurent la vitalité du poil. Sans en préciser le mécanisme intime, nous savons que nos sujets, nos déséquilibrés, sont exposés à des poussées d'eczéma séborrhéique du cuir chevelu qui feront de notre candidat un chauve précoce, lui laissant souvent à trente-cinq ans à peine, une couronne de cheveux : la déséquilibration nerveuse y aura laissé sa signature indélébile. D'autres, par un autre mécanisme, blanchissent avant l'âge et sont couverts de neige, alors qu'ils pensaient jouir, long-temps encore, de leur printemps.

Avant de quitter ce sujet, disons seulement un mot des ongles, véritables annexes de la peau, qui, chez certains malades, sont friables, cassants, recourbés, tachés de points blancs, cannelés, témoignant ainsi d'un trouble de nutrition.

Nerfs de la peau (sensitifs et vaso-moteurs). — Le domaine de la sensibilité cutanée peut être troublé de différentes façons, et nous nous contenterons de signaler rapidement les symptômes présentés par l'appareil sensitif.

La sensibilité est rarement abolie dans une ou plusieurs parties du corps ; la recherche de ce symptôme négatif a une importance capitale, car sa constatation nous permet d'éliminer des désordres nerveux fonctionnels, en nous faisant reconnaître une lésion nerveuse organique, névrite périphérique, dégéné-rescence d'un segment de la moelle, ou cette névrose qu'on croit rencontrer à chaque pas : l'hystérie, dans laquelle l'anes-thésie est si commune. Rappelez vous que chez ces malades que nous étudions, la perte de la sensibilité est un fait excep-tionnel, et, comme beaucoup d'autres auteurs, je ne l'ai jamais rencontrée. Par contre, le phénomène inverse est d'une fré-quence extrême : certains malades se plaignent d'une sensibilité exquise de telle ou telle partie de leur corps ; le moindre frôlement d'un segment du membre, ou d'une portion de ce segment, amène une sorte de chair de poule et cela, spontané-ment ou quelquefois à la pression ; en même temps ces malades accusent parfois une sensation de brûlure, comme si un courant d'un liquide chaud circulait entre cuir et chair, pour employer une de leurs expressions.

Certains malades se plaignent d'engourdissements fréquents, de sensations de fourmillements aux extrémités, d'agacement aux orteils, de démangeaisons, qui s'accentuent au point d'amener du prurit, lequel est un symptôme très pénible et désagréable. Ce prurit est essentiel : il précède toute lésion de la peau ; cette dernière est consécutive au grattage qui ouvre la voie aux infections par les organismes semés à la surface de la peau ; prurit généralisé ou partiel : dans ce cas, pouvant affecter une région quelconque du corps, se montrant, parfois, avec une intensité particulière au niveau de l'anus ou des parties génitales.

Certains malades éprouvent constamment des sensations de refroidissement aux extrémités ; ils sont constamment gelés, leurs pieds et leurs mains sont glacés, faisant contraste avec ceux qui ont toujours chaud, dont le creux des mains est brûlant, la face vultueuse. Ces désordres nerveux sont sous la dépendance de l'irrigation sanguine et commandés par les nerfs vaso-moteurs.

Nerfs vaso-moteurs. — Au-dessous de la peau existe une couche cellulo-adipeuse continue qui donne aux membres leur forme arrondie, régulière, masquant la saillie des muscles situés profondément. Dans cette couche rampent les terminaisons des filets nerveux qui se portent à la face profonde de la peau : les veines et lymphatiques. Cette graisse sous-cutanée est susceptible de disparaître en partie ou de s'accroître dans de grandes proportions dans les deux états extrêmes : l'amaigrissement et l'obésité que nous apprendrons à connaître plus tard comme un des effets éloignés des désordres des centres.

Certains déséquilibrés peuvent présenter une variété d'œdème qui s'accompagne ou non de phénomènes douloureux. Cet œdème est dur, le doigt forme difficilement godet ; contrairement aux œdèmes des cardiaques, c'est une enflure segmentaire envahissant un mollet, un cou-de-pied, la région poplitée ; quelquefois les deux jambes sont envahies. Il est rare que l'œdème monte au-dessus des genoux ; peu accentué le matin, s'accusant davantage dans la journée, s'accompagnant d'une pesanteur très grande. Une de mes malades, sujette à bien de désordres nerveux, a présenté, pendant plusieurs semaines, cette variété d'enflure aux deux mollets qui n'a cédé qu'au repos et à une hygiène bien entendue. C'est à cette même variété qu'appartiennent les pseudo-lipomes claviculaires, décrits par Potain : une ou les deux régions sus-claviculaires sont soulevées par une masse pseudo-fluctuante, qui est souvent apparente lorsqu'elle est unilatérale, par comparaison avec le côté sain. — Une jeune fille, à laquelle j'ai donné des soins, présentait depuis trois ans une névralgie de l'épaule droite, névralgie plus ou moins continue, mais se manifestant toujours par un point douloureux sus-scapulaire. A certains moments, la douleur disparaissait complètement, et la région de l'épaule et surtout celle du creux sus-claviculaire augmentait de volume par l'apparition de l'œdème semi-fluctuant de cette région.

Sur ces membres, plus ou moins œdématiés, aux nerfs irrités amenant des désordres dans la nutrition du tissu conjonctif, on comprend comment, aux colonies du moins, le système lymphatique peut être troublé et se laisser envahir par des microbes favorisant ces poussées d'érysipèle à répétition, laissant, après chaque poussée nouvelle, le membre plus gros, pour aboutir finalement à de véritables états éléphantiasiques.

Les veines se laissent facilement forcer chez ces sujets à peau fine, au tissu cellulaire mal équilibré, d'autant plus facilement qu'il s'ajoute souvent des grossesses ou de la constipation comme causes prédisposantes favorisant la stase veineuse, avec toutes ses conséquences. Ces accidents de dilatation veineuse, de phlébo-sclérose, sont surtout marqués à un âge assez avancé, relèvent souvent du grand processus artérioscléreux, et s'accompagnent de désordres de nutrition très marqués dans les membres, qui font de ces malades de véritables infirmes : pesanteur dans le mollet, difficulté de se tenir longtemps debout, placards d'eczéma, ulcères de jambe, douleurs articulaires, craquements osseux, etc., etc.

Au-dessous de la graisse sous-cutanée et de l'aponévrose existent les masses musculaires entre lesquelles cheminent les nerfs moteurs, sensitifs et trophiques.

Nerfs sensitifs. — Les nerfs sensitifs, lorsqu'ils sont irrités, traduisent leur état de souffrance par des névralgies, dont le caractère principal consiste dans un état de souffrance continu, avec paroxysmes ; quelquefois périodiques, pouvant affecter

tous les nerfs que l'anatomie nous a appris à connaître : névralgie sciatique, crurale, lombaire, scapulaire, faciale, intercostale, radiale, etc., etc. Les douleurs se font sentir exactement
sur le trajet du nerf, et on peut, au moyen de la pression,
réveiller un point douloureux au niveau de l'émergence du
nerf de la partie profonde à la partie superficielle, ou en le com-
primant sur un plan dur, résistant, osseux. Tous nous connaissons le signe de Lasègue dans la névralgie sciatique, et les
points de Valleix dans la névralgie faciale.

Ces névralgies sont, je le répète, exactement limitées au
trajet du nerf, contrairement à d'autres désordres des nerfs
sensitifs dont nous avons parlé déjà et qui ne reconnaissent
aucune topographie anatomique : douleurs en plaques, plus ou
moins étendues, affectant des carrefours sensitifs appartenant
à plusieurs nerfs réunis, constituant ce que Huchard appelle
des neurasthénies locales ou les topoalgies de Blocq : douleur
à la face interne du genou, au talon, à la face antérieure de la
cuisse, sans substratum anatomique appréciable. Ces plaques
douloureuses peuvent se faire voir sur une partie quelconque
du corps, et sont surtout fréquentes au niveau de l'abdomen et
du thorax, et le sujet sera tout naturellement porté à incriminer l'organe qui se trouve dans la direction ou sur le trajet de
la plaque douloureuse. Que de déséquilibrées qui se croient
ainsi atteintes d'une lésion cardiaque, hépatique, intestinale,
ovarienne ou rénale, parce qu'elles présentent, en une de ces
régions, une plaque douloureuse du genre de celle que nous
étudions. Il faut les raisonner pour les convaincre et leur faire
comprendre que, si elles souffrent de la tête, cela ne signifie
pas que leur cerveau est malade, pas plus que leur foie n'est lésé
si la région hépatique est douloureuse. Mais le médecin ne
devra conclure qu'après un examen complet de son malade ; il
ne doit admettre l'existence d'une douleur essentielle qu'autant
qu'un examen clinique approfondi lui aura démontré que
l'organe situé au-dessous est sain.

Chez certaines femmes obèses, en particulier, le pannicule
adipeux semble séparé par des grains donnant au palper la
sensation de petites nodosités disséminées dans le tissu
cellulaire ; la pression à leur niveau est excessivement douloureuse ; on en rencontre également aux membres, échelonnées
de bas en haut, sous forme de petites masses arrondies très

douloureuses. Ces désordres ont été décrits dernièrement sous
le nom de panniculite ou d'adipose douloureuse. J'en ai vu
deux beaux types : l'un m'avait été présenté par un confrère
pour un cas de lymphadénie ; j'eus toutes les peines du monde
à lui faire admettre qu'il n'y avait là rien de pathologique, et
l'avenir le confirma.

Rappelez-vous, par conséquent, que le système nerveux
sensitif est susceptible d'être douloureux dans son ensemble ou
dans une de ses parties seulement, formant, soit une névralgie
que j'appellerai, par analogie avec les lymphangites, réticulaire (topoalgie de Blocq, neurasthénie locale de Huchard), soit
une névralgie tronculaire, représentant les névralgies ordinaires. Ces névralgies reconnaissent comme causes celles qui
leur sont attribuées par nos classiques ; mais expliquent également ces deux groupes de maladies avec lesquelles nous ferons
plus ample connaissance : le rhumatisme et la goutte.

Nerfs moteurs. — Les muscles traduisent l'irritation de leurs
nerfs moteurs de plusieurs façons. Nous avons appris à connaître cette fatigue générale de tout le système musculaire qui
constitue un des symptômes les plus constants de la déséquilibration des centres. Parfois la fatigue est locale, segmentaire :
le malade se plaindra de n'avoir pas de force dans un bras,
dans une jambe ; ces troubles alternent facilement, passant
d'un membre à l'autre. Les muscles sont fatigués, courbaturés ;
la pression n'est pas très douloureuse, souvent ne l'est pas du
tout, mais le massage amène un soulagement réel.

Le muscle est quelquefois endolori, dans une ou plusieurs
parties de sa masse charnue, et nous connaissons les douleurs
atroces du muscle atteint de rhumatisme, dont les types les
mieux établis sont représentés par le torticolis et le lumbago
affectant, dans le premier cas, les muscles du cou ; dans le
second, ceux de la masse sacro-lombaire. Le froid est toujours
incriminé : cela n'est pas exact, car, s'il ne suffisait que d'un
courant d'air ou d'un froid humide pour rendre un muscle
douloureux, nous serions tous, à certains moments, plus ou
moins tordus, avec des visages exprimant la souffrance. En
réalité, le froid n'est qu'une cause occasionnelle, à laquelle il
faut une prédisposition sérieuse des centres nerveux, en état
d'infériorité, qui se laissent facilement atteindre par cette cause.
Ce qui le prouve, c'est qu'il est souvent difficile d'invoquer le

froid dans certaines de ces myosites essentielles qui prennent fin en quelques jours, sans laisser de traces, mais qui sont susceptibles de nombreuses récidives. Tous les muscles peuvent être irrités par leurs nerfs moteurs et traduire l'état de déséquilibration de leurs filets ou des centres dont ils émanent. Comme les névralgies du domaine sensitif, les douleurs sont paroxystiques, se faisant sentir surtout à l'occasion d'un mouvement, mais douleurs aussi spontanées, plus ou moins amendées par le salicylate de soude ou autres calmants, mais sujettes à de fréquentes récidives. Qui de nous n'a vu ces malheureux se tordant avec ces douleurs des muscles de la masse sacrolombaire, douleurs d'épaule, de la nuque, de la hanche, etc., étiquetées rhumatisme par l'homme de l'art et par le public ; mot vague qui ne signifie rien, si on ne rattache ce terme à un désordre fonctionnel du système nerveux.

Les muscles sont atteints parfois de contractions désordonnées, involontaires, partielles ou généralisées, amenant des troubles fonctionnels variés. Certains sujets peuvent présenter des phénomènes de contracture plus ou moins généralisés : véritable rigidité cadavérique. J'ai connu une dame qui, après une violente émotion, présenta un état de contracture des quatre membres qui dura quelques minutes. Dans d'autres circonstances, les malades sont pris de crampes dans les muscles, dans les mollets, aux extrémités : les mains se retournent, les orteils se crispent, le sujet exécute toutes sortes de contorsions avec ses muscles. Quelquefois, ce sont des contractions brusques, sortes de décharges électriques au niveau des mollets, surtout perceptibles le soir, au moment où le sujet va gagner son lit. Parfois, ce sont des soubresauts dans la main ou le pied qui reviennent plus ou moins souvent, indépendamment de toute tare alcoolique notoire.

Le système musculaire est quelquefois agité de tremblement dont le caractère et l'intensité sont extrêmement variables. Parfois le sujet vibre complètement : en plaçant les deux mains sur ses épaules, on ressent des vibrations rapides, des secousses répétées analogues à ce que Pierre Marie a décrit dans le goitre exophtalmique. Le plus souvent, le tremblement est localisé : le malade, lorsqu'il est debout, ne peut tenir sur place ; il sautille, il exécute de rapides mouvements oscillatoires ; quelquefois ce sont des mouvements dans un segment de membre,

véritable épilepsie partielle. Une de mes malades avait des vibrations dans la cuisse gauche, et elle était obligée de maintenir
son membre avec les mains, afin de l'empêcher de se détacher
du plan du lit. Les membres supérieurs, dans leur totalité ou
dans un de leurs segments, peuvent également présenter ces
désordres musculaires, lesquels, en définitive, se résument à
une contraction plus ou moins rapide, isolée ou généralisée à
une ou plusieurs des fibres musculaires par irritation des filets
des nerfs moteurs, associée ou non à des désordres sensitifs
ou à d'autres troubles des centres ou de leurs dépendances.

Ces contractions musculaires sont quelquefois plus rapides,
envahissant tous les muscles du corps ou une moitié du corps,
amenant des contractions désordonnées par irritation des
centres supérieurs. Dans cette classe, nous devons ranger
l'éclampsie, les convulsions des jeunes enfants, état qui affole
les mamans, mais qui est rarement grave et dont les parents
sont seuls responsables par les fautes d'hygiène qu'ils commettent vis-à-vis de l'estomac et de l'intestin de leurs enfants.

Nerfs trophiques. — En dehors des muscles, que nous reste-
t-il? les tendons, les cartilages, les synoviales, le périoste et les
surfaces osseuses qui reçoivent leur vitalité nerveuse d'un
groupe de nerfs qui président à la nutrition de ces parties, et
que l'on nomme les nerfs trophiques. Leur irritation amènera
des troubles douloureux et sécrétoires dans ces différentes
parties. Certains malades auront des douleurs osseuses,
tendineuses, articulaires, des épanchements de la synoviale
articulaire, des raideurs, des agacements dans les orteils, constituant ce que les gens du monde appellent du rhumatisme.

La synoviale et les extrémités osseuses, mal nourries par un
nerf déséquilibré émanant d'une cellule médullaire irritée,
excitée, présenteront des altérations qui se caractériseront par
des épanchements de liquide, par des dépôts plastiques, des
synovites sèches, des tuméfactions des surfaces articulaires,
constituant de vrais stigmates de la déséquilibration nerveuse
que vous retrouverez au niveau des doigts, sous forme
d'ostéophytes ; au niveau du gros orteil, sous forme de
l'oignon classique, par déformation du gros orteil, qui est
une signature de la déséquilibration nerveuse héréditaire
ou acquise. Ces troubles trophiques des parties constituantes de la jointure (os, périoste, synoviale, ligaments) ;

s'accompagnent secondairement de désordres fonctionnels et organiques des muscles périarticulaires par contracture, raccourcissement, atrophie et parésie. Ce sont ces altérations du système musculaire qui seraient, d'après le professeur Potain, responsables des déformations des doigts, des orteils et de toutes les autres articulations, y comprises celles de la colonne vertébrale dans le rhumatisme chronique osseux, ainsi qu'il l'a établi dans une très jolie leçon clinique publiée dans la *Semaine Médicale*, 1896 : « Des déformations du rhumatisme chronique osseux ».

Toutes les causes d'excitation du système nerveux que nous connaissons sont susceptibles, chez les déséquilibrés héréditaires, de réveiller, au niveau des articulations, des poussées douloureuses qui prennent parfois un caractère paroxystique, sujettes à de nombreuses récidives, laissant, après chaque nouvelle crise, la jointure plus malade, avec des déformations ostéo-cartilagineuses plus accentuées, ainsi que cela se voit dans le rhumatisme noueux déformant, qui n'est qu'une déséquilibration chronique des nerfs trophiques des articulations subissant, sous l'influence de causes diverses, froid, humidité, excitation cérébrale de nature quelconque, un épisode aigu, et reconnaissant, pour cause première, une infection, un désordre physique, psychique, ou des écarts alimentaires, avec une hérédité directe ou indirecte.

En résumé, en ce qui concerne les membres, les désordres fonctionnels consistent en un ou plusieurs des troubles de la peau, du tissu cellulaire, des muscles ou des articulations dont nous venons de parler ; mais, si ces désordres dans les nerfs moteurs, sensitifs, vaso-moteurs et trophiques sont susceptibles, chez le sujet jeune, de ne produire aucune lésion, il n'en est pas de même chez celui plus âgé, présentant certaines causes prédisposantes spéciales qui feront succéder, aux troubles fonctionnels, des désordres organiques ayant pour trait d'union une lésion vasculaire, grâce à laquelle la nutrition intime des parties constituantes du membre sera mal assurée : d'où certains troubles qui se présenteront chez des sujets à peine âgés de quarante ans, de jeunes vieux qui auront, avant le temps, les lésions ultimes d'évolution.

C'est ainsi que notre déséquilibré, pendant des années, aura souffert de quelque névralgie sans importance de ses nerfs sensitifs ou de quelque rhumatisme musculaire ; que des jeunes auront présenté cette asthénie du tissu conjonctif dont parle Huchard, grâce à laquelle les tissus présentent une vitalité viciée qui sera cause de varices, de varicocèle, de déchéance musculaire de la sangle abdominale, de hernies par faiblesse de la paroi, etc. Sous l'influence et grâce aux désordres nerveux produits par les causes d'irritation nerveuse que nous connaissons, et, en particulier, par les écarts alimentaires, la paroi des capillaires, mal innervée par un nerf troublé dépendant d'une cellule cérébro-médullaire excitée et par un liquide nourricier, le sang, mal épuré par auto-intoxication due à un état d'infériorité des émonctoires, subira, ainsi que le tissu conjonctif, une transformation scléreuse qui nous donnera la clé des désordres de nutrition du membre. Aux troubles fonctionnels primitifs succéderont des phénomènes organiques, tels que arthrite sèche, craquements articulaires, hyperostoses, développement exagéré des surfaces osseuses articulaires, corps étrangers intra-articulaires, épanchements synoviaux : d'où raideurs, rétractions tendineuses, gêne dans les fonctions essentielles du membre, impossibilité de se mouvoir, ankyloses et pseudo-ankyloses, atrophies musculaires périarticulaires principalement, douleurs aiguës, paroxystiques ou par poussées continues, ou survenant à l'occasion du mouvement, des changements de saison, du froid humide, etc.

Comment se fait-il que certains malades présentent, à quarante ans, ces lésions de dégénérescence des parties constituantes des membres, alors qu'elles seraient à peine permises à quatre-vingts ans, lorsque l'usure de ces mêmes parties aurait déterminé la sclérose terminale, car tout s'use, se fatigue et a une fin. Mais si cette jeune fille de dix-sept ans a du gonflement avec rougeur et gêne de ses articulations métacarpophalangiennes, si cet homme de quarante-cinq ans a des craquements et de l'eau dans ses genoux, si cette femme, après une couche (irritation des plexus due à la grossesse et à l'allaitement), a ces poussées de rhumatisme polyarticulaire déformant, c'est, j'en suis convaincu, que primitivement la cellule et le nerf ont été troublés soit par hérédité ou par prédisposition acquise. Sans que nous sachions pourquoi, ces troubles fonctionnels du système nerveux ont dépassé la limite chez certains : le nerf troublé n'a pas seulement protesté par son cri de souffrance isolé, mais des troubles trophiques ont succédé : troubles irrémédiables amenant la désorganisation de certaines articulations, avec perte de la fonction. Lancereaux avait donc raison lorsqu'il disait « que chez les rhumatisants chroniques, les troubles trophiques ont leur origine dans les désordres fonctionnels ou matériels du système nerveux. Les phénomènes douloureux précurseurs ou concomitants de ces lésions sont des troubles qui préparent ou engendrent le trouble anatomique. Quelque variés, quelque complexes qu'ils soient, ils trouvent tous leur explication dans un désordre nerveux ».

L'arthritisme, la déséquilibration du système nerveux est héréditaire. Dès les premières années, le médecin instruit reconnaîtra, chez le bébé et l'enfant, sa signature sous la forme d'une excitabilité spéciale du système nerveux, se traduisant par certains stigmates que nous présenterons au lecteur. Nous suivrons ainsi le déséquilibré à la période de puberté, à la phase d'homme fait; nous savons déjà comment les centres cérébraux et médullaires traduisent leur excitation; nous venons de voir ce qui se passe au niveau des membres. Il nous reste maintenant l'étude des troubles fonctionnels des viscères.

Tous ces désordres, ceux que nous connaissons, ceux qu'il nous reste à étudier, ne font que précéder et favoriser l'éclosion de troubles plus importants, plus définitifs, et surtout plus dangereux, du côté du système vasculaire : causes des dégénérescences cérébrale, cardiaque et rénale, avec leurs formes localisées ou associées qui seront la façon de l'homme de mourir. Les troubles fonctionnels constituent la préface; les troubles vasculaires artérioscléreux, le dénouement.

CHAPITRE XI

DÉSORDRES FONCTIONNELS DE L'APPAREIL RESPIRATOIRE.

L'étude des troubles fonctionnels de nos viscères, si elle devait être faite complètement, nous obligerait à de bien grands développements ; aussi serons-nous obligé d'être bref, nous contentant de signaler seulement les différents désordres capables de se faire voir dans tous nos appareils ; mais nous ne manquerons pas, à chaque fois que l'occasion se présentera, d'indiquer, à côté du trouble fonctionnel, la lésion organique qui lui est voisine et qui peut toujours, d'un moment à l'autre, faire du déséquilibré des centres un vrai malade. Cet exposé sera forcément un peu aride et n'aura pas l'intérêt qui s'attache à une description clinique; mais avant de présenter au lecteur les différents cas qu'il pourra rencontrer, nous devons lui exposer les symptômes classiques. Une fois en possession de ces symptômes, il saura reconnaître le déséquilibré des centres, lequel pourra présenter un seul ou plusieurs des troubles que nous étudions, avec participation ou non d'un ou des autres centres.

L'appareil respiratoire nous arrêtera tout d'abord. Commençant au nez pour se terminer à l'alvéole pulmonaire, cet appareil présente, dans son ensemble, une muqueuse, des glandes, une couche musculaire, des vaisseaux, et un système de nerfs qui sont les expansions des cellules cérébro-bulbo-sympathico-médullaires qui se distribuent à ces différents éléments pour en assurer le bon fonctionnement. Enfin, la muqueuse du nez contient, dans son épaisseur, les filets terminaux du nerf olfactif qui constitue le sens de l'odorat. Une ou plusieurs de ces parties peuvent être troublées fonctionnellement.

Les causes susceptibles de déséquilibrer cet appareil dont le but définitif consiste, comme nous l'avons vu, à permettre le contact de l'oxygène de l'air avec le sang veineux au niveau de l'alvéole pulmonaire, peuvent se faire sentir au niveau des cellules nerveuses dont dépendent les nerfs de ce tractus pulmonaire, ou sur leurs terminaisons périphériques : troubles qui seront locaux, ou qui retentiront sur un ou plusieurs des autres centres, formant des associations complexes.

Depuis longtemps, les vieux médecins avaient signalé ce fait singulier se montrant chez des enfants qui ont des vers, et qui passent leur temps à se gratter le nez : voilà bien un trouble réflexe parti de l'intestin, réfléchi par un ou plusieurs nerfs, qui aboutit finalement à ce prurit nasal.

Le sens de l'odorat, si subtil, est susceptible d'être troublé de plusieurs façons, depuis l'affaiblissement de la fonction jusqu'à sa perte totale. Certains malades se plaignent de sentir constamment une odeur désagréable; d'autres sont impressionnés par une odeur quelconque qui produira chez celui-ci, un mal de tête; chez un autre, des accès d'éternuement; chez d'autres enfin, de l'oppression ou des crises d'asthme : irritation dont le point de départ est le nerf olfactif, mais qui retentit sur d'autres appareils, suivant la prédisposition individuelle. Lisez, à ce sujet, l'admirable leçon que Trousseau consacre à l'asthme, et vous verrez quelques exemples très intéressants, concernant l'influence des odeurs comme agents provocateurs des accès d'asthme.

Certains malades présentent des crises d'éternuements qui se reproduisent à certaines périodes, constituant de véritables paroxysmes, analogues à une crise de dyspepsie acide, de migraine ou d'asthme. Tout a une cause : il s'agit de la rechercher et de la trouver ; si ce sujet se met à éternuer des quinze et vingt fois à l'heure, et cela pendant plusieurs jours, je dis qu'il dépasse la fonction physiologique, et que s'il éternue si souvent, c'est que ses nerfs sont excités par une cause quelconque et qu'il représente un déséquilibré des centres, ainsi qu'en témoignent son hérédité, ses antécédents personnels et l'alternance de ce symptôme avec d'autres qui relèvent de l'excitation des centres : la migraine, le vertige, l'asthme, l'eczéma, la dyspepsie, etc.

Certains malades ont constamment le nez sec, par défaut de sécrétion des nombreuses glandes semées à la profondeur de la muqueuse ; ils accusent une sensation désagréable au niveau du dos du nez, reniflent à chaque instant, comme s'ils voulaient se débarrasser de quelque corps étranger implanté sur le trajet de la colonne d'air ; d'autres, et ce sont les plus nombreux, présentent, en dehors de toute cause réelle de refroidissement, une pluie de sérosité de leurs glandes à mucus. N'y a-t-il pas là quelque chose de semblable à ceux qui transpirent de la peau, à ceux qui sécrètent du suc gastrique en excès, ou à ceux enfin dont les glandes intestinales débordent ? L'hypersécrétion glandulaire est le fait primordial ; les conséquences en découlent : de même que le sujet qui sécrète un suc gastrique plus abondant, plus acide, souffre de l'estomac, que le sujet qui a une pluie séreuse de ses glandes intestinales a de la diarrhée, de même celui qui transpire de la muqueuse du nez sera gêné par l'écoulement incessant de cette eau incolore ; sa respiration sera difficile ; c'est un coryza sans coryza ; il n'y a dans ces cas aucun élément microbien en jeu. Mais ce déséquilibré, sous l'influence de cette congestion physiologique de ses glandes, sera exposé à voir sa muqueuse se laisser envahir par les multiples organismes qui pullulent à l'entrée des voies aériennes, et l'infection viendra s'ajouter au trouble fonctionnel, d'où possibilité d'un vrai rhume de cerveau purulent. On comprend comment la répétition de pareilles congestions survenant sans cause appréciable, je le répète, chez nos déséquilibrés, peut amener, à la longue, des lésions tangibles de toutes ces parties, l'abolition définitive du sens de l'odorat, des rhinites hypertrophiques, des rhinites atrophiques, des complications du côté des sinus et de l'oreille moyenne avec toutes les conséquences immédiates et éloignées qui en découlent. Beaucoup de ces malades échappent à ces complications ; le plus souvent, ils vous diront : « Docteur, c'est désolant : ma fille est en chambre, ne sort plus, n'est exposée à aucun courant d'air ; malgré cela, elle est prise d'accès d'éternuement et d'écoulement du nez. » Chez nombre de sujets, le froid, cause banale toujours mise en avant, n'est pour rien dans la genèse de ces accidents, si ce n'est qu'il constitue une cause occasionnelle, mais qui n'agit que parce que le sujet est un prédisposé, un nerveux, un déséquilibré, dont les nerfs irrités amèneront un trouble circulatoire, une hypersécrétion glandulaire, d'où sensibilité exagérée de la muqueuse, éternuement, coryza séreux. Là s'arrêtent les troubles fonctionnels ; le reste est morbide, qu'il s'agisse de ces poussées d'eczéma qui se font voir chez nos strumeux, nos lymphatiques (aboutissant final pas déséquilibration de la nutrition), de l'entrée en scène des staphylocoques, qui ne demandent qu'à jouer un rôle, etc. Il en est de même des autres affections du nez, dont la cause seconde dépend de l'adjonction des microorganismes qui amènent des désordres, souvent irréparables, dans les glandes et les sinus.

Sous la muqueuse cheminent les capillaires. Nous connaissons les bouffées de chaleur qui sont fréquentes chez nos nerveux par vaso-dilatation ; le même phénomène se produisant dans les vaisseaux de la pituitaire amènera de la congestion qui ira jusqu'à l'exhalation sanguine : le saignement de nez, ou, par un autre mécanisme, la rupture d'une petite varice, d'un capillaire de la cloison, comme l'a démontré Lermoyez. Congestion vasculaire des capillaires amenant l'épistaxis : symptôme fréquent chez nos jeunes déséquilibrés, à différencier de celle de nos arthritiques confirmés de la quarantaine, chez lesquels la sclérose vasculaire est assise ; dans ce dernier cas, le capillaire se rompt comme le ferait l'artère cérébrale ; le danger est minime dans le premier cas, il est vital dans le second, car il témoigne de désordres irrémédiables dans le système vasculaire tout entier.

Cette congestion des capillaires peut se faire voir sur toute l'étendue des voies respiratoires, amenant des épistaxis à répé-tition, des crachats sanguinolents qui proviennent de l'arrière-pharynx, voire même de vraies hémoptysies qui ne sont nullement sous la dépendance de la tuberculose; mais combien encore, je le répète, il faut un sens clinique profond pour asseoir un diagnostic ferme d'où dépend l'avenir du sujet! Cet éréthisme vasculaire doit être vivement combattu, car il indique un mau-vais terrain qui se laisserait facilement envahir par la graine tuberculeuse, par le bacille de Koch, si le sujet est prédisposé par hérédité et s'il est soumis à des causes de contagion.

Notre maître, le docteur Hanot, attirait souvent notre atten-tion sur ces faits, et, bien souvent, il s'arrêtait au lit d'une jeune fille pâle et amaigrie et il nous faisait voir le crachoir à demi rempli d'un liquide sanguinolent, couleur jus de pruneaux, que nous prenions pour la signature de la bacillose; mais le maître connaissait ces exhalations sanguines d'ordre purement nerveux, et rectifiait notre jugement; ce sont là des notes prises à une époque où le sens clinique faisait défaut; on les retrouve plus tard, et l'on est heureux d'apprécier la sagacité clinique du maître.

Mêmes phénomènes de congestion du côté de l'arrière-pharynx, dans cette région inexplorée jusqu'au jour où Meyer eut l'idée d'y porter le doigt, découvrant ainsi un des plus beaux coins de la pathologie infantile. A l'état normal, cette région est occupée par des follicules clos, théâtre d'un des phé-nomènes que les travaux récents nous ont appris à connaître comme des moyens de défense : la phagocytose, sur laquelle l'école de l'Institut Pasteur, avec Metchnikoff, a jeté une clarté si lumineuse. Ces follicules clos chez nos prédisposés, chez nos déséquilibrés héréditaires, chez nos congestifs, ne tardent pas à prendre des proportions exagérées, à amener de l'obstruction de l'arrière-pharynx, ce qui explique le ronflement nocturne et les poussées d'otite. Ces végétations sont un véritable prétexte à des poussées d'adénoïdites avec fièvre élevée, engorgement ganglionnaire sous-maxillaire et dénutri-tion générale. Il n'est pas étonnant que ces enfants, issus d'une souche arthritique ou nerveuse, avec leurs adénoïdes d'une part et les écarts de régime d'autre part, auxquels les expose une sollicitude exagérée des parents; il n'est pas étonnant que ces enfants soient pâles, maigres, nerveux, irritables, représentant des scrofuleux avec un terrain tout préparé à se laisser envahir par les nombreuses causes de contagion environnantes, la tuberculose en particulier. Hérédité mauvaise, troubles nerveux acquis, mauvaise alimentation, adénoïdites et leurs conséquences, toutes ces causes convergent pour faire de ces petits malades des anémiés, des souffreteux, des scrofuleux.

Si je me suis permis d'insister sur cette pathologie nasale, c'est que non seulement nos sujets prédisposés seront plus facilement atteints que d'autres, mais ces lésions, une fois développées, seront cause de troubles réflexes que le praticien ne saura pas rattacher à leur véritable cause : c'est ainsi qu'il ne saura pas interpréter la nature et la pathogénie de certaines toux rebelles chez les enfants, ne présentant aucun phénomène morbide à l'auscultation, ou encore des accès d'asthme à répétition, s'il ne pense aux adénoïdes qui constituent une épine susceptible de troubler le domaine du nerf pneumogastrique par voie réflexe; et la preuve en est donnée par la suppression de la toux ou de l'asthme, après l'ablation des adénoïdes. Tout enfant dont la nutrition est retardée, qui est pâle, maigre, qui ne profite pas, doit être examiné à ce point de vue, et cette cause de déséquilibration des centres, traitée par des moyens convenables, rendra plus de service que tous les fortifiants réunis.

Les follicules clos sont moins nombreux sur la paroi postérieure du pharynx, celle qui est directement visible à l'inspection. Les troubles vasculaires, par l'intermédiaire des filets vaso-moteurs, amènent de l'irritation de la muqueuse qui est sèche, vernissée, luisante; les granulations sont grosses, produisant une gêne, surtout le matin au réveil, et une sorte de « hem hem » dont le but est de rejeter au dehors du mucus. Certains malades ont un véritable tic nerveux qui s'exagère dans certaines circonstances, et fatiguent l'entourage par ce bruit guttural qui relève uniquement des centres et qui ne guérira que par les moyens appropriés.

Le larynx, organe de la phonation, paie son tribut aux troubles que nous étudions; chez l'enfant prédisposé, le nerveux,

le moindre petit refroidissement, la moindre laryngite, amènera
ces accès de spasme nocturne qui terrifient les parents : nous
voulons parler du faux-croup. Qu'on ne vienne pas nous dire
que cet accident est dû à la fente glottique trop étroite chez
l'enfant; cela n'est pas exact, car alors tous les enfants seraient
exposés à la laryngite striduleuse; or, il n'en est rien : cette
maladie représente un état spasmodique des cordes vocales, un
trouble nerveux qui ne se rencontre que dans certaines familles,
chez un ou plusieurs enfants dont les ascendants sont entachés
de nervosisme. Ils ont hérité de cette excitabilité du système
nerveux et, à la moindre cause d'excitation, un simple petit
froid devient prétexte à l'état de spasme. Lorsque vous
examinerez des adultes dont les centres seront excités, vous
pourrez souvent, par l'interrogatoire, arriver à dépister cette
laryngite striduleuse des premières années de l'existence, qui
témoignait de la prédisposition nerveuse héréditaire du sujet;
rien d'étonnant que les écarts de toutes sortes aient, dans la
suite, produit plus facilement chez notre déséquilibré des
désordres plus accentués des nerfs.

A un âge plus avancé, le larynx trahit souvent sa susceptibilité par des crises d'enrouement : la moindre fatigue, un temps
humide, etc., sont cause, chez certains sujets, de crises
d'aphonie qui sont justiciables d'un traitement local, mais qui,
en même temps, doivent attirer l'attention du praticien et lui
faire penser à l'état général.

Il en est de même de ces trachéo-bronchites à répétition,
s'accompagnant d'une sensation de picotement et de brûlure le
long de la trachée, avec expulsion de mucosités visqueuses ou
d'un liquide plus fluide, avec quintes de toux convulsive;
crises de dyspnée amenant un état inquiétant : face vultueuse,
yeux sortant de l'orbite, transpiration froide, poussées de congestion qui se font au niveau d'une muqueuse dont les nerfs
irrités amènent une vascularisation anormale et une sécrétion
exagérée des glandes bronchiques. Ces malades, ces nerveuses,
deviennent des séquestrées; elles sont si sujettes à ces accès,
qu'elles se couvrent à l'excès, portent deux et trois flanelles,
craignent de quitter leur chambre, sont de ce fait dans un état
de moiteur continu, ce qui aggrave leur mal en les affaiblissant,
et cause souvent de vrais refroidissements.

Ces poussées de bronchite spasmodique décrites par certains

auteurs sous le nom de bronchite des arthritiques avec expectoration visqueuse, constituent une des modalités de l'asthme
véritable. Cette dernière maladie si capricieuse, si particulière
dans son évolution, dans ses retours, ne peut être comprise et
envisagée avec satisfaction si on n'accepte la conception de la
déséquilibration des centres et de leurs dépendances ; seule
cette conception permet de se rendre compte des moindres
recoins de cette entité morbide.

L'asthme essentiel, dégagé de toute complication, n'est qu'une
névrose pouvant apparaître dans l'enfance, l'adolescence ou
l'âge mûr ; sa pathogénie est simple : elle consiste en une
irritation des filets du pneumogastrique qui se rendent aux
muscles qui entourent les fines ramifications bronchiques ;
irritation qui amène le spasme de ces muscles, déterminant un
état de contracture de ces tuyaux, et empêchant l'air d'arriver
au contact du sang. État de contracture analogue à celle
du larynx dans le faux-croup, à celle de l'œsophage dans l'œsophagisme, de l'urètre dans certaines rétentions d'urine spasmodiques ; état de contracture qui explique tous les symptômes :
la dyspnée, l'oppression, la sueur, etc. Sous l'influence de cette
gêne mécanique, il y a congestion vasculaire, pluie de sérosité
ou non, ce qui explique les formes humides ou sèches de
l'asthme. L'asthme est donc une névrose pure déterminée par
une excitation du pneumogastrique ; toute cause de déséquilibration des centres et de leurs dépendances, tout ébranlement
communiqué à un centre ou à un nerf périphérique, est susceptible de réveiller cette névrose : hérédité seule, adénoïdes,
odeurs variables, humidité, climat atmosphérique, poussée de
bronchite, il nous faudrait passer en revue toutes les causes
étiologiques que nous connaissons ; le lecteur n'a qu'à se
reporter à ce chapitre, et il pourra conclure, ainsi que l'observation des malades le démontre, qu'il n'y a pas une seule de ces
causes qui ne soit à même de prédisposer à l'asthme.

Cette maladie précède la migraine, l'eczéma, les vertiges, la
dyspepsie, les palpitations, les poussées rhumatismales, la goutte,
leur succède ou les accompagne. Toutes ces manifestations ne
sont-elles pas des branches du même tronc ? La migraine témoignant de l'irritation de la cellule cérébrale ; l'eczéma, de celle des
nerfs de la peau ; les palpitations, de celle des nerfs du cœur : la
dyspepsie enfin, de l'irritation du plexus solaire ; et quoi d'éton-

nant alors, puisque le système nerveux n'est qu'un par sa continuité, quoi d'étonnant alors qu'aujourd'hui ce soit la cellule cérébrale qui se mette en révolte, demain le plexus cardiaque, plus tard un nerf quelconque qui émane d'un des centres. Symptômes d'excitation isolés ou associés à d'autres signes qui varieront suivant l'organe touché fonctionnellement, et qui seront plus ou moins facilement cause de désordres organiques. Le poumon est trop directement en rapport avec le cœur pour que ce dernier, à la longue, ne manifeste quelques désordres par suite des lésions créées par l'asthme : ectasie des alvéoles et dilatation des capillaires pulmonaires, nécessitant un travail exagéré du cœur droit, hypertrophie compensatrice qui lutte afin de vaincre la résistance de la colonne sanguine, par mauvaise circulation due à la sclérose vasculaire, hypertrophie qui a des limites et qui aboutit tôt ou tard à l'insuffisance du myocarde.

Mais avant d'avoir produit des lésions irrémédiables, l'asthme n'est qu'un des effets de la déséquilibration des centres; aussi il incombe au médecin qui reconnaît cette manifestation chez un enfant (l'asthme est très commun à cet âge, et prend souvent le masque de la bronchite capillaire, avec fièvre élevée), de le considérer comme un déséquilibré de la première heure, un prédisposé, sous l'influence de la moindre cause dans l'avenir, à avoir de nouveau l'asthme ou autre chose d'analogue. Il faudra alors tâcher de corriger ce que ce système nerveux aura de vicieux : œuvre de patience, de temps, qui sera couronnée de succès si la mère a confiance dans le médecin, et si elle veut s'astreindre à mettre en pratique les détails d'hygiène et de régime qui trouveront leur place plus tard.

Si on n'a pas pris garde à ce premier avertissement, le mal est plus enraciné : les accès d'asthme se reproduiront à un âge ultérieur ; traitez la crise par les calmants que vous avez à votre disposition, dont la morphine est le meilleur, mais n'abandonnez pas votre malade ; en donnant un centigramme de morphine à votre asthmatique, vous n'avez pas fait plus que le médecin qui donne quinze grains d'antipyrine à un migraineux, ou une dose de bromure à un sujet qui a des palpitations. Cherchez la cause de cet accès d'asthme ; fouillez le passé du sujet, vous y trouverez la signature de la déséquilibration des centres : le malade aura eu des migraines, de l'insomnie, des vertiges, un état psychique particulier ; vous êtes sur la voie ;

vous apprendrez qu'il a commis des excès d'alimentation ou qu'il aura eu des préoccupations, des chagrins ; vous aurez ainsi la clé des accidents actuels ; tâchez de les supprimer ; fortifiez le système nerveux en réglant l'hygiène alimentaire de votre malade ; faites-lui comprendre l'inutilité de son alcool et de sa nourriture trop carnée, et vous aurez fait œuvre vraiment utile. En deux ou trois ans, vous aurez refait des nerfs calmes, peu excitables, physiologiques à votre sujet, comme le masseur qui rend des muscles à un paralytique. C'est question de temps, de savoir et de bonne volonté de la part de vos malades ; parlez avec autorité, avec conviction ; expliquez-leur la nature de leur mal ; vous serez écouté et vous aurez de beaux succès. Soyez certains que l'iodure et l'arsenic n'ont jamais guéri l'asthme, pas plus que tous les médicaments brevetés des quatrièmes pages des journaux. Le problème est plus complexe : la vie régulière, la santé, ne sont possibles qu'à la condition de ménager son système nerveux, et l'asthmatique qui a la prétention de vivre à sa guise en donnant libre cours à ses appétits, et qui croit corriger ce qu'il fait de mal par une dose d'iodure, se trompe autant que le goutteux qui prend, après un plat acide, du bicarbonate de soude pour neutraliser l'excès d'acide, ou encore le constipé qui croit guérir son infirmité en prenant une pilule laxative.

A côté de l'asthme, il n'y a qu'un autre symptôme fonctionnel de l'appareil respiratoire qui nous arrêtera quelques instants, en raison de sa fréquence et de son traitement : nous voulons parler de la toux. Nous ne faisons pas allusion à la toux, physiologique en quelque sorte, celle qui consiste à se débarrasser d'un corps étranger des voies aériennes, sécrétions morbides des glandes enflammées dans les différentes variétés de bronchites et de broncho-pneumonies ; la toux ici est salutaire, et l'auscultation et les autres moyens d'exploration nous expliquent et nous font saisir la raison de ce moyen de défense de l'organisme.

Il n'en est pas de même de la toux nerveuse qui constitue une secousse sans but, qui ne répond à aucun désordre réel, perceptible, des voies aériennes, l'auscultation la plus minutieuse étant incapable de déceler la moindre modification pathologique ; l'auscultation, en un mot, est négative, et pourtant cette toux est pénible, incessante, fatigante, désole la famille qui croit le sujet menacé ou atteint de tuberculose ; ce symptôme est isolé ou associé à un autre désordre des centres.

J'ai eu à donner des soins à un enfant de sept ans qui avait eu, un an auparavant, une crise aiguë d'estomac avec douleurs vives à l'épigastre; cet enfant, issu d'un père arthritique, a présenté, quelques mois après, de la constipation avec entérite membraneuse; en même temps, il avait une petite toux sèche qui n'a disparu que lorsque le système nerveux a été calmé.

J'ai connu et donné des soins à une jeune fille obèse (irritation des centres) qui avait des crises d'asthme épouvantables, les plus violentes que j'aie jamais rencontrées, avec crises de dyspnée terrifiante, face livide, etc. Cette jeune fille, pendant des années, a été sujette à cette toux sèche, véritable aboiement qui ne survenait que lorsqu'elle allait à l'église; aussitôt qu'elle en franchissait le seuil, elle était prise de cette toux énervante pour les siens et son entourage immédiat; à la fin de la cérémonie, la toux diminuait, et c'est à peine si elle toussait chez elle. Les traitements les plus variés avaient été essayés sans résultat; un jour, sans cause, la toux cessa; mais la déséquilibration se manifestait dans d'autres sphères sous forme de maux de tête violents et de crises d'asthme : la famille ne manqua pas de dire que le mal s'était déplacé.

Une autre de mes malades, excitable à l'extrème, véritable pile électrique, excessive dans la joie et dans le chagrin, a été sujette, pendant des années, à une petite toux sèche, brève, laryngée, suivie d'un bruit spécial « krout krout », afin de se débarrasser d'un corps étranger imaginaire ; avec l'âge, ce tic nerveux respiratoire s'amenda sans disparaître complètement; la malade appartient à une famille dont tous les membres présentent quelques stigmates de déséquilibration des centres.

Chez les enfants, ce symptôme est également fréquent et peut dépendre de la présence de végétations adénoïdes, de l'existence de vers intestinaux ou d'une irritation préputiale. Chez les adultes, la dyspepsie, c'est-à-dire l'excitation du plexus solaire, est souvent cause de la toux, et Peter l'a dit excellemment : « Vous verrez des malades qui toussent dès qu'ils ont mangé; vous en verrez d'autres qui toussent parce qu'ils ont mangé, et qui vomissent alors qu'ils toussent; vous en verrez d'autres enfin qui, ayant mangé, toussent, vomissent et palpitent. » L'explication en est simple : l'excitation du pneumogastrique, au niveau de la muqueuse stomacale, a déterminé, par excitation réflexe, celle des filets du pneumogastrique, bronchique et cardiaque, d'où la toux et les palpitations. N'est-il pas vrai que tout à une cause? Notre ignorance seule nous fait passer souvent à côté de la vérité.

Quoi qu'il en soit, rappelez-vous que la toux est un des symptômes fréquents de l'irritation des centres, susceptible de se faire voir sous l'influence d'une cause d'excitation quelconque du système nerveux; toux à caractères spéciaux, variable comme intensité et durée, toujours inexplicable par l'auscultation qui est muette; cette toux nerveuse n'est pas l'apanage des déséquilibrés seulement; toute cause d'irritation nerveuse est susceptible de lui donner naissance, et tout clinicien consommé connaît la toux sèche nerveuse, sans cause anatomique, qui se fait voir dans beaucoup de maladies fébriles l'après-midi, au moment de la poussée thermique : le malade tousse en raison de ses nerfs qui sont excités par le haut degré de fièvre. Qui ne connaît enfin la petite toux sèche, révélatrice d'une hépatite de la convexité, par irritation des phréniques et du pneumogastrique.

A la suite de la coqueluche, maladie spécifique et contagieuse, il persiste souvent une hypertrophie des ganglions trachéo-bronchiques, lesquels sont susceptibles d'expliquer la longue durée de cette toux coqueluchoïde, par irritation mécanique du pneumogastrique ou du nerf laryngé. Quelquefois le malade, en dehors de toute altération de ses ganglions, est pris de cette toux spasmodique, le système nerveux ayant, en quelque sorte, gardé l'habitude de cette toux caractéristique qui se réveille à la moindre occasion, au moindre froid.

A côté des désordres sensitifs, moteurs et sécrétoires de l'appareil broncho-pulmonaire, nous devons une mention particulière aux troubles vaso-moteurs susceptibles de se montrer dans des conditions bien différentes et très utiles à connaître pour le praticien.

Le système capillaire du poumon est le siège de phénomènes vaso-constricteurs et vaso-dilatateurs, grâce aux filets vaso-moteurs émanés du plexus pulmonaire lequel, comme vous le savez, est formé par les nerfs pneumogastrique et grand sympathique. Ce nerf pneumogastrique, un des plus importants de l'économie, contribue à la formation de trois plexus importants : le cardiaque, le pulmonaire et le solaire. C'est vous dire combien ces trois organes : cœur, poumon et estomac, peuvent s'influencer réciproquement. Rappelez-vous, d'autre part, que toutes les impressions nerveuses peuvent venir, d'un point quelconque du corps, se réfléchir sur le solaire, et se porter sur le territoire des plexus pulmonaire et cardiaque.

C'est ainsi que les choses se passent dans les accidents cardiaques d'origine stomacale décrits par Potain et Barié : dyspnée, angoisse respiratoire et précordiale, douleur angineuse, etc.; c'est ainsi également, qu'à la suite de phénomènes douloureux du côté de l'abdomen dans la lithiase biliaire, il y a des phénomènes de vaso-constriction intenses dans le réseau pulmonaire, et consécutivement de la dilatation aiguë du cœur droit, ainsi que l'a signalé Potain.

Je vous conseille de lire la 134e leçon clinique de Peter, intitulée : « Phlegmatia alba dolens. Embolie pulmonaire. Angine de poitrine pulmonaire » ; vous verrez la part importante que l'auteur attache à ces trois plexus, et comment il explique la mort subite dans l'embolie pulmonaire : mort non pas toujours attribuable à l'asphyxie, mais, à l'arrêt du cœur, par inhibition du plexus cardiaque par les filets vaso-moteurs du plexus pulmonaire. La douleur viscérale et ses conséquences sont analysées d'une façon merveilleuse par cet observateur doué d'un très grand sens clinique.

Les phénomènes vaso-moteurs du réseau capillaire pulmonaire vous expliquent ces congestions du poumon d'ordre réflexe survenant après l'ingestion de liquides glacés (irritation partie du plexus solaire), ou après une suppression des règles, suite de refroidissement ou émotion (irritation partie du plexus ovarique). Ces congestions pulmonaires réflexes d'origine utéro-ovarienne ou gastro-intestinale ne sont pas très rares, et je vous conseille de lire le chapitre intéressant que leur consacre Huchard dans ses *Consultations Médicales* : vous y verrez tout ce qui a trait à ces congestions par paralysie vaso-motrice.

J'aurai souvent occasion, au cours de cette étude, de vous parler du rôle des microorganismes et de leurs toxines sur le système nerveux; mais je ne puis laisser passer cette occasion sans vous dire deux mots de l'action nocive du microbe de Pfeiffer ou de sa toxine sur le plexus pulmonaire, et particulièrement sur ses filets vaso-moteurs donnant naissance à ces foyers de congestion pulmonaire passive décrite admirablement par Huchard sous le nom de congestion vago-paralytique, évoluant d'une façon torpide, sans fièvre, latente, reconnaissable seulement à l'auscultation qui permet de découvrir une zone de râles crépitants fins et moyens, perceptibles à la fin de l'inspiration ; congestion passive due à une déséquilibration des filets vaso-moteurs du plexus pulmonaire. Je les ai rencontrées bien souvent, ces formes anormales de la grippe, chez des déséquilibrés anciens ou récents, au cours des dernières épidémies d'influenza, et je vous le dis, fort de mon expérience, malgré l'autorité incontestée de certains de nos maîtres, contre cette déséquilibration du plexus pulmonaire évoluant sans fièvre, sans fièvre, je le souligne, tous les toniques nervins ou autres ne valent pas un large vésicatoire qui réveille l'état de torpeur du plexus et qui rapidement rétablit la circulation. Duclos de Tours vante également le même traitement dans les bronchites étendues des arthritiques.

Le même mécanisme, la vaso-constriction ou la vaso-dilatation explique ces fluxions sanguines qui peuvent aller jusqu'à l'hémoptysie véritable décrite par certains auteurs sous le nom d'hémoptysie des arthritiques ; enfin, encore et toujours, les phénomènes vaso-moteurs par irritation nerveuse, déterminant ces hémorragies pulmonaires ou bronchiques profuses, dues à quelques granulations tuberculeuses disséminées, à opposer aux hémoptysies de la période terminale de la phtisie, dues à la rupture d'un anévrysme capillaire dans une caverne.

Signalons, en terminant ce chapitre, un phénomène fréquent d'irritation des centres, d'origine bulbaire. Certains malades ont la respiration courte, superficielle, fréquente, puis, sans raison, tout rentre dans l'ordre ; un peu plus tard, sous l'influence d'une émotion, après un repas, les mêmes accidents se reproduisent. D'autres ont la sensation qu'ils n'ont pas assez d'air dans leurs poumons et, de temps à autre, font une inspiration profonde, suivie d'une expiration prolongée accompagnée d'un « soupir à fendre des roches », comme disait un mari à sa femme qui exhalait des plaintes perpétuelles. Enfin certains malades accusent un poids au niveau de la poitrine, une sorte d'étau qui les comprimerait et qui gênerait l'expansion pulmonaire.

Tels sont les symptômes principaux susceptibles de se pré-

senter isolément, ou associés à d'autres désordres nerveux ;
mais, ce qu'il importe de retenir, c'est ceci : qu'il s'agisse
d'hémoptysie, d'oppression, de dyspnée, de toux, il est important d'examiner à fond son malade et de ne pas conclure *a
priori* à la déséquilibration nerveuse ; l'étude attentive du sujet,
son hérédité, ses antécédents, la présence ou l'absence de fièvre,
l'exploration minutieuse de sa poitrine par la percussion et
l'auscultation seront les seuls moyens d'asseoir un diagnostic
positif, et de ne pas passer à côté d'une tuberculose naissante,
d'une pleurésie insidieuse, de quelque anévrysme latent, ou
enfin de ne pas prendre une dyspnée toxi-alimentaire pour une
simple crise d'asthme.

CHAPITRE XII

DÉSORDRES FONCTIONNELS DE L'APPAREIL.

I

DÉSORDRES FONCTIONNELS DU CŒUR.

Sommaire. — Le plexus cardiaque ; anatomie et physiologie. — Le cœur est directement sous la dépendance nerveuse du plexus cardiaque qui lui envoie des filets sensitifs moteurs et vaso-moteurs. — La douleur de cœur n'est souvent qu'une névralgie intercostale. — La cardiodynie. — L'hypertrophie du cœur de la croissance. — Les palpitations. — La tachycardie. — Le pouls émotif. — Le ralentissement des bruits du cœur. — L'angoisse cardiaque. — Les faux-pas et les intermittences du cœur. — L'arythmie. — Les bruits de souffle. — La dilatation passagère du cœur droit par action réflexe, décrite par Potain. — Les troubles fonctionnels du cœur sont les mêmes que ceux qui dépendent d'une lésion organique. — Le diagnostic dépend d'un bon examen et de l'interprétation rigoureuse des phénomènes présentés par le malade. — Les troubles fonctionnels du cœur et la mort subite. — Observation d'un cas de mort par arrêt du cœur dû à une frayeur. — Diagnostic de la cause de la déséquilibration du cœur.

L'appareil circulatoire doit être bien connu du praticien dans son fonctionnement physiologique et ses désordres nerveux et organiques, car le moindre phénomène de ce côté attirera l'attention du malade qui se croira atteint d'une maladie du cœur, et il faut au clinicien une expérience consommée pour rassurer le sujet et le traiter.

Il n'y a pas de désordres qui réclament plus l'attention du médecin, car c'est là surtout qu'il peut beaucoup pour calmer le moral du patient. J'ai connu un jeune homme, qui me touche de près, qui a eu à l'âge de dix-huit ans, sous l'influence de la croissance d'une part, de l'usage du tabac d'autre part, et d'écarts dans le régime alimentaire, des désordres cardiaques caractérisés par des palpitations, des sensations de cœur gros et des arrêts du cœur ; il fut adressé à un confrère des plus distingués. Quelques jours après, la mère du malade, toute inquiète, le rencontre et lui demande : « Docteur, avez-vous examiné mon fils? Que pensez-vous de son état? Croyez-vous qu'il puisse mourir subitement? » Le confrère, levant les yeux au ciel, lui répondit avec un air sinistre : « Madame, Dieu seul le sait ». J'ai eu toutes les peines du monde à rassurer cette pauvre mère qui était littéralement affolée par ce pronostic sombre, qui découlait d'un diagnostic incertain.

Au niveau de la partie moyenne de la poitrine, derrière cet os appelé le sternum, entre les poumons, existe un carrefour nerveux : le plexus cardiaque formé par la réunion des nerfs pneumogastrique et grand sympathique, d'où partent les filets terminaux qui se portent au cœur, où ils se ramifient et s'anastomosent avec des fibres émanant des ganglions nerveux du myocarde. Le pneumogastrique et le grand sympathique sont les deux nerfs du cœur : le premier ayant la propriété de ralentir ses battements, le second de les accélérer, ainsi que cela a été démontré par les expériences de physiologie; à l'état normal, il y a équilibre des deux nerfs et rythme régulier. Mais ce qu'il faut surtout retenir, c'est que ces nerfs ne représentent pas des troncs isolés, indépendants : par suite de leurs communications et de leurs anastomoses avec d'autres nerfs et de ces derniers avec d'autres encore, il se fait que, par anastomoses éloignées, le point le plus distant du cœur est susceptible d'influencer par action réflexe l'innervation cardiaque.

Le cœur possède un système artériel, les artères coronaires qui assurent la nutrition de son muscle : système artériel possédant, comme tout l'arbre vasculaire, des nerfs vaso-constricteurs et vaso-dilatateurs également tributaires du plexus cardiaque. Le cœur, avec son appareil circulatoire nutritif et son système nerveux, bien avant la naissance jusqu'à la mort, bat régulièrement, pour lancer, dans toutes les parties du corps, le liquide nourricier qui porte la vie à tous nos organes et qui, en même temps, par ses cavités droites, envoie le sang veineux se régénérer au niveau des poumons. Merveille de la création par son mécanisme, son jeu et ses qualités physiologiques, il n'y a pas d'organe plus susceptible aux mille influences nerveuses qui l'entourent, et l'observation journalière donne raison à ce grand clinicien Peter, qui disait que le cœur physique était doublé d'un cœur moral.

A l'état normal, avons-nous dit, le sujet sain, au système nerveux bien pondéré, bien équilibré, ne doit pas savoir qu'il possède un cœur ; cet organe ne doit pas révéler sa présence, excepté à l'occasion d'un effort, d'une course exagérée qui, en amenant des contractions rapides, laisse le sujet percevoir ses battements ; de même une frayeur, une grande joie peuvent, par communications des centres supérieurs avec le plexus cardiaque, amener la perception des sensations cardiaques. Ce sont là des causes physiologiques dont les effets immédiats doivent prendre fin avec la suppression de ces mêmes causes. Ce qui constitue l'état de déséquilibration, c'est la persistance des désordres cardiaques, malgré que la cause soit insignifiante, hors de proportion avec les effets ou leur répétition, quoique la cause n'agisse plus.

Fonction physiologique, désordres fonctionnels, désordres organiques, telles sont les trois étapes des multiples symptômes relevant de ce centre vasculaire, président de tout l'arbre artério-veineux. Présentons au lecteur les différents aspects sous lesquels se manifestera à lui le déséquilibré du cœur.

Les désordres cardiaques fonctionnels peuvent être de deux sortes : perceptibles par le malade ou par le médecin seulement.

Certains sujets se plaignent de souffrir de leur cœur ; il faut, avant tout, par l'examen de la paroi costale, bien s'assurer si cette douleur est extra ou intra-cardiaque. Très souvent, le ou la malade a une névralgie intercostale révélée par la douleur au niveau du côté sous le sein gauche ; le nerf est douloureux à la pression du doigt, comme il l'est par l'ébranlement communiqué à la paroi par le choc du cœur, et le malade, entré cardiaque dans votre cabinet, en ressort, à sa grande joie, névralgique ; il n'en reste pas moins un déséquilibré, mais par névralgie intercostale, par douleur extra-cardiaque.

Il n'en est pas de même de la douleur intra-cardiaque, véritable douleur profonde du muscle du cœur, dont l'analyse a été admirablement faite par Peter, et qu'il décrit sous le nom de cardiodynie ou gastralgie du cœur. Douleur angoissante, pénible, qui a été éprouvée par tous ceux qni ont été dans le malheur, par ceux qui ont perdu un être cher ; ces malades soutiennent leur cœur avec leurs deux mains, comme s'il allait leur échapper, ils éprouvent une sensation de gonflement, de plénitude, comme si le cœur était à l'étroit dans la poitrine. J'ai le cœur gros, disent-ils avec raison ; d'autres vous diront : « Il me semble qu'on m'arrache le cœur, qu'il est comprimé violemment par une main de fer » ; phénomène, quelquefois isolé, pouvant s'accompagner de pleurs, de sanglots entrecoupés de respirations profondes et de soupirs ; sensation indéfinissable, pénible, ressentie par tous ceux qui sentent et que soulage seulement une abondante émission de larmes. Ce symptôme est seulement défini par le sujet; il en a seul notion, car, à ce moment précis où il éprouve le plus d'angoisse, son pouls peut être calme et l'auscultation démontre la régularité de son rythme cardiaque. C'est là le type de ce désordre fonctionnel : la douleur du cœur.

L'hypertrophie du cœur, baptisée hypertrophie de croissance par certains auteurs, est un trouble de l'adolescence qui, à mon avis, ne reconnaît comme cause, le plus souvent, que le surmenage physique (marches forcées des jeunes soldats), les excès génitaux, si fréquents à cet âge, et l'abus des excitants, veilles, jeux, thé, café, tabac surtout, amenant comme symptômes des palpitations avec sensation de cœur gros et douloureux. Avec la suppression de la cause, le cœur reprend ses dimensions et il est exceptionnel que ce simple trouble fonctionnel soit le prélude d'une lésion cardiaque organique.

Certains malades se plaignent de palpitations ; ils sont tourmentés continuellement ou à certaines heures de la journée, après les repas, la nuit, ils sentent leur cœur battre rapidement ; couchés sur le côté gauche, ils entendent ses contractions avec un bruit métallique ; leur cœur bat dans l'oreille ; anxieux, ils s'asseyent sur leur lit, placent leur main sur la région précordiale, laquelle est soulevée par les expansions de l'organe ; ils éprouvent une angoisse pénible sans souffrance véritable ; le cœur n'est pas douloureux ; ici c'est la cellule cérébrale qui fait tous les frais ; une sueur froide, quelques nausées ; un peu d'éther ou d'eau de mélisse, puis tout rentre dans l'ordre jusqu'à ce qu'une nouvelle crise survienne. Dans ces cas, si le médecin est à côté du malade, il peut constater que le pouls bat rapidement : cent, cent vingt, cent trente pulsations à la minute; les bruits du cœur, à l'auscultation, sont rapides, mais réguliers ; véritable affolement cardiaque ; le cœur est emporté, les bruits valvulaires sont éclatants, métalliques et font mal à l'oreille.

D'autres malades n'ont pas de crises de palpitations ; ils ne sentent pas leur cœur; malgré tout, l'examen, pratiqué à n'importe quelle heure, fait constater un pouls à cent ou cent vingt à la minute, et cela dure pendant des jours et des semaines, jusqu'à ce que le calme renaisse dans les sphères nerveuses. Dans ce dernier cas, je le répète, alors même que le sujet a cent vingt pulsations à la minute, il ne se rend pas compte de l'accélération de son cœur, et il ne se plaint pas de palpitations.

Cette tachycardie par crises ou continue, en dehors de toute cause d'excitation active, c'est-à-dire survenant à l'état de repos, est extrêmement fréquente chez nos déséquilibrés. Qu'il me soit permis de mettre le lecteur en garde contre une cause d'erreur possible : lorsqu'on s'approche d'un malade qui ne vous connaît pas, que l'on examine pour la première fois, il arrive souvent que, par suite de la frayeur, de l'émotion, de l'anxiété de ce que le médecin pourra trouver, le nombre de pulsations augmente au point que le cœur bat cent vingt ou cent trente fois à la minute; n'en dites rien au sujet, ne concluez pas surtout, causez avec votre malade; dix minutes après, lorsque vous aurez gagné sa confiance, prenez son pouls qui marquera quatre-vingts ou quatre-vingt-dix à la minute : vous aviez affaire à un pouls émotif et non aux formes que nous étudions. J'ai souvent fait cette expérience, même avec mes malades ordinaires : à mon arrivée dans la chambre, je prenais le pouls qui marquait cent; à la fin de la visite, il n'y avait plus que quatre-vingts pulsations à la minute.

Le ralentissement des bruits du cœur est un phénomène exceptionnel et, pour ma part, je ne l'ai jamais rencontré, excepté dans les cas de syncope nerveuse dont nous avons parlé à un chapitre précédent. Comme dans tous les états syncopaux, les pulsations du cœur peuvent diminuer en nombre et en intensité, et le pouls, vous dira le profane qui accourt pour vous chercher, est remonté jusqu'au bras : « Venez vite, Docteur. » En dehors de ces cas et du pouls lent qui se montre dans la convalescence des maladies infectieuses et pendant le post-partum, le ralentissement du cœur doit vous préoccuper car il est rarement, très rarement un signe de trouble fonctionnel; cherchez-en la raison, surtout si votre sujet est âgé et artério-sclereux, et pensez au pouls lent permanent, ou maladie de Stokes-Adams.

Les malades, au cours de leurs doléances, vous diront souvent qu'ils éprouvent des sensations particulières : certains se plaindront que leur cœur est comme figé, qu'ils s'attendent à le voir s'arrêter d'un moment à l'autre; d'autres éprouvent un vide au cœur, comme si le sang se portait à la périphérie du corps; d'autres, enfin, accusent des faux-pas, des intermittences ou une sorte de folie du cœur, dont ils ont parfaitement conscience et qu'ils vous dépeignent très bien.

Ces troubles sont de deux ordres : les uns sont imaginaires, certains sont réels, enfin quelquefois ces troubles existent sans que le sujet le devine. Certains malades, avons-nous dit, éprouvent une sensation particulière de vide au cœur, avec ou sans angoisse; vous les examinez et vous ne constatez rien qui puisse expliquer ce que votre malade éprouve; l'auscultation la plus minutieuse reste négative. Dans d'autres circonstances, tout en écoutant le récit que vous fait le malade, vous lui prenez le pouls : en même temps qu'il accuse le faux-pas, vous sentez qu'une pulsation manque, ou encore, s'il s'agit de cette folie du cœur qu'on nomme arythmie, vous percevez des désordres du pouls. L'auscultation vous confirme ce que l'artère radiale vous avait appris, en vous faisant reconnaître des intermittences plus ou moins rapprochées, ou des désordres dans le rythme cardiaque : l'arythmie ou folie du cœur. Ces sensations sont extrêmement pénibles pour le malade, surtout, lorsque comme cela arrive parfois, elles sont accompagnées de phénomènes d'angine de poitrine.

J'ai connu une dame déséquilibrée à l'extrême qui présentait des désordres de toutes ses sphères nerveuses et, en particulier, des crises de souffrance cardiaque. Grande nerveuse, sujette à des poussées continuelles de trachéo-bronchite spasmodique, elle était prise, sous l'influence de la moindre émotion, d'un repas, d'une période menstruelle, de crises d'angine de poitrine des plus intenses avec sensations étranges au cœur; elle poussait des cris, devenait congestionnée, avec respiration haletante; le tout durait, avec plus ou moins d'intensité, pendant deux à douze heures. Deux ou trois jours après, il aurait été impossible de soupçonner le drame qui s'était joué au niveau de ce cœur; le pouls était devenu calme, régulier, à quatre-vingts. La première fois que j'avais été appelé auprès de cette dame, j'avais porté un pronostic des plus sévères en raison des phénomènes d'auscultation : il existait une arythmie très accentuée, analogue à celle de certaines myocardites avancées ou à celle de certains rétrécissements de l'orifice mitral à une phase ultime. Lorsque je revis la malade, deux jours après, je ne pouvais en croire mes oreilles et je me demandai si je n'avais pas été le jouet d'une illusion. Dans la suite, j'ai été appelé à constater quinze à vingt crises semblables chez cette déséquilibrée de haute marque, mais non hystérique, qui n'a été calmée que par un ou deux vésicatoires et un traitement approprié.

Ces désordres dans le rythme cardiaque ne sont pas toujours perceptibles par le malade. Je donnais des soins, il y a deux ans, à un jeune homme de quinze ans pour une hypertrophie des amygdales que je traitais par l'ignipuncture. Par hasard, sans raison, je lui pris un jour le pouls, et je fus frappé d'une arythmie intense que me confirma l'auscultation, mais dont le sujet n'avait nullement conscience. Je confessai le jeune collégien qui m'avoua qu'il fumait et autre chose encore. Une bonne morale et quelques conseils suffirent à remettre ce cœur en bon équilibre.

L'auscultation du cœur, chez nos déséquilibrés, peut donc nous faire constater un organe fonctionnant régulièrement avec des bruits bien frappés, de l'accélération des bruits du cœur avec claquement métallique, des intermittences du cœur, des faux-pas, ou enfin de l'arythmie. Ce n'est pas tout : nous pouvons également constater un bruit de souffle à un des orifices cardiaques. Ce n'est pas ici que nous entreprendrons la tâche de poser les règles qui permettent au médecin de différencier les souffles cardiaques fonctionnels des souffles organiques et extra-cardiaques ; qu'il nous suffise de dire qu'on peut rencontrer au cœur des souffles à tous les temps, à la pointe comme à la base et à tous les orifices, mais surtout à la base, des souffles sus-mamelonnaires qui relèvent d'un état de dénutrition qui peut être l'aboutissant extrême de la déséquilibration des centres. On peut rencontrer des souffles extra-cardiaques que l'on reconnaîtra aux caractères qui leur sont propres ; on peut aussi trouver des souffles de dilatation passagère des cavités cardiaques, par action réflexe d'un organe abdominal sur les capillaires du poumon, comme l'a démontré Potain ; enfin (ici le problème devient plus délicat et réclame toute l'attention du praticien), on peut reconnaître une lésion organique mitrale ou aortique chez un sujet déséquilibré. Au clinicien, après l'étude détaillée de son malade, à faire la part des désordres purement fonctionnels et de ceux qui relèvent de la lésion organique.

Ce qu'il y a d'intéressant dans cette étude, c'est que la plupart des troubles fonctionnels présentés par un malade sont susceptibles d'être produits par une lésion organique; les palpitations peuvent être aussi bien un trouble fonctionnel qu'un trouble dépendant d'une lésion mitrale. Hélas! je dois le dire, ce diagnostic n'est pas toujours fait, et il suffit que le malade se plaigne de palpitations pour qu'on se rue sur la digitale, si nuisible pourtant dans ces cas; la tachycardie, par accès ou continue, peut être purement fonctionnelle ou dépendre d'une artério-sclérose à la phase pré-scléreuse d'hypertension; l'arythmie, de même, peut être un simple trouble nerveux ou un symptôme avancé d'une myocardite avec imminence d'asystolie; enfin, les souffles témoignent d'un trouble momentané, ou sont l'indice de quelque ancienne atteinte de rhumatisme ou d'une infection quelconque ayant déterminé des lésions valvulaires irrémédiables.

Ce diagnostic est facile, possible dans presque tous les cas avec de l'attention, un bon examen clinique, un interrogatoire bien conduit, un malade, enfin, bien étudié. Cette peine ne sera pas vaine lorsque vous verrez la satisfaction de votre malade, convaincu que ses désordres sont purement fonctionnels ; vous pourrez ainsi rendre le calme et la joie à certains malades qui se croyaient voués à une mort prochaine et subite. Dans votre clientèle, après une mort retentissante, la mort subite d'une personnalité en vue, beaucoup de vos malades nerveux, vos déséquilibrés avec palpitations ou autres troubles quelconques du cœur, viendront à vous affolés, soutenant leur cœur, et vous demandant s'ils ne sont pas exposés à mourir subitement... comme Monsieur X..., ajouterez-vous ? Vous pouvez beaucoup; vous êtes tout-puissant pour les rassurer ; votre rôle de consolateur est sans bornes et vous dédommagera du chagrin que vous éprouverez, lorsque, malgré vos soins et votre dévouement, vous n'arriverez pas à arracher à la mort de beaux jeunes gens au cours d'une fièvre typhoïde ou d'une pneumonie.

Si votre examen vous a fait découvrir une lésion cardiaque, ménagez le système nerveux de votre client, et ne lui dites pas, comme j'ai vu un confrère le faire : « Monsieur, vous êtes exposé à mourir subitement ». Qu'il s'agisse d'un trouble fonctionnel ou d'une lésion organique quelconque, rappelez-vous, avant tout, que vous êtes un consolateur avant de songer à guérir; une bonne parole, un encouragement valent mieux que toutes les potions; vous serez apprécié de vos malades et vous les guérirez. Cette recommandation n'est pas banale lorsqu'elle s'applique à cette catégorie de malades : les déséquilibrés de l'esprit.

Les troubles fonctionnels du cœur sont-ils susceptibles, en dehors de l'angine de poitrine qui nous occupera dans un instant, d'amener la mort du sujet? En un mot, le déséquilibré du système nerveux est-il exposé à mourir subitement par arrêt du cœur? Voici ce que nous avons à dire à ce sujet: L'évolution des troubles fonctionnels du cœur n'est pas toujours aussi simple qu'on le croit et, dans certains cas, on a vu ces accidents se terminer par la mort, en dehors de toute altération organique recherchée vainement à l'autopsie. Lancereaux, dans ses *cliniques*, cite plusieurs cas, « dont deux où la mort est survenue peu de temps après le repas par le fait d'une syncope, comme l'a prouvé l'état de vacuité presque absolu des cavités cardiaques et l'absence de tout désordre matériel pouvant rendre compte de la mort ». Cet auteur ajoute « que les faits de ce genre ne sont pas rares, et qu'il y a même lieu d'y faire entrer un certain nombre de prétendus cas de mort par hypertrophie cardiaque ou par rupture d'anévrysme. Ils sont d'ailleurs à rapprocher de ceux qui succèdent à un coup sur l'épigastre ou encore à l'ingestion brusque d'une certaine quantité d'eau froide. Ces cas de mort instantanée sont relativement communs. Aucun désordre anatomique ne venant donner l'explication de la mort subite, celle-ci doit être cherchée dans une excitation nerveuse qui, se réfléchissant sur le pneumogastrique, arrête le cœur en état de systole, et parfois aussi la respiration, comme Paul Bert l'a montré par des expériences décisives ».

J'ai souvenance, pendant mon internat, d'un cas de mort subite causée par ce mécanisme, due à une frayeur : ce qui prouve que si l'on ne meurt pas de plaisir, on peut mourir de peur. Il s'agissait d'un jeune homme de vingt-deux ans entré à l'hôpital pour une pleurésie droite avec faible épanchement, sans abaissement du foie ni déviation du cœur. Après un traitement médical qui n'avait pas donné de résultat, on annonça au malade qu'on lui ferait une ponction le lendemain; il pâlit immédiatement et refusa toute intervention ; le lendemain, néanmoins, il finit par consentir mais présenta, pendant les préparatifs nécessaires à cette petite opération, un état d'agitation extrême avec pâleur et sueurs froides. On le mit en position demi-assise ; un aide lui releva le bras droit ; l'opérateur cherche son point de repère, y appuie l'ongle, et prenant l'aspirateur de la main droite, il applique le trocart sur la peau avant de donner la pression nécessaire pour l'enfoncer. A ce moment suprême, le malade pousse un cri et s'affaisse : il était mort. L'autopsie fut faite avec un soin extrême et ne révéla rien ; aucune altération organique ne pouvait expliquer cette mort subite ; la frayeur intense, le contact du trocart sur la peau avaient amené un réflexe sur le pneumogastrique, déterminant l'arrêt du cœur.

Le même mécanisme explique les cas de mort subite au début de la chloroformisation. A peine a-t-on placé la compresse au-devant du nez du malade que le cœur cesse de battre : syncope cardiaque réflexe, dont le premier anneau est le nerf sensitif de la pituitaire impressionné par l'odeur du chloroforme, et le dernier, le pneumogastrique qui, par inhibition, amène l'arrêt du cœur. Ainsi que le disait Pierre Delbet récemment, à la Société de Chirurgie (séance du 15 janvier 1902), lors de la discussion qui eut lieu au sujet de la mort par le chloroforme, ces cas de syncope mortelle relèvent moins de l'anesthésique que de la frayeur ou de l'état moral du patient, et ne sont nullement comparables à la mort survenant à la fin d'une opération, et dont la cause dépend d'un état cachectique par insuffisance organique, d'une trop grande perte de sang ou du chloroforme donné en excès.

Que mes lecteurs se rassurent surtout. Il me fallait, pour être complet, signaler ces faits de syncope mortelle par inhibition ; mais ces accidents sont exceptionnels en dehors d'une lésion organique du cœur ou de l'aorte.

Si vous avez reconnu que votre malade ne présente que des troubles purement fonctionnels, votre tâche n'est qu'à demi-accomplie ; votre thérapeutique est frappée d'insuccès, si vous n'arrivez pas à reconnaître la cause qui a amené les désordres que vous constatez. Examinez soigneusement votre malade, confessez-le, et vous étiquetterez : déséquilibration du cœur par surmenage cérébral ou médullaire, par excès génitaux, par abus de thé, de café ou d'alcool, par irritation du plexus solaire

due à une mauvaise hygiène alimentaire, troubles fonctionnels
d'origine stomacale (les faux-cardiaques de Huchard) par irritation hépatique, intestinale, utéro-ovarienne, par uricémie, etc.,
par infection microbienne au cours des maladies, à leur phase
d'invasion et d'état, ou par action des toxines pendant la convalescence.

II

L'ANGINE DE POITRINE.

SOMMAIRE. — Le plexus cardiaque. — Ses branches afférentes, le pneumogastrique et le grand sympathique, le mettent en communication avec tout
l'organisme. — Ses branches efférentes se portent au cœur, assurant la
nutrition du myocarde et la circulation du sang dans les coronaires. —
Causes étiologiques susceptibles d'irriter le plexus cardiaque. — Causes
d'excitation agissant directement sur le plexus ou indirectement par l'intermédiaire du liquide sanguin. — Les causes susceptibles d'irriter le plexus
cardiaque sont précisément celles qui peuvent déterminer l'artérioscIé-
rose. — L'angine de poitrine est un syndrome qui survient chez un individu sain au point de vue vasculaire, ou chez un scléreux. — La pathogénie
de la mort subite réside dans cette distinction capitale. — Symptômes de
l'angine de poitrine. — Les irradiations douloureuses sont commandées par
la loi d'irradiation des plexus. — Les phénomènes cardiaques concomitants
dépendent de la participation ou non du pneumogastrique et du sympathique. — Huchard n'admet que deux variétés d'angine de poitrine : la
fausse angine névralgique et la véritable, celle qui tue : l'angine de cause
coronarienne. — La clinique et l'anatomie pathologique sont contraires à
cette division. — L'angine de poitrine n'est que la localisation de la déséquilibration du système nerveux sur le plexus cardiaque. — Il n'y a qu'une
angine de poitrine, mais il y a des angineux. — Mécanisme de la mort
subite au cours du syndrome angine de poitrine. — Deux observations
qui permettent de résumer tout ce qui précède. — Prophylaxie de ce syndrome, si bénin à la phase fonctionnelle de la déséquilibration nerveuse,
si dramatique à la phase organique.

Il nous reste, pour terminer, à nous occuper d'un syndrome
que l'on rencontre souvent chez les déséquilibrés du système
nerveux : nous voulons parler de l'angine de poitrine.

Névralgie du plexus cardiaque, bien connue par ses caractères cliniques, par ses irradiations douloureuses, par ses
causes multiples, cette entité morbide, ou mieux ce syndrome,
a vivement préoccupé tous les cliniciens en raison de sa terminaison possible : la mort subite. Aussi, on peut dire que
chacun s'est passionné pour l'étude de cette maladie, cherchant
à éclairer sa pathogénie et à trouver la raison de ce complexus
clinique si bénin parfois, si terrifiant, si dramatique souvent.

Par nos lectures, par l'observation de nos malades, par l'idée
que nous nous faisons du fonctionnement du système nerveux
chez l'individu sain et chez ceux atteints d'affections organiques,
nous nous croyons en état de prendre part à ce débat et
d'exposer notre opinion sur la nature de l'angine de poitrine.

Le plexus cardiaque, avons-nous dit, est formé d'un lacis
nerveux dont le but final est de se porter au cœur, où les terminaisons extrêmes des deux nerfs pneumogastrique et grand
sympathique qui constituent ce plexus, doivent assurer la nutrition du muscle cardiaque et des artères qui cheminent dans
son épaisseur, constituant les nerfs nourriciers de la fibre musculaire et les nerfs vaso-moteurs. Nerfs pneumogastrique et
grand sympathique, par leurs communications et leurs anastomoses, sont en rapport plus ou moins immédiat avec tous
les centres nerveux, plexus et nerfs de l'organisme, de sorte
que, si l'on représente le plexus cardiaque comme un centre,
un point terminus, on peut admettre qu'on pourra y arriver
en partant d'un point quelconque du corps, en cheminant le long
des troncs nerveux et de leurs anastomoses les plus minuscules
(rappelez-vous la comparaison du filet du pêcheur). On arrivera
également au plexus cardiaque en partant des extrémités des
expansions fournies par ce même plexus au niveau du
cœur.

Ce qui revient à dire que toute cause d'excitation au niveau
du cœur lui-même, de la muqueuse broncho-pulmonaire, de
l'estomac (domaine du pneumogastrique), ou de tout autre
organe, par l'intermédiaire des plexus ou de leurs dépendances,
sera susceptible d'amener le syndrome : angine de poitrine. Par
conséquent, toutes les causes que nous connaissons déjà,
capables d'amener la déséquilibration des centres, sont susceptibles, au même titre qu'elles pourraient amener de l'asthme
(irritation du pneumogastrique pulmonaire), des crampes d'estomac (irritation du plexus solaire), des coliques intestinales
(irritation du plexus mésentérique), des douleurs ovariennes
(irritation du plexus lombo-aortique), de déterminer également
de l'angine de poitrine par irritation du plexus cardiaque.
Émotions, surmenage cérébral, chagrins, préoccupations
d'affaires, alcoolisme, tabagisme, excès alimentaires, maladies
diathésiques, saturnisme, syphilis, impaludisme, diabète,
goutte, maladies infectieuses, toutes sont susceptibles, soit

dircctement par l'intermédiaire de l'excitation nerveuse simple, soit indirectement par l'intermédiaire de l'adultération du liquide sanguin, qui, en définitive, nourrit le système nerveux, d'influencer le plexus cardiaque et de l'exciter.

Rappelez-vous, d'autre part, que l'adultération du liquide nourricier, du sang, par ces causes que nous venons de passer en revue, si elle peut déterminer des troubles dans les organes qu'il est appelé à nourrir, amènera plus facilement encore des désordres dans les canaux dans lesquels ce liquide circule, et d'où ils puisent leurs éléments de nutrition : contact, d'une part, et nutrition, d'autre part, expliquent que ces canaux, ces artères sont exposés à être lésés. C'est ce qui arrive en effet : c'est l'artériosclérose qui reconnaît ces mêmes causes premières et qui fait que, grâce à l'alcool, au tabac, aux excès alimentaires, à l'impaludisme, à la syphilis, au diabète, au surmenage physique et cérébral, l'homme de soixante ans est un vieux, un artérioscléreux dc son arbre artérioso-veineux et de ses viscères par suite de leur mauvaise nutrition, en raison de leurs artères qui se sont laissé rétrécir et envahir par le tissu fibreux, étouffant les cellules nobles.

Si vous avez bien suivi et bien compris ce qui précède, vous admettrez avec moi que l'angine de poitrine est susceptible de se faire voir dans deux circonstances différentes, ou chez des individus qui n'ont que de la déséquilibration pure, ou chez d'autres qui ont, en même temps que cette déséquilibration nerveuse, des lésions de leur système artériel. Dans le premier cas, il s'agit d'un sujet jeune encore, âgé de trente ans environ, ou d'une jeune fille ou d'une jeune femme dont les organes, le cœur en particulier, sont sains, dont la cause d'excitation n'a pas duré assez longtemps ou n'a pas été suffisante pour amener des troubles scléreux ; ces malades peuvent en rester là par suppression de la cause morbide, ou ils peuvent, plus tard, verser dans la deuxième classe qui comprend les individus dont les causes premières auront amené, par suite du sang adultéré, des désordres du système artériel. Toute la clé de la pathogénie, de la mort subite chez les angineux, réside dans cette distinction capitale.

La symptomatologie de l'angine de poitrine est une ; nous ne la referons point : douleur rétro-sternale accompagnée d'angoisse, de sensation de mort imminente ; douleur constrictive,

pongitive, comme si la poitrine était comprimée dans un étau ;
douleur du plexus même, accompagnée d'irradiations commandées par les anastomoses du plexus cardiaque, d'où douleur à
l'épaule gauche, le long du bras jusqu'au petit doigt, le long du
bras droit, au cou jusqu'à l'articulation temporo-maxillaire, vers
le dos, à l'abdomen jusqu'au cordon spermatique, à l'estomac
avec spasmes de l'œsophage et du diaphragme ; s'accompagnant
de pâleur de la face, par vaso-constriction, ou de rougeur, par
vaso-dilatation, et de sueurs ; susceptible de se terminer par
des larmes, par des gaz, ou par une abondante émission
d'urines mousseuses et limpides. Pendant la crise, suivant la
prédominance d'action du nerf frénateur ou du nerf accélérateur
du cœur, il y a ralentissement ou accélération des pulsations ;
souvent aussi le cœur paraît assister impassible au drame qui se
joue à ses côtés. L'angine de poitrine peut apparaître spontanément, la nuit, en plein sommeil ou après un effort, une marche
précipitée, un repas, une course contre le vent, après une
violente émotion. Sa durée est courte, quelques secondes,
quelques minutes ; plus rarement une ou plusieurs heures.
L'accès peut être unique ou se représenter à intervalles, plus
ou moins rapprochés, mais susceptible, dès la première crise,
de se terminer brutalement par la mort subite ou de disparaître
spontanément.

Nous ne pouvons refaire l'étude complète de l'angine de
poitrine sans dépasser le cadre que nous nous sommes assigné ;
nous renvoyons le lecteur aux magistrales leçons de Peter,
de Lancereaux, de Huchard et à l'intéressante revue de
Gilbert et Garnier, parue dans la *Presse Médicale* de 1900 :
« Sur l'origine urémique de l'angine de poitrine des artério-
scléreux ».

Je veux seulement dire que je ne crois pas à la distinction
établie par nos maîtres, de l'*angor pectoris* en deux variétés :
l'angine de poitrine névrosique ou névralgique, bénigne, survenant chez les femmes et les hommes névropathes, se présentant surtout la nuit, avec crises de larmes, etc., ne tuant jamais ;
et l'angine de poitrine de cause artérielle, par rétrécissement
ou sclérose des artères coronaires : l'angine de poitrine, survenant après un effort exposant à la mort subite. Pas plus
que je n'admets, sans conteste, l'origine urémique de l'angine
de poitrine, théorie ingénieuse admise par Gilbert et Garnier.

Il y a du vrai dans chacune de ces théories ; mais toutes sont passibles d'objections sérieuses, et chaque auteur se fait des concessions pour expliquer le mécanisme qu'il veut faire adopter. Je proclame, pour ma part, l'unité de l'angine de poitrine : la cause première s'attaque au plexus cardiaque, directement par l'intermédiaire des nerfs, ou indirectement par l'intermédiaire du sang ; sa symptomatologie est variable, chaque individu réagissant différemment : il y a des angineux et non une angine de poitrine ; le résultat sera variable suivant l'état des artères coronaires et partant du myocarde : l'individu jeune, quelle que soit la cause qui aura déterminé son attaque d'angine de poitrine, quelle que soit la variété symptomatique qu'il présentera, ne mourra pas s'il possède un cœur sain, neuf, ou à peine touché par l'âge ou par les causes mêmes qui auront amené son angine de poitrine.

Au contraire, l'individu âgé, quelle que soit la cause qui aura déterminé son attaque d'angine de poitrine, quels que soient les symptômes qu'il présentera, sera exposé à mourir subitement, si c'est déjà un scléreux par l'âge ou par les causes productrices initiales de son angine. Qui dit artériosclérose dit coronarite possible ; qui dit coronarite dit myocardite, et l'on conçoit facilement que le spasme artériel, produit par une excitation du plexus cardiaque en amenant une vaso-constriction dans des artères malades qui nourrissent un cœur dégénéré, puisse facilement en amener l'arrêt et la mort subite. Le malade aurait pu, aussi bien, mourir subitement sans angine de poitrine ; cette dernière n'a été que la cause occasionnelle de sa mort, et non la cause déterminante qui résidait dans la mauvaise nutrition de son muscle et de ses artères malades, qui n'ont pu surmonter ce spasme. Par conséquent, le malade meurt parce qu'il est artérioscléreux, et surtout parce qu'il a des lésions de son muscle cardiaque et de ses artères ; mais ce n'est pas parce qu'il avait de la coronarite qu'il a eu son angine ; c'est bien différent, attendu qu'un sujet, et maintes autopsies l'ont prouvé, peut avoir de l'artériosclérose du cœur, du rétrécissement ou de l'oblitération de ses coronaires, sans angine de poitrine.

Exposés comme il précède, le mécanisme, l'histoire clinique et la terminaison de l'angine de poitrine se présentent sous un jour favorable, qui donne toute satisfaction à l'esprit et qui répond à ce que nous enseignent la clinique et les examens à l'autopsie. Rappelez-vous, par conséquent, que la déséquilibration du système nerveux peut se localiser au plexus cardiaque et amener de l'angine de poitrine; le diagnostic sera facile, le traitement également. Rappelez-vous aussi, et faites-le sentir à vos malades, que ces mêmes causes, qui aujourd'hui déterminent des désordres fonctionnels, susceptibles de guérir complètement, pourront, dans l'avenir, amener des lésions organiques du cœur et du système artériel tout entier, avec localisation possible au niveau du cœur, du cerveau ou des reins. Dans ces deux derniers cas, le malade est exposé aux troubles circulatoires qui provoqueront le ramollissement cérébral et l'apoplexie; ou, s'il s'agit du rein, des phénomènes d'insuffisance urinaire ou d'urémie. Sur le cœur, ces lésions amèneront soit de la myocardite qui aboutira, tôt ou tard, à l'impuissance du muscle et à l'asystolie finale avec ses conséquences éloignées ; soit un anévrysme de l'aorte qui pourra, par péri-aortite, être la cause d'angine de poitrine par névrite des nerfs du plexus cardiaque; ou encore des lésions scléreuses des artères nourricières du cœur : des coronarites. Si alors, sur ce cœur en équilibre instable, la cause qui a préparé et engendré l'artériosclérose, détermine une excitation du plexus cardiaque qui se traduit cliniquement par le syndrome angine de poitrine, malheur alors à l'individu : en une seconde, il peut payer toutes les causes d'excitation physique, psychique, tous ses excès alimentaires ; en une seconde, il peut être foudroyé comme une masse, et passer de vie à trépas, sans s'en douter, et cela, à un âge peu avancé, parce qu'il a usé ses artères et ses organes. Quelques exemples pour terminer ce chapitre si captivant qu'on serait tenté de prolonger démesurément ; il y a tant de choses intéressantes à dire sur ce sujet !

J'ai eu occasion de donner des soins à un de mes proches parents, arthritique de naissance, arthritique lui-même, c'est-à-dire déséquilibré des centres, qui, vers l'âge de cinquante-cinq ans, sous l'influence du surmenage cérébral intense et de revers de fortune, avait présenté de la glycosurie ; pas buveur, mais grand fumeur, ce malade, sous l'influence de ces causes que je viens de citer : surmenage cérébral, chagrins, glycosurie et tabagisme, a présenté des crises d'angine de poitrine formidables ; des crises, au début, qui ne se montraient qu'au

moment de l'effort ou de la marche, obligeant le malade parfois à s'asseoir en pleine rue; crises se renouvelant fréquemment et se montrant, plus tard, spontanément la nuit. Mon
malade, de par son âge et son diabète, était un artérioscléreux
naissant, sans hypertension artérielle et surtout sans localisations scléreuses cérébrale, rénale et cardiaque. Eh bien, si cet
angineux n'est pas mort subitement au cours des crises terribles
qu'il a eues, se présentant, comme le veut Huchard, après un
effort ou un exercice violent, c'est qu'il avait des coronaires et
un muscle cardiaque sains ou relativement sains. Sous l'influence de la suppression du tabac et du traitement de son
diabète, les crises s'espacèrent et finirent par guérir, du moins
momentanément; plus tard, sous l'influence de préoccupations
morales concernant sa retraite forcée, les crises reparurent,
bien qu'il n'eût pas repris le cigare. Je suis certainement
inquiet au sujet de l'avenir de ce malade; je ne sais ce qui lui
est réservé; il aura ou non, dans la suite, de nouvelles poussées
angineuses ; ce n'est pas cela qui le tuera; mais, si le malheur
veut que son artériosclérose progresse et se localise sur ses
coronaires et sa fibre cardiaque, ces mêmes attaques antérieures
très fortes, très pénibles, et qui lui ont donné une longue trêve,
seront susceptibles, en une seule nouvelle crise, de le fou-
droyer : tel un coup de fouet donné à un cheval fourbu qui le
jettera à terre, le couronnant jusqu'à l'os; le coup de fouet, si
le cheval avait des jambes saines, n'aurait pas amené la chute :
la comparaison me semble exacte.

J'ai connu un autre malade qui est mort brusquement à
soixante-dix ans, après quelques heures d'un état angineux.
Ce malade était considéré par son entourage immédiat et
médical comme un rhumatisant; il avait, en effet, souvent
présenté des douleurs articulaires. Homme sobre, grand
fumeur, travaillant beaucoup, ce malade, trois ans auparavant,
avait été soigné pour des accidents angineux, et il avait eu
quelques petits accès dans l'intervalle et parfois un peu de
douleur rétro-sternale. Le malade, peu soucieux des médecins
et des médicaments, n'avait pas pris garde à ces avertissements,
et il tombait foudroyé trois ans après. C'est bien, il me semble,
de l'angine qui tue, puisque le malheureux en est mort; mais
pourquoi n'a-t-il pas succombé lors de sa première crise, trois
ans auparavant? Simplement parce que les causes sclérosantes

n'avaient pas accompli leur œuvre de localisation du côté des coronaires et du myocarde; mais ces causes étaient suffisantes pour exciter le plexus cardiaque et déterminer des crises typiques d'angine de poitrine. Pendant trois années, ces mêmes causes, non supprimées, agissaient sourdement; la lésion cardio-artérielle était constituée, et l'angine de poitrine le tuait en quelques heures par insuffisance cardiaque; mais, encore une fois, ce n'est pas, comme certains de nos maîtres le veulent, l'insuffisance cardiaque ou la coronarite qui a déterminé la crise d'angine de poitrine. C'est renverser la proposition et cette théorie ne soutient pas l'argumentation.

En résumé, en ce qui nous concerne, au sujet de l'étude de nos déséquilibrés, il faut nous attacher à prévenir et à reconnaître les lésions scléreuses chez nos malades. Nous y parviendrons en corrigeant ce que l'enfant a de mauvais au point de vue nerveux de par son hérédité, en réglant son hygiène physique, morale et alimentaire; si l'individu a été abandonné à lui-même et que sa première attaque d'angine le tue, ce qui n'est pas très rare, c'est que les lésions se seront préparées sourdement; l'hygiène préventive seule aurait pu éviter ce désastre. Si le bonheur veut que la première crise se manifeste alors que l'artériosclérose n'a pas commencé son œuvre, vous pourrez alors beaucoup; le cri d'alarme a été poussé; la vie de votre malade dépend de votre sage direction et de son obéissance à vos prescriptions, et je vous renvoie au chapitre « Traitement ».

Cette étude, comme on le voit, n'est pas seulement intéressante au point de vue des multiples aspects sous lesquels le système nerveux peut manifester ses troubles fonctionnels; ce système nerveux fatigué, excité, réagit sur les artères, amène de la vaso-constriction, de l'hypertension artérielle, d'où hypertrophie du cœur, afin de vaincre le spasme à la périphérie. A ces mêmes causes de désordres nerveux, viennent s'ajouter des troubles dus à la composition du sang; les émonctoires, fatigués par des déchets trop abondants ou mal réduits, refusent le service; des phénomènes d'auto-intoxication entrent en scène; la phase des désordres fonctionnels est à sa limite; la *restitutio ad integrum* est compromise; un pas de plus, la lésion sera amorcée; elle continuera son œuvre de destruction; le tabagique, l'alcoolique, le surmené d'il y a cinq ans qui avait troublé seulement son système nerveux, aura, comme la goutte d'eau qui creuse la pierre, creusé sa tombe, qui est proche, par l'usure de ses artères. Il n'est pas de sacrifices que le malheureux ne consente à faire. Quand? Lorsque le pauvre diable sera hémiplégique ou ramolli, qu'il aura de la dyspnée toxi-alimentaire ou qu'il sera envahi par de l'œdème dû à de l'insuffisance cardiaque. Consultations, mise en branle de tout l'arsenal thérapeutique, régime lacté, rien n'empêchera la mort, par usure, à cinquante ou soixante ans.

Rappelez-vous ces deux actes, dont le premier n'est pas assez dramatique, dont le second l'est trop. Avis à ceux qui ne veulent pas en être les acteurs; qu'ils se disent qu'il faut mettre un frein à leurs passions, s'ils veulent vivre bien, sainement et longuement.

CHAPITRE XIII

DÉSORDRES FONCTIONNELS DU TUBE DIGESTIF.

I

BOUCHE. — PHARYNX. — ŒSOPHAGE.

Sommaire. — Les différentes parties du tube digestif présentent d'étroites relations sympathiques entre elles. — Les déséquilibrés du tube digestif sont des plus communs, par excitation directe du plexus solaire. — Physiologie de la bouche. — Les troubles de la parole par spasme de la langue et des lèvres. — L'herpès récidivant de la lèvre. — La carie dentaire. — Les fausses névralgies dentaires. — Les perversions du goût. — L'état de la langue chez les déséquilibrés du système nerveux. — L'abus des purgatifs. — La langue en carte de géographie. — La leucoplasie linguale. — La topoalgie linguale. — La salive et la sécrétion salivaire. — Troubles portant sur la quantité et la qualité de la salive. — Les infections secondaires de la muqueuse buccale. — Troubles sensitifs et moteurs de l'œsophage.

L'étude des désordres fonctionnels de l'appareil digestif et de ses annexes nous arrêtera longuement, en raison du nombre considérable de troubles qui peuvent s'y rencontrer, et qui peuvent dépendre de l'excitation directe du plexus solaire ou de l'irritation réfléchie des autres centres, ou de leurs dépendances sur ce cerveau abdominal.

L'appareil digestif, quoique formé de parties distinctes et de constitution anatomique différente, présente d'étroites relations sympathiques ou réflexes entre elles, ce qui explique comment un trouble d'estomac peut amener des désordres secondaires au niveau de la bouche ou de l'intestin; de même, certains désordres de la muqueuse buccale peuvent influer sur le bon fonctionnement de l'estomac. Encore une fois, je le répète, nos organes sont séparables schématiquement pour l'étude, mais, en réalité, chaque pièce de notre organisme est unie aux pièces voisines par un courant nerveux, et le tout fonctionnera bien et régulièrement, à la condition que toutes les parties constituantes soient normales. Il suffira de la moindre excitation en un point quelconque pour déséquilibrer un ou plusieurs segments de l'édifice entier. Il n'y a pas, à proprement parler, de maladies d'estomac, d'œsophage ou d'intestin : la lésion fonctionnelle peut, il est vrai, rester localisée à une de ces parties ; mais, avec le temps et la persistance de la cause d'excitation, elle se propagera aux voisines, et l'individu sera un déséquilibré de l'appareil digestif, en attendant qu'il devienne un déséquilibré du cerveau, du cœur, de la moelle, par le branle-bas communiqué à tous ses plexus.

Les déséquilibrés de l'appareil digestif sont des plus communs, et cela surtout en raison des excitations directes communiquées au plexus solaire par nos écarts de régime, nos excès alimentaires, l'usage de tous les excitants du système nerveux : thé, café, tabac et alcool. Excitation qui commence dès la naissance, par hygiène première de l'enfance mal comprise, et qui se continue, on peut le dire, jusqu'à l'extrême vieillesse.

Avant de présenter au lecteur des types bien tranchés qui lui serviront de modèle, en quelque sorte, nous sommes obligé d'entrer dans les minuties de la description, et de suivre l'ordre anatomique qui devra nous guider dans l'examen de notre malade, afin de ne rien laisser échapper. Un examen clinique reste forcément incomplet si on n'a pas de méthode, si l'on va et vient d'un appareil à l'autre ; il faut guider le malade, lui faire subir un examen sérieux en y consacrant le temps voulu, et exiger qu'il réponde aux questions, sans lui laisser le loisir de se perdre et de vous égarer dans mille détails inutiles.

La bouche ou antichambre de l'appareil digestif, fermée en avant par les lèvres, se continue directement avec le pharynx et l'œsophage. Cette cavité contient la langue dont le rôle consiste, avec les lèvres, à nous permettre d'articuler les sons produits au niveau du larynx ; à nous donner, en raison des filets nerveux spéciaux disséminés à sa surface, la sensation du goût, un de nos sens les plus appréciés de beaucoup ; enfin qui possède un rôle mécanique grâce auquel les matières alimentaires, avec le concours des muscles de la joue, sont portées de droite et de gauche, pour subir l'action de division et de séparation par la rangée de dents que nous possédons, afin de réduire sous un petit volume le bol alimentaire.

Annexées à l'appareil buccal sont les glandes salivaires paro-

tidienne, sous-maxillaire et sublinguale qui ont pour propriété de sécréter un liquide spécial : la salive, qui transfor-
mera certains articles de l'alimentation pour les rendre assimilables, qui leur donnera, en même temps, une consistance
convenable pour leur permettre d'être déglutis sans difficulté.
Lèvres, langue, dents et appareils glandulaires sont susceptibles d'être troublés et d'être le siège de désordres perçus par
le malade et le médecin.

Afin de nous confiner exclusivement à l'étude du tube digestif, mettons de côté immédiatement les troubles présentés par
certains malades qui, en dehors de toute lésion organique du
système central, présentent de la lourdeur et de la paresse de
la langue amenant chez eux une prononciation difficile, une
parole lente, traînante ; leurs muscles de la langue sont inaptes
à se contracter comme leurs muscles des membres : ce sont des
fatigués de la langue faisant contraste avec ceux qui mettent
fortement cet organe à contribution par leur verbiage étour-
dissant. Certains de nos nerveux au moment d'une émotion,
d'une colère, sont pris d'un spasme musculaire qui sera cause
que certains auront un départ difficile, bredouilleront, bé-
gaieront, jusqu'au point de constituer une souffrance pour
celui qui doit les subir. Troubles de motilité, plus ou moins
accentués, relevant, chez certains, d'un état de spasme ou de
contracture, indépendant de toute tare organique appréciable,
les déséquilibrés de la parole ayant, le plus souvent, d'autres
stigmates nerveux.

Les lèvres, par leur face muqueuse, appartiennent au tube digestif ; elles sont souvent le siège d'un trouble trophique : l'herpès, qui constitue parfois un phénomène critique à la suite de
la pneumonie, ou qui se montre chaque mois chez certaines
femmes, à l'époque de leurs règles. L'herpès récidivant de la
lèvre est un symptôme que vous rencontrerez fréquemment
chez certains déséquilibrés du système nerveux, ainsi que j'en
ai observé un exemple remarquable chez un jeune homme issu
d'un père glycosurique, d'une mère qui ne peut entendre un
bruit un peu intense sans être prise d'une secousse musculaire, dont une sœur est asthmatique et un frère eczémateux.
Ce malade, sujet à des migraines, à de la constipation et des
palpitations, pendant plusieurs années voyait reparaître sur la
lèvre inférieure une vésicule d'herpès, toujours au même en-

droit, au point d'être défiguré et de ne pouvoir se présenter dans le monde. Quelque temps après, ce déséquilibré du système nerveux, qui ne pouvait se laisser ouvrir un panaris sans éprouver une demi-syncope, prit prétexte, à l'occasion d'un mal d'amour, pour faire un paroxysme de déséquilibration (crise de neurasthénie) qui prit fin après son mariage. Sans l'aide d'aucun topique, ce malade, sous l'influence de l'hygiène seule de ses centres nerveux, vit disparaître herpès, maux de tête et palpitations. Heureusement qu'il n'était pas syphilitique, car ces poussées d'herpès récidivant l'auraient certainement sacré syphilophobe.

Les dents constituent l'utile et l'agréable : point de bonne digestion sans ces auxiliaires indispensables; point de joli visage avec des dents mal implantées, jaunâtres et cariées. Entre l'écrin de perles et le petit village brûlé, que d'intermédiaires ! Au chapitre « Traitement », nous dirons quelques mots qui guideront la mère de famille pour les soins qu'elle doit donner à ses enfants pour la conservation des dents de lait, et pour l'adulte qui ne saurait attacher trop d'importance à cet appareil de première valeur.

La plupart des dyspeptiques ont de mauvaises dents; en dehors de toute cause d'excitation directe, cette vieille remarque : mauvais estomac, mauvaises dents, s'explique comme suit : tout dyspeptique a un système nerveux déséquilibré ; les nerfs qui assurent la nutrition de la dent, étant troublés, les moyens de défense de la dent sont amoindris contre les innombrables microorganismes qui trouvent dans la cavité buccale les conditions favorables à leur développement. Représentez-vous ce qu'est une bouche, la nuit, lorsqu'on n'a pas eu la précaution hygiénique élémentaire de se brosser les dents avant de se coucher, ce que si peu de personnes font. Sous l'influence des détritus alimentaires restés entre les interstices des dents, il se fait des fermentations, à la faveur de la chaleur et de l'humidité de la bouche : véritable vase clos qui constitue un four à cultures pour les microorganismes. Quoi d'étonnant alors que ces infiniment petits, si nombreux (je vous fais grâce de leur nomenclature pour ne pas dépoétiser ce que vous admirez peutêtre le plus chez votre compagne) et si exaltés dans un milieu si favorable, attaquent facilement cet émail non protégé par un nerf qui assure mal sa nutrition. C'est là la cause première de

la carie, et c'est ce qui explique que les mauvaises dents sont
héréditaires dans les familles. Lisez système nerveux mauvais,
d'où transmission d'une graine nerveuse, d'un tronc de mauvaise
qualité, dont les branches seront également de mauvaise
qualité, chaque branche représentant un segment de l'organisme,
susceptible de présenter une localisation de la déséquilibration.
Ajoutez à cela les désordres dont le sujet sera responsable vis-
à-vis de lui-même et qui viendront s'ajouter à sa prédisposition
héréditaire, et vous comprendrez comment et pourquoi ce tronc
donnera des branches qui feront de notre malade un déséquilibré des dents, du cerveau, du cœur, du tube digestif, etc.

Ce qui est facile à empêcher, c'est l'accident initial, quel
qu'il soit; une fois qu'il est produit, nous ne pouvons pas
grand'chose ; la porte est ouverte à toutes les associations
possibles. Cette dent cariée deviendra la source de désordres
multiples : altérations de la gencive, abcès avoisinant la racine,
carie maxillaire, sinusite, haleine fétide, mastication défectueuse,
d'où dyspepsie par déglutition d'un bol alimentaire mal divisé,
douleurs névralgiques, insomnie : voilà sommairement ce qui
concerne l'utile ; enfin, dent à pivot, en attendant le râtelier :
voilà ce qui concerne l'agréable. Que de conséquences ! Tout
cela découle d'une dent cariée, laquelle dépend plus ou moins
directement de la déséquilibration du système nerveux. Nous
avons tous des microbes dans notre bouche, mais nous n'avons
pas tous des caries; d'où la conclusion que si le microbe est
quelque chose, le terrain est tout.

Certains malades souffrent d'une ou de plusieurs dents sans
que l'examen le plus soigneux ne permette de découvrir aucune
lésion : névralgie d'origine dentaire localisée, ou qui se généralise
aux branches du trijumeau, et par leur intermédiaire jusqu'au
cerveau, amenant du larmoiement, du mal de tête, de l'insomnie
qui témoignent de l'irritation des nerfs. Qui ne connaît les
névralgies dentaires de la grossesse qui est une des causes
transitoires de l'irritation des centres ?

La sortie des dents chez les bébés, la poussée des dents
permanentes, et la venue des dents de sagesse sont susceptibles
d'amener un ébranlement, plus ou moins considérable, du
système nerveux avec troubles locaux et à distance. Qui ne
connaît les accidents nerveux de la dent de sagesse dont le plus
grave est représenté par la constriction des mâchoires, par

contracture des masséters? Chez l'enfant, le bébé surtout, cette étude est très intéressante parce qu'elle nous permet de juger de l'hérédité du petit sujet, suivant la façon dont il réagit vis-à-vis de cette excitation de cause dentaire.

L'organe du goût est intimement lié aux bonnes fonctions digestives. Grâce au plaisir que nous fait éprouver le contact de nos aliments, la sensation de la faim est réveillée ; nous prenons nos aliments avec plaisir; le souvenir d'un bon mets ou le contact d'une chose agréable à notre palais éveille un réflexe spécial, fait venir l'eau à la bouche, c'est-à-dire fait affluer la salive qui possède certaines propriétés spéciales.

L'organe du goût peut être vicié de plusieurs façons : certains malades ne ressentent plus aucun plaisir à manger un plat fin ; les aliments ont goût de paille ; d'autres ont constamment une sensation d'amertume, plus spécialement au réveil; ils en concluent à tort qu'ils sont bilieux et se livrent à toutes sortes de débauches purgatives ; d'autres ont la sensibilité du palais émoussée par l'usage du tabac, de l'alcool, des mets épicés, et ils ne peuvent plus se passer de tous ces condiments dont ils ont besoin pour flatter leur palais ; d'autres, enfin, ont des perversions du goût qui les portent à manger des substances impropres à la consommation.

Quoi qu'il en soit, rappelez-vous que ces désordres sont rarement isolés, le plus souvent associés à des troubles d'estomac, et que les déséquilibrés du tube digestif ont rarement une langue humide et nette et une bouche agréable le matin, au réveil. Leur langue, à l'inspection, dénote et leurs désordres digestifs et la durée de leurs troubles fonctionnels ; au lieu de cette langue rosée et humide, on constate que la muqueuse est recouverte d'un enduit saburral, blanc jaunâtre, recouvrant une partie ou la totalité de l'organe. Le plus souvent, sauf au moment des désordres d'estomac très accentués, avec fièvre, le déséquilibré du tube digestif ne présente un enduit que sur la partie postérieure et profonde de la langue. J'ai connu un malade dont la langue se salissait à la moindre émotion ou contrariété; au réveil, on apercevait à peine la pointe ; le reste de l'organe semblait revêtu d'un manteau grisâtre ; dans l'espace de quelques heures, l'enduit disparaissait et la muqueuse présentait à peu près son aspect normal. Quelquefois la langue est large, étalée, portant sur les parties latérales l'empreinte des dents ; parfois sur le dos de la langue, existent des traînées de glu ou de salive mousseuse. Quels que soient ces désordres, on comprend que les papilles gustatives soient troublées, que le malade n'ait plus la perception régulière du goût ; sa bouche est constamment amère : son appétit est capricieux et le médecin est porté à purger ces malades sans aucun bénéfice. J'ai passé par cette phase hésitante ; actuellement je reconnais que l'indication d'un purgatif, d'un vomitif, ou de l'ipéca en lavage pendant trois jours, se présente souvent ; la langue se nettoie en effet ; les matières saburrales disparaissent de la pointe vers la base ; mais, après ce coup de balai, si vous ne mettez pas les centres au repos, les accidents reparaîtront dans la quinzaine et, une fois de plus, vous aurez fait de la médication symptomatique et non causale.

Je tenais à insister sur cet état de la langue, important à bien connaître chez les déséquilibrés du tube digestif, d'autant plus que c'est un des rares symptômes positifs que vous relèverez au cours de votre examen ; car, ainsi que vous le verrez ultérieurement, l'examen clinique de votre malade, quelque déséquilibré qu'il soit, restera négatif.

Vous rencontrerez souvent dans votre pratique deux désordres fonctionnels de la langue que vous ne saurez pas interpréter, et que vous ne guérirez pas si vous ne connaissez la théorie de la déséquilibration nerveuse : nous voulons parler de la glossite exfoliatrice marginée et de la leucoplasie linguale. La première, décrite également sous le nom de pityriasis lingual ou d'eczéma marginé desquamatif (Besnier), ou de langue en carte de géographie (Bergeron et Gauthier), représente un trouble dont la pathogénie est inconnue ; l'opinion de Parrot qui la regardait comme une manifestation de la syphilis héréditaire, n'a pas prévalu et je vous demande, avec Unna, à la considérer comme une trophonévrose. Usez, si vous le voulez, d'un topique local, mais cette maladie est justiciable, avant tout, d'une hygiène stricte du plexus solaire, et chez deux jeunes enfants présentant ces désordres, j'ai pu, en ramenant le solaire au calme, obtenir la guérison en quelques mois.

Il en est de même de la leucoplasie linguale, que vous auriez tort de classer, comme le veulent Landouzy et Gaucher, parmi les accidents parasyphilitiques. Que la syphilis soit à l'origine de la plupart des leucoplasies, je l'admets ; mais j'ai rencontré ce trouble chez deux malades, toutes deux profondément arthritiques, avec eczéma cutané concomitant et angine de poitrine, chez lesquelles je puis affirmer que la syphilis n'était pas en cause. Ici encore, recherchez l'excitant local : le tabac ou la déséquilibration du plexus solaire par mauvaise hygiène alimentaire ; et, avec la suppression de la cause, aidée de quelque application locale bicarbonatée, vous triompherez de cette affection qui, même lorsqu'elle est de nature syphilitique, n'est pas curable par le traitement spécifique.

Enfin, vous serez quelquefois consulté par des malades de la cinquantaine qui se plaindront de souffrir de leur langue : ce sont les déséquilibrés de la langue chez lesquels, souvent, la cellule cérébrale fait tous les frais. Les uns, anciens syphilitiques, s'examinent la langue chaque matin, expertisant chaque papille, et se croient menacés de quelque gomme ; les autres sont hantés par l'idée du cancer, parce qu'ils ont vu un des leurs mourir de ce mal. Les uns sont des malades imaginaires ; les autres ont de la topoalgie linguale. Examinez bien la muqueuse, palpez l'organe, cherchez s'il existe quelque noyau profond, et si votre examen est négatif, faites un peu de morale à votre ancien spécifique ; désabusez le pseudo-cancéreux et exhortez les deux malades à revenir à une hygiène plus convenable de leurs centres nerveux (suppression des excitants de toutes sortes : alcool, tabac, thé, café, etc...).

La muqueuse buccale est constamment baignée, rendue humide par les innombrables glandes à mucus qui y déversent leur produit, et par la salive sécrétée par les glandes salivaires qui ont pour but de venir en aide aux premières phases de l'assimilation. Le mélange du mucus et de la sécrétion de toutes les glandes salivaires réunies constitue la salive qui est sécrétée grâce à l'action du système nerveux sur les appareils glandulaires. Qui ne connaît les magistrales expériences de Claude Bernard au sujet de la corde du tympan ? Eh bien, chez le déséquilibré, la sécrétion salivaire peut être diminuée, d'où la sensation constante de sécheresse, éprouvée par certains malades, qui rend la déglutition difficile et qui les pousse à boire constamment ; ces malades absorbent des quantités prodigieuses de liquides à leur repas, lavent leur suc gastrique et créent ainsi une cause nouvelle de dyspepsie ; certains sont très tourmentés par cette absence de salive dont l'action physiologique même peut être contrariée ; d'autres présentent une salivation exagérée qui les porte à cracher toute la journée. J'ai donné des soins à une grande déséquilibrée qui, pendant des mois, jour et nuit, vivait un crachoir à la main ; il s'écoulait constamment une salive claire et liquide qui constituait une grande déperdition ajoutée à celle due à son état général. Il ne faut voir dans cette salivation exagérée qu'un simple trouble fonctionnel par irritation nerveuse, amenant une hypersécrétion glandulaire dont la cause peut être locale (poussée dentaire, mauvais état des gencives, etc.) ou génerale, c'est-à-dire agissant à distance : telle la sécrétion salivaire exaltée de certains dyspeptiques ou le ptyalisme des femmes enceintes. Dans tous ces cas, il faut, au préalable, faire un examen d'urine et vous assûrer, par la recherche des autres symptômes, qu'il ne s'agit pas d'une salivation par urémie buccale.

A côté de ces troubles quantitatifs, très variables en somme comme intensité et comme conséquences, se placent les troubles qualitatifs, peut-être plus importants. Je m'étonne même que cette étude n'ait pas tenté un amateur du nouveau, en quête d'une théorie quelconque ou d'un médicament à lancer. Au lieu d'être clair et limpide, ce liquide est souvent épais, visqueux et certains malades se plaindront d'une sensation de glu rendant leur salive épaisse et collante ; ils ont souvent de la difficulté à s'en débarrasser et sont obligés parfois de la retirer avec le doigt ou avec un linge. Lorsqu'ils ouvrent la bouche, on voit, en effet, sur le dos de la langue des traînées de glu qui souvent se portent de la langue au voile du palais, rendant les mouvements de mastication difficiles, comme si les parties étaient collées les unes aux autres.

Jusqu'ici ces désordres avec leurs conséquences sont facilement perceptibles par le malade qui vous traduira ses impressions et que vous pourrez contrôler. De même un malade vous dira qu'il souffre de son estomac, qu'il a des nausées, ou encore qu'il présente du gonflement de sa région épigastrique ; mais alors que dans ce dernier cas, lorsqu'il s'agit de l'estomac, on s'est livré, sans aucune utilité pour le malade, à des procédés d'étude de son liquide gastrique, cherchant le pourquoi de ses troubles dans une quantité plus ou moins grande et de son acide chlorhydrique ou de sa pepsine, s'ingéniant ainsi à créer des types de dyspepsie hypo ou hyperacide, avec l'espoir de corriger ce que la nature avait en plus ou en moins, je m'étonne

que, dans ces conditions, il ne se soit pas trouvé un chercheur
pour se livrer à des études chimiques de la salive avant, pendant et après la mastication, et qu'on ne soit pas venu nous
dire : tel malade est un hyper ou hypoptyalique; tel autre a du
sulfocyanure de potassium en excès, etc... Je m'étonne, dis-je,
qu'on ne trouve pas dans nos officines des cachets de ptyaline
ou de sulfocyanure de potassium, ou qu'on n'ait pas encore
conseillé de faire prendre de la salive de bœuf pour bonifier
celle du malade. Si je me permets cette critique, c'est qu'elle
est fondée et qu'elle traduit le courant du moment, au plus
grand détriment du malade. La médecine d'aujourd'hui ne voit
qu'un organe et les désordres engendrés par cet organe. Un
malade est dyspeptique : le médecin ne voit que son estomac
et le liquide sécrété par les glandes de cet organe; un interrogatoire très sommaire, et vite, il se précipite sur un tube de
Faucher; on pompe l'individu ; on soumet son suc gastrique à
une analyse assurément intéressante, au point de vue scientifique pur, mais dénuée d'avantages pour le malade ; et, suivant
qu'il y a peu ou trop d'acide chlorhydrique ou de pepsine, on
classe le dyspeptique parmi les hypo ou les hyperacides, et
l'on est satisfait si on lui a prescrit une solution chlorhydrique
à prendre à la fin de ses repas, ou si on lui a défendu les
acides, oubliant totalement que l'estomac n'est qu'une plaque
sensible à laquelle aboutit toute impression nerveuse des centres
et de leurs dépendances. Peu importe donc que votre malade
rende peu ou trop d'acide ; ne vous en inquiétez pas ; remontez à
la source et demandez-vous pourquoi il rend trop ou pas assez
d'acide; cherchez cette cause; combattez-la et vous guérirez
votre malade.

Dans ces derniers temps, n'a-t-on pas été jusqu'à vouloir
trouver une formule urologique de la neurasthénie, lisez de la
déséquilibration nerveuse. Je m'incline devant la patience et
la constance de ces savants qui auront eu, en tout cas, le mérite
de nous apprendre que cette formule n'existe pas. Tel malade
rendra aujourd'hui peu ou beaucoup d'acide urique ; tel autre
peu ou beaucoup d'urée ou des matières qui ne se rencontrent
pas ordinairement dans ce liquide excrémentitiel : albumine ou
sucre. Cela prouve que si le rein laisse passer ou retient ces
produits, c'est que cela ne dépend pas de lui, dont les altérations ne peuvent varier du jour au lendemain, mais de ses

vaisseaux dont le contenu, le liquide nourricier, le sang, ne peut également varier d'un jour à l'autre, mais dont le contenant, c'est-à-dire la paroi et les organes sécréteurs, glomérules, sont influencés par le système nerveux qui seul est responsable de tout. Pour simplifier, la cellule nerveuse et sa branche dirigent le tout bien, sainement, si les centres sont calmes; d'une façon désordonnée, irrégulière, si ces mêmes centres sont irrités.

Je m'excuse de cette digression, mais si les médecins veulent être conséquents avec eux-mêmes et traiter certains hypopeptiques rien que par de la pepsine et de l'acide chlorhydrique, certains hyperacides par des doses massives de bicarbonate de soude; si certains autres veulent trouver le pourquoi de la déséquilibration nerveuse dans une donnée constante d'examen d'urine, dans une formule urologique qui consisterait à rendre à l'individu ce qu'il perd en trop; il n'y a pas de raison alors pour que le médecin ne soumette à une analyse détaillée la salive de son malade, et ne lui donne de la ptyaline si celle-ci est diminuée; il n'y a pas de raison non plus pour que la sueur ne soit pas examinée, comme l'est le suc gastrique, et que le thérapeute ne donne à son malade des chlorures, si l'examen dénote qu'il y a déperdition exagérée de chlorures.

Voilà, à mon avis, où mène la spécialité, qui a contribué à égarer de grands esprits. Je veux bien admettre qu'il y a lieu, au début de tout traitement, de combattre les effets d'un simple trouble fonctionnel, mais assez de cette polypharmacie ruineuse pour l'estomac et pour les centres nerveux. Si les déséquilibrés par excès de médicaments pouvaient se compter on serait effrayé. Dites-vous bien, par conséquent, que si votre malade rend trop ou pas assez de salive ou une salive ne possédant pas les caractères physiologiques normaux, c'est parce que le système glandulaire salivaire reçoit un influx nerveux de mauvaise qualité ou de mauvaise quantité; c'est parce que, en un mot, l'équilibre est rompu. A vous de le rétablir après en avoir constaté les mauvais effets; l'hygiène vous le permettra, si vous savez en faire une bonne application.

Quoi d'étonnant que sur cette muqueuse mal protégée par un revêtement épithélial imparfait, par une salive de qualité inférieure, quoi d'étonnant que les associations microbiennes cultivent; les poussées d'herpès, les stomatites, les aphtes, le

muguet, les angines catarrhales, les amygdalites à répétition
aboutissant aux lésions lacunaires, les granulations, sont
monnaie courante chez nos malades pendant une phase de leur
existence. La fonction étant troublée, les moyens de défense
sont laissés au hasard ; le bacille de Lœfler, le streptocoque,
le pneumocoque peuvent profiter de cet état de déséquilibration
et entrer en scène. Qui ne connaît ces pneumonies qui relèvent
d'un mauvais état général constituant une cause prédisposante
puissante, rendant pathogène le pneumocoque. Si le sujet est
jeune, il en est quitte pour quelques jours de maladie ; si c'est
un vieillard, c'est sa fin, donnant raison à ce grand clinicien
Peter qui commence une de ses cliniques ainsi : « Un tel est
mort de chagrin et de pneumonie » ; lisez : un tel a eu un état
de déséquilibration de ses plexus, a permis, de ce fait, à un
pneumocoque innocent qui sommeillait dans sa salive de devenir
pathogène, c'est-à-dire virulent, et il a succombé parce qu'à
son âge le cœur et les reins ne peuvent faire les frais d'une
maladie infectieuse.

Faisant suite directement au pharynx, se trouve l'œsophage,
conduit destiné à transmettre le bol alimentaire à l'estomac ;
conduit susceptible de traduire son irritation par des désordres
sensitifs et musculaires ; picotements, brûlures, sensations
d'ulcérations de fer rouge : tels sont les troubles d'ordre
sensitif ; spasme, difficulté de déglutir, régurgitations, sensation d'une boule qui monte et descend, arrêt du bol alimentaire,
strangulation : tels sont les désordres qui dépendent du muscle
œsophagien, suivant qu'il se contracte spasmodiquement dans
sa totalité ou en certains points, formant de véritables
nœuds.

II

ESTOMAC

SOMMAIRE. — Les maladies de l'estomac sont difficiles à interpréter et à guérir
si l'on méconnaît les lois d'irradiations des plexus. — A l'état normal,
l'estomac ne doit être le siège d'aucune sensation, sauf celle de la faim et
de la soif. — Les perversions de la faim et de la soif. — Constitution
anatomique de l'estomac, ses connexions avec le plexus solaire. — Les
désordres organiques sont consécutifs aux troubles fonctionnels. — La
déséquilibration de l'estomac et les troubles réflexes à distance. — La déséquilibration nerveuse et la réaction physiologique.

Troubles moteurs. — Gonflement. — Spasme. — Ballonnement. — Nausées.
— Régurgitations. — Vomissements. — Gaz. — Hoquet.'

Troubles sensitifs. — La douleur d'estomac ou gastralgie. — Intensité et durée. — Douleur intermittente. — Douleur paroxystique. — Les irradiations à distance de la gastralgie. — Quelle que soit la cause de la gastralgie, elle est toujours due à l'excitation des filets sensitifs du plexus solaire. — Les troubles moteurs et sensitifs peuvent être isolés ou s'accompagner de troubles glandulaires.

Troubles glandulaires. — La qualité et la quantité du suc gastrique dépendent avant tout de la sage intervention du système nerveux. — La clinique permet de reconnaître deux variétés extrêmes de dyspepsie : l'hyperchlorhydrie et l'hypochlorhydrie. — Symptômes et causes de l'hyperchlorhydrie. — Symptômes et causes de l'hypochlorhydrie. — L'hypochlorhydrie représente le trouble fonctionnel initial ; la dilatation de l'estomac lui est secondaire. — L'auto-intoxication est secondaire à la déséquilibration du système nerveux et vient, à son tour, aggraver la déséquilibration préexistante. — Comment il faut comprendre le traitement de la dyspepsie. — La première place revient à l'hygiène et non au médicament. — Opinion du docteur Le Gendre.

Troubles organiques. — La lésion anatomique n'est jamais primitive ; elle succède aux troubles fonctionnels. — Dégénérescence du muscle. — Atrophie des glandes. — Perte de la fonction physiologique. — L'hyperchlorhydrie et l'ulcère rond de l'estomac. — La maladie de Reichmann et la gastrosuccorrhée par ulcus du pylore. — L'ulcéro-cancer prépylorique du professeur Hayem. — Observation d'un malade atteint d'une perforation de l'estomac. — Le cancer de l'estomac. — Comment l'auto-intoxication prédispose à l'artério-sclérose.

Les troubles fonctionnels du tractus gastro-intestinal méritent toute l'attention du praticien ; par leur grande fréquence, les modalités multiples sous lesquelles ils peuvent se présenter, leur association avec d'autres désordres éloignés, les causes variées susceptibles de leur donner naissance, l'empreinte profonde qu'ils portent à l'organisme, ils s'imposent à l'attention du médecin qui les rencontrera chaque jour de sa pratique. Les déséquilibrés du tube digestif sont légion ; depuis le bébé jusqu'au vieillard, chacun paie son tribut au plexus solaire par hérédité, par ignorance, par excès.

Pendant longtemps, l'étude des maladies de l'estomac m'a profondément découragé et j'en étais arrivé à croire, avec une grosse part du public, que cet organe représentait la bouteille à l'encre. La lecture des ouvrages traitant de la dyspepsie, au lieu de me fournir un fil conducteur, ne faisait qu'embrouiller mes idées ; j'arrivais mal à démêler les hypo, les hyperpeptiques, les dilatés ; je croyais atteintes d'un cancer à l'estomac des malades de la cinquantaine souffrant de l'estomac, digérant mal, vomissant, maigrissant, se cachectisant même, et l'avenir me démontrait que mon diagnostic était faux ; ma cancéreuse d'antan versait dans la lithiase biliaire ou le rhumatisme. Plus grande encore était ma perplexité, lorsqu'il s'agissait d'instituer une thérapeutique : certains de mes malades, au même type clinique, bénéficiaient du bicarbonate de soude, alors que d'autres s'en trouvaient mal ; les amers, les eupeptiques, les absorbants, les antiseptiques, que sais-je encore, se sont présentés sous ma plume hésitante ; le malade absorbait stoïquement pilules et cachets : je le perdais de vue ; confiant dans mes illusions, je le croyais guéri ; mais à la rencontre prochaine, j'étais désabusé, et mon malade continuait à rendre ses gaz et à se sentir ballonné après ses repas. Dans d'autres circonstances, j'observais des malades atteints de dyspepsie invétérée ; manger pour eux constituait une torture ; digérer un blanc de poulet ou un œuf était un supplice ; un déplacement, un séjour à la campagne, aux eaux, les guérissait, et le lendemain de leur arrivée à Salazie (île de la Réunion), ils digéraient du porc, et me revenaient six semaines après guéris, gais, enjoués, ayant engraissé de cinq à six kilos, et ensemble nous nous réjouissions des vertus des eaux de l'île sœur.

Ces quelques lignes suffisent à laisser entrevoir au lecteur mes incertitudes de la première heure, et tout confrère honnête et consciencieux dira : « C'est absolument la même chose que moi. » Aujourd'hui, je me sens capable de secouer ce joug qui m'opprimait : la pathologie du tube digestif ne me semble plus aussi indéchiffrable ; les caractères me semblent plus nets ; le déséquilibré de l'estomac et de l'intestin ne représente plus un rébus. Tout a une cause ; tout s'enchaîne ; tout s'explique ; au médecin à s'orienter dans la bonne voie, et il lui sera facile de prouver à ceux qui voudront l'écouter que les maladies de l'estomac n'ont rien de mystérieux ; ils en auront la confirmation en s'astreignant aux lois hygiéniques que nous poserons.

L'individu en bonne santé, avons-nous dit, doit ignorer qu'il possède un estomac, et il ne doit jamais ressentir la moindre sensation du côté de cet organe, sauf cet appel spécial, instinctif, se produisant à des heures déterminées, qui constitue la sensation de la faim et de la soif. Quel en est le point de départ ? Il est difficile de le préciser. Peu importe qu'elle prenne naissance au niveau de la muqueuse de l'estomac ou du plexus solaire, il faut que le sujet y réponde, afin de rendre à l'organisme les matériaux dont il a besoin pour les multiples combinaisons dont il est le siège et qui entretiennent la vie.

La faim et la soif constituent un appel physiologique qui est souvent faussé chez les déséquilibrés de l'estomac : certains malades conservent l'appétit; quelques-uns le perdent complètement; d'autres enfin auront faim à tout heure du jour et de la nuit, éprouvant constamment une sensation de vide à l'estomac qui les porte à absorber des aliments à tout moment; quelques autres ne sont soulagés de leurs troubles multiples de déséquilibration que lorsque l'estomac est bien garni; ils se sentent alors plus forts, plus dispos. D'autres ne vivent que de l'air et mangent comme des oiseaux, au point qu'on se demande comment la vie peut être entretenue avec si peu de combustible; enfin certains ont leur bonne période, pendant laquelle ils font honneur à la table, contrairement à d'autres moments où la sensation de la faim n'existe plus ; il faut les solliciter pour leur faire prendre de la nourriture : ils mangent par raison.

Même variété en ce qui concerne la soif. Je connais une dame qui ne boit jamais, c'est-à-dire qui ne consomme pas 200 grammes de liquide dans les vingt-quatre-heures; le plus souvent, le déséquilibré boit beaucoup, ingérant à chaque repas des litres de liquide; à peine hors de table, recherchant de nouveau une boisson. Je ne parle pas en ce moment des gens qui s'adonnent à l'usage des spiritueux; je fais allusion aux buveurs d'eau : il s'en trouve parmi qui présentent une très grande altération. Sans insister davantage, vous vous rendez compte comment cette fonction si simple peut être déviée ; vous devez toujours rechercher ces perversions et, si vous les constatez, soyez persuadé que votre candidat est un déséquilibré.

A part cette sensation spéciale de la faim et de la soif, l'individu bien constitué, sain, ne doit en percevoir aucune autre. Je fais pourtant une petite exception pour le père de famille ou un des convives qui, au cours d'un de ces repas somptueux, commencement de siècle, se laisserait entraîner à consommer plus que ne comporte sa capacité stomacale et qui, après le repas, sentirait sa ceinture trop serrée; s'il lâche un cran ou si la femme de cinquante ans (car cela n'arrive jamais à la femme de trente ans) sent le besoin de délacer son corset, c'est que le contenu n'est pas en rapport avec le contenant. J'excuse cette sensation de trop plein ; surtout qu'elle ne se reproduise pas trop souvent; il faut sortir de table l'appétit satisfait mais pas repu, au point d'être ballonné.

Si le médecin veut démêler le complexus clinique présenté par un malade se plaignant de l'estomac, il faut qu'il se rappelle, tout en conduisant son interrogatoire, que cet organe est formé d'une poche doublée d'une épaisse couche musculaire douée de contractions puissantes; d'une muqueuse contenant, dans son épaisseur, une série de glandes qui déversent à sa surface un liquide à caractères spéciaux : le suc gastrique; des artères et des veines reliées par un riche réseau capillaire qui fournit à ces glandes les matériaux nécessaires pour l'élaboration du suc gastrique ; enfin, une quantité considérable de filets émanés du cerveau abdominal, du plexus solaire, qui assurent la sensibilité de la muqueuse : nerfs sensitifs; la motilité du muscle : nerfs moteurs; la contractilité des vaisseaux : nerfs vaso-moteurs; et enfin, la sécrétion des glandes : nerfs glandulaires. Les troubles susceptibles de se faire voir dans le domaine moteur, sensitif ou glandulaire constituent des types tranchés, isolés ou associés, de façon que toutes les parties constituantes de l'estomac soient touchées. Ces troubles, pendant une longue période, sont purement fonctionnels, sans signature anatomique; mais, par suite de la persistance de la cause provocatrice, par suite d'un traitement mal compris, par suite enfin de la longue durée des accidents, les troubles fonctionnels de la première heure peuvent céder le pas à des troubles organiques constituant des lésions tangibles, des désordres anatomiques qui peuvent être vérifiés et classés à l'autopsie.

Quoi qu'il en soit, rappelez-vous que, quelle que soit la cause morbide agissante, préparée ou non par une hérédité spéciale, causes agissant localement ou à distance, le trouble initial part du plexus solaire. C'est lui qui, irrité, transmet au muscle, aux glandes et à la muqueuse un influx nerveux de mauvaise qualité, portant une ou toutes ces parties constituantes à manifester leur protestation : le déséquilibré du tube digestif est créé, Il se présentera à vous avec des désordres localisés à son estomac ou à son intestin ; mais si vous vous livrez à un examen minutieux, vous constaterez que le plexus solaire aura éveillé des désordres dans d'autres sphères nerveuses éloignées, dans le cerveau en particulier, et votre malade sera un déséquilibré à localisations multiples : estomac, cerveau, cœur, etc., etc. Sa nutrition même sera viciée par une assimilation défectueuse, faussée. Vous pourrez toujours rassembler ces différents chaînons, reconstituer cette chaîne pathologique indispensable, si vous voulez être de quelque utilité à votre malade.

Avant de parler des troubles ressortant de la déséquilibration de l'estomac, rappelons, comme nous l'avons fait pour le cerveau, que la déséquilibration ne peut être constituée qu'autant qu'il ne s'agit pas d'une réaction physiologique. Si, au cours d'une vive frayeur et d'une émotion intense, un malade est pris de nausées et de vomissements, il n'en faut pas conclure qu'il a des troubles permanents de l'estomac; tout ce qu'on peut concéder, c'est qu'il y a un système nerveux facilement mis en branle, et c'est tout. Encore une fois, la déséquilibration n'est constituée qu'autant que les effets continuent malgré la suppression de la cause, ou que ces mêmes effets ne sont pas en rapport avec l'intensité de la cause.

La motilité de l'estomac, non perceptible à l'état normal, le devient chez beaucoup de nos malades : certains, même à jeun, mais le plus souvent après avoir absorbé quelque bouchées, se plaignent d'une sensation de gonflement pénible ; l'estomac est le siège de spasmes douloureux; la région épigastrique bombe; le sujet accuse une gêne qui le porte à desserrer ses vêtements, à rechercher de l'air, à s'étendre ; il étouffe, il est pris d'un poids qui l'oppresse et l'empêche de respirer ; son cœur bat souvent très vite ; le visage est pâle et se couvre d'une sueur froide. La crise passe d'elle-même ou après l'émission de quelques gaz, plus rarement après un vomissement. Les crises n'ont pas toujours cette intensité : certains malades vous diront seulement qu'ils sont constamment ballonnés ; cela ne les empêche pas d'ailleurs d'aller et venir et de vaquer à leurs occupations; mais ils sentent constamment leur estomac. Ces sensations peuvent être perçues à jeun, mais beaucoup plus souvent après un repas; en réalité, c'est la poche stomacale qui est distendue et le malade perçoit la contraction du muscle, et il traduit cette sensation en vous disant : « Mon estomac est distendu, est plus pesant qu'il ne devrait l'être ». Les sensations d'oppression, de dyspnée et de palpitations sont ou réflexes, ou mécaniques, par gêne des mouvements du diaphragme.

Cet état spasmodique du muscle peut s'accompagner ou non de nausées et de vomissements. Certains malades ont le réflexe nauséeux facile : beaucoup vous diront que le matin, en se brossant les dents, ils sont pris d'un spasme, au cours duquel ils rejettent un liquide muqueux ou bilieux ; d'autres. avant ou après leur repas, sont pris de régurgitations accompagnées ou non de gaz, et ils crachent un liquide stomacal incolore ou légèrement teinté de bile, souvent d'une acidité extrême qui leur brûle le pharynx ; parfois la bouche se remplit d'un flot de liquide extrêmement salé.

Accompagné ou non de nausées qui le précèdent, souvent le vomissement est un des symptômes les plus fréquents de la déséquilibration du plexus solaire. Je n'entreprendrai pas l'étude détaillée de ce syndrome ; qu'il me suffise de dire que nos malades peuvent vomir du mucus, de la bile, des aliments, du sang même, en dehors de toute altération organique de la muqueuse (cancer ou ulcère); vomissement de sang purement névropathique, par phénomènes de vaso-dilatation.

Certains malades vomissent périodiquement, à heure fixe, soit quatre ou cinq heures après le repas, le jour comme la nuit; le vomissement peut avoir lieu immédiatement après le repas; il est facile ou accompagné, pendant plusieurs minutes, d'un état nauséeux pénible. En résumé, le malade vomit ou ne vomit pas ; dans le premier cas, c'est au médecin à bien se rendre compte de la nature du symptôme, de l'heure à laquelle il apparaît, des phénomènes concomitants qui l'accompagnent, le précèdent ou le suivent, et enfin, de la nature des liquides rendus.

Enfin, comme dernier trouble moteur, signalons les gaz : certains n'en rendent qu'à jeun ; d'autres immédiatement après avoir mangé : quelques malades souffrent de l'estomac et ne sont soulagés que lorsqu'ils ont expulsé quelques gaz ; chez d'autres enfin, il n'y a aucun phénomène douloureux. Symptôme isolé ou accompagné de régurgitations acides ou amères, avec ou sans odeur fétide rappelant celles des œufs en décomposition, accompagné ou non de gaz intestinaux, de distension stomacale et intestinale, avec borborygmes, gargouillements et coliques, ventre ballonné ou plat. Certains malades ne rendent des gaz qu'après les repas ; d'autres sont tourmentés, du matin au soir, par des expulsions sonores qui ne cessent que pendant le sommeil. Je connais une malade qui, après des chagrins de famille, devint une déséquilibrée, et qui présenta des désordres complexes des centres, accompagnés d'un état spasmodique de l'estomac : cette malheureuse rendait des gaz à toute heure, sa situation était devenue intolérable ; elle ne voulait plus sortir et avait épuisé toutes les ressources de la thérapeutique. Elle fut guérie par le retour au calme de ses centres.

D'autres déséquilibrés sont pris d'un état spasmodique du diaphragme : de hoquet. Qu'on me pardonne d'intercaler ici l'étude de ce trouble fonctionnel ; mais, si je le fais, c'est qu'il est fréquemment associé à des désordres d'estomac. Le hoquet, même lorsqu'il dure quelques minutes, causé par un accès de fou rire, est chose pénible, énervante. Représentez-vous la situation du malheureux qui présente ce symptôme pendant des jours et des semaines ; sa situation est des plus pénibles, et aussi pour l'entourage qui s'énerve en entendant ce bruit rauque, désagréable. Rarement isolé, le plus souvent associé à d'autres désordres, il cède également, non pas à des perles d'éther et des potions au bromoforme, mais à un traitement hygiénique et à la suppression de la cause.

En résumé, sensation de gonflement, de plénitude, spasmes, régurgitations, nausées, vomissements, gaz : tels sont les symptômes qui dépendent directement de la contraction déviée, faussée, du muscle de l'estomac, par suite d'un mauvais influx nerveux parti des cellules du plexus solaire ; absolument comme la migraine, le vertige, qui témoignent d'une irritation, d'un trouble de la cellule cérébrale.

Du côté du domaine sensitif, les troubles sont des plus variables et peuvent aller de la simple chaleur ou d'un tiraillement aux paroxysmes douloureux, terribles, justiciables de la piqûre de morphine. De même que nous avons vu le plexus cardiaque être le siège de la douleur de l'angine de poitrine, et présenter des irradiations douloureuses le long de toutes les branches qui en partent, au cœur, au cou et jusqu'au petit doigt, de même les crises douloureuses du plexus solaire sont susceptibles de rester localisées à la région épigastrique ou de se porter dans toutes les sphères avoisinantes, par suite de l'anastomose des nombreux filets nerveux qui se rendent au plexus solaire ou qui en partent. La douleur localisée au plexus solaire est l'analogue de la douleur rétro-sternale qui représente celle localisée au plexus cardiaque ; quant aux irradiations à distance, elles sont d'ordre anatomique et dépendent de la direction des filets nerveux.

Le symptôme douleur, considéré en lui-même, est des plus variables comme intensité, comme durée, comme apparition : certains malades peuvent être des déséquilibrés avancés de l'estomac, par rapport aux troubles glandulaires ou par rapport aux troubles moteurs, et ne pas éprouver la moindre douleur : les filets glandulaires et moteurs sont seuls touchés ; dans d'autres cas, les filets sensitifs, seuls ou associés aux filets glandulaires ou moteurs, sont excités : c'est ce qui explique la grande variété des types cliniques de dyspepsie que l'on rencontre et que l'examen vous apprendra à reconnaître. Certains malades auront des troubles moteurs : gaz, renvois, spasmes ; d'autres auront ces mêmes symptômes, en même temps qu'ils éprouveront certaines douleurs au creux épigastrique, associés ou non à des troubles de la sécrétion glandulaire. Représentez-vous chacun des symptômes que nous avons passés ne revue, et dites-vous qu'il peut exister seul ou associé à un désordre sensitif, vaso-moteur ou glandulaire.

Certains malades se plaindront à certaines heures, à jeun, pendant le repas ou immédiatement après, d'une brûlure à l'estomac, d'une sensation de fer rouge ; toutes les comparaisons seront trouvées par le déséquilibré ; retenez seulement que, dans ces cas, la douleur est faible ; ce n'est souvent qu'une gêne ou un tiraillement qui peut passer inaperçu si vous n'éveillez pas l'attention du sujet.

Bien différente est la douleur intense, aiguë, atroce, qui jette le malade dans un état alarmant; si vous êtes appelé au cours d'une de ces crises, vous trouverez le sujet avec la figure anxieuse, les yeux larmoyants, les traits contractés par la souffrance ; le malheureux traduit sa douleur par des pleurs, des plaintes, des gémissements; il est couché, replié sur lui-même, souvent sur le ventre, avec un oreiller qu'il appuie de toutes ses forces pour comprimer la région douloureuse; la pression large, en effet, souvent calme les uns, alors que d'autres supportent à peine le poids d'une couverture. A la manière des crises névralgiques, ces douleurs sont rarement continues ; elles sont entrecoupées de périodes de calme relatif pendant lesquelles le malade ressent seulement une douleur obtuse, le prévenant que le mal sommeille ; puis, quelques minutes après, le paroxysme éclate de nouveau avec ses irradiations variables d'un sujet à l'autre. Le plexus solaire est en révolte ; toutes ses branches efférentes et afférentes sont capables de manifester leur excitation, d'où troubles moteurs du côté de l'estomac : spasmes, crises de gaz, renvois, vomissements ; d'où troubles sécrétoires : vomissements muqueux abondants, le malade rendant une pleine cuvette d'un liquide filant, acide ou non. Les plexus voisins, par irritation réflexe, sont mis en éveil, d'où pluie séreuse intestinale possible ou spasme de la musculaire, amenant l'effet contraire ; dyspnée, angoisse cardiaque, palpitations ; la cellule cérébrale, à son tour, répond à l'excitation du cerveau abdominal et le sujet aura du vague, des vertiges ou une névralgie faciale. Les nerfs périphériques participent également à l'incendie du plexus solaire : douleurs des nerfs intercostaux, plaques douloureuses des hypocondres, des régions costales antérieure ou postérieure, points scapulaires, douleurs du rein, du dos. L'excitation partie du plexus solaire n'a pas de bornes pour qui connaît les ramifications infinies du système nerveux ; rien ne peut opposer une barrière à ces irradiations douloureuses. Entre la douleur localisée au plexus solaire et celle qui s'étend à tout l'arbre nerveux, amenant des troubles fonctionnels dans les plexus et leurs branches viscérales, avec troubles sensitifs, vaso-moteurs et sécrétoires, vous avez tous les intermédiaires possibles constituant des types cliniques différents que vous pourrez toujours classer, si vous avez à l'esprit ces notions que je ne cesse de vous rappeler et qui dépendent de la continuité du système nerveux.

Ces crises de douleurs d'estomac, ces gastralgies, comme les appelle le public, ont une durée variable : quelques heures, un jour ou deux, une ou deux semaines plus rarement, entrecoupées de rémissions et de poussées paroxystiques. Elles se calment d'elles-mêmes ou après l'intervention du médecin, laissant un endolorissement de toute la région, un brisement, une fatigue générale et locale, avec inaptitude au travail et à une bonne digestion. Celui qui sait regarder un peu plus loin, et ne pas se contenter d'un horizon borné ne peut pas ne pas reconnaître la similitude parfaite qui existe entre une crise de migraine et une crise de gastralgie. A mon avis, l'analogie est si parfaite que les deux syndromes sont sœurs ; la même hérédité y prédispose ; elles se remplacent souvent, s'associent quelquefois, reconnaissent les mêmes causes provocatrices, sont toutes deux l'expression d'une cellule nerveuse troublée, exaltée, excitée, déséquilibrée, en un mot, qui réagira localement ou à distance, s'accompagnera ou non de troubles spéciaux dans le domaine qu'elle tient sous sa dépendance, et enfin susceptibles toutes deux de guérir par la suppression de la cause qui ramènera au calme le système nerveux.

Voilà assez, je pense, pour vous permettre de comprendre et d'interpréter la douleur d'estomac, la gastralgie. Quelle que soit sa cause provocatrice, qu'elle dépende indirectement d'une cause cérébrale (émotion, chagrin, surmenage intellectuel), qu'elle dépende d'une cause locale (abus d'excitants, café, thé, alcool, tabac, surcharge alimentaire), qu'elle dépende d'une cause utérine, hépatique ou de l'uricémie, qu'elle dépende enfin d'une maladie générale, tabes ou autre, elle est toujours due à une excitation du plexus solaire, susceptible de se généraliser à ses branches efférentes ou afférentes et de troubler plus particulièrement les filets moteurs et sécrétoires de l'organe qui en dépend le plus directement : l'estomac.

Vous connaissez maintenant les troubles moteurs et sensitifs de l'estomac; vous savez qu'ils peuvent exister seuls ou s'accompagner de désordres glandulaires amenant une sécrétion de suc gastrique non physiologique. Dans certains cas, les désordres moteurs ou sensitifs n'existent pas ; les troubles glandulaires sont seuls en cause. Je m'explique : voici un sujet, en apparence, en bonne santé ; je dis en apparence, car en réalité, pour constater le trouble dont je vais parler, c'est un déséquilibré latent, si vous le voulez, mais déséquilibré. Or, ce sujet qui dit avoir un estomac à digérer du fer, qui a bon appétit, qui ne souffre jamais, qui n'a ni renvois, ni gaz, si vous le soumettez à un repas d'épreuve et que vous examiniez, suivant la technique adoptée de nos jours, son suc gastrique, vous êtes étonné de lui trouver un suc gastrique hypo ou hyperacide. Si vous vous livrez à des examens répétés et multipliés, ou vous trouverez toujours de l'hyperacidité ou souvent, d'un jour à l'autre, la quantité d'acide variera dans de grandes proportions, ou même votre sujet sera un jour hyperacide et un autre jour hypoacide : cela prouve simplement que la sécrétion glandulaire, l'élaboration du suc gastrique, dépend avant tout de la sage intervention du système nerveux et, en particulier, des filets sécrétoires glan-

dulaires du plexus solaire, et l'on comprend facilement qu'un
sujet, sous l'empire d'humeur bonne ou mauvaise, de chagrin,
de surmenage, suivant enfin l'état de sa cellule cérébrale, puisse
indirectement influer sur les nerfs sécrétoires du plexus solaire ;
l'on comprend également que cette sécrétion variera suivant la
substance plus ou moins excitante introduite dans l'estomac,
laquelle aura pour but de réveiller le réflexe sécrétoire. Voyez ce
qui se passe pour la salive : la salivation sera-t-elle la même si
vous placez un grain de poivre, de sel ou de sucre sur la langue ?
Assurément non, n'est-ce pas ? Non seulement la quantité sécrétée
ne sera pas la même, mais je suis persuadé que la qualité également n'est pas la même. Or donc il n'y a rien de paradoxal à
ce que les examens du suc gastrique révèlent des différences
notables dans sa composition dont la quantité et la qualité sont
susceptibles de varier suivant mille causes difficiles à préciser.

Dans certains cas pourtant, suivant l'hérédité du sujet, ses
antécédents, son genre de vie, ses ingesta, etc., son plexus
solaire, dans ses filets sécrétoires, réagira, déséquilibrera
l'épithélium glandulaire qui produira un suc gastrique hyperacide ; ce trouble sécrétoire sera constant ; les examens subsé-
quents démontreront toujours une acidité exagérée ; le malade
sera un hyperacide, cela en dehors de toute lésion organique
des glandes de l'estomac : il s'agit jusqu'ici d'un simple trouble
fonctionnel. De même, d'autres malades, aux filets sécrétoires
troublés, fabriquent un suc gastrique hypoacide ; l'examen du
chimisme stomacal permettra de les classer dans le groupe des
hypoacides ou hypopeptiques.

Voilà les deux types bien tranchés de dyspeptiques créés :
l'hyper et l'hypoacide. Tous deux sont des déséquilibrés ;
l'un a versé dans l'hyperacidité, l'autre, dans l'hypoacidité ;
c'est là le trouble initial le premier en date ; rien alors d'étonnant que ce trouble fonctionnel n'en amène d'autres et puisse
être le stade précurseur de lésions organiques.

Il faut du suc gastrique pour digérer, mais il n'en faut pas
trop, et surtout sa composition doit être normale. C'est
pourquoi, chez notre déséquilibré qui fabrique trop d'acide,
la digestion sera rapide ; le malade aura constamment faim ;
si la sécrétion de son suc gastrique, par perversion de la
fonction, devient continue, le sujet sera pris de douleurs
brûlantes par contact de son acide en excès avec sa muqueuse.

peut-être même, qu'à la longue, il pourra la corroder; mal
protégée contre cette pluie incessante d'acide, elle se laissera
entamer et sera le siège de petites ulcérations. C'est le
triomphe des doses massives de bicarbonate de soude, mais
qui ne se rend compte que ce médicament, qui neutralise
l'acide mis en liberté, ne s'adresse qu'au symptôme, et que
rien n'empêchera votre malade de refaire de l'acide en trop
grande abondance? Adressez-vous, je le veux bien, au bicarbonate de soude pour aller au plus pressé, comme vous le
faites pour un malade qui se tord avec des coliques néphrétiques et auquel vous faites une piqûre de morphine ; mais
vous n'avez pas la prétention de guérir la lithiase urinaire
avec de la morphine, pas plus que vous ne guérirez les hyperacides avec du bicarbonate. Remettez en équilibre les nerfs
sécrétoires qui sont révoltés, en supprimant la cause qui les
a excités et qui les a fait dévier de leur bon fonctionnement, en
les poussant à faire sécréter aux glandes de votre malade un
suc gastrique anormal comme quantité et qualité.

Ce serait sortir du cadre assigné, que de vous exposer
complètement les symptômes de la dyspepsie hyperchlorhydrique; je passe sous silence le caractère des douleurs, les
crises paroxystiques, l'apparition des brûlures, lorsque le
malade est à jeun, l'après-midi et souvent la nuit; les phénomènes concomitants, localisés à l'estomac ou éloignés, qui
peuvent l'accompagner ; l'apparition des crises sous l'influence
de causes morales, de chagrins, de surmenage, etc. ; leur terminaison par l'hygiène bien comprise, le repos complet, le déplacement; enfin, ce fait qu'une autre manifestation de la déséquilibration peut la précéder ou la remplacer : ce sont là
des points que vous connaissez déjà; je pense y avoir assez
insisté dans les pages précédentes.

Certains malades, aux nerfs sécrétoires troublés, ne fabriquent pas de suc gastrique du tout, ou mieux élaborent un
liquide pauvre en pepsine avec un acide chlorhydrique faible,
au-dessous de la normale : ce sont des asystoliques de l'estomac,
les hypopeptiques de la classification actulle. Concluez vous-
même, et vous reconnaîtrez que ce sont des malades qui
souffrent généralement peu ou pas, qui n'ont jamais de
douleurs à jeun, qui n'ont pas d'appétit, qui sont languissants
après les repas, pris de somnolence, qui sentent leur estomac

lourd : les aliments ont peine à passer, la digestion est laborieuse, traînante, accompagnée souvent de ballonnement, de gaz, d'éructations, de renvois fétides, par insuffisance de la fonction digestive. Les hypopeptiques ne sont bien que lorsque leur estomac est vide ; à peine ont-ils mangé, qu'ils éprouvent une sensation pénible, douloureuse ou non, et ils ne se sentent soulagés que l'après-midi, lorsque la masse alimentaire a franchi le pylore.

Quoi d'étonnant que les aliments, placés dans un milieu indifférent, insuffisamment imbibés, attaqués par un suc gastrique inférieur à tous les points de vue, créent un foyer de fermentation dans cette poche stomacale frappée d'atonie (par mauvais influx moteur) ? Souvent un repas est absorbé avant que l'autre n'ait passé dans l'intestin, ainsi qu'en témoignent ces renvois odorants qui permettent au malade de se rappeler ce qu'il a mangé à son déjeuner. Vous représentez-vous ce résidu alimentaire infect ? C'est alors que les fermentations, les putréfactions de tous ces résidus ouvrent la porte aux auto-intoxications dont les conséquences ont été magistralement établies par le professeur Bouchard ; lisez son travail sur les auto-intoxications ; et vous serez édifié.

Votre malade qui est déjà un déséquilibré, et de ce fait même susceptible de présenter des troubles de déséquilibration dans toutes ses sphères nerveuses, deviendra, en même temps, un intoxiqué par l'absorption d'une partie de ses résidus alimentaires mal digérés ; il mettra son foie à contribution, lequel s'hypertrophiera ; hypertrophie compensatrice à seul but de détruire les ptomaïnes et les leucomaïnes qui lui arrivent de l'estomac et de l'intestin ; le rein, irrité par les poisons que le foie n'aura pas retenu ou détruit, traduira son irritation par certains désordres que nous apprendrons à connaître, par une albuminurie gastrique, éminemment curable, si vous savez remonter à son origine ; l'intestin qui reçoit des produits mal transformés, fera de la diarrhée où vous reconnaîtrez certains aliments nageant au milieu des détritus intestinaux. Je vous fais grâce des troubles du système nerveux central et périphérique qui reconnaissent une double cause : l'irritation nerveuse pure et simple réfléchie du plexus solaire d'une part, et des troubles de nutrition par un sang vicié, mal épuré par les émonctoires, d'autre part.

Que peut être le moral de ce malade qui digère mal, qui ne dort pas, qui a des névralgies diverses, qui a de la diarrhée, qui assimile mal, qui maigrit? Vous vous étonnerez qu'il devienne un hypocondriaque, un neurasthénique, comme on les appelle de nos jours. Savez-vous qu'on le deviendrait à moins! Mais rappelez-vous la filiation de ces accidents que nous aurons à discuter en traitant de la pathogénie de la déséquilibration nerveuse. Votre malade est devenu hypopeptique de par son hérédité et sa prédisposition ; c'est un déséquilibré de l'estomac par cause locale ou cérébrale ; les troubles du chimisme sont secondaires, ne viennent qu'en deuxième ligne, et renforcent la déséquilibration par action réflexe ou par auto-intoxication. En résumé, ne devient pas hypopeptique qui veut ; il faut être un déséquilibré avant tout, et la dyspepsie, à quelque variété qu'elle appartienne, à son premier stade, à sa phase fonctionnelle sans signature anatomique, ne représente qu'une localisation de la déséquilibration.

A ce malade qui digère mal, qui est morose, qui maigrit, qui s'auto-intoxique, qui a des nerfs en révolte, à ce déséquilibré, en un mot, que fait-on pour le guérir? On le gorge de toniques, de bons vins et de viande, sous prétexte qu'il est anémié, accentuant ainsi l'irritation de ses plexus qui auraient besoin d'une alimentation substantielle, mais calmante, pour permettre à ses filets sécrétoires glandulaires de fabriquer un suc gastrique normal; ou alors, si le médecin a reconnu un type d'hypopepsie, vite il se précipite à la table et sature son malade de pepsine, pancréatine, maltine, de bicarbonate de soude à faible dose ou de limonade chlorhydrique. Je ne conteste pas qu'au début de la cure ces médicaments ne puissent être de quelque utilité, ou mieux encore cette dernière venue qui promet plus : l'opothérapie gastrique par la gastérine de Frémont, et dont Le Gendre, Barth et Rendu, à la Société Médicale des hôpitaux, vantaient dernièrement les excellents effets dans divers cas d'insuffisance digestive. Tout cela, c'est pour gagner du temps; mais au plus vite, dispensez-vous de cette médication symptomatique; attaquez-vous au moral, à l'alimentation, mettez en œuvre le trépied thérapeutique : cure du physique, du psychique et cure alimentaire.

Qu'il s'agisse de troubles moteurs représentés par du ballonnement ou des gaz, de troubles sensitifs représentés par la gastralgie, ou de désordres sécrétoires dont les deux extrêmes sont l'hypochlorhydrie et l'hyperchlorhydrie, rappelez-vous que le médicament n'est qu'un palliatif momentané qui vous permettra de soulager votre malade, mais qui ne le guérira jamais si vous ne vous efforcez pas de reconnaître et de supprimer la cause qui a créé et qui entretient la déséquilibration, c'est-à-dire si vous ne réglez pas l'hygiène de votre malade.

Je ne puis résister au plaisir de vous transcrire les lignes suivantes qui résument le fond de ma pensée, et que je vous engage à avoir présentes à l'esprit lorsque vous serez au moment de faire une prescription destinée à un dyspeptique : Le 13 janvier 1897, à la séance de la Société de thérapeutique, le docteur Le Gendre, commentant le rapport du docteur Albert Mathieu sur les variétés cliniques de l'hyperchlorhydrie et les meilleurs moyens de soulager les malades au moment de leurs paroxysmes douloureux, s'exprime ainsi : « Je m'empresse de dire d'abord que j'applaudis sans réserve à l'idée générale qui domine le travail de M. Mathieu ; à savoir : qu'il faut absolument éviter de donner aux malades qui ont des crises de douleurs d'estomac, des médicaments énergiques, au moins par la voie gastrique. Il est à souhaiter que cette opinion, triomphante à la Société de thérapeutique, fasse des adeptes de plus en plus nombreux parmi nos confrères. On ne saurait trop le répéter : on ne guérit pas les maladies de l'estomac par des médicaments, mais par le régime alimentaire; j'en demande pardon à nos distingués collègues en pharmacie de cette Société, mais ce n'est pas au progrès de leur art, mais plutôt à celui de l'art culinaire que pourra être attribuée la diminution des gastropathies chez nos contemporains et nos descendants. »

A côté de ces deux types assez bien tranchés : l'hyper et l'hypoacide, existent des types intermédiaires dont nous n'avons pas lieu de nous occuper afin de ne pas compliquer notre étude; ce n'est qu'une question de qualité de suc gastrique, variable d'un sujet à l'autre.

Ce qui précède résume toute la symptomatologie de la déséquilibration de l'estomac : troubles moteurs, sensitifs, sécrétoires. Ces trois désordres peuvent être isolés, associés, créant des complexus cliniques variés et variables que vous saurez toujours reconnaître et classer, si vous vous rappelez que l'estomac possède un muscle, des nerfs sensitifs et des glandes à suc gastrique, le tout sous la dépendance directe du plexus solaire, et, par l'intermédiaire de ce dernier, avec toutes les sphères nerveuses les plus éloignées, jusqu'à la cellule cérébrale ; c'est pourquoi, la digestion est bonne autant que le moral est bon.

La classification des dyspepsies est chose facile : pendant une longue, très longue période, les troubles fonctionnels sont isolés ; le retour à la santé est possible, parce que la lésion anatomique n'existe pas ; mais tout a une fin, et vous admettrez que ce muscle fatigué à force de se laisser distendre par un excès d'aliments, que ce muscle qui reçoit un influx nerveux de plus en plus faible, ne se laisse forcer à un moment, et que la dilatation d'estomac se trouve ainsi constituée ; cet organe est réduit à l'état de poche inerte ; c'est la période des troubles organiques ; la fibre musculaire pâlit, subit la dégénérescence graisseuse ; la muqueuse, à son tour, s'altère ; les glandes s'atrophient. Le professeur Hayem, pour lequel l'anatomie pathologique de cet organe n'a plus de secrets, a vu, étudié et classé toutes ces variétés de gastrite. La digestion est devenue impossible : plus de tonus musculaire pour brasser les aliments, plus de suc gastrique pour les imbiber, les attaquer et les rendre assimilables ; c'est alors que les malades vomissent des aliments introduits dans l'estomac depuis un ou deux jours, que la moindre tentative d'alimentation réveille une sensation de poids extrême, de plomb sur l'estomac qui représente une poche sans vitalité dont la fonction physiologique est à tout jamais irrémédiablement perdue.

Que peut le médecin dans ces cas? Que peuvent les poudres, les pilules? Que peut le lavage de l'estomac ou l'intervention du chirurgien avec sa gastro-entérostomie? Amener quelque soulagement, je le veux bien, mais la guérison, jamais.

Dans d'autres circonstances l'hyperchlorhydrique qui, pendant un certain temps, représentait un malade à simples troubles fonctionnels, pourra voir sa muqueuse, mal protégée par des nerfs trophiques en état d'infériorité ou par lésion vasculaire, être attaquée directement par ce suc hyper acide, et, à la phase fonctionnelle curatrice, succédera la phase organique : ce sera l'ulcère rond de l'estomac, la maladie de Cruveilhier.

L'ulcère, une fois constitué, aura une situation, une dimension et une évolution variables. Celui du pylore est bien connu,

car il est souvent cause de spasme pylorique par un mécanisme
analogue à celui de la contracture anale, à la suite de la fissure.
Spasme du pylore qui entraîne de la stase alimentaire, de
l'hypertrophie compensatrice du muscle stomacal, et qui aboutit
finalement à l'estomac forcé et à l'hyperchlorhydrie continue,
par stagnation des matières dans l'estomac et par irritation due
aux filets sensitifs mis à nu par l'ulcère. C'est la maladie de
Reichmann ou la gastrosuccorrhée; entité morbide reconnue
et classée par le professeur Hayem en 1897, étudiée récemment
par Maurice Soupault à la Société de thérapeutique, le
6 novembre 1901. Ce dernier auteur est venu confirmer la théorie
de M. Hayem en prouvant, par des faits cliniques et anatomo-
pathologiques, que la gastrosuccorrhée était toujours due à
un ulcus du pylore.

L'ulcère rond de l'estomac, qu'il siège au niveau du pylore
ou partout ailleurs, représente une étape ultime de la déséquilibration nerveuse, la signature anatomique qui succède à
l'hyperchlorhydrie primitive, laquelle est le trouble fonctionnel
susceptible de rester tel ou de préparer la phase organique.

L'ulcère rond est une maladie à allures cliniques variables;
il est latent ou s'accompagne de phénomènes tapageurs : crises
de douleurs paroxystiques; il est curable, mais peut égale-
lement être le point de départ d'un cancer qui vient se greffer à
son niveau. Le cancer greffé sur l'ulcère du pylore constitue ce
que M. Hayem a décrit sous le nom d'ulcéro-cancer prépylorique ou juxtapylorique.

L'*ulcus rodens* est une maladie traîtresse qui expose le
malade à des hémorragies graves pouvant mettre son existence
en péril, et qui peut tuer en quelques heures par péritonite
suraiguë, par perforation de l'estomac. Tel ce malade que je
voyais dernièrement : jeune homme robuste, à peine âgé de
vingt-deux ans, qui fut pris un matin, soudainement, d'une
douleur atroce en plein creux épigastrique. En quelques heures,
la situation devint critique; le pouls était petit et fuyant; il y
avait de la rétention d'urine, des sueurs profuses et glacées,
des douleurs continues avec irradiations dorsales, et mort en
moins de vingt-quatre heures. Le malade n'avait jamais eu
d'hématémèses; il n'avait jamais eu non plus de fortes crises
douloureuses, ce qui prouve que l'hyperchlorhydrie ne fait la
douleur qu'autant que les filets sensitifs de la muqueuse le

veulent; l'intensité de la douleur dépend, avant tout, de la réaction nerveuse individuelle.

Quoi qu'il en soit, je vous le demande, doit-on mourir d'une perforation de l'estomac à vingt-deux ans? Non certes; mais si ce malade a eu une perforation qui l'a terrassé en quelques heures, c'est qu'il avait un ulcère rond ; s'il avait un ulcère rond, c'est qu'il a digéré sa muqueuse en un point, grâce à son suc gastrique hyperacide ; s'il avait de l'hyperchlorhydrie, c'est grâce à la déséquilibration de son plexus solaire et, en particulier, de ses fibres sécrétoires. Mais pourquoi? Simplement parce que le malade avait une mauvaise hygiène, qu'il fumait, qu'il buvait et mangeait de tout; c'est encore parce qu'il se surmenait physiquement et qu'il avait, de plus, des tracas moraux ; encore et toujours ces trois causes réunies ou isolées qui, grâce à son hérédité, ont suffi pour le déséquilibrer d'abord, le rendre hyperchlorhydrique ensuite, lui donner enfin, un ulcère rond, lequel s'est terminé comme je viens de vous l'apprendre.

Il en est de même du cancer de l'estomac que vous verrez rarement venir se greffer sur un estomac vierge de tout antécédent dyspeptique. Ainsi que je vous le dirai au chapitre « Pronostic », le cancer est un aboutissant de la déséquilibration du système nerveux qui, trouvant du côté de l'estomac un « locus minoris resistentiæ » préparé par hérédité ou par troubles fonctionnels antérieurs, sera une des façons de mourir de celui qui se sera cru autorisé à fouler aux pieds toutes les lois de l'hygiène.

Votre déséquilibré est resté sourd aux avertissements des premiers troubles fonctionnels ; il a abusé de cet organe primordial sans lequel la vie est impossible; il s'est cru autorisé à manger et à boire de tout; il a cru enfin qu'il fallait vivre pour manger et non manger pour vivre. Il s'est auto-intoxiqué par tous ses déchets alimentaires; il a fait de la vaso-constriction par action des ptomaïnes sur la paroi des capillaires, comme l'a montré Huchard ; il a fatigué son cœur qui avait à lutter contre le barrage périphérique des vaso-constricteurs; il a réclamé de son foie et de ses reins un travail au-dessus de leurs forces ; il a faussé et fait dévier sa nutrition ; il a encrassé son filtre rénal ; il a, en un mot, préparé de toutes pièces et favorisé l'usure de ses vaisseaux; il a amorcé l'artério-sclérose. Pendant des années, il aura été désagréable à lui-même et à la société, un éclopé de la vie, un infirme, ayant toujours à prendre un médicament pour calmer son estomac ; ses fonctions supérieures cérébrales, troublées par action réflexe ou par irrigation de la substance cérébrale par un sang vicié, impur, ont fait de lui un déséquilibré du cerveau — car l'estomac et le cerveau s'influencent réciproquement, accentuant le désordre d'innervation générale — et, avant l'heure, un être caduc qu'aurait pu enlever une maladie infectieuse : tuberculose, fièvre typhoïde ou autre.

A soixante ans, lorsque ses artères seront réduites à l'état de tuyaux de pipe, par sclérose progressive, lorsque sa mémoire chancelante et sa démarche titubante en auront fait un décrépit prématuré par ischémie cérébrale avant-coureur de l'apoplexie finale ; lorsque le cœur battra le rythme du galop et sera arythmique, avant-coureur de l'insuffisance du myocarde ou de l'angine de poitrine qui le foudroiera ; lorsque le rein, réduit à l'état du petit rein rouge contracté, refusera le service parce que ses éléments nobles auront été remplacés par du tissu fibreux dont chaque bande représente un excès, avant-coureur de l'urémie, de l'insuffisance urinaire finale ; alors enfin que le malade sera à la porte de la tombe, c'est là qu'il demandera la guérison. Vous, jeunes qui me lisez, croyez à mon expérience : si vous voulez vivre longuement et sainement, si vous voulez reculer cette échéance fatale que vous appréhendez tellement, modifiez votre hygiène ; soyez moins jouisseurs. Rappelez-vous la toute puissance de l'hygiène, véritable médication préventive à opposer à l'inutilité, l'insuccès, l'échec de la médecine, lorsque la phase organique destructive aura sonné.

Chez nos déséquilibrés de l'estomac qui sont souvent en même temps des déséquilibrés de l'intestin, du rein et de l'utérus, vous pourrez constater, par l'inspection et la palpation, des troubles de la musculature abdominale, avec des ptoses variables des viscères : les entéroptosés de Glénard, les déséquilibrés du ventre. Ces troubles étant communs aux désordres de l'intestin, de l'utérus et du rein, nous en ferons un chapitre spécial après avoir terminé l'étude des troubles fonctionnels de ces viscères.

III

INTESTIN

Sommaire. — L'intestin grêle a un rôle d'absorption ; le gros intestin, un rôle d'expulsion. — Les désordres fonctionnels de l'intestin grêle ont un retentissement important sur la nutrition générale. — Constitution anatomique de l'intestin. — Origine et terminaison des filets nerveux des plexus mésentériques supérieur et inférieur. — Les lois d'irradiation des plexus nous permettent d'interpréter les symptômes à distance de l'appendicite. — Les vers intestinaux et les troubles réflexes qu'ils peuvent déterminer. La constipation. — Définition. — La constipation par atonie du muscle. — Le constipé, par atonie, est souvent, en même temps, un dyspeptique et un déséquilibré du cerveau. — Il n'y a pas de désordre fonctionnel plus commun que la constipation. — Les désordres concomitants des autres centres ne sont pas toujours dus à la stercorémie, mais représentent autant de localisations de la déséquilibration nerveuse. — Les débâcles diarrhéiques chez les constipés. — L'altération des glandes à mucus du gros intestin est le plus souvent secondaire à la constipation. — L'entérite membraneuse n'est pas une entité morbide définie ; elle est surtout l'apanage des déséquilibrés confirmés. — Les formes cliniques de l'entérite membraneuse. — Les hémorroïdes et leurs complications. — Pathogénie de l'état hémorroïdal. La diarrhée. — Définition. — Variétés cliniques. — La diarrhée par indigestion diffère totalement de l'hypersécrétion intestinale glandulaire des déséquilibrés du tube digestif. — Fréquence et nature des selles. — Comment il faut interpréter la diarrhée goutteuse. — La diarrhée s'associe souvent à un état de déséquilibration de l'estomac. — Le trouble fonctionnel peut, à la longue, céder le pas à des lésions anatomiques. — Les causes provocatrices de la diarrhée.

Les aliments, après avoir subi l'action du suc gastrique, passent dans l'intestin grêle où ils continuent à subir la transformation nécessaire pour leur absorption, grâce aux propriétés du suc intestinal, pancréatique et de la bile. L'assimilation étant complète, les aliments sont absorbés au niveau de la muqueuse de l'intestin grêle ; une partie gagnant directement le foie par l'intermédiaire de la veine porte, une autre, le canal thoracique, par celui des chylifères. Les matières non assimilables, réduites à l'état de déchets, cheminent lentement de haut en bas, gagnent le gros intestin, perdent de plus en plus leur caractère alimentaire, pour être finalement expulsées, sous forme de matières fécales, au niveau de l'anus par les mouvements combinés du muscle intestinal, aidés du phénomène de l'effort.

Des deux intestins, le petit et le gros, avec leurs nombreuses divisions, le premier a un rôle d'absorption, le second, un rôle d'expulsion.

Nous n'insisterons pas longuement sur les désordres fonctionnels susceptibles de se faire voir au niveau de l'intestin grêle et dépendant d'un trouble de sécrétion des glandes à suc intestinal. Il est bien évident que la déséquilibration nerveuse, par suite d'une irritation des nerfs sécrétoires de ces glandes, doit pouvoir amener une sécrétion glandulaire viciée, soit en quantité ou en qualité, tout comme cela existe pour la salive et le suc gastrique. Faute d'éléments suffisants pour trancher cette question, nous admettrons, sans y insister, que ces troubles sécrétoires peuvent nuire dans une certaine mesure aux phénomènes d'assimilation, favoriser le passage, dans les matières fécales, d'aliments non digérés, de prédisposer à des poussées de diarrhée accompagnées ou non de coliques par spasme du muscle intestinal, de rendre l'assimilation moins parfaite et de nuire, en définitive, à la nutrition générale du sujet, soit en diminuant son pouvoir vital, soit en laissant entrer dans la circulation porte des aliments mal réduits, favorisant ainsi l'auto-intoxication et mettant à contribution le pouvoir défensif du foie et des reins.

Le rôle du gros intestin, quoique moins noble, est plus important à mettre en évidence, et nous permettra de nous rendre compte de ces deux états si utiles à bien connaître si on veut leur opposer une thérapeutique raisonnée : nous voulons parler de la diarrhée, de la constipation et de leurs complications.

Mais auparavant, demandons-nous en quoi consiste l'intestin ? Sa structure est simple : de l'estomac à l'anus, il est constitué d'une couche musculaire double, de fibres longitudinales et circulaires, d'une muqueuse, de glandes, les unes sécrétant du suc intestinal, les autres du mucus ; une série d'organes lymphoïdes en rapport avec l'absorption, et un système capillaire des plus étendus. Le tout est sous la dépendance directe du système nerveux sans lequel l'intestin ne vaut rien : sans nerfs, pas de contractions musculaires de ce long muscle destiné, par ses mouvements, à faire cheminer les matières de haut en bas ; sans nerfs, sécrétion faussée et viciée et des glandes à mucus et de celles à suc intestinal ; sans nerfs enfin, pas d'actions réflexes au niveau de la muqueuse.

D'où viennent ces nerfs qui répandent des milliers de filets nerveux sur toute l'étendue de ce domaine intestinal ? L'anatomie nous l'apprend ; de deux plexus : le plexus mésentérique supérieur qui naît du plexus solaire, de ce cerveau abdominal que nous avons déjà appris à connaître, et qui tient sous sa dépendance directe l'estomac et d'autres viscères que nous n'avons pas encore étudiés : le foie, le pancréas, le rein. Ce plexus mésentérique supérieur se résout en une quantité innombrable de branches qui, finalement, se terminent dans tout l'intestin grêle, le cæcum, le côlon ascendant, et la moitié droite du côlon transverse, fournissant des filets muqueux, glandulaires et musculaires à tout ce segment du petit et du gros intestin. Le plexus mésentérique inférieur naît également du plexus solaire et du plexus lombo-aortique, et fournit des branches à la moitié gauche du côlon transverse, au côlon descendant, à l'S iliaque et au rectum. Si vous réfléchissez que ce même plexus lombo-aortique constitue une des premières origines du plexus hypogastrique, lequel fournit des branches à la vessie, à la prostate, aux vésicules séminales, au canal déférent chez l'homme, à la vessie, au vagin, et à l'utérus chez la femme ; si vous pensez également aux connexions supérieures des plexus mésentériques avec le plexus solaire, lequel est constitué par les nerfs splanchniques et le pneumogastrique, vous êtes frappé des nombreuses ramifications de tous ces plexus entre eux, et vous ne serez pas étonné qu'une excitation, pourvu qu'elle soit suffisante et qu'elle trouve un système nerveux consentant, vous ne serez pas étonné, dis-je, de la répercussion possible d'un de ces organes sur un ou plusieurs autres. Songez que le plexus solaire, président des organes de la cavité abdominale, règle l'estomac, le foie, le rein, l'intestin, le pancréas ; songez qu'il est souvent directement excité par des causes alimentaires, et vous ne serez plus surpris que les mêmes causes amènent des désordres simultanés de l'estomac et des organes que nous venons de citer ; c'est ce que nous enseigne la clinique ; c'est ce que nous confirme la thérapeutique. Nous avions donc raison de dire, au début de cette étude, qu'il ne fallait pas trop scinder les maladies de l'estomac et de l'intestin, et que nous étions autorisé à ranger ces désordres sous le même chef pour faire de nos malades des déséquilibrés du tube digestif.

Cette étude des plexus est toute captivante ; elle seule nous permet de nous expliquer avec satisfaction tous les complexus cliniques, associés ou simples, qui peuvent se présenter à notre observation ; nous allons le prouver par les deux exemples suivants. Voici un malade qui présente une inflammation catarrhale de son appendice, avec légère fièvre, défense musculaire et point douloureux spontané et à la pression au niveau de la fosse iliaque droite. Jusqu'ici, tout est classique, et aucun médecin n'hésitera à faire un diagnostic sûr. Ce même malade, quelques mois plus tard, pourra se présenter à vous se plaignant d'un point douloureux à l'épigastre et d'une barre sus-ombilicale ; vous cherchez en vain la signification de ses douleurs lorsque, palpant avec délicatesse sa fosse iliaque, vous réveillez une légère sensibilité. Votre diagnostic est fait : le malade a une appendicite ; ses filets sensitifs de l'appendice irrités ont transmis l'irritation au plexus dont ils émanent, le solaire, d'où point épigastrique ; ce même solaire, nous l'avons vu, innerve, par le plexus mésentérique supérieur, la moitié droite du côlon transverse et, par le plexus mésentérique inférieur, la moitié gauche de ce même côlon, d'où la sensation de barre sus-ombilicale qui représente la douleur au niveau des nerfs sensitifs du côlon. Le vomissement qui accompagne si fréquemment l'appendicite n'est que le résultat de l'excitation transmise du point malade aux nerfs moteurs émanés du solaire se rendant à l'estomac ; les douleurs à distance, les gaz, la constipation, le ballonnement, la diarrhée, etc., bref, tous les symptômes dépendant de ce noyau de cerise ou de cette boulette fécale encastrée au niveau de l'appendice ne peuvent être reconnus et interprétés que si vous possédez exactement les lois d'irradiations des plexus et de leurs branches.

Il n'est pas un médecin qui ne sache que les vers intestinaux, les lombrics, sont susceptibles de produire, dans certaines circonstances, des désordres fonctionnels locaux ou à distance. Combien cette question, assez embarrassante pour plus d'un, s'éclaire, se simplifie, si l'on a à l'esprit les notions anatomiques élémentaires que nous venons de rappeler. Voyez ce qui se passe en ce qui concerne cette question : tout médecin qui a une pratique étendue et qui a su observer a vu de ces cas. Voici un, deux, dix, vingt lombrics dans l'intestin grêle ; ces hôtes malfaisants manifestent leur présence ou sont silencieux, non pas en raison de leur nombre, de leur situation, etc., non ; tout dépend de la qualité du système nerveux du sujet. L'enfant issu d'une famille à système nerveux calme, l'enfant qui aura des nerfs bien équilibrés ne mettra pas en éveil sa susceptibilité nerveuse, ne provoquera pas de réflexes ; il rendra ses lombrics sans s'en douter ; la symptomatologie sera muette. Voilà un type extrême assez commun, car à cet âge, à part l'hérédité, le système nerveux n'a pas eu le temps d'être déséquilibré par des causes physiques, morales et les excès produits par les excitants du système nerveux. Le type opposé est le véritable déséquilibré, la pile électrique qui ne demande qu'à réagir sous la moindre influence nerveuse ; le lombric lui donne satisfaction. Le ou les vers excitent les nerfs sensitifs muqueux, l'excitation se transmet au plexus mésentérique, de là gagne le plexus solaire ; ce dernier, exalté, traduit son irritation par un des phénomènes suivants : sensation de faim exagérée survenant souvent une ou deux heures après le repas, sensation de vide, de tiraillement à l'estomac, douleurs, crampes, crises de gastralgie plus ou moins violentes associées à des alternatives de constipation et de diarrhée. L'irritation remonte-t-elle le long du pneumogastrique, pourra s'arrêter au plexus cardiaque et causer des palpitations, ou encore peut remonter jusqu'à la cellule cérébrale, l'exciter, et elle traduira son exaltation par du mal de tête ou des étourdissements. Des réflexes plus éloignés, plus indirects, se font voir : les enfants grincent des dents, se grattent le nez, ont des terreurs nocturnes, de l'irritation préputiale, de l'incontinence d'urine ; enfin cela peut aller jusqu'aux convulsions, ainsi que j'en ai vu deux types très nets. Il n'est pas jusqu'à l'état général qui ne donne sa note et qui ne traduise sa souffrance par de la faiblesse, de l'anémie, de la décoloration du visage.

Que faut-il pour réaliser ce complexus non pas fait à plaisir, j'en appelle à mes confrères et même à certaines mères de famille qui ont éprouvé cette angoisse cruelle de voir leur enfant malade? Ce qu'il faut, c'est simplement un ver sur une muqueuse intestinale et un système nerveux irritable; le reste est du domaine anatomique ; la loi des anastomoses des plexus nous l'explique.

Si vous admettez sans conteste l'action d'un ver sur l'intestin, susceptible de réveiller des désordres fonctionnels jusqu'à la cellule cérébrale, il vous faut admettre qu'une excitation partie

de cette même cellule (émotion, surmenage, chagrin, toutes
les causes agissant sur cette cellule et que nous avons appris
à connaître) puisse suivre la même voie de haut en bas, et
arriver jusqu'aux filets nerveux de l'intestin pour produire des
troubles dans l'innervation du muscle intestinal et de ses
glandes, amenant, dans certains cas, une atonie ou un spasme
du muscle, d'où constipation ; dans d'autres, des contractions
désordonnées et répétées, d'où diarrhée ; et si le trouble fonctionnel persiste, des désordres anatomiques dans les glandes à
mucus, d'où sécrétions membraneuses, glaireuses : c'est l'entérite membraneuse qui est créée.

Les deux désordres principaux du muscle intestinal consistent
dans un trouble du muscle qui, innervé par un influx provenant
d'une cellule nerveuse irritée, traduira sa souffrance par un
état d'atonie, par une sorte de paresse qui ralentira, diminuera,
abolira les contractions péristaltiques, d'où stagnation du bol
fécal sur le parcours du gros intestin : c'est la constipation.

Où commence la constipation? Ma réponse est bien simple :
tout sujet qui ne va pas à la selle chaque jour est un constipé ;
tout sujet qui ne rend pas une certaine quantité de matières
fécales à chaque garde-robe quotidienne est un constipé également. Tout individu qui va à la selle chaque jour et qui rend
des matières dures, ovillées, bonbon de chocolat, au lieu de
garde-robes molles et pâteuses, n'est pas toujours un constipé ;
ce dernier a assez de motilité de son muscle, mais ce sont ses
glandes à mucus qui sont déséquilibrées, et qui ne fournissent
pas assez de leur produit fluide aux matières pour les rendre
molles : par absence d'humidité, elles se dessèchent ; c'est
anormal.

Le phénomène primordial de la constipation réside donc
dans l'atonie du muscle. L'intestin, sur une partie de son
étendue, le plus souvent, sur toute son étendue quelquefois,
se laisse distendre, et n'oppose plus son tonus musculaire aux
gaz qui le dilatent ; il en résulte chez certains malades un
état de tension douloureux, ou mieux gênant, de l'abdomen ;
ces sujets se sentent lourds, ballonnés, ils perçoivent les gaz
circuler et rouler tout le long de l'intestin ; ils n'ont pas cette
liberté du ventre qui rend l'homme sain, léger. Cet état de gêne
abdominal est très fréquent chez beaucoup de constipés, surtout chez les gros mangeurs, et tient uniquement à des gaz ;

les malades le savent très bien, car s'ils arrivent à les expulser, ils se sentent soulagés, et beaucoup s'astreignent chaque matin à la douche ascendante avec le bock Pinard. Le résultat, en tant que matières, n'est pas toujours satisfaisant, mais le malade s'étant débarrassé de ses gaz, se sent allégé.

La constipation est un phénomène rarement unique ; souvent associé à un estomac paresseux, atonique, en menace de dilatation, avec langue sale, bouche amère et mauvaise, surtout le matin au réveil, avec torpeur du foie. Ces malades sont souvent, en même temps, des individus à cellule cérébrale irritée par ce trouble intestinal ou par la même cause de déséquilibration localisée aux deux sphères nerveuses. Ils sont irritables et grincheux ; l'un d'eux me disait : « Docteur, le matin je suis l'homme le plus désagréable que vous puissiez imaginer ; je suis agacé, fatigué, courbaturé ; j'ai mal à la tête, des vertiges ; j'ai la bouche amère comme du fiel ; si un de mes employés m'approche, je lui réponds par un juron ; je m'administre un litre d'eau ; je rends ce que je puis, mais surtout des gaz ; je souris, et je deviens l'homme au commerce le plus agréable. »

Ces malades se rendent parfaitement compte du désordre de l'intestin ; mais, comme beaucoup de médecins, ils ont tendance à croire que c'est la constipation qui est le seul coupable, et ils se figurent qu'il suffit de prendre une pilule ou un bock Pinard pour être guéris. Encore une fois, c'est mal comprendre la question ; c'est l'interpréter d'une façon fausse. Le malade, dont je viens de citer l'observation plus haut, s'est soulagé en prenant son bock comme l'eût été un migraineux après vingt grains d'antipyrine, comme l'eût été également un asthmatique après une piqûre de morphine ; la meilleure preuve qu'il n'est pas guéri, c'est que depuis deux ans il est astreint à un bain interne quotidien, ne faisant ainsi que de la médication symptomatique. Ce qui est troublé chez lui, c'est son système nerveux, c'est sa cellule cérébrale, son plexus solaire, ses plexus mésentériques, tout cela parce que c'est un sujet issu de parents arthritiques, c'est-à-dire déséquilibrés, que lui-même est un surmené, ayant de grosses affaires à gérer, un amateur de tabac, de thé, de café, et de vin à ses repas. Vous vous étonnerez que toutes ces causes réunies chez un prédisposé amènent ces désordres ; quant à moi, ce qui me surprend, c'est qu'il ne soit pas plus déséquilibré qu'il ne l'est ; cela est consolant, car nous avons ainsi la preuve de la force de résistance que nous possédons.

La constipation est la maladie du siècle parce qu'elle témoigne de l'irritation nerveuse, laquelle est devenue plus fréquente avec le raffinement de l'existence et les difficultés matérielles, avec la lutte pour la vie de plus en plus pénible. Maladie de l'enfant issu de parents dont les nerfs surexcités ont légué la même graine au rejeton ; maladie de l'adolescent dont la cellule cérébrale excitée par le surmenage scolaire, retentit sur la cellule du plexus solaire et paralyse ses filets moteurs ; maladie de la jeune fille qui, au moment de sa période de formation, est exposée à la déséquilibration nerveuse, dont la constipation est une des localisations les plus communes ; maladie des religieux qui, par pudeur, résistent aux appels de la nature, décourageant le nerf qui fait le réflexe ; maladie de la femme qui, par son genre d'existence, la pression exagérée due à son corset, les exigences de la vie mondaine, par sa menstruation, ses grossesses, et la lactation, ne manque pas de causes d'excitation de ses plexus ; maladie du vieillard dont les nerfs fatigués n'arrivent plus à réveiller la contractilité du muscle qui a subi des ans l'irréparable outrage ; maladie enfin de tous ceux qui foulent aux pieds les lois les plus élémentaires de l'hygiène.

Nous avons défini en quoi consiste le symptôme : rareté des évacuations et diminution du mucus. Que de types variés entre celui qui va à la garde-robe chaque matin, mais insuffisamment, et celui qui ne donne satisfaction à la nature que tous les huit, dix ou quinze jours, et même, d'après Duclos de Tours, tous les vingt-huit jours : tel ce couple poétique, dont il parle, qui ne s'occupait de ces choses basses que tous les premiers du mois, liquidant ainsi leurs arriérés ; ce même auteur insiste sur la santé parfaite de ces deux sujets, donnant ainsi la preuve que la plupart des accidents qui existent chez le constipé ne sont pas dus à de la stercorémie, c'est-à-dire à l'auto-intoxication. Le constipé a ou n'a pas d'autres troubles ; dans le second cas, c'est un déséquilibré à localisation unique ; dans le premier, la déséquilibration nerveuse a frappé simultanément plusieurs centres. Qu'il y ait en même temps quelques désordres secondaires dus à la rétention des matières, je le veux bien ; mais rappelez-vous qu'en dehors de l'élément fièvre qui les dénonce, ils sont exceptionnels ou tout au moins négligeables.

En règle générale, le constipé ordinaire va à la selle tous les deux ou trois jours, soit spontanément, soit que, hanté par le spectre de l'apoplexie, il ait recours à des moyens artificiels : bains internes et pilules laxatives de toutes sortes. Ces malades peuvent être, je le répète, des déséquilibrés simples de l'intestin ayant ce seul symptôme; le plus souvent, ils ont quelques désordres à distance de l'estomac ou du cerveau (vertiges ou maux de tête); ce sont des obèses ou des maigres, des rhumatisants ou des goutteux, des asthmatiques ou des variqueux, des eczémateux ou des herpétiques; tous ces états sont des aboutissants de la déséquilibration des centres ; rien d'étonnant qu'ils puissent coexister avec la constipation qui représente une petite branche du gros tronc dont nous connaissons déjà tant de subdivisions.

Le trouble initial chez le constipé, ai-je dit, est l'atonie qui représente le désordre fonctionnel; un pas de plus et nous entrons dans les phénomènes secondaires susceptibles d'être créés par cet état. La muqueuse, constamment en contact avec un bol fécal d'un volume et d'une consistance non physiologiques, à certains moments traduit sa protestation par une pluie séreuse de ses glandes et des convulsions de son muscle, d'où diarrhée, le malade rendant plusieurs selles liquides dans lesquelles nagent des matières dures et rondes : c'est le corps étranger, cause de la débâcle. Rien n'est plus fréquent chez le constipé que ces crises de diarrhée salutaires qui nettoient l'intestin ; puis tout rentre dans l'ordre; l'atonie reprend ses droits jusqu'à une nouvelle débâcle et ainsi de suite.

L'altération des glandes à mucus, cause de la sécheresse des matières, peut se compliquer de lésions spéciales du corps glandulaire et de la muqueuse avoisinante. Le produit de ces glandes malades est constitué par une poussière extrêmement fine ressemblant à la mie de pain, à des amas de glaires comme du blanc d'œuf, du frai de grenouille, à des morceaux de peaux, de membranes, d'une longueur et d'une épaisseur variables, suivant l'étendue de la muqueuse altérée. Les matières sont dures, entourées, enroulées de mucosités glaireuses ressemblant à des crachats, parfois recouvertes de stries sanguinolentes, accompagnées de peaux et de membranes. C'est l'entérite membraneuse dont on a voulu faire une entité morbide et qui, au même titre que la constipation simple, n'est qu'un symptôme de la déséquilibration nerveuse se rencontrant chez les nerveux de haute marque, chez les utérines (ce qui ne saurait vous surprendre si vous vous rappelez la relation nerveuse qui existe entre l'utérus et l'intestin par le plexus lombo-aortique), chez les fils d'arthritiques, chez les candidats à la goutte, etc., etc. On s'est ingénié à faire des tableaux plus ou moins embrouillés de l'entérite membraneuse; en réalité, vous n'avez pas à vous encombrer la mémoire de toutes ces descriptions didactiques; vous trouverez le type clinique vous-même en étudiant votre malade, en le questionnant avec méthode, et vous arriverez à conclure que tous vos entéroptosés de Glénard, avec ptose de l'estomac, de l'intestin, rein flottant, désordres du cerveau, du cœur, etc., sont tous des déséquilibrés du système nerveux, qui ont versé dans cette déséquilibration, les uns par cause physique, morale ou alimentaire, les autres par l'irritation nerveuse due aux grossesses répétées qui ont effondré et la paroi abdominale, détruisant la sangle musculaire, et le périnée dont il ne reste souvent que quelques vestiges. Tous ces malades étaient des prédisposés de par leur hérédité; la cause seconde occasionnelle n'a agi que parce que le terrain était favorable; tous sont susceptibles de guérir si les lésions organiques secondaires à leurs troubles nerveux primitifs ne sont pas trop accentués.

Nos malades atteints d'entérite membraneuse, aux glandes et à la muqueuse altérées, font facilement de petites ulcérations intestinales par mauvaise nutrition de cette muqueuse, d'où selles sanguinolentes et même sanglantes constituant exceptionnellement de graves hémorragies, ainsi que j'en ai observé un cas. Tout dépend, en somme, de l'importance du calibre du vaisseau qui est lésé; ulcérations qui expliquent l'absorption possible coli-bacillaire, avec fièvre plus ou moins vive, d'une durée variable, d'où purulence des selles par inflammation catarrhale ou pyogénique du corps glandulaire, difficile à guérir en raison de la localisation limitée du processus morbide, à une hauteur parfois inaccessible à un topique appliqué directement. Ces poussées fébriles peuvent donner le change à un esprit non prévenu, et faire croire à quelque infection tuberculeuse et surtout à la fièvre typhoïde.

Enfin, c'est la muqueuse altérée avec les nerfs sensitifs et moteurs irrités qui explique cet état spasmodique permanent ou interrompu du muscle intestinal, rendant compte de ces cordes perceptibles à l'examen et dont nous parlerons en traitant de l'exploration de l'abdomen chez les déséquilibrés du ventre ; rendant compte également de la constipation par contracture du muscle intestinal, à opposer à la variété précédemment décrite : la constipation par atonie ; spasmes et contractures dont nous avons la signature en examinant les garde-robes qui sont étroites, aplaties, laminées, en forme de rubans, et qu'on croirait provenir d'un intestin d'enfant, tellement elles sont diminuées de volume ; spasmes et contractures qui sont cause de ces crises douloureuses au niveau du cæcum, sur le trajet du côlon transverse, le long de l'S iliaque, sourdes ou paroxystiques, survenant souvent périodiquement à la même heure, pendant des semaines, confondues avec des douleurs de lithiase biliaire, d'ovarite ou de gastralgie, jusqu'au jour où un médecin plus avisé sait déchiffrer le complexus clinique, et fait constater au malade les membranes et les peaux, les glaires et les mucosités entourant ses selles réduites à l'état de crottins.

Si ces lésions sont localisées au cæcum, rien d'étonnant qu'un corps étranger, venant à s'engager au niveau de l'appendice dans un milieu où la muqueuse est altérée, les glandes malades, ne favorise l'entrée en scène de quelque coli-bacille et ne détermine une poussée d'appendicite avec toutes ses conséquences, depuis la simple colique appendiculaire jusqu'à la péritonite suraiguë par perforation.

Enfin, la constipation simple par arrêt d'un gros bol fécal, au niveau de l'ampoule rectale, presse latéralement sur la muqueuse et les tuniques de l'intestin, aplatissant le réseau veineux sous-muqueux qui part de l'anus, d'où dilatation du segment veineux, excitations de la muqueuse par ingesta excitants, efforts de la défécation, altération de la paroi veineuse par des nerfs troublés ; tout cela aboutit à des hémorroïdes internes ou externes, saignantes ou non. La plupart de nos déséquilibrés ont eu, ont ou auront des hémorroïdes, d'où douleurs vives au-dessus de l'anus, pertes de sang répétées, susceptibles de produire une anémie intense ; étranglement du bourrelet, par contracture du sphincter ; abcès de la marge de l'anus, fistule et fissure à l'anus, etc. Oui, je le dis, ce sont là des conséquences éloignées que vous devez prévoir : vous n'auriez pas eu une fistule, si vous n'aviez pas eu un abcès; vous n'auriez pas eu un abcès, si vous n'aviez pas eu une hémorroïde enflammée ; si vous avez eu une hémorroïde, c'est que votre paroi veineuse s'est laissé dilater, souvent mais non toujours parce que vous étiez un cons-tipé ; et si vous êtes un constipé, c'est que, par votre faute ou aidé de vos parents, vous êtes devenu un déséquilibré ; corrigez au moins ce que vos parents vous ont légué de fâcheux ; corri-gez votre hérédité et vous ne serez pas exposé à vous faire brûler l'anus ou à vous le faire dilater, pour remédier à un bourrelet encore plus gênant que disgracieux.

Ne concluez pas de ce qui précède que les hémorroïdes constituent une des complications de la stase intestinale et que tout hémorroïdaire est un constipé ; cela n'est pas exact, car la constipation ne suffit pas pour engendrer cet état, et c'est le cas de dire : n'est pas hémorroïdaire qui veut. Nous venons de voir la constipation produisant l'état hémorroïdaire, par compression veineuse au niveau de l'ampoule rectale, absolu-ment comme les ectasies veineuses de la grossesse, dues à la compression des voies de circulation de retour : ce sont les hémorroïdes de cause mécanique ; mais, en dehors de cette cause occasionnelle, il faut, je le répète, une prédisposition spéciale, car toutes les femmes enceintes, pas plus que tous les constipés, ne présentent de varices à l'intestin. Je connais et vous connaissez comme moi nombre d'individus qui ne vont à la selle que tous les trois ou quatre jours, qui rendent des boulettes de matières fécales dures comme du bois et qui n'ont pas cette complication ; ce qui prouve d'ailleurs que la consti-pation ne joue qu'un rôle accessoire, c'est que vous rencon-trerez des hémorroïdaires parmi les sujets qui ont de la diarrhée ou allant à la selle chaque jour. Le dernier malade auquel je donnais des soins récemment répond à ce type : il s'agit d'un homme de trente ans dont le père a succombé à de l'artério-sclérose cardio-rénale ; il est lui-même déséquilibré par certains côtés, ne peut prendre quelques grains d'antipyrine sans avoir immédiatement une poussée d'érythème ; c'est un homme occupé, qui a de lourdes responsabilités et une hygiène qu'il croit bonne, mais qui est défectueuse en raison de sa prédispo-sition héréditaire. Il est réglé admirablement en ce qui concerne ses fonctions intestinales comme qualité et quantité ; or, dans ces cinq dernières années, il a présenté trois crises d'hémor-

du relâchement, et qui souriront si vous leur demandez s'ils n'ont jamais été constipés. Certains malades auront, le matin à leur réveil, une selle à peu près normale, qui, vers la fin, prendra le caractère diarrhéique ; une demi-heure après, nouvel appel : cette fois, une fusée liquide, après quoi tout rentre dans l'ordre jusqu'au lendemain ; d'autres auront dans la matinée trois garde-robes et souvent une ou deux, l'après-midi ; mais jamais ils ne seront troublés la nuit ; certains ont à peine terminé le repas, qu'ils sont pris d'une violente colique impérieuse à laquelle ils ne peuvent résister ; d'autres enfin, au milieu de la nuit, ou le plus souvent vers trois ou quatre heures du matin, sont réveillés par une douleur sourde qui s'accentue et qui précède de près une débâcle intestinale. Ces diarrhées sont indolores le plus souvent, sauf ce besoin impérieux, irrésistible qui oblige le malade à s'arrêter à une gare, à interrompre un voyage ; il faut à tout prix qu'il se satisfasse ; parfois il y a en même temps colique : le malade sent son intestin se tordre, lui occasionnant un sentiment de malaise avec sueurs froides, angoisse. Quant aux douleurs anales accompagnées de ténesme, elles ne se rencontrent que dans les cas de rectite avec ulcérations ou de colite dysentériforme. Rien à signaler d'intéressant en ce qui concerne la nature même de ces débâcles, qui sont le plus souvent peu fétides, jaunâtres, bilieuses, parfois mousseuses, contenant de nombreux débris épithéliaux ; dans certains cas où l'irritation est plus accentuée, glaireuses, et quelquefois sanguinolentes.

Ces crises de diarrhée sont variables dans leur apparition, dans leur durée, évoluant chez certains à la manière d'une crise de migraine ou de goutte, au point que quelques médecins vous diront que le patient a de la goutte qui lui a porté sur l'intestin. Cela n'est pas exact, et voici comment il faut interpréter les choses : malade en état de déséquilibration, hérédité prédisposante, cause d'excitation quelconque occasionnelle, trouble fonctionnel variable suivant l'organe auquel se rend le nerf excité : chez l'un, crise de migraine ; chez l'autre, vomissement ; chez celui-ci, glycosurie passagère ; chez celui-là, douleurs rhumatismales ou crise de goutte ; chez ce dernier enfin, diarrhée. La goutte, pas plus que la migraine, le rhumatisme chronique ou la diarrhée, ne sont des états morbides ; les malades atteints de ces manifestations sont des déséquili-

brés du système nerveux, présentant des localisations multiples
et variables, et vous commettez une erreur lorsque vous dites
que la diarrhée d'un sujet est de nature goutteuse : la goutte
n'est pas une maladie, mais, comme nous le verrons, un trouble
nerveux de la nutrition ; symptôme de la déséquilibration au
même titre que tous ceux dont nous venons de parler.

La diarrhée s'associe souvent à un état de déséquilibration
de l'estomac : le diarrhéique peut être hypo ou hyperacide ;
ses aliments sont mal digérés ; le suc intestinal et pancréatique peuvent être aussi de qualité défectueuse, et vous rencontrerez souvent dans les garde-robes des matières grasses ou
des aliments que vous reconnaîtrez intacts et qui n'ont pas
subi l'action des sucs digestifs. En réalité, la diarrhée représente un trouble complexe du muscle intestinal trop porté à se
contracter, des glandes à mucus en état d'hypersécrétion, et
souvent, des glandes préposées à l'assimilation. Pendant très
longtemps, ce trouble est purement fonctionnel ; mais rappelez-vous que ce désordre peut favoriser une infection de cause
externe ou interne, par l'exaltation des microbes qui vivent à
l'état latent dans l'intestin et qui, à la faveur de ce trouble,
peuvent devenir pathogènes et être le point de départ de lésions
anatomiques toujours difficiles à guérir, et qui souvent passent à la chronicité.

Il y a des malades qui, découragés de leur diarrhée, fatigués
de toute la thérapeutique, arrivent à ne plus s'inquiéter de cet
état, d'autant plus, ainsi que nous le disions précédemment,
que leur état général ne laisse nullement à désirer. Ils font de
la médication symptomatique ; à chaque fois qu'ils ont une
sortie importante, ils brident leurs contractions intestinales ;
les uns, avec quelques gouttes de chlorodyne ; les autres, en
prenant un bain interne laudanisé.

Questionnez ces malades, fouillez-les, ils vous diront qu'ils
sont souvent pris de diarrhée alors qu'ils ne commettent aucune
infraction aux lois de l'hygiène alimentaire ; la cause, dans
ces cas, n'est pas du côté du plexus solaire : les uns auront leur
diarrhée après une fatigue, après une émotion, un surmenage
quelconque. Un de mes clients, homme marié, ne pouvait sacrifier à Vénus sans être pris le lendemain d'une hypersécrétion intestinale ; grand déséquilibré d'ailleurs par d'autres
côtés. Les autres sont pris de diarrhée après un temps trop

avoir subi l'action physiologique des cellules hépatiques, sont reprises par la circulation, par l'intermédiaire des veines sus-hépatiques qui gagnent la veine cave, rejoignant ainsi la circulation générale. Retenez bien la situation de cette cellule hépatique, véritable laboratoire qui reçoit de la circulation porte ses matériaux, les utilise, les transforme, suivant les besoins de l'organisme, et les lui rend par les veines sus-hépatiques qui constituent les voies efférentes des cellules du foie.

A côté de ce système vasculaire du foie existe, dans cet organe, le système biliaire qui prend naissance au niveau du lobule par une série de canaux qui, par leurs anastomoses, deviennent de plus en plus importants, pour constituer finalement les voies biliaires : canal hépatique, le réservoir biliaire ou vésicule, et les voies de sortie de ce liquide : le cholédoque, qui aboutit à la partie initiale de l'intestin grêle : le duodénum. Dans ces canaux, circule la bile qui s'accumule dans la vésicule pour être éjaculée, à certaines heures, dans l'intestin, où elle remplit un rôle important dont nous parlerons dans un instant.

La cellule hépatique représente un centre d'activité important chargé d'élaborer la bile, de modifier, d'emmagasiner des matières de réserve qui lui proviennent de l'intestin, pour les rendre à l'organisme, suivant ses besoins : c'est la fonction glycogénique; la cellule hépatique, en dehors de certaines propriétés qu'elle possède et que nous pouvons passer sous silence, transforme les matières albuminoïdes, les oxydes, les réduit à l'état d'urée qui sera éliminée par le fitre rénal; enfin, la cellule hépatique modifie et détruit la quantité de poisons de toutes sortes entrés dans la circulation, au niveau de l'intestin : poisons végétaux, alcaloïdes, ptomaïnes, leucomaïnes, etc., constituant en quelque sorte, une barrière, une protection contre tous ces produits nocifs qui, ainsi modifiés ou détruits plus ou moins complètement, trouveront leur voie au dehors, au niveau des émonctoires, c'est-à-dire les reins, les poumons et la peau.

Vous voyez, d'après ce qui précède, l'importance capitale, énorme de ce viscère indispensable à l'homme par les multiples fonctions qui lui sont dévolues. La cellule hépatique aide l'organisme par ses propriétés de fabriquer de la bile, du sucre, de transformer, d'oxyder les matières albuminoïdes, et enfin prévient, en quelque sorte, l'intoxication qui nous

menace journellement de par nos combustions intimes et de par nos déchets alimentaires nocifs, absorbés au niveau de l'intestin.

Cette cellule hépatique, pour être à la hauteur de sa tâche, doit vivre ; comme toute cellule, en voie d'activité, il lui faut se régénérer, trouver dans le milieu ambiant de quoi subvenir à son existence. Cela lui est assuré par le sang artériel qui lui vient de l'artère hépatique : émanation du tronc cœliaque, et par des fibres nerveuses dont les filets terminaux vont se perdre dans le lobule hépatique, et qui représentent les branches les plus fines du plexus hépatique qui, lui-même, est une division du plexus solaire ; nous retrouvons, une fois de plus, ce plexus solaire appelé, à juste titre, le cerveau abdominal, puisque nous le voyons tenir sous sa dépendance tous les organes de l'abdomen. Par conséquent, cette cellule hépatique et son système vasculaire porto-hépatique vivent, grâce à l'influx nerveux que leur transmet le plexus solaire ; les phénomènes de vaso-constriction et de dilatation dépendent de cet influx nerveux ; la régénération de cette cellule, ainsi que sa sécrétion, sont également sous la dépendance de cet influx nerveux physiologique. Nous voilà revenu au nœud de la question : tout organe du corps humain, dans son ensemble ou ses parties constituantes, ne fonctionne bien, régulièrement, qu'à la condition que l'influx nerveux transmis par la cellule nerveuse soit normal, d'où fonctionnement régulier de la cellule et des glandes viscérales, établissant l'état d'équilibre parfait qui constitue la santé.

La cellule doit mourir parce que, comme nous l'avons dit, il faut que tout s'use et meure : c'est la vieillesse ; mais il ne faut pas que celle-ci soit prématurée ; il ne faut pas, surtout, qu'avant cette vieillesse qui précède la mort, cette cellule traduise son irritation par des troubles fonctionnels qui modifient ses fonctions, constituant ainsi l'état de maladie et favorisant la destruction organique. La cellule hépatique, si elle est innervée par un influx nerveux troublé, par une ou plusieurs des causes que nous connaissons, pour les avoir si souvent rappelées, si ces causes agissent sur un sujet prédisposé par hérédité, l'hépatique, le déséquilibré du foie sera créé ; ce sera un hépatique isolé ; le plus souvent, un déséquilibré associé à d'autres localisations de la déséquilibration : estomac, intestin, cœur, cerveau, rein.

état d'acholie relative est très fréquent chez les déséquilibrés,
s'accompagnant parfois d'un peu de gêne au niveau du foie,
lequel est quelquefois légèrement augmenté de volume, mais
très souvent le rebord du foie ne dépasse pas les fausses côtes.
Par suite de l'absence de la bile, ou mieux, de sa diminution,
il peut y avoir exaltation de l'élément microbien et fièvre
modérée, ne dépassant jamais 38°. On comprend facilement
comment un vomitif, un purgatif cholalogue, en donnant un
coup de fouet à la cellule hépatique, amèneront des selles
bilieuses qui soulageront le malade. Certains déséquilibrés du
foie ont, par expérience, par tâtonnement, éprouvé du mieux
après un cholalogue qui les a rendus momentanément polycholiques, et qui abusent des laxatifs. Comme je l'ai souvent dit,
ils se calment mais ne se guérissent pas.

Au lieu d'être diminuée, la quantité de bile peut être augmentée : c'est la déséquilibration biliaire à type polycholique,
La bile sécrétée en excès peut être résorbée en partie par les
capillaires au voisinage du lobule ; le sujet peut être ictérique
alors qu'il n'y a aucun obstacle sur le trajet des voies biliaires :
ictère par polycholie, à opposer à l'ictère par rétention, et que
nous retrouverons tout à l'heure. Cette chasse biliaire exalte les
contractions intestinales, et l'individu, qui appartient à ce type,
est pris d'une diarrhée bilieuse, rendant des selles jaunes ou
vertes. Les autres troubles fonctionnels susceptibles d'être
engendrés par le passage des pigments biliaires dans le sang
et dans l'urine (prurit, ralentissement des battements du cœur,
abaissement thermique, etc., etc.) sont multiples ; nous ne
pouvons nous y arrêter, à moins de faire une description complète de toutes les maladies du foie.

Donc, voilà deux types bien tranchés de déséquilibration du
foie à forme biliaire : l'acholie relative ou complète qu'on peut
opposer, en ce qui concerne le rein, à l'oligurie et à l'anurie, la
polycholie représentant la polyurie.

Plus importantes peut-être, en tous cas, plus fertiles en suites
sont les altérations de la qualité de la bile. Favorisé par sa
stagnation dans la vésicule biliaire, ce liquide, par suite d'une
composition défectueuse d'un de ses principaux éléments, la
cholestérine, se précipite : la boue biliaire, le calcul biliaire
sont réalisés. La déséquilibration de la cellule hépatique, par
une des causes d'irritation nerveuse que nous connaissons,

menace journellement de par nos combustion, intimes et de par nos déchets alimentaires nocifs, absorbés au niveau de l'intestin.

Cette cellule hépatique, pour être à la hauteur de sa tâche, doit vivre; comme toute cellule, en voie d'activité, il lui faut se régénérer, trouver dans le milieu ambiant de quoi subvenir à son existence. Cela lui est assuré par le sang artériel qui lui vient de l'artère hépatique : émanation du tronc cœliaque, et par des fibres nerveuses dont les filets terminaux vont se perdre dans le lobule hépatique, et qui représentent les branches les plus fines du plexus hépatique qui, lui-même, est une division du plexus solaire; nous retrouvons, une fois de plus, ce plexus solaire appelé, à juste titre, le cerveau abdominal, puisque nous le voyons tenir sous sa dépendance tous les organes de l'abdomen. Par conséquent, cette cellule hépatique et son système vasculaire porto-hépatique vivent, grâce à l'influx nerveux que leur transmet le plexus solaire; les phénomènes de vaso-constriction et de dilatation dépendent de cet influx nerveux; la régénération de cette cellule, ainsi que sa sécrétion, sont également sous la dépendance de cet influx nerveux physiologique. Nous voilà revenu au nœud de la question : tout organe du corps humain, dans son ensemble ou ses parties constituantes, ne fonctionne bien, régulièrement, qu'à la condition que l'influx nerveux transmis par la cellule nerveuse soit normal, d'où fonctionnement régulier de la cellule et des glandes viscérales, établissant l'état d'équilibre parfait qui constitue la santé.

La cellule doit mourir parce que, comme nous l'avons dit, il faut que tout s'use et meure : c'est la vieillesse; mais il ne faut pas que celle-ci soit prématurée; il ne faut pas, surtout, qu'avant cette vieillesse qui précède la mort, cette cellule traduise son irritation par des troubles fonctionnels qui modifient ses fonctions, constituant ainsi l'état de maladie et favorisant la destruction organique. La cellule hépatique, si elle est innervée par un influx nerveux troublé, par une ou plusieurs des causes que nous connaissons, pour les avoir si souvent rappelées, si ces causes agissent sur un sujet prédisposé par hérédité, l'hépatique, le déséquilibré du foie sera créé; ce sera un hépatique isolé; le plus souvent, un déséquilibré associé à d'autres localisations de la déséquilibration : estomac, intestin, cœur, cerveau, rein.

état d'acholie relative est très fréquent chez les déséquilibrés, s'accompagnant parfois d'un peu de gêne au niveau du foie, lequel est quelquefois légèrement augmenté de volume, mais très souvent le rebord du foie ne dépasse pas les fausses côtes. Par suite de l'absence de la bile, ou mieux, de sa diminution, il peut y avoir exaltation de l'élément microbien et fièvre modérée, ne dépassant jamais 38°. On comprend facilement comment un vomitif, un purgatif cholalogue, en donnant un coup de fouet à la cellule hépatique, amèneront des selles bilieuses qui soulageront le malade. Certains déséquilibrés du foie ont, par expérience, par tâtonnement, éprouvé du mieux après un cholalogue qui les a rendus momentanément polycholiques, et qui abusent des laxatifs. Comme je l'ai souvent dit, ils se calment mais ne se guérissent pas.

Au lieu d'être diminuée, la quantité de bile peut être augmentée : c'est la déséquilibration biliaire à type polycholique, La bile sécrétée en excès peut être résorbée en partie par les capillaires au voisinage du lobule ; le sujet peut être ictérique alors qu'il n'y a aucun obstacle sur le trajet des voies biliaires : ictère par polycholie, à opposer à l'ictère par rétention, et que nous retrouverons tout à l'heure. Cette chasse biliaire exalte les contractions intestinales, et l'individu, qui appartient à ce type, est pris d'une diarrhée bilieuse, rendant des selles jaunes ou vertes. Les autres troubles fonctionnels susceptibles d'être engendrés par le passage des pigments biliaires dans le sang et dans l'urine (prurit, ralentissement des battements du cœur, abaissement thermique, etc., etc.) sont multiples ; nous ne pouvons nous y arrêter, à moins de faire une description complète de toutes les maladies du foie.

Donc, voilà deux types bien tranchés de déséquilibration du foie à forme biliaire : l'acholie relative ou complète qu'on peut opposer, en ce qui concerne le rein, à l'oligurie et à l'anurie, la polycholie représentant la polyurie.

Plus importantes peut-être, en tous cas, plus fertiles en suites sont les altérations de la qualité de la bile. Favorisé par sa stagnation dans la vésicule biliaire, ce liquide, par suite d'une composition défectueuse d'un de ses principaux éléments, la cholestérine, se précipite : la boue biliaire, le calcul biliaire sont réalisés. La déséquilibration de la cellule hépatique, par une des causes d'irritation nerveuse que nous connaissons,

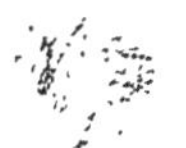

aidée par une hérédité, par des antécédents acquis et des causes occasionnelles, est susceptible de troubler, de fausser la qualité de la bile, au point d'en amener la précipitation et de faire naître la lithiase biliaire.

Deux théories sont actuellement en présence en ce qui concerne la pathogénie de la lithiase biliaire. Le microbe, qui met son nez partout, a pu être incriminé et la doctrine de la lithiase par infection est née : elle a eu pour père et pour parrain des auteurs illustres. Nous sommes forcé d'admettre les travaux des Naunyn, des Galippe, des Gilbert et Dominici, des Hanot et Létienne, de Louis Fournier, etc., qui nous ont appris à reconnaître que le coli-bacille et le bacille d'Eberth pouvaient se trouver au milieu des calculs biliaires, sans qu'aucune fissure pût expliquer leur présence en ce point. Il y aurait donc catarrhe de la muqueuse par infection micro-bienne, et précipitation de la bile, tout comme dans les phlébites, où la coagulation du sang ne se ferait qu'à la faveur du microbe, streptocoque ou autre qui aurait altéré la paroi veineuse.

Ces expériences et d'autres encore prouvent que cette patho-génie est la vraie dans certains cas, sinon dans tous ; mais, comme le dit Le Gendre, elles ne permettent pas non plus de faire table rase de ce que la clinique et l'observation nous ont enseigné. En supposant que le bacille soit indispensable, il faut alors que, du fait de la déséquilibration nerveuse, le terrain ait été préparé, ait été rendu propice. Pour que les microbes gagnent les voies biliaires, du duodénum en cheminant le long du cholédoque, il faut, que par déséquilibration de la cellule biliaire, la sécrétion de ce liquide ait été moindre, que le courant vers l'intestin ait été ralenti, qu'il y ait eu, en un mot, stagnation, que la qualité de la bile peut-être aussi ait été faussée : alors, mais alors seulement, avec coli-bacille ou non, la précipitation des sels biliaires s'effectue, et la lithiase est constituée. Le Gendre a donc raison lorsqu'il dit : « En admettant que la présence de microbes dans la vésicule y soit nécessaire pour provoquer une cholécystite et la précipitation de la cholestérine, le rôle de la prédisposition diathésique, héréditaire ou acquise par le genre de vie, explique que tous les individus dont la bile a été infectée ne deviennent pas lithia-siques. »

gression chez l'homme jeune, puissamment musclé ; vous voyez, encore une fois, que tout, en médecine, a une cause ; rien n'est livré au hasard.

Ce spasme musculaire fait de la douleur par l'intermédiaire du nerf sensitif de la muqueuse du conduit qui est agacé par la présence de la concrétion et par le nerf du muscle lui-même, d'où douleur : la loi d'irradiation vous expliquera la nature et le lieu où cette douleur apparaîtra. Douleur spasmodique continue avec paroxysmes, plus ou moins vive suivant la réaction nerveuse individuelle, localisée au niveau de la vésicule (point vésiculaire), ce filet nerveux qui souffre n'est qu'une division ultime du plexus solaire, d'où irradiation à ce centre, au cerveau abdominal qui souffre également (point épigastrique). Le point scapulaire manque souvent. Comme, d'autre part, cette douleur est si fréquente au cours des affections du foie, il faut que vous sachiez pourquoi cet organe, lorsqu'il est malade, s'accompagne de la douleur à l'épaule droite. La loi des plexus et des irradiations nerveuses vous l'explique : l'anatomie vous montre le chemin parcouru par la douleur qui s'étend de bas en haut, par l'intermédiaire du nerf phrénique droit, qui vient se terminer dans le plexus solaire ; or, ce nerf phrénique naît des troisième, quatrième et cinquième paires cervicales, et reçoit quelquefois un rameau de la première paire ; si vous vous rappelez, d'autre part, que le plexus brachial est en partie constitué par les cinquième et sixième paires cervicales, lesquelles fournissent des nerfs aux muscles de l'épaule, cela vous explique comment l'irritation, partie de la muqueuse des voies biliaires, suivra la route suivante : nerf hépatique, plexus hépatique, plexus solaire, nerf phrénique, paires cervicales, muscles de l'épaule, d'où la fréquence de la douleur scapulaire chez les hépatiques, les lithiasiques latents ou avérés, et même chez certains dyspeptiques. Si vous vous rappelez également les connexions du plexus solaire avec les nerfs dorsaux, c'est-à-dire les intercostaux, par l'intermédiaire des splanchniques, vous ne serez plus étonné de la fréquence des névralgies intercostales chez les hépatiques et les dyspeptiques, siégeant chez les premiers, à droite, chez les derniers, à gauche principalement.

La douleur, chez les malades atteints de coliques hépatiques, est-elle plus violente, le système nerveux plus irritable, le sympathique tout entier peut entrer en révolte : phénomènes vaso-

moteurs à distance, pâleur de la face, sueurs froides; c'est
toujours par l'intermédiaire du plexus solaire qui réfléchit le
courant nerveux vers le sympathique. C'est ce que vous voyez
dans toutes les excitations se montrant dans le domaine du
plexus solaire, qu'il s'agisse d'un calcul dans les voies
biliaires, dans les voies urinaires ou dans l'appendice.

C'est ce même plexus solaire qui parfois, par l'intermédiaire
du sympathique, amène un spasme des capillaires du poumon,
déterminant une hypertension dans le domaine de l'artère
pulmonaire, obligeant le cœur droit à un travail exagéré auquel
il se refuse parfois; il est forcé : c'est la dilatation aiguë du
ventricule droit par insuffisance fonctionnelle de la valvule
tricuspide, bien décrite par Potain et Barié; accidents cardio-
pulmonaires consécutifs à des troubles gastro-hépatiques que
vous rencontrerez quelquefois, et que vous saurez interpréter si
vous ne perdez pas de vue la loi des plexus.

Le muscle stomacal, irrité par les filets moteurs du plexus
solaire en état de déséquilibration, traduit sa protestation par
le vomissement qui est un symptôme à peu près constant de la
colique hépatique, ainsi que de tous les autres états d'irritation
des plexus nerveux de l'abdomen. Nous ne connaissons rien du
chimisme stomacal au cours de la colique hépatique; mais
soyez certain que si les fibres motrices du plexus solaire sont
influencées au point de produire le vomissement et des gaz, les
nerfs sécrétoires doivent l'être également, et amener une pluie
de suc gastrique ou un arrêt de la sécrétion, et une modification
qualitative de ce même suc.

Le calcul encastré, enserré dans le canal cystique, causant
l'irritation du filet sensitif et moteur, peut amener des désordres
par voie d'irradiation dans toutes les sphères nerveuses locales
ou à distance. Il faudrait presque passer en revue toute la
symptomatologie des centres et de leurs dépendances. Rappelez-
vous que cette excitation, partie de la muqueuse des voies
biliaires, peut se manifester du côté de la vésicule par une
hypersécrétion de ses glandes, première étape de son hydropisie
si le calcul barre complètement la route ; dans le domaine intestinal, par des gaz, de la constipation, voire même de la pseudo-
obstruction intestinale; dans le domaine rénal, par de la
polyurie ; dans le domaine vésical, par des envies fréquentes
d'uriner, douloureuses ou non ; dans le domaine cérébral, par

des vertiges, de l'insomnie ; dans le domaine médullaire, par des convulsions épileptiformes et des paraplégies réflexes ; dans le domaine bulbaire, par de la fièvre ; dans le domaine cardiaque, par des lipothymies, des syncopes et même par la mort subite ; enfin, dans le domaine vaso-moteur, par des sueurs, de l'œdème des membres inférieurs. Tous les types cliniques peuvent se rencontrer, c'est ce qui fait le charme de l'étude de la médecine : la même cause engendre des effets différents, suivant l'âge du malade, ses antécédents héréditaires ou acquis, son genre de vie, sa profession, ses habitudes, etc., donnant raison à ce grand esprit, Peter, qui disait : « Il y a des typhoïdiques et des pneumoniques, et non une fièvre typhoïde ou une pneumonie », me permettant, à mon tour, de dire : « Il y a des lithiasiques et non une lithiase biliaire ».

Je m'arrête ici, n'ayant pas l'intention de vous faire l'étude des complications de la lithiase biliaire : les ictères par rétention, les angiocholites infectieuses, les cirrhoses du foie, etc... Je voulais simplement vous démontrer que cet état est un aboutissant possible de la déséquilibration nerveuse héréditaire ou acquise ; je voulais vous montrer la vérification des lois d'irradiation des plexus, combien variables d'un sujet à l'autre, mais toujours faciles à trouver et à interpréter en se rappelant la comparaison que je vous ai faite du système nerveux ressemblant au filet du pêcheur.

Si vous avez bien saisi ce qui précède, rien ne sera plus facile que de guérir votre sujet atteint de colique hépatique, par la morphine à dose suffisante : un, deux et même trois centigrammes, en allant progressivement, tâtant la susceptibilité du malade ; vous combattrez le spasme, vous couperez ainsi le circuit, favorisant la marche du calcul vers la vésicule ou vers l'intestin, et éteignant la douleur à distance. Après cela, vous vous occuperez de votre lithiasique, de votre déséquilibré du foie à forme biliaire ; vous devez, vous pouvez le mettre à l'abri de cette maladie dans l'avenir en corrigeant son hygiène, en mettant en œuvre les principes que je vous indiquerai au chapitre « Traitement ».

En terminant ce chapitre ayant trait aux voies biliaires, qu'il me soit permis de dire un mot d'un trouble fonctionnel important, assez rare néanmoins, mais que les hasards de la clinique vous feront peut-être rencontrer : je veux parler de l'ictère ëmotif. Vous connaissez l'ictère par polycholie, l'ictère par obstruction calculeuse, l'ictère catarrhal par infection et angiocholite ; vous devez connaître l'ictère spasmodique qui est une variété de jaunisse par rétention, et qui a la pathogénie suivante : Un individu est pris d'une grande frayeur ou d'une émotion intense ; sa cellule cérébrale enregistre l'acte ; tout se borne là, si le sujet est bien équilibré ; sinon, les plexus sont mis à l'état de révolte ; tout dépend de l'hérédité du sujet et de sa réaction nerveuse exaltée plus ou moins par le surmenage imposé à son système nerveux par une ou plusieurs des causes que nous connaissons : un tel fera de l'hypersécrétion lacrymale et pleurera ; un autre, de l'hypersécrétion intestinale associée à des mouvements convulsifs du muscle intestinal, et fera de la diarrhée ; un troisième, de l'hypersécrétion rénale et aura de la polyurïe ; un quatrième, des palpitations ; un cinquième aura du spasme de l'estomac et vomira ; un dernier, enfin, transmettra l'irritation enregistrée par sa cellule cérébrale au plexus solaire : l'excitation se réfléchira sur le plexus hépatique, sur les filets moteurs du cholédoque et des voies biliaires, déterminant un spasme de ces conduits qui, arrêtant l'écoulement biliaire, favorisera l'absorption et le passage dans le sang des pigments biliaires, d'où ictère. Dans le cas actuel, le courant nerveux a été de haut en bas : émotion, mise en branle de la cellule cérébrale aboutissant au filet nerveux hépatique. Ce n'est pas de la télégraphie sans fils : il y a continuité par les pneumogastriques et le plexus solaire, absolument comme, dans les cas de coliques hépatiques, le filet muqueux, agacé par le calcul, irritera, par cheminement de bas en haut, la cellule cérébrale qui sera ici le terminus.

III

LA CELLULE HÉPATIQUE GLYCOGÉNIQUE

Sommaire. — La fonction glycogénique du foie est une découverte due à Claude Bernard. — A l'état normal on ne doit pas trouver de sucre dans les urines. — La glycosurie passagère intermittente relève d'un état de déséquilibration du système nerveux. — Le rôle du système nerveux dans la production de la glycosurie a été démontré par les expériences de Claude Bernard, confirmées par celles de Schiff et de Moos. — Les voies nerveuses qui relient le plancher du quatrième ventricule au foie. — Une émotion, un chagrin, un traumatisme peuvent réaliser chez le prédisposé l'expérience de Claude Bernard, et créer le déséquilibré du foie à type

glycogénique. — La glycosurie intermittente est susceptible de dégénérer
en diabète véritable. — Observation d'un malade atteint de troubles fonctionnels multiples relevant de la déséquilibration nerveuse. — La glycosurie est rarement grave par elle-même, mais elle expose le malade à de
graves complications par suite de l'adultération du milieu sanguin. —
Le traitement de la glycosurie est, avant tout, causal ; le médicament
n'est qu'un adjuvant.

A côté des troubles fonctionnels de la cellule hépatique d'ordre
biliaire, se placent les désordres fonctionnels de cette même
cellule d'ordre glycogénique.

C'est au grand physiologiste Claude Bernard que nous
sommes redevables de cette importante découverte concernant
le rôle du foie, dans la production du sucre. Cet ingénieux
observateur est arrivé à démontrer que le sucre en nature, les
matières féculentes et amylacées, transformées par les sucs
digestifs en sucre, arrivent au foie par la veine porte ; ce sucre
alimentaire est réduit, par une action spéciale de la cellule
hépatique, en matière glycogène, laquelle est, à son tour, au
moyen d'un ferment du foie, le ferment glycolytique, transformé
de nouveau en sucre, qui est déversé dans la circulation générale pour les besoins de l'économie.

A l'état normal, on trouve du sucre dans la veine porte
pendant la période de la digestion ; c'est à peine si on en relève
quelques traces dans les veines sus-hépatiques, par suite des
cellules du foie qui ont arrêté et modifié le sucre en matière
glycogène.

Nous n'avons pas à entrer dans le processus intime de cette
action physiologique ; contentons-nous d'en accepter les
résultats acquis. Ce glycogène, transformé en sucre, est donc
déversé dans le sang, dans lequel des analyses minutieuses ont
décelé sa présence ; les combustions sont assurées ; la production
de la chaleur et de l'énergie, de même ; mais cette glycémie
physiologique n'est pas appréciable, puisque le rein n'excrète pas
de sucre. A l'état normal, par conséquent, ne l'oubliez pas, vous
ne devez pas, au moyen des réactifs que vous avez à votre disposition, trouver du sucre dans l'urine de vos malades. Si vous
en trouvez, c'est que le sujet est un déséquilibré du foie avec
glycosurie, laquelle est un simple trouble fonctionnel, ou qu'il
est atteint d'une altération organique de sa cellule hépatique ou
de son pancréas : c'est le vrai diabète.

La glycosurie fonctionnelle, passagère et l'albuminurie

cyclique intermittente, relèvent toutes deux, au même titre, d'un état de déséquilibration du système nerveux, pouvant rester tel toujours ou un certain temps, mais susceptible de devenir permanent par altération organique de la cellule.

Cette action du système nerveux sur la production du sucre et de son passage dans les urines est encore une des nombreuses découvertes de Claude Bernard qui démontra, en 1849, que chez l'animal, une piqûre portant sur le plancher du quatrième ventricule, entre l'origine du nerf pneumogastrique et celle des nerfs auditifs, amenait un état d'hyperémie du foie, avec apparition de sucre dans les urines. D'autres expériences entreprises par ce physiologiste, et confirmées par les travaux de Schiff et de Moos, ont démontré que la voie nerveuse suivie, du quatrième ventricule au foie, était la voie sympathique, attendu que, si on prenait soin de détruire toutes les voies sympathiques aboutissant au foie, l'expérience de la piqûre du plancher du quatrième ventricule n'était pas suivie de glycosurie. Depuis, d'autres auteurs ont démontré que ce n'était pas seulement l'excitation d'un point du plancher du quatrième ventricule qui pouvait amener cette glycosurie, mais que la section du nerf sciatique (Schiff), la section du bulbe avec respiration artificielle, la section du ganglion cervical supérieur du grand sympathique, celle des filets sympathiques qui se rendent dans le canal des apophyses transverses (Pavy), l'ablation du plexus solaire (Munck), pouvaient également amener l'excrétion d'urines sucrées.

Quoi qu'il en soit, retenons ceci : une cellule hépatique saine, par suite d'une excitation nerveuse, peut être troublée de telle façon que son pouvoir glycogénique soit annihilé, détruit, et qu'elle puisse laisser passer intactes des matières sucrées dans le sang, sans les réduire à l'état de glycogène, ou encore que le ferment glycolytique soit produit en plus grande abondance, et la transformation du glycogène en sucre, augmentée. Il nous importe peu : l'action cellulaire est faussée par une excitation nerveuse, il en résulte un phénomène pathologique : l'apparition du sucre dans les urines. Cette glycosurie est passagère et de courte durée; c'est, en quelque sorte, une réaction physiologique.

Voici un malade qui, à la suite d'un surmenage cérébral datant de quelques jours, est pris de mal de tête et d'insomnie; si la cause de l'excitation de la cellule, c'est-à-dire le surmenage, ne dure pas au delà du temps assigné plus haut, la réaction cellulaire qui s'est manifestée sous forme de mal de tête ne durera pas, et l'individu n'aura plus aucune raison d'être troublé; si, au contraire, ce surmenage dure des semaines et des mois, si le malade est porteur d'une cellule cérébrale de qualité inférieure, si c'est un prédisposé par hérédité, s'il appartient à la grande famille des déséquilibrés du système nerveux, non seulement cette cellule protestera aussi longtemps que durera la cause, mais, par suite de cette relation étroite de tous les centres nerveux, cette excitation cellulaire cérébrale se transmettra à d'autres centres. Ce malade, après avoir été momentanément un déséquilibré cérébral, deviendra un déséquilibré du cœur, de l'estomac ou du foie, suivant la voie nerveuse suivie, et suivant le plexus qui acceptera l'irritation venue d'en haut.

Il en est de même de la glycosurie : une émotion, un chagrin, un choc sur la tête, un traumatisme quelconque, un surmenage intellectuel, de graves préoccupations, la grossesse, la lactation, etc., peuvent exciter directement ou indirectement le système nerveux du foie, réaliser l'expérience de Claude Bernard, faire devenir le sujet un déséquilibré du foie à type glycogénique, et en faire un glycosurique. Glycosurie essentielle, transitoire, fugace, passagère, qui existe chez beaucoup de malades, qui n'est pas soupçonnée parce que le sujet n'accuse aucun symptôme pouvant mettre le médecin sur la voie, et surtout parce que les urines ne sont pas toujours examinées.

Il y a, par conséquent, une glycosurie de peu de durée, succédant à une cause quelconque d'excitation du système nerveux, absolument identique à un mal de tête, succédant à une fatigue cérébrale, qui disparaît avec la suppression de la cause. Si vous admettez cela, vous reconnaîtrez que, si la cause d'excitation est permanente, l'effet sera durable, et persistera autant que la cause d'excitation agira; sera susceptible de disparaître ou de se montrer, suivant que cette cause sera diminuée ou augmentée. Dans tous les cas, le déséquilibré du foie, par troubles fonctionnels de la glycogénie, est créé : vous avez le glycosurique, le diabétique à évolution bénigne qu'il me reste à vous présenter sous les aspects différents où vous le rencontrerez.

Le glycosurique, le diabétique que vous reconnaîtrez par l'examen des urines qui vous fera voir la quantité de sucre excrétée, est un déséquilibré du foie, est un type isolé ou associé à d'autres désordres, chez lequel vous trouverez, presque toujours, une hérédité spéciale, des antécédents acquis qui auront renforcé la prédisposition héréditaire nocive, et une cause quelconque d'excitation des plexus. Vous relèverez souvent aussi, dans son passé, des manifestations multiples de déséquilibration d'un ou de plusieurs centres. Cette glycosurie sera noyée au milieu d'autres symptômes; elle aura peu d'importance; elle sera associée ou non à d'autres désordres de déséquilibration du système nerveux. Votre malade sera un amaigri, un obèse, un eczémateux, un migraineux, un dyspeptique, un goutteux, un albuminurique, un lithiasique, etc.; il mourra souvent de toute autre chose que de sa glycosurie, mais, néanmoins, son sang vicié par du sucre en excès le prédisposera, tout comme le diabétique avéré, aux pneumonies foudroyantes, à la tuberculose, aux gangrènes, à la cataracte, à l'acétonurie, à l'insuffisance cardio-rénale par artério-sclérose.

Le glycosurique est susceptible de devenir un diabétique véritable, par altération de sa cellule hépatique; le trouble fonctionnel aura cédé le pas à des troubles organiques. Entre le déséquilibré du foie, le glycosurique transitoire et l'altération organique amenant le diabète véritable, il n'y a qu'une question de degré, ce qui me permet de dire ceci : tout glycosurique n'est pas fatalement appelé à devenir diabétique; mais tout diabétique, le plus souvent, a été glycosurique, c'est-à-dire un déséquilibré à troubles fonctionnels simples, qui aurait pu guérir si la maladie avait été reconnue et le malade soigné comme il convient.

La glycosurie par déséquilibration de la cellule hépatique, laquelle, je le répète, est due à une excitation du système nerveux qui relève elle-même d'une des causes étiologiques que nous connaissons, est une glycosurie passagère, intermittente, absolument superposable à l'albuminurie intermittente appelée, à tort, par certains médecins : albuminurie physiologique. Dans les deux cas, la glycosurie et l'albuminurie sont des troubles fonctionnels qui relèvent du système nerveux ; ce sont des névroses hépatique et rénale, toutes deux curables; mais vous porteriez un mauvais pronostic, si vous ne faisiez quelques réserves ; car ces deux malades, le glycosurique et l'albuminurique intermittents, sont susceptibles ultérieurement de devenir de vrais diabétiques et de vrais brightiques ; ils auront fait des altérations organiques contre lesquelles vous ne pourrez rien.

Permettez-moi de vous donner le résumé d'une observation qui vous donnera une idée exacte du type de déséquilibré que je cherche à vous présenter. J'ai donné des soins, en 1896, à un homme, âgé de trente-neuf ans, dont le père a souffert de coliques néphrétiques et de goutte, et la mère, de lithiase biliaire. Le malade, de tout temps, a souffert de migraines et a eu, il y a sept ans, de violentes douleurs à l'estomac avec crises de gaz. A vingt-cinq ans, il a eu sa première attaque de goutte, et depuis, en a eu une dizaine. Avant que la goutte ne fût typique, il a présenté, à plusieurs reprises, des douleurs articulaires fugaces aux mains, aux doigts, aux genoux, se réveillant le matin « soudé », avec de grandes lassitudes dans les membres.

Dans ses antécédents, nous relevons également de l'eczéma, de l'herpès, de la fausse angine de poitrine avec palpitations, de la constipation et des hémorroïdes.

Il y a trois ans, l'examen de ses urines a démontré la présence de sucre : 45 grammes par litre ; d'autres examens relevaient seulement des traces de sucre, et souvent la quantité oscillait de 5 à 10 grammes. Il n'a jamais été atteint de polydypsie ni de polyphagie, ni d'aucun symptôme caractéristique du diabète grave. Pas d'albuminurie.

Au moment de mon examen, je note les symptômes suivants : Embonpoint moyen, calvitie presque complète.

Du côté du cerveau : Maux de tête, vertiges, apathie intellectuelle, grande irascibilité de caractère ; dort assez bien.

Du côté de la moelle : Douleurs erratiques le long des membres. Pas trop de fatigue, en ce moment, au réveil.

Abdomen : Estomac bon. Quelques gaz, un peu de constipation. Aucun désordre hépatique ou cardiaque digne d'être noté.

L'examen des urines, fait avec soin par un chimiste, indique que tout est normal : pas trace de sucre, pas d'albumine, un peu d'acide urique en excès : 60 centigrammes par litre.

Trois mois après, le malade me faisait appeler pour une crise de goutte typique à l'orteil droit et au cou-de-pied gauche, qui le retint trois semaines au lit, et qui céda au salicylate de soude. Pas de sucre dans les urines, mais un mois auparavant, il y en avait 5 grammes par litre.

Six mois plus tard, le malade eut une crise de colère suraiguë à la suite d'une discussion avec un des membres de sa famille, pour cause d'intérêts. Il me fit appeler, quelques jours après, pour une crise d'angine de poitrine. L'examen me démontra un cœur un peu gros, sans lésions orificielles ; mais un deuxième bruit, à la base, un peu sec, parcheminé, et une légère hypertension artérielle. Ses artères, sans être en tuyaux de pipe, sont frappées de sclérose initiale. Enfin, l'examen des urines nous donna 50 grammes de sucre par litre, chiffre qui n'avait jamais été atteint.

Cette observation est un type du genre. Mon malade est un déséquilibré par hérédité, ce qui suffit à expliquer les troubles nerveux de sa prime jeunesse : migraines, dyspepsie, eczéma, herpès, etc... A vingt-cinq ans, son hygiène est désastreuse : gros mangeur, pas fumeur ni alcoolique, mais, en sus du café et du thé, il consomme une bouteille de vin à son dîner. Homme appartenant à un milieu social élevé, il se lance dans des affaires qui le ruinent ; il en sort couvert de dettes. Sur ce terrain, prédisposé par hérédité et par antécédents acquis, le système nerveux, troublé, traduit son excitation par la goutte, par suite d'un mécanisme que nous développerons dans un chapitre suivant.

Le malade devient en même temps glycosurique, par déséquilibration du foie ; je dis glycosurique et non diabétique ; en effet, à certains moments, et sans suivre une hygiène alimentaire spéciale, lorsque son système nerveux est relativement calme, que ses créanciers le laissent tranquille, sa cellule hépatique remplit ses fonctions, transforme et réduit son sucre, et n'en laisse pas passer dans les urines. Surviennent une émotion, un ennui, une colère, les plexus entrent en révolte et il pisse 45 grammes de sucre par litre, du jour au lendemain.

Si vous n'admettez pas la théorie des plexus et la déséquilibration nerveuse fonctionnelle, il vous faut accepter que ce sujet a une maladie du cerveau, ainsi qu'en témoignent l'irritabilité de son caractère, ses vertiges, ses maux de tête ; une maladie du cœur, ainsi qu'en témoignent ses palpitations et ses crises d'angine de poitrine ; une maladie d'estomac, ainsi qu'en témoignent sa dyspepsie et ses gaz ; et trois maladies diathésiques, pour parler comme nos classiques : le rhumatisme, la goutte et le diabète. Voyez où cela vous mène et à quoi serait réduite votre thérapeutique si vous aviez à opposer un médicament à chacun de tous ces symptômes : mauvaise médication relevant d'une interprétation erronée, d'un diagnostic faux.

Mon malade n'a pas dix maladies, mais dix organes qui traduisent leurs désordres fonctionnels parce que l'influx nerveux qu'ils reçoivent est mauvais ; le système nerveux seul de ce sujet est malade ; c'est un déséquilibré de par son hérédité et de par ses antécédents, de par son hygiène comme de par son surmenage cérébral. C'est une des victimes de la civilisation actuelle, qui a voulu se fortifier par une table généreuse et arriver à la fortune ; le malheureux n'avait pas un système nerveux à la hauteur de cette double tâche ; il a sombré ; c'est un éclopé de la vie, aujourd'hui un vrai déséquilibré. Peut-il guérir ? Oui, s'il avait ma foi, s'il voulait ramener ses plexus en révolte au calme ; mais pour en faire un homme sain, pour ramener à l'équilibre parfait ce système nerveux, il faudrait au moins un ou deux ans, si ce n'est davantage, d'une hygiène alimentaire, physique et morale, qui ne me paraît pas être à la portée de ce jouisseur et de ce surmené.

Sans être prophète, je puis prédire que ses émonctoires, reins et foie, doivent être fatigués de lutter contre le surmenage qui leur est imposé par le genre d'alimentation du malade. Le milieu sanguin adultéré par le sucre et l'acide urique résultant de sa glycosurie et de sa goutte, a déjà altéré ses parois capillaires qui ont éveillé la sensibilité des vaso-constricteurs, ainsi qu'en témoignent l'hypertrophie du ventricule gauche et le claquement des valvules sigmoïdes. Le malade est à la phase initiale de sa sclérose vasculaire ; c'est déjà un vieux, un jeune vieux ; à cinquante ans, il sera mort, s'il ne ramène pas au calme son système nerveux, et il finira cardiaque, cérébral ou rénal, ou cardio-cérébro-rénal par sclérose viscérale combinée.

Rappelez-vous, par conséquent, qu'à côté du diabète maigre, rapidement mortel par altérations du pancréas, il existe un diabète hépatique à chaînons multiples, dont le premier est la glycosurie par réaction physiologique, et le dernier, par

altération organique de la cellule, glycosurie fonctionnelle par
troubles nerveux représentant le déséquilibré du foie à type
glycogénique qui est un héréditaire, un malade prédisposé à
toutes les causes d'excitation nerveuse semées sur sa route ;
qu'elles agissent sur son cœur, sur son plexus hépatique, sur
son plexus solaire, sur sa cellule cérébrale ; il pourra devenir un
cardiaque, un lithiasique ou un glycosurique, un dyspeptique,
un migraineux. Le terrain est le même, la cause est variable, la
localisation varie suivant le département de l'organisme où se
portera l'excitation nerveuse, les types cliniques multiples, suivant les associations des différents organes troublés ; le résultat
toujours le même, en faisant un infirme de la vie, aboutissant à
la mort par destruction secondaire, par altération organique,
par artério-sclérose. Tout cela est évitable alors que les troubles
sont purement fonctionnels ; le secours de la médecine est nul
à la seconde période, qui est la dernière.

Il vous incombe, en présence d'un malade atteint de glycosurie, de démêler, au milieu du complexus clinique qu'il
présente, les troubles fonctionnels associés dépendant de la
déséquilibration de tel ou tel centre et les phénomènes qui
sont dus à la présence du sucre dans le sang. Rappelez-vous
que la glycosurie par elle-même est rarement mortelle, mais
l'hyperglycémie, en viciant les qualités du milieu sanguin, sera
cause que votre déséquilibré fera des poussées de furonculose
et d'anthrax, dont j'ai vu un malade mourir. Tel autre, à la suite
d'un durillon forcé de l'orteil, fera de la gangrène du pied, qui
deviendra rapidement envahissante malgré vos débridements et
tous vos antiseptiques ; tel autre enfin, glycosurique et albuminurique (association fréquente due à l'artério-sclérose, aboutissant
de la déséquilibration nerveuse), aura une double raison, par suite
de son insuffisance hépatique et rénale, de faire de l'auto-intoxication à localisations cérébrale, cardiaque ou gastro-intestinale.

Rappelez-vous, en présence d'un malade atteint de glycosurie, que cette glycosurie a une cause ; efforcez-vous de la rechercher, de la trouver et de la supprimer. Ne vous contentez pas,
ainsi que je l'ai vu faire si souvent, de mettre votre malade
au traitement de Martineau, ou de mettre son estomac à la
torture avec des mélanges pharmaceutiques, et de lui recommander de supprimer de son alimentation les matières sucrées
et amylacées. Le rôle du vrai médecin ne consiste pas à

réduire de force la quantité de sucre rendue par son malade ;
le médicament répond à une indication, et c'est tout ; mais la
guérison de votre glycosurique dépend de la mise en œuvre des
règles de l'hygiène cérébrale, médullaire et gastrique de votre
déséquilibré. Ramenez au calme la cellule cérébrale surexcitée
de votre malade, diminuez son travail, réduisez son surmenage,
et, en quelques mois, vous pourrez l'autoriser à consommer
un peu de sucre, de pain, de riz, sans que ses urines ne contiennent de sucre. Ne perdez jamais de vue qu'un glycosurique
est un déséquilibré du foie, par diminution ou exaltation de
l'activité de la cellule hépatique, par suite d'une excitation
nerveuse qui lui est transmise par la cellule cérébrale (psychique),
la cellule médullaire (physique), ou celle du plexus solaire
(alimentation). Vous n'avez pas fait œuvre utile si vous n'avez
pas trouvé cette cause, et si vous ne l'avez pas supprimée en
usant des moyens que je vous apprendrai à connaître au
chapitre « Traitement ».

IV

LA CELLULE HÉPATIQUE ENVISAGÉE COMME MOYEN DE DÉFENSE DE L'ORGANISME

Sommaire. — La cellule hépatique détruit les globules sanguins, fabrique
de l'urée, modifie et détruit les poisons végétaux et les ptomaïnes absorbés
au niveau de l'intestin. — Rôle protecteur de la cellule hépatique démontré
par les expériences de Roger, Heeger et Schiff. — Rôle du système nerveux dans le fonctionnement normal de la cellule hépatique. — Les causes
psychiques, physiques, alimentaires et infectieuses sont responsables de la
déséquilibration de la cellule hépatique. — L'insuffisance hépatique fonctionnelle ou les hypohépatiques. — Glycosurie, hypoazoturie, indicanurie
et augmentation du taux d'acide urique. — Déséquilibration de la cellule
hépatique, par exaltation de l'activité cellulaire, ou les hyperhépatiques.
— Glycosurie, hyperazoturie et albuminurie hépatogène. — Auto-intoxication intestinale. — Rôle protecteur du foie. — Hypertrophie compensatrice aboutissant à la cirrhose des dyspeptiques de Bouchard, Hanot et
Boix. — Diminution de l'activité cellulaire du foie, et auto-intoxication de
l'organisme. — Toxicité urinaire et usure du contenant (système vasculaire) par le contenu (le sang), d'où artério-sclérose, étape finale de la déséquilibration du système nerveux. — Nécessité de suivre une bonne hygiène
pour préserver son foie.

A côté du foie glycogénique et du foie biliaire, il nous faut
étudier les désordres fonctionnels relevant de la cellule hépatique
envisagée comme moyen de défense.

Cette cellule hépatique arrête le sucre, le transforme en glycogène, détruit les globules sanguins, en mettant en liberté la globuline, matière albuminoïde, et l'hémaphéine qui servira à faire du pigment biliaire ; enfin, elle fabrique de l'urée qui représente le terme ultime de l'oxydation de la combustion des matières albuminoïdes.

Pendant longtemps on a cru que l'urée provenait du rein : en réalité, le filtre rénal excrète l'urée contenue dans le sérum sanguin, faisant une sélection des matières contenues dans le sang, mais il n'en fabrique pas ; ce rôle est dévolu au foie, comme l'a avancé, depuis bien des années, Brouardel. Non seulement on en trouve beaucoup plus dans les veines sus-hépatiques que dans les veines afférentes du foie ; mais dans cette maladie qui détruit complètement la cellule hépatique, l'atrophie jaune aiguë du foie, qu'elle soit la complication ultime d'une des maladies de cet organe, ou qu'elle résulte d'une intoxication phosphorée, l'urée disparaît, la cellule du foie n'étant plus apte à la former.

L'urée représente le terme ultime de la combustion des albuminoïdes ; rappelez-vous cela ; c'est d'une importance capitale. Cette substance, loin d'être toxique, est diurétique ; injectée dans le sang, elle est éliminée comme telle par les urines, n'étant plus apte à subir d'autres transformations. Il n'en est pas de même de l'acide urique qui représente un stade moins avancé de l'oxydation des albuminoïdes : en effet, injecté dans le sang, cet acide urique est transformé et éliminé par les urines, sous forme d'urée ; nous verrons à utiliser cette donnée importante plus loin.

A côté de ces propriétés glycogénique, biliaire et uréogène de la cellule hépatique, il nous faut envisager le foie comme moyen de défense de l'organisme vis-à-vis des alcaloïdes, des ptomaïnes, des leucomaïnes et des poisons minéraux qui nous menacent tous les jours. Bouchard l'a dit : « L'organisme est un laboratoire et un réceptacle de poisons ». Si nous ne mourons pas empoisonnés par nos propres déchets, par nos auto-intoxications, c'est que la nature a pourvu à notre négligence et à nos excentricités en mettant à notre disposition un foie pour arrêter, détruire, neutraliser ces poisons, et des émonctoires pour les éliminer au dehors, représentés par le rein, le poumon, le tube digestif et la peau.

Il est démontré que si, chez un chien, on anastomose la veine porte avec la veine cave, de façon que les matières alimentaires absorbées au niveau de l'intestin ne passent pas par le foie, l'animal, s'il est nourri avec de la viande, meurt dans les trois jours avec des convulsions généralisées. Il se défend beaucoup mieux et plus longtemps, s'il est nourri exclusivement avec du lait et des végétaux, ce dernier régime produisant moins de toxines, et les émonctoires suffisant pour débarrasser l'organisme des déchets produits. Gravez cela dans votre esprit : l'action des matières alimentaires, toxicité du milieu intestinal engendrée par les aliments, la chair musculaire, riche en matières minérales, et surtout en potasse qui est très toxique, fermentations intestinales, ptomaïnes, leucomaïnes et indican, résultant de ces fermentations.

A côté de cette expérience décisive qui nous démontre l'action protectrice du foie, rappelons celles de Roger qui sont venues confirmer celles de Heeger et de Schiff. Ces auteurs, expérimentant avec des alcaloïdes, morphine, nicotine, etc., ont démontré et affirmé les faits suivants que nous empruntons au *Traité* de Bouchard sur les auto-intoxications :

1° Heeger injecte dans la veine porte du sang contenant des alcaloïdes (nicotine, strychnine, morphine, quinine). Le sang, examiné au-delà du foie, en contient moins, les alcaloïdes ont diminué de quart ou de moitié. Avis aux confrères qui, sous les tropiques, veulent traiter des paludiques, en plein accès, par de la quinine prise par la bouche. La moitié n'est pas absorbée au niveau de l'intestin en raison de l'embarras gastro-intestinal ; l'autre moitié est détruite par le foie. On dit alors, parce que le malade ne guérit pas, que la quinine est mauvaise ; pour une fois défendons le pharmacien, et disons que c'est la méthode qui est mauvaise.

2° Schiff, introduisant de la nicotine dans la veine périphérique d'un animal, démontre que la même dose, injectée dans la veine porte d'un animal du même poids, ne le tue pas.

3° Il introduit une dose de nicotine dans le tube digestif d'un animal non mutilé, qui n'est pas intoxiqué ; la même dose l'intoxique, si on lui a lié la veine porte.

4° Si on triture du foie frais avec de la nicotine, et que l'on injecte l'infusion de ce magma à un animal, il ne meurt pas, alors que la même dose de nicotine, broyée avec un même poids de tissu musculaire, le tue. Le foie n'arrête pas les poisons ; il les détruit.

Les lignes ci-dessus, copiées du *Traité* de Bouchard, sont explicites, et établissent de la façon la plus péremptoire les qualités de la cellule hépatique, et nous permettent d'exprimer notre admiration pour cette nature prévoyante qui fait ce qu'elle peut pour nous empêcher de nous détruire, mais nous restons sourds à ses prières ; je veux bien croire et espérer que c'est par ignorance des moyens mis à notre disposition. Méditez ces lignes et remerciez votre foie de si bien vous protéger ; mais rappelez-vous que cet organe, si tolérant, a des limites.

Cette cellule hépatique protectrice ne fonctionnera bien qu'à deux conditions : 1° C'est que le système nerveux apporte à cette cellule un influx de premier ordre, non troublé, qui assurera la vitalité et la régénération de ses éléments, afin de lui permettre d'être à la hauteur de son mandat; autrement le sujet deviendra un déséquilibré du foie avec toutes les conséquences qui peuvent découler de cet état de déséquilibration. 2° Il faut, également, que les nerfs du plexus solaire, les nerfs moteurs et sécrétoires transforment les matières alimentaires suffisamment afin de ne pas donner trop de travail à la cellule hépatique. Si le sujet pèche par quantité et mauvaise qualité, il y aura surproduction de ptomaïnes, de leucomaïnes, d'indican ; et, malgré toute la bonne volonté du foie, la cellule hépatique sera en état d'infériorité physiologique, et le danger, menaçant.

Par conséquent, un système nerveux central et périphérique calme, la suppression de toutes les causes d'excitation de ce système nerveux qui peuvent l'atteindre dans le domaine physique, psychique et alimentaire : telles sont les conditions indispensables pour ne pas verser dans l'état de maladie. Si vous mangez trop, si vous consommez beaucoup de viande, de gibier, de charcuterie, de crustacés, etc., vous créez un double danger : production exagérée de toxines d'une part, excitation de votre système nerveux d'autre part, du plexus solaire, amenant un désordre moteur du muscle gastro-intestinal et sécrétoire des glandes à pepsine, à suc intestinal et pancréatique; d'où mauvaise transformation des produits alimentaires et excitation des filets hépatiques du plexus solaire, pouvant amener un trouble fonctionnel de la cellule du foie qui déjà, par ce fait, n'est plus susceptible de fournir un travail régulier, et qui sera d'autant moins apte à défendre le sujet que son intestin lui livrera des produits mal digérés et quatre fois plus toxiques qu'ils ne devraient l'être.

Ces mêmes désordres peuvent être engendrés par un trouble moral, des fatigues physiques, du surmenage, etc., dans tous ces cas, c'est une cellule nerveuse du domaine sensitif ou moral qui, troublée par irradiations à distance, ira fausser le travail intime de la cellule hépatique, créant, suivant la prédisposition héréditaire du sujet, le déséquilibré du foie à forme biliaire ou glycogénique, ou le déséquilibré par auto-intoxication.

Pendant une certaine période, ces désordres peuvent être purement fonctionnels; c'est ce qu'ont démontré Gilbert et Veil dans une excellente étude parue dans la *Semaine Médicale*, novembre 1900, et qu'ils ont intitulée : « Le Diabète par insuffisance chronique du foie ou par anhépatie chronique ». En analysant ce travail, il nous sera possible de vous exposer les troubles fonctionnels susceptibles de se faire voir chez nos déséquilibrés de la cellule hépatique.

Gilbert et Veil nous montrent des sujets qui ont présenté ces troubles après un état infectieux de courte durée : grippe, fièvre typhoïde, érysipèle, paludisme, ou ayant une tare alcoolique : toutes causes d'excitation des plexus. Vous devenez un déséquilibré du système nerveux aussi bien par cause physique, morale ou alimentaire que par un état infectieux qui ébranle votre système nerveux, sans aller jusqu'à l'altération organique.

Tous ces malades étaient des arthritiques, des variqueux, des hémorroïdaires, des athéromateux, des déséquilibrés, en un mot, présentant un terrain tout prêt pour une autre manifestation de la déséquilibration.

Ces malades présentaient, en outre d'une fatigue rapide, de l'impuissance, de l'irascibilité du caractère et des névralgies multiples, symptômes de déséquilibration des centres supérieurs cérébral et médullaire ; un syndrome urinaire caractérisé par de la glycosurie survenant soit après les repas ou continue, mais faible, n'excédant jamais 40 à 50 grammes par litre ; de l'urobilinurie, de l'hypoazoturie, de l'augmentation de l'acide urique, et de l'indicanurie.

Deux de ces malades étant morts, l'un de ramollissement cérébral, l'autre d'hémorrhagie cérébrale : lisez d'artério-sclérose à localisation cérébrale, aboutissant final de la déséquilibration nerveuse, ces auteurs ont examiné, avec le plus grand soin, le foie de leurs malades, et ont conclu que les altérations de la cellule hépatique étaient minimes, et qu'au point de vue anatomo-pathologique, il était impossible de trouver la signature des troubles présentés par les malades pendant leur vie. Personne ne mettra en doute la haute compétence anatomo-pathologique du professeur Gilbert, surtout en ce qui concerne le foie qui ne possède aucun secret pour ce savant élevé à l'école du grand chef de la pathologie hépatique : notre regretté maître, le docteur Hanot. Aussi, ces auteurs admettent-ils que leurs malades souffraient d'insuffisance hépatique, dépendant soit d'un état athéromateux de l'artère nourricière du foie, l'artère hépatique, amenant de l'anémie de la cellule, ou d'un désordre fonctionnel de la cellule hépatique, par suite d'une « perturbation des centres nerveux régulateurs du foie, entravant complètement ou en partie leur fonctionnement ».

Pour ma part, je me rattache entièrement à cette seconde hypothèse : un désordre nerveux seul est susceptible d'amener des troubles qui ne laissent pas de signature anatomique. L'artério-sclérose, avec sa tendance à se compliquer de sclérose viscérale, aurait amené, si elle était en cause, des traînées scléreuses péri ou intralobulaires qui n'auraient pas échappé à l'œil exercé de ces distingués observateurs. J'en conclus que leurs malades étaient des déséquilibrés du foie, à type cellulaire, engendrant le syndrome de l'insuffisance hépatique, par diminution d'activité cellulaire, et je vais le prouver en examinant chacun des symptômes présentés par ces malades, ce qui vous permettra de retrouver chez vos clients les symptômes de déséquilibration du foie répondant à ce type.

1° La glycosurie alimentaire, survenant soit après les repas, rappelant en cela l'albuminurie cyclique (toujours plus abondante pendant la période de digestion), soit d'une façon continue. Dans les deux cas, la cellule hépatique, troublée par une innervation faussée, ne peut retenir et transformer tout le sucre alimentaire qui lui provient de l'intestin, en matière glycogène; une partie passe dans le sang, est excrétée et reconnue dans les urines.

2° L'hypoazoturie : la cellule hépatique fabrique de l'urée; ici encore, elle reste au-dessous de sa tâche, détruit incomplètement les matières albuminoïdes ; rien d'étonnant que ces malades rendent une quantité exagérée d'acide urique qui repiésente, comme nous l'avons vu, un stade moins avancé de la combustion des matières albuminoïdes, et qui est, en quelque sorte, l'urée non transformée, d'où hypoazoturie, acide urique en excès.

3° La cellule hépatique normale détruit les globules du sang, mettant en liberté l'hémaphéine qu'elle transforme en pigment biliaire. Cette transformation d'hémaphéine en pigment biliaire n'est pas réalisable quand il y a insuffisance fonctionnelle du foie ; l'hémaphéine paraît dans les urines : c'est l'urobilinurie ; le malade a de l'ictère hémaphéique.

4° Enfin, l'indicanurie s'explique parce que l'indican, développé dans le milieu intestinal, n'est pas détruit par le foie, et passe dans les urines : l'indicanurie est constituée.

Tel est le syndrome de l'insuffisance hépatique qui prend aujourd'hui une place de plus en plus marquante dans la pathologie et que vous rencontrerez, si vous savez le rechercher, chez des malades dont la cellule hépatique est lésée fonctionnellement ou organiquement, créant un type de déséquilibré du foie, par diminution du travail de la cellule, et que j'appellerai les hypohépatiques, par analogie avec les hypopeptiques.

A ce type de déséquilibré, nous devons opposer la déséquilibration par exaltation de l'activité cellulaire qui représente un trouble fonctionnel que vous devez connaître : ce sont les hyperhépatiques, parmi lesquels vous pourrez rencontrer des sujets présentant ou ayant présenté des désordres fonctionnels d'autres organes.

En ce qui concerne le foie, ce seront des glycosuriques, des hyperazoturiques et des albuminuriques. Ces malades seront des glycosuriques par exaltation du travail cellulaire : surproduction du ferment glycolytique, mise en liberté d'une trop grande quantité de sucre, au-dessus des besoins de l'organisme, le trop plein passant dans les urines. Ce seront des hyperazoturiques. Qui ne connaît la relation du diabète sucré avec l'hyperazoturie, relevant du même mécanisme? L'action cellulaire, exaltée, détruit non seulement les matières alimentaires complètement, au point de former trop d'azote; mais elle détruit également une partie des matières albuminoïdes du corps, amenant une désassimilation complète, d'où amaigrissement rapide du sujet, la désassimilation l'emportant sur l'assimilation.

Chez ces malades enfin, vous rencontrerez de l'albuminurie que Teissier a admirablement bien décrite sous le nom d'albuminurie hépatogène, et qui s'explique comme suit : la cellule hépatique, détruisant une plus grande quantité de globules sanguins, met en liberté une plus grande partie de globuline que vous retrouverez dans les urines : c'est l'albuminurie par globulinurie.

Chez nos hyperhépatiques, pas d'acide urique en excès, pas d'urobilinurie, pas d'indicanurie. Comparez ces deux types ; vous vous expliquerez facilement, d'après ce qui précède, leur mécanisme et leurs symptômes ; mais rappelez-vous que ces deux catégories de malades, à une certaine période de l'évolution de leurs troubles, ne présentent aucune altération organique ; ce sont des déséquilibrés du foie à forme cellulaire, par irritation des plexus.

En étudiant les désordres de l'appareil digestif, nous avons vu qu'à une période avancée de leur évolution, le muscle stomacal forcé se laissait dilater et que les glandes à pepsine s'atrophiaient : il en résulte une transformation incomplète des matières alimentaires, avec stagnation, fermentation et mise en liberté d'acides qui, absorbés, arrivent au foie et demandent à cet organe un travail exagéré. Il se passe ici ce que nous connaissons pour le cœur : le muscle cardiaque, dans l'artério-sclérose, au début, trouvant de la résistance à la périphérie, s'hypertrophie afin de compenser la résistance qu'il éprouve, et, pendant quelque temps, la situation se maintient assez satisfaisante, mais le muscle, de plus en plus fatigué, se laisse envahir par la sclérose, refuse le service, et cela aboutit rapidement à l'asystolie. Transportez-vous au niveau du foie et vous y verrez le même tableau chez vos malades déséquilibrés du tube digestif. Les aliments mal élaborés, en quantité exagérée, de qualité défectueuse, demandent au foie, notre protecteur, de réaliser ce que les sucs digestifs n'ont pas fait. Au début, la cellule hépatique, complaisante, répond à cet appel et supplée au fonctionnement irrégulier de l'appareil gastro-intestinal, détruit et arrête les nombreux poisons qui lui arrivent par la veine porte. Cet excès de travail se traduit par une augmentation du volume de l'organe : c'est l'hypertrophie du foie, si bien décrite par le professeur Bouchard chez les dilatés de l'estomac, qui a été accusée de luxer le rein droit, et qui nous rend compte de la pesanteur ressentie par les malades, au niveau de l'hypocondre droit, ainsi que de leur état dyspnéique résultant de la gêne des mouvements du diaphragme. Comme le cœur qui lutte, la cellule hépatique lutte également ; mais, elle aussi, elle a ses limites : elle faillit à la tâche, se laisse envahir par la sclérose. Le trouble fonctionnel, encore une fois, a fait place au trouble organique : c'est la cirrhose des dyspeptiques, bien étudiée et mise en relief par un de nos bons amis, Emile Boix, ancien interne de Hanot.

Voilà où mène la déséquilibration du foie. Tant que cet organe peut suffire à sa tâche, l'individu est protégé ; il rendra des urines plus toxiques, aura de nombreux troubles fonctionnels, mais sa vie ne sera pas en danger ; il n'est pas moins vrai qu'il s'use et qu'il use ses organes. Si ce foie, fatigué de lutter, a fait de la cirrhose, vous comprendrez comment, plus facilement, les artères et les capillaires feront de la sclérose, laquelle, par le mécanisme précédemment indiqué, détruira son myocarde et en fera un cardiaque de bonne heure, un cardiaque artériel, si souvent confondu à tort avec les cardiaques valvulaires ; comment enfin le rein se sclérosera. Non seulement le foie frappé d'insuffisance détruira moins de poisons, mais le rein, frappé également de sclérose, en éliminera moins : il y aura rétention partielle ou totale, dans le sang, des produits . de désassimilation à excréter : xanthine, créatine, créatinine, tyrosine, leucine ; j'en passe et des plus nocifs : c'est l'urémie ou mieux l'insuffisance urinaire à localisation cérébrale, spinale et gastro-intestinale, qui est si souvent l'aboutissant de la déséquilibration nerveuse. Enfin, d'autres malades, comme ceux de Gilbert et Veil, qui avaient de l'insuffisance hépatique et qui ont succombé à une rupture vasculaire cérébrale ; la lésion scléreuse était plus avancée chez eux de ce côté.

Si nos déséquilibrés meurent de bonne heure, après avoir été des malades toute leur vie, c'est parce qu'ils ont abusé de leur foie. Vous êtes tout-puissant en ce qui concerne l'altération de cet organe : ce n'est qu'une question d'hygiène alimentaire ; vous devez d'autant plus diminuer, effacer cette cause de déséquilibration, que vous ne pourrez pas toujours amoindrir l'état de déséquilibration dû à des causes physiques et morales. Méditez cet axiome par lequel je terminerai ce chapitre : Qui veut aller loin doit ménager sa monture ; traduisez : Qui veut vivre vieux doit ménager son foie.

CHAPITRE XV

LES DÉSÉQUILIBRÉS DE L'HÉMATOPOÈSE.

Sommaire. — Les organes lymphoïdes : rate, moelle osseuse et ganglions lymphatiques sont les lieux formateurs de nos globules sanguins. — L'assimilation et la désassimilation. — La composition du sang. — Le globule rouge, vecteur de l'oxygène. — Sa composition et son importance au point de vue du maintien de la santé. — L'hypoglobulie et ses conséquences. — Parties constituantes du cruor, du globule rouge et blanc, du sérum. — Variations de la formule hématologique, créant les déséquilibrés de l'hématopoèse : l'hypoglobulique, l'anémique du premier, deuxième et troisième degré. — Rôle de la cellule hémoglobinifère. — Déséquilibration secondaire et primitive du sang. — Observation d'un malade atteint d'une déséquilibration secondaire de ses organes hématopoétiques. — La chlorose. — Ses causes. — Son diagnostic différentiel avec les anémies symptomatiques. — Les déséquilibrés confirmés du système nerveux peuvent avoir une formule hématologique normale.

Entre le foie qui constitue, ainsi que nous venons de le voir, un organe d'une importance capitale, et le rein qui nous permet de nous débarrasser des poisons détruits par la cellule hépatique et des déchets formés par la combustion des albuminoïdes, au niveau de tous nos tissus, se place l'étude de la rate qui constitue, avec la substance de la moelle osseuse et le tissu lymphoïde des ganglions, nos organes hématopoétiques, c'est-à-dire chargés de fabriquer le sang.

Il est démontré de nos jours que le rein ne sécrète aucune des substances éliminées par les urines : c'est un organe d'excrétion qui fait une sélection des matériaux contenus dans le sang. Si la quantité d'urine dépend, comme nous le verrons, de la tension vasculaire et de la vitesse de la circulation, la qualité de l'urine, par contre, dépend de la qualité du sang. Avant de connaître ce que peut contenir l'urine de nos déséquilibrés, il nous faut parler de la composition du sang.

Nous touchons ici à un sujet délicat que nous ne pouvons embrasser dans sa totalité, et nous renvoyons le lecteur, désireux de s'instruire sur ce point, aux admirables travaux du professeur Hayem.

Rappelez-vous que les aliments que vous absorbez sous forme de pain, de viande, de féculents, etc., sont transformés, par nos organes hématopoétiques, en sang par un mécanisme que nous n'avons pas à analyser : ce sont les phénomènes d'assimilation. Le sang, une fois formé, circule dans les canaux pour aller porter, au niveau de tous nos tissus, l'oxygène et les matériaux de nutrition qu'il leur faut pour vivre, et reçoit, de nos milieux intérieurs, les déchets dont une partie s'élimine par le poumon et l'autre par les émonctoires préposés à ce but par l'intestin, la peau, et surtout les reins : ce sont les phénomènes de désassimilation qui doivent être égaux, en quelque sorte, aux phénomènes d'assimilation pour que l'équilibre soit parfait, du moins chez l'adulte. L'assimilation et la désassimilation représentent la question des recettes et des dépenses : chez l'enfant, les premières doivent l'emporter, le sujet étant en pleine croissance ; chez le vieillard, les dernières sont plus considérables : c'est la destruction de l'édifice, la décrépitude.

Le sang, une fois formé, se compose d'une masse liquide, le plasma, et d'une masse solide, le cruor, formé de deux éléments distincts : le globule rouge et le globule blanc. Le premier constitue l'organe le plus important ; c'est lui qui porte, en quelque sorte, le principe vital ; formé d'une matière albuminoïde, la globuline, et d'une matière colorante ferrugineuse qui en constitue la majeure partie, l'hémoglobine, qui a pour principale propriété de se combiner, au niveau des capillaires pulmonaires, avec l'oxygène de l'air pour former l'oxyhémoglobine. C'est donc le globule rouge du sang chargé d'oxygène qui forme l'élément capital du milieu sanguin, puisque, sans oxygène, nous ne pouvons vivre, et sans hémoglobine, pas de transport possible de cet oxygène.

La nature s'est assuré le service de ces agents vecteurs d'oxygène, et je vous laisse le soin de faire le calcul du nombre de globules rouges que vous portez en vous. Le corps humain possède environ six à sept litres de sang, et chaque millimètre cube contient 5,000,000 de globules rouges.

Un sujet ne peut bien se porter, avoir une coloration normale de la peau, ses échanges nutritifs ne peuvent se faire régulièrement, si la proportion des globules rouges diminue, au point de constituer l'état d'anémie ou d'hypoglobulie ; or, il est bien certain qu'un déséquilibré du système nerveux, qui ne dort pas, qui a une cellule cérébrale irritée, qui, en même temps, est un déséquilibré du tube digestif ayant des sucs nutritifs inférieurs, qui absorbe mal ses aliments, il est certain, dis-je, que ce sujet fournira, d'une part, des matériaux inférieurs à ses organes formateurs du sang, lesquels, d'autre part, peuvent subir l'influence nocive du système nerveux troublé; ces deux causes réunies feront que le sujet fabriquera un sang de mauvaise qualité. C'est là la formule hématologique du déséquilibré, des plus variables, mais présentant un rapport direct avec la formule urologique du même sujet, attendu que tous les matériaux de l'urine préexistent dans le sang.

Quelle est la composition du sang? A côté du type normal, que nous vous présenterons en deux mots, vous verrez en quoi, et comment ce type peut être dévié.

La partie solide constitue celle qui dérive directement de l'alimentation : ce sont les matériaux d'apport. Les globules, au point de vue clinique, représentent une quantité d'eau, des matières albuminoïdes, des graisses, des matières extractives, et des sels. Ces groupes, démembrés, consistent en lécithine, en globuline, en hémoglobine, en corps gras, en composés phosphorés : phosphates et sels de potasse, en fer et en oxygène. Voilà ce que contiennent surtout les globules rouges, l'élément important du sang, contrairement aux globules blancs, avec leur types variés, qui contiennent surtout de la lécithine, de la cholestérine et des matières grasses.

Retenez seulement la richesse du globule rouge en lécithine, en matières organiques phosphorées, en fer et en hémoglobine. Sans entrer dans le détail des faits et faire une analyse quantitative de ces éléments, vous admettrez sans peine que, chez nos sujets, cette formule peut être viciée : chez les uns, le nombre des globules rouges sera diminué; chez les autres, vous trouverez moins de fer, moins de phosphore; chez d'autres, par suite d'une déséquilibration de la cellule hépatique, il y aura hyperdestruction des globules rouges et apparition de globuline dans les urines, etc...

Le sérum, à part les matières fibrinogènes qui favorisent la coagulation du sang, est la partie liquide qui contient également une forte proportion de matières albuminoïdes, des graisses, des matières extractives et des sels. Les albuminoïdes sont représentées par la sérine, la paraglobuline; les graisses, par la cholestérine; les matières extractives sont le sucre (la glycémie normale non dosable dans les urines par sa faible quantité à l'état normal), les alcools, de l'urée, de l'acide urique, de la créatine, de la créatinine, des sels de potasse, de soude, des carbonates, des chlorures, enfin, des matières colorantes et de l'acide carbonique qui provient de la combustion des tissus.

C'est dans ce sérum que le rein puise les éléments qui représentent les déchets de la masse énorme de détritus versés dans le sang par le travail gigantesque de toutes nos cellules, le sérum représentant l'intermédiaire entre l'aliment qui porte les matériaux de nutrition à la cellule et l'urine qui est la cheminée où s'écoulent les déchets, qui sont le terme ultime des oxydations.

Phénomènes d'assimilation et de désassimilation, régénération et destruction des cellules, assurant le bon fonctionnement de la vie, susceptibles d'être troublés, dans une ou plusieurs parties de cette chaîne, par un état de déséquilibration du système nerveux.

Vous rencontrerez des malades dont la formule hématologique sera viciée secondairement, c'est-à-dire des sujets ayant présenté, pendant une période plus ou moins longue, des accidents dans le domaine cérébral, médullaire ou du plexus solaire. Par suite d'une mauvaise nutrition qui résulte d'un appétit capricieux, d'une digestion laborieuse, d'une absorption défectueuse, d'un trouble hépatique, etc., il résulte un changement appréciable dans la composition du sang; par suite de matériaux impropres à cette fabrication et de cellules hématopoétiques troublées dans leur fonctionnement par la déséquilibration nerveuse aboutissant à un état bien défini, facile à diagnostiquer sans le secours du microscope: c'est l'anémie ou l'hypoglobulie, c'est-à-dire la diminution des agents préposés à l'oxygénation de nos tissus.

Voilà le fait capital mis en évidence par la coloration du sujet et sa nutrition troublée ; cela nous suffit; je laisse aux savants mieux outillés que ne peut l'être un praticien le soin de mettre au jour la formule hématologique de ces malades en nous disant s'il s'agit d'une anémie du premier ou du troisième degré, en nous indiquant le rapport qui existe entre le nombre des globules rouges et celui des globules blancs ; enfin, en nous disant en quoi les proportions de matières albuminoïdes, de lécithine, des phosphates et des sels de potasse diffèrent de la normale.

Car, si vous donnez de l'hémoglobine et du fer à vos malades, sous prétexte qu'ils en ont moins, vous devriez également leur donner du phosphore, de la lécithine, pour combler ce qui leur manque. Vous avez raison, en quelque sorte, car vous venez en aide au déficit alimentaire, et il est bien certain que chez nos déséquilibrés à type aglobulique ou anémique si vous préférez, des phosphates assimilables et des aliments riches en phosphore sont des plus utiles; mais ce n'est pas tout : entre l'œuf et la lécithine et le globule du sang à former, il y a la cellule hémoglobinifèrc qui ne fonctionnera qu'autant que le filet nerveux qui l'anime sera de bonne qualité.

Rappelez-vous cela lorsque vous aurez à instituer une thérapeutique pour vos malades. Vous les soulagerez en leur donnant une alimentation riche en phosphates et en fer; vous aggraverez leur état si vous leur donnez des préparations ferrugineuses, alors que leur estomac, c'est-à-dire leur plexus solaire, n'aura pas été préparé à en recevoir par les soins que vous devez aux glandes à pepsine : ce que vous obtiendrez par le calme des centres, le repos, l'hydrothérapie tiède, etc.

Vous devez bien connaître ces deux types de déséquilibrés du sang : le déséquilibré secondaire et le déséquilibré primitif, si vous ne voulez vous exposer à de graves erreurs de diagnostic, au cours de votre vie professionnelle. Il y a quatre ans, alors que j'étais au début de ma carrière, je commis une erreur de ce genre, que je ne commettrais plus actuellement que je possède à fond les associations multiples pouvant se faire voir chez les déséquilibrés.

J'étais appelé, en 1896, à donner mon avis au sujet d'un malade, âgé de quarante ans, dont la santé antérieure avait été excellente; le sujet avait un embonpoint enviable, quelques maux de tête et d'autres petites misères que tous, ou presque tous, ont en somme; il se considérait et était considéré par les siens comme un type d'homme bien portant.

Sous l'influence de causes morales sur lesquelles je ne puis insister, cet homme, dans l'espace de quelques semaines, se vida, se rida, s'anémia au point d'alarmer, à juste titre, son entourage. Le malade se soigna, se drogua, essaya de plusieurs traitements. Mais cela, sans résultat, et je fus prié de me joindre aux confrères qui le suivaient et qui n'avaient pas de diagnostic ferme.

Je fus frappé par le facies du malade qui avait l'apparence du cancéreux à la dernière période; il avait la teinte jaune paille caractérisque, révélatrice du néoplasme. Je lui fis raconter toute son histoire, n'attachant aucune importance à certains détails qui auraient pu, qui auraient dû m'ouvrir les yeux; j'étais fasciné par la décoloration de ses téguments; je n'avais qu'une idée: c'était de découvrir le siège de son cancer.

Le malade avait beaucoup de troubles fonctionnels, mais aucune lésion organique, appréciable à mes moyens d'investigation; ce n'était ni un tuberculeux, ni un cardiaque, ni un brightique : tout était négatif. Je crus tenir mon diagnostic lorsqu'il m'apprit qu'il était extrêmement constipé, qu'il allait à la selle en faisant des efforts inouïs, rendant constamment des matières glaireuses, striées de sang; le diagnostic se confirma et se précisa lorsqu'il me présenta des matières aplaties, laminées, témoignant du rétrécissement de l'intestin.

Je pratiquai le toucher rectal, je crus reconnaître et fis sentir aux médecins présents, à bout de doigt, quelque chose de dur, et je n'eus pas de peine à entraîner la conviction de mes confrères; nous posâmes, avec quelques petites réserves, le diagnostic suivant: cancer du rectum. Je n'insiste pas sur notre pronostic que je fus chargé de transmettre à la famille : vous le devinez.

Je rencontrais le malade de temps à autre; son état restait stationnaire; cela m'étonnait pour un cancer chez un homme jeune, d'autant plus, qu'à mon examen, l'état général paraissait être l'indice de la phase ultime du mal.

Trois ans après (trois années de pratique avaient passé), je m'étais plongé tête baissée dans l'étude des plexus; j'avais secoué cette première couche que nous laissent les malades d'hôpitaux que nous voyons si souvent à leurs derniers moments, et qui trop souvent faussent, au début de notre pratique, notre diagnostic et surtout notre pronostic. Je revis mon cancéreux au teint jaune paille qui, depuis notre rencontre, avait usé et abusé de tout l'arsenal thérapeutique, qui avait même, je crois, consulté la somnambule. Son histoire clinique, bien que complexe, était plus facile à déchiffrer. Déséquilibré héréditaire, déséquilibré acquis par certains côtés que l'examen me révéla. Je me trou-

vais en présence d'un malade qui, depuis quatre ans, est un
infirme et qui est malade de tous ses organes.

Du côté psychique, il est devenu un véritable neurasthénique,
dormant mal, souffrant de la tête, ayant des vertiges.

Du côté du cœur, il palpite pour tout et pour rien ; il ne peut
faire deux pas sans être anhélant et exténué ; le repos même le
fatigue.

C'est surtout un déséquilibré du ventre, avec toutes les ptoses
imaginables : ptose de la paroi, qui rappelle celle d'une femme
qui aurait porté cinq enfants; ptose du rein droit, perceptible à
l'inspiration forcée ; ptose et état parétique de son gros intestin,
d'où selles rares, ovillées, rendues avec difficulté, comme si le
rectum était obstrué ; crises d'entérite membraneuse, en raison
de la mauvaise sécrétion des glandes à mucus; contracture du
gros intestin, expliquant l'apparence rubanée des garde-robes,
et douleurs sourdes au niveau des côlons, par état spasmodique
du muscle de l'intestin.

Il souffre des reins, rend des urines contenant des phosphates, est hypoazoturique.

La peau du sujet, en particulier celle du ventre, est ridée,
flasque; il n'y a plus de muscles; aussi l'exploration du contenu abdominal est-elle rendue simple : on a tous ses organes
dans la main.

Les membres sont décharnés, les mollets sont réduits à l'état
de cordes, sans tonicité ; la peau et les muqueuses sont décolorées : c'est un type d'hypoglobulique ; il n'a plus de fer; il n'a
plus d'hémoglobine; il ne peut, par conséquent, charrier son
oxygène ; il s'essouffle dès qu'il marche; sa nutrition est compromise; il n'assimile plus, mais, par contre, depuis quatre
ans, il désassimile ferme.

Bref, c'est un déséquilibré du sang comme c'est un déséquilibré
de partout; il n'y a pas un seul de ses organes qui ne soit en
état d'infériorité physiologique. Si cet homme en est là, c'est
qu'il avait un système nerveux de mauvaise qualité de par son
hérédité ; sur ce terrain, à bon humus, une cause occasionnelle,
qui n'aurait rien déterminé ou si peu chez un autre, a troublé
sa cellule cérébrale : c'est l'allumette qui met le feu au coin
d'une maison; l'incendie s'est propagé à tout l'édifice. Son
cœur s'est troublé, son estomac, son intestin, ses reins, ses
muscles, tout a ressenti l'ébranlement communiqué à son

système nerveux ; l'irritation s'est propagée à ses cellules hématopoétiques : rate et tissu lymphoïde de l'intestin et des ganglions. Il est devenu aussi un déséquilibré du sang: le principe
de la vie a été lésé fonctionnellement ; les cellules hémoglobinifères se sont mises en révolte ; il a versé dans l'hypoglobulie,
comme il est hypoferreux, hypophosphatique, etc.

La guérison est-elle possible? Oui, mais le malade ne l'a pas
obtenue jusqu'ici parce qu'il continue à chercher le remède, le
médicament, qu'il ne trouvera jamais. Vous êtes suffisamment
au courant de la question pour murmurer tout bas : la guérison ;
mais elle dépend de plusieurs facteurs ; il faut du temps pour
ramener à la raison toutes ces cellules qui se sont mises en
grève ; le désordre est partout ; il faut d'abord s'assurer des
chefs de file, des centres qui commandent : cerveau, moelle
épinière et plexus solaire. Ces présidents rappelés à l'ordre,
nous aurons gain de cause sur ceux qui en dépendent.

A côté de ce type par déséquilibration secondaire, vous
rencontrerez souvent des déséquilibrés primitifs des cellules
hématopoétiques. A cette catégorie appartiennent les anémies
idiopathiques essentielles des jeunes enfants et des jeunes filles :
c'est la chlorose, maladie, au début, sans substratum anatomique, susceptible, au bout d'un certain temps, de déterminer
des troubles organiques dans un ou plusieurs viscères.

Reportez-vous aux causes étiologiques assignées par vos
classiques à la chlorose, et vous verrez que ce sont précisément
celles que je vous ai si souvent signalées, et qui existent chez
tous nos déséquilibrés. Hanot avait coutume de dire, pendant
ses entretiens familiers du matin, au lit du malade, que la plus
grande classe de chlorotiques se recrutait parmi les jeunes
femmes qui servaient au Bouillon Duval, faisant allusion au
surmenage physique intense de beaucoup de ces malheureuses.

Vous connaissez déjà le rôle important du surmenage physique, cause d'excitation des cellules médullaires ; ajoutez à
cela les préoccupations d'esprit, les soucis de la vie matérielle ;
cause d'excitation des cellules cérébrales, et une alimentation
pas toujours en rapport avec les besoins de l'organisme,
comme qualité et quantité, cause d'excitation du plexus
solaire. Vous ne serez pas étonné que toutes ces causes
agissant simultanément, surtout chez une jeune fille, au
moment de sa période de formation, vivant souvent dans

un milieu confiné, ne fassent souvent des déséquilibrées d'un
ou de plusieurs centres, et, parfois de la déséquilibration primitive des cellules hématopoétiques, créant ainsi, de toutes
pièces, la chlorose. C'est l'altération du sang qui amène l'étroi-
tesse du système artériel; on a pris ici l'effet pour la cause,
comme dans les cas de microcéphalie : si la sphère osseuse
s'atrophie et amène la dégénérescence cérébrale, c'est que le
cerveau a été primitivement atteint; la masse osseuse s'est
soudée ensuite ; c'est le contenu, dans les deux cas, qui influe
sur le contenant.

Vous rencontrerez souvent des bébés de quelques mois qui
sont énormes, soufflés, mais pâles et cireux; ce sont des
séquestrés, par sollicitude maternelle exagérée, ou des surali-
mentés; vous verrez des enfants de sept à dix ans dont le teint
vous effrayera parfois ; j'en ai connu dont la peau présentait
une coloration verdâtre; les conjonctives et les muqueuses
tout à fait décolorées ; ce sont, le plus souvent, des nerveux,
des irritables, issus de parents déséquilibrés, qui sont des
anémiques par l'irritation de leur système nerveux causée chez
quelques-uns par du surmenage scolaire, le plus souvent, par
surmenage alimentaire. Ce sont des enfants qui sont saturés
de vins, d'élixirs toniques, de jus de viande, de viandes saignantes, qui, malgré tout, restent pâles, faisant le désespoir des
parents qui se ruinent en notes de pharmacie, preuve que la
viande, le vin, le fer, l'arsenic, les phosphates, etc., ne font de
bons globules rouges, comme nombre et qualité qu'à la condition que le système nerveux soit consentant.

Occupez-vous de ces enfants chétifs, malingres, maigres ou
obèses, mais anémiés, chlorotiques, avec céphalalgie, vertiges,
palpitations et troubles digestifs; de ces jeunes filles ayant ces
mêmes désordres et d'autres, relevant de leur fonction ovarienne, et dont je vous entretiendrai ultérieurement; surveillez
leur hygiène; supprimez tous les excitants du système
nerveux : thé, café, alcool, viandes en excès ; en six mois,
en un an, le système nerveux, ramené au calme, commandera
aux cellules hémoglobinifères de fabriquer un sang de meilleure qualité; la nutrition s'améliorera ; le teint reprendra
son apparence normale; les joues seront colorées ; les lèvres,
vermeilles, et toutes les misères disparaîtront les unes après
les autres.

Trousseau nous dit, dans ses cliniques, que la chlorose laisse presque toujours, lorsqu'elle est grave, une empreinte indélébile sur ceux qu'elle atteint ; traduisez : la chlorose grave est la localisation, sur les cellules hématopoétiques, de la déséquilibration nerveuse. Rien d'étonnant que cette déséquilibration, non reconnue et traitée, ne poursuive le sujet jusqu'à sa vieillesse, se manifestant par des symptômes multiples, suivant les localisations secondaires de cette déséquilibration, si toutefois le déséquilibré du sang, qui représente un terrain peu défendu, ne se laisse pas envahir par une infection quelconque : tuberculose, fièvre typhoïde ou autre.

Vous avez, comme obligation, en présence d'un sujet anémique, de reconnaître si c'est une anémie organique, si je puis m'exprimer ainsi, c'est à-dire relevant d'une cause reconnaissable à l'autopsie. S'agit-il d'une anémie symptomatique, résultant d'une toxhémie, du séjour dans les pays chauds, de la présence de quelque ankylostome dans le duodénum, d'une anémie pernicieuse ou causée par la syphilis, le mal de Bright, la tuberculose ou post-hémorrhagique, le problème n'est pas insoluble : une connaissance solide de la pathologie et un examen complet du malade vous permettront de trancher la difficulté.

Avez-vous affaire à une anémie idiopathique, celle-ci est accompagnée le plus souvent de phénomènes fonctionnels divers, dépendant d'un ou de plusieurs viscères. Ici encore, vous devez et vous pouvez reconnaître si la déséquilibration du sang a été primitive, tenant sous sa dépendance les autres troubles, ou si elle est secondaire à une déséquilibration du cerveau, de la moelle ou du plexus solaire.

Ne vous attendez pas à trouver une altération qualitative et quantitative du sang chez tous nos déséquilibrés ; quelques-uns verseront de ce côté si certaines causes adjuvantes, mauvaise alimentation, fatigue, air confiné, favorisent cette localisation ; d'autres seront des déséquilibrés du dernier degré, et conserveront un milieu sanguin normal. Encore une fois, ce n'est qu'une question de localisation, variable d'un sujet à l'autre, mais que vous devez bien connaître, car vous la rencontrerez souvent, et vous ne la combattrez utilement que si vous remontez à la cause, tâchant de la supprimer, ramenant ainsi au calme les centres nerveux irrités. De l'hémoglobine et du fer, je le veux bien, mais associés à une cure de repos, à une cure alimentaire, à de l'hydrothérapie tiède, etc.

Avec le temps et la mise en œuvre stricte de tous ces moyens, tous vos chlorotiques primitifs ou secondaires, dont les centres nerveux auront été ramenés au calme, auront des cellules hématopoétiques qui feront un sang se rapprochant de celui que je vous ai présenté, au début de ce chapitre, qui est le sang de tout individu bien portant, bien équilibré.

CHAPITRE XVI

DÉSORDRES FONCTIONNELS DE L'APPAREIL GÉNITO-URINAIRE

I

LA FORMULE UROLOGIQUE CHEZ LES DÉSÉQUILIBRÉS DU SYSTÈME NERVEUX.

Sommaire. — Le rein est un organe destiné à extraire du sang les produits de désassimilation. — Constitution anatomique et physiologie du rein. — Rôle du système nerveux dans la fonction urinaire. — Expériences de Claude Bernard et de Brown-Séquard. — Les voies nerveuses qui unissent le rein au plancher du quatrième ventricule. — Composition normale de l'urine. — Importance d'une analyse complète d'urine chez tout malade. — La formule urologique des déséquilibrés est des plus variables, ainsi que le prouve les statistiques de Maurice de Fleury.

L'albuminurie. — La seule présence de l'albumine dans une urine n'implique pas que le sujet soit atteint d'une lésion rénale. — L'albuminurie hépatogène et gastrique. — Les troubles vaso-moteurs au niveau du système vasculaire du rein sont susceptibles de réaliser les expériences de Claude Bernard et de Brown-Séquard. — L'albuminurie orthostatique. — Causes prédisposantes de l'albuminurie intermittente. — Le caractère familial de ces désordres. — Nécessité de réserver le pronostic de ces albuminuries intermittentes. — La présence de l'indican, de la glycose et de la globuline dans les urines est l'indice de la déséquilibration de la cellule hépatique. — L'hématurie peut être un trouble fonctionnel ; le plus souvent elle est l'indice d'une maladie organique de l'arbre urinaire. — Les éléments normaux de l'urine peuvent être augmentés ou diminués. — La polyurie. — L'oligurie. — Les urines acides et alcalines. — Rôle du système nerveux comme modificateur de la quantité et de la qualité des urines. — La lithiase oxalique. — La phosphaturie. — Opinion de Robin au sujet de la médication qui doit s'inspirer de la formule urologique du malade. — Réfutation de cette opinion. — L'étude des excreta chez les déséquilibrés permet d'expliquer certains des symptômes qu'ils présentent. — Importance des analyses d'urine comparatives. — La guérison n'est pas stable aussi longtemps que le malade n'a pas une formule urologique normale.

Les reins constituent nos soupapes de sûreté : ce sont eux qui sont chargés d'extraire du sang tous les produits nocifs résultant de la désassimilation de nos tissus et de nos cellules. Nous n'en sommes plus actuellement à considérer l'urée comme la seule matière extractive dont la rétention est cause de phénomènes d'empoisonnement. Le terme urémie a été créé à une époque où la pathogénie de ce syndrome était mal éclairée; au terme d'urémie a été substitué celui d'insuffisance urinaire plus juste et plus explicite.

Le déséquilibré du système nerveux peut exceptionnellement, pendant une certaine période de sa vie maladive, présenter des urines normales comme quantité et comme qualité; le plus souvent sa formule urologique est faussée, soit que l'on constate dans ses urines des substances que l'on ne doit pas y rencontrer : albumine, sucre, indican, urobiline, sang, etc., soit que l'on trouve une moindre quantité de ses éléments normaux : diminution des chlorures, de l'acide urique, hypoazoturie; soit enfin que les éléments normaux soient en quantité exagérée : hyperazoturie, phosphates en excès, etc.

Par conséquent, augmentation ou diminution du volume de l'urine, présence de substances non habituellement contenues dans ce liquide d'excrétion, exagération ou diminution des matériaux ordinaires de l'urine : telles sont les modifications que vous serez appelé à reconnaître chez des individus ne présentant aucun trouble dans les autres centres, constituant les déséquilibrés primitifs du rein, ou chez ceux déséquilibrés déjà dans une ou plusieurs sphères avec les conséquences les plus variables, comme vous pouvez vous l'imaginer.

Auparavant, demandons-nous ce qu'est l'urine à l'état normal chez un individu sain, où et comment ce liquide est sécrété.

Réduit à sa plus simple expression, l'appareil rénal consiste en une substance sécrétante, filtrante et un système vasculaire des plus ingénieux, disposé de façon que l'artère rénale, en entrant dans le glomérule du rein, se capillarise, forme un pelotonnement d'où part un tronc efférent qui sort du glomérule, se capillarise de nouveau avant d'aller rejoindre le tronc commun à sa sortie du rein pour constituer les origines de la veine rénale. Il y a, en somme, entre l'artère et la veine rénale, à sa sortie de l'organe, un double réseau capillaire dans lequel la tension vasculaire est variable ; beaucoup plus grande au niveau de l'appareil glomérulaire ; on admet que c'est là que sont produits les phénomènes de filtration de l'eau contenue dans les urines, tandis que ce serait au niveau du second système capillaire, en rapport avec les tubes urinifères, qu'auraient lieu les phénomènes de sélection des matériaux solides qui viendraient s'ajouter à l'eau rendue au niveau du glomérule, pour constituer l'urine normale.

Quoi qu'il en soit, rappelez-vous que le rein est formé d'un appareil vasculaire important qui transporte à cet organe le sang dans lequel, par un mécanisme quelconque, devra être formée l'urine. Le rein n'est qu'une machine destinée à séparer du sérum les produits qui doivent être éliminés au dehors ; il ne fabrique rien de toutes pièces ; il fait un triage.

Cette sélection, ce travail physiologique dans les maladies organiques est rendu difficile ou défectueux, suivant que la lésion de ce viscère porte sur l'appareil vasculaire, sur le tissu conjonctif qui sert de soutènement aux parois glomérulaires, ou sur les cellules préposées à la sécrétion, ou mieux à l'excrétion de l'urine. Il en résulte des entités morbides bien établies : ce sont les néphrites artérielles, conjonctives et épithéliales dont nous n'aurons pas à nous occuper, car il résulte de notre définition, que vous connaissez déjà, que chez le déséquilibré du système nerveux, les troubles sont purement fonctionnels, capables à la longue, je le veux bien, de s'accompagner de lésions organiques, mais au début, et pendant très longtemps, le trouble dépend uniquement d'un désordre nerveux, toujours susceptible de guérir, sans porter atteinte à l'élément noble de l'organe.

Ce rein, muni de son appareil vasculaire et de ses cellules épithéliales, ne peut rien sans le concours du système nerveux représenté ici par le plexus rénal, émanation du plexus solaire. C'est grâce au filet nerveux qui se termine dans la paroi des capillaires que se produisent les phénomènes de vaso-constriction et de vaso-dilatation, grâce auxquels la circulation sera ralentie ou accélérée, que la pression ou mieux la tension vasculaire sera modifiée, favorisant ou entravant la filtration de l'eau, et retenant plus ou moins bien l'albumine du sérum. Cette influence nerveuse, sans pouvoir l'expliquer, on la devinerait, même si les travaux et les expériences de Claude Bernard et de Brown-Séquard n'avaient pas démontré que la piqûre du plancher du quatrième ventricule, un peu au-dessus du point dont l'excitation produit la glycosurie, amenait une modification dans la qualité et la quantité de l'urine : albuminurie et polyurie. Brown-Séquard, en sectionnant les branches du plexus rénal, a déterminé expérimentalement l'apparition de l'albumine dans l'urine.

L'excitation produite au niveau du quatrième ventricule arrive au rein par l'intermédiaire du sympathique ; la section du nerf splanchnique, une des branches d'origine du plexus solaire, amène de l'injection du rein correspondant ; l'organe est augmenté de volume ; l'urine est sécrétée en plus grande abondance et devient albumineuse.

Rappelez-vous bien cette influence du système nerveux sur la fonction du rein ; elle vous permettra de vous expliquer certains phénomènes dont vous ne pourriez saisir le mécanisme autrement.

Si le rein est sain, si le système nerveux fonctionne régulièrement, le sujet bien équilibré a une sécrétion urinaire normale, représentée par un volume d'urine, en vingt-quatre heures, s'élevant de 1200 à 1500 centimètres cubes, contenant en dissolution dans ce liquide d'une densité de 1015 à 1020 et de réaction acide, de l'urée, 20 à 30 grammes — de l'acide urique, 25 à 40 centigrammes — des chlorures — des sulfates — des phosphates — etc...

Vous ne devez jamais négliger chez tous vos malades et, en particulier, chez vos déséquilibrés, de faire pratiquer une analyse complète et détaillée de tous les éléments de l'urine. Vous aurez souvent ainsi la clé de certains symptômes que la clinique seule serait incapable de vous révéler. Souvent, vous trouverez la formule urologique de votre déséquilibré, normale ou presque normale ; mais, le plus souvent, il aura un liquide urinaire anormal dans une ou plusieurs de ses parties constituantes, ou enfin, ainsi que je le disais précédemment, vous y trouverez des substances qui n'existent pas dans une urine physiologique. En tout cas, vous y puiserez certaines indications thérapeutiques de premier ordre.

Cette question de l'excrétion urinaire a, ces temps derniers, passionné ceux qui s'intéressent à cette catégorie de malades, et un de nos plus fins psychologues, Maurice de Fleury, a tenté, dans une jolie étude sur l'excrétion urinaire chez les neurasthéniques, de trouver la formule urologique de ces malades. Je vous recommande la lecture de ce travail paru dans les *Bulletins de la Société de Thérapeutique ;* vous y trouverez des renseignements précieux. Si vous lisez également « L'état mental des neurasthéniques » et « les Grands Symptômes de la neurasthénie », du même auteur, vous aurez une idée assez exacte des troubles multiples qne l'on peut rencontrer chez les déséquilibrés.

Maurice de Fleury nous apporte 60 analyses détaillées de ses malades, et il conclut, comme je le disais plus haut, à la variabilité des résultats : c'est ainsi que sur ces 60 malades, la quantité d'urine émise en vingt-quatre heures a été normale dans la proportion de 20 p. 100, augmentée dans la proportion de 14, et diminuée dans la proportion de 66 p. 100.

Densité augmentée 59 fois, diminuée 11 fois, normale 30 fois.

Acidité normale 29 fois, diminuée 12 fois, augmentée 59 fois.

Acide urique en excès 61 fois, normal 14 fois, diminué 25 fois.

Urée augmentée 35 fois, diminuée 57 fois, normale 8 fois.

Phosphates en excès 26 fois, normaux 31 fois.

Il a relevé 28 fois des traces non dosables d'albumine; chez certains malades, il a trouvé de l'indican et de l'urobiline.

Ce sont là également les faits que j'ai constatés chez mes déséquilibrés : augmentation ou diminution de quantité, présence de matériaux étrangers à l'urine, diminution ou absence des produits normaux. C'est aussi l'opinion d'Albert Robin qui dit : « Il n'y a pas deux neurasthéniques qui réalisent absolument le même syndrome urologique. »

L'apparition de matériaux non généralement présents dans l'urine normale est souvent due à un état de déséquilibration de la cellule hépatique, lorsque celle-ci est frappée d'une diminution d'activité ou qu'elle est exaltée dans son fonctionnement. Nous avons vu en étudiant la déséquilibration du foie comment, dans ces conditions, le sucre, l'indican, l'urobiline, l'albumine par excès de globuline, étaient formés et apparaissaient dans les urines. Lorsque vous rencontrerez ces éléments dans les urines de vos malades, vous devez vous assurer qu'ils ne sont pas la signature de quelque lésion organique : l'examen de votre sujet vous autorisera ou non à classer ces troubles parmi les désordres fonctionnels et vous dicteront votre thérapeutique.

Qu'il me soit permis seulement de vous faire remarquer qu'à côté de la déséquilibration de la cellule hépatique, susceptible d'être diagnostiquée par l'apparition d'éléments anormaux dans l'urine, il doit exister une déséquilibration de la cellule hépatique bénigne, légère, dont les éléments qui passent dans les urines sont en si faible quantité qu'ils ne sont pas appréciables à nos moyens d'examen. Il n'est pas moins vrai que le sujet est un auto-intoxiqué : auto-intoxication qui peut entretenir, en dehors de la déséquilibration nerveuse, une mauvaise nutrition des cellules cérébrales engendrant des vertiges, de l'insomnie, la céphalalgie, etc. ; de même, à certains moments, sous l'influence de causes nerveuses qui agissent sur la quantité des urines rendues, oligurie relative, une moindre quantité de ces éléments anormaux est excrétée, une bonne partie restant dans le milieu sanguin et étant capable d'aller impressionner les cellules de l'organisme et, en particulier, les cellules nerveuses. Rappelez-vous toujours, en matière de pathologie rénale, ce fait capital au point de vue des effets produits sur l'économie : ce n'est pas ce qui sort du rein qui est important, mais c'est ce qui ne sort pas; c'est la rétention dont le premier chaînon sera cause d'une auto-intoxication légère relevant d'un simple trouble fonctionnel, par diminution de la quantité des urines, et déséquilibration de la cellule hépatique et de la cellule rénale, dont le dernier relève le plus souvent d'une altération organique, d'une destruction des éléments nobles du foie et du rein : c'est la rétention plus ou moins totale, c'est l'insuffisance urinaire, mortelle à brève échéance.

Vous rencontrerez souvent dans les urines de vos malades de l'albumine, et vous devez savoir qu'il s'agit souvent d'un simple trouble fonctionnel dû à la déséquilibration du système nerveux : il s'agit d'une albuminurie éminemment curable.

Sachez que l'albuminurie n'est pas nécessairement l'indice d'une lésion du rein et que, d'autre part, un rein peut être complètement désorganisé, menaçant son propriétaire d'insuffisance urinaire, bien qu'il n'y ait pas traces d'albumine dans les urines : tel un cœur non malade qui présente un souffle valvulaire, alors qu'un myocarde dégénéré ne vous permet d'entendre aucun bruit anormal; cela prouve qu'un diagnostic ne se fait pas avec un seul symptôme. Méfiez-vous des symptômes pathognomoniques, et n'oubliez pas qu'il faut un faisceau de signes pour asseoir un diagnostic.

Le déséquilibré du tube digestif et de la cellule hépatique, par production exagérée de poisons et leur destruction imparfaite par le foie, peut laisser passer en excès de l'albumine qui sera excrétée par le rein sain ; l'hyperdestruction des globules sanguins par la cellule hépatique peut également mettre en liberté un excès de globuline que vous retrouverez dans les urines.

Ce sont surtout les troubles vaso-moteurs au niveau du glomérule, par excitation des nerfs du plexus rénal commandé par un centre nerveux à distance, qui laissent passer de l'albumine dans les urines, réalisant ainsi les expériences de Claude Bernard et de Brown-Séquard. C'est une albuminurie transitoire, intermittente, passagère, que vous rencontrerez chez des adolescents après une fatigue, après un repas. Dans cette classe également rentre, à mon avis, l'albuminurie dite orthostatique qui est un phénomène dû à un trouble vasculaire, ainsi qu'en témoigne l'état de la circulation chez ces malades ; surveillez leur pouls, vous verrez combien il est instable ; ce sont des sujets qui passent rapidement d'un état d'hypertension à l'hypotension. Aussi longtemps qu'ils sont au lit, la tension vasculaire n'est pas exagérée et ils ne rendent pas d'albumine ; en passant de la position horizontale à la station verticale, il se manifeste de l'hypertension et alors, de l'albuminurie. Rappelez-vous que, même chez les sujets bien équilibrés, le cœur bat moins vite, et que la tension vasculaire est diminuée lorsqu'ils sont couchés. Chez les déséquilibrés du rein à forme albuminurique, il y a exagération de ces phénomènes, et ce qui est physiologique devient pathologique. C'est un phénomène purement vasculaire dont le point de départ est une excitation nerveuse, dont l'aboutissant est la paroi capillaire glomérulaire.

L'albuminurie intermittente est fréquente chez les jeunes sujets pendant la période de surmenage scolaire ; elle coïncide avec la croissance, les douleurs rhumatoïdes, la céphalée, une mauvaise nutrition, une hypoglobulie, subissant des exacerbations après les repas et surtout après les fatigues. Je l'ai rencontrée chez un jeune homme qui avait présenté dans son passé des troubles de déséquilibration peu accentués, mais dont le père a eu des crises de dyspepsie hyperchlorhydrique intenses, la mère, du rhumatisme noueux polyarticulaire, et une sœur, à une certaine époque, de l'obésité. Combien cette hérédité est précieuse pour celui qui sait la déchiffrer ! A la suite d'un surmenage physique produit par une course exagérée à bicyclette, ce malade a rendu de l'albumine en quantité appréciable, avec douleurs généralisées et courbature intense sans fièvre. Depuis ce moment, qui date de deux ans, j'ai examiné à plusieurs reprises ses urines, et je n'ai jamais relevé des traces d'albumine.

Il ne suffit pas de se livrer à un surmenage physique ou cérébral, d'avoir une tension vasculaire variable, pour rendre de l'albumine ; il faut, avant tout, une prédisposition représentée par une hérédité spéciale et des troubles de déséquilibration acquise ; alors, vous verrez ce symptôme fonctionnel apparaître et prendre quelquefois un caractère familial. J'ai un de mes clients et amis qui, depuis cinq ans, a une albuminurie notable continue, mais subissant des exacerbations sous l'influence de certaines causes : c'est un jeune homme de trente-trois ans, robuste, n'ayant aucun signe du brightisme, dont le système artériel est normal, avec un cœur régulier, non hypertrophié, faisant beaucoup d'exercice, grand chasseur, mangeant de tout. Après avoir essayé en vain de réduire son albuminurie par le régime lacté, il ne se soigne plus et se porte très bien. Ce qu'il y a d'intéressant, c'est qu'il appartient à une famille nombreuse dont le père et la mère ont été frappés d'apoplexie (aboutissant de la déséquilibration); il a huit frères et sœurs ; cinq d'entre eux ont présenté de l'albumine dans leurs urines, sans qu'il soit permis de les classer parmi des brightiques. Je dois ajouter que l'un d'eux, après un refroidissement, a été pris de congestion rénale, et a succombé rapidement à de l'insuffisance urinaire. Faites quelques réserves au sujet de l'avenir de ces malades : ils sont plus prédisposés que d'autres à avoir, à un moment, des lésions organiques des reins; mais, au début, ce sont des déséquilibrés simples, susceptibles de guérir, dont quelques types ont été bien mis en lumière par Teissier, dans sa monographie sur les albuminuries curables.

Il résulte de ce qui précède que tout malade, au cours d'un premier examen, doit avoir ses urines analysées, que la constatation de l'albumine n'est qu'un fait qui demande à être interprété. Ce symptôme représente une chaîne dont le premier chaînon sera l'albuminurie intermittente, je ne dirai pas physiologique, ce mot sonnant mal, mais vous me comprenez ; et dont le dernier sera l'albuminurie, par lésion organique d'un des éléments nobles du rein, avec quantité de types intermédiaires relevant, en partie, de troubles fonctionnels, en partie, de troubles organiques. Ainsi que je vous l'ai dit souvent, il ne s'agit que d'un problème clinique à résoudre, qui dépend de votre jugement et de la connaissance approfondie de la pathologie. Remontez dans le passé du malade, scrutez avec soin son hérédité, trouvez la cause de la déséquilibration nerveuse ; alors, mais alors seulement, le traitement vous apparaîtra, et vous ne serez pas comme ces médecins qui, peu soucieux de leur art, concluent au brightisme parce que leur client est albuminurique, ou écartent la néphrite parce que le sujet n'est pas albuminurique, et ne voient point de salut hors du régime lacté.

Nous ne dirons rien de la présence de l'indican, du sucre et de la globuline dans les urines ; ce sont là des points que nous avons effleurés en parlant de la déséquilibration de la cellule hépatique. Il en est de même de l'hématurie dont nous ne dirons que deux mots, en raison de la rareté du syndrome comme simple trouble fonctionnel ; nous ne l'avons jamais rencontré chez nos déséquilibrés et je vous engage en présence d'un malade qui pisse du sang, à conclure, *a priori* que le sujet est porteur d'une lésion organique tangible de ses voies urinaires, dont il vous reste à préciser la cause et le lieu d'origine. Mais rappelez-vous seulement que dans certains cas exceptionnels les phénomènes de vaso-dilatation peuvent être tels à la suite d'une émotion, d'une fatigue, d'une suppression des règles, que le sang peut paraître dans les urines, constituant les hématuries névropathiques de Lancereaux, comparables aux hémoptysies, aux gastrorragies, aux entérorragies, aux épistaxis, aux métrorragies et aux purpuras névropathiques.

Étudions maintenant les éléments normaux de l'urine qui peuvent être augmentés ou diminués chez nos déséquilibrés.

La quantité évaluée environ à 1200 ou 1500 centimètres cubes est susceptible de varier dans de grandes proportions, et, bien des causes agissant sur le système nerveux pour en amener l'excitation, peuvent réaliser l'expérience de la piqûre du plancher du quatrième ventricule, et déterminer une polyurie pouvant atteindre deux, trois et six litres d'urine et davantage dans les vingt-quatre heures. Les traumatismes de la tête, les commotions de la colonne vertébrale, etc., agissent de même.

A côté de la polyurie physiologique, bien prévue par l'Assistance publique qui met à la disposition des candidats à l'internat, dans l'attente de la question, le *buen retiro* si fréquenté, grâce aux exigences de la vessie, et dont les effets disparaissent avec la cause, il y a les polyuries durables qui subsistent longtemps après la suppression de la cause parce que le terrain était propice.

Plus l'urine est diluée, moins sa densité est élevée, et vous ne serez pas étonné, chez nos polyuriques, de trouver une densité au-dessous de 1010, à la condition que la polyurie ne s'accompagne pas de glycosurie, auquel cas la densité peut s'élever à 1030 et 1040. La recherche de la densité viendra confirmer les autres symptômes cliniques en vous permettant de classer votre polyurique, diabétique, ou mieux glycosurique, et celui atteint de diabète insipide.

Chez les polyuriques, l'urine est claire, parfois d'une limpidité telle qu'elle rappelle une eau de source : ce sont les urines dites nerveuses, qui sont parfois mousseuses, et que vous retrouverez chez vos malades après une émotion, une crise nerveuse, une attaque de colique hépatique ou néphrétique, au moment où a lieu la débâcle urinaire.

La diminution de la quantité des urines, à part l'oligurie qui survient chez les hystériques, et qui peut durer très longtemps sans s'accompagner de phénomènes urémiques, est un symptôme qui me paraît plus rare que la polyurie.

L'oligurie, chez les déséquilibrés, tient quelquefois à la diarrhée et aux sueurs concomitantes qui diminuent d'autant la quantité d'eau rendue par les urines. Dans certains cas, l'oligurie va jusqu'à l'anurie complète, ainsi que cela se voit après certaines opérations sur l'abdomen et dans certains cas de lithiase rénale ; c'est un phénomène d'ordre réflexe caractérisé par une vaso-constriction intense des capillaires du rein.

Vous ne serez autorisé à classer vos polyuriques et vos oliguriques parmi des déséquilibrés du rein à troubles fonctionnels, qu'après vous être assuré, par un examen détaillé, que les premiers ne sont pas des artério-scléreux à la phase préscléreuse d'hypertension artérielle avec polyurie nocturne, et, les derniers, des malades à lésions organiques des reins et du myocarde, à tension veineuse supérieure à la tension artérielle. Je n'ai pas à vous fournir ici les éléments de ce diagnostic différentiel.

Vous ne devez jamais négliger de rechercher la réaction de

l'urine chez vos malades. Chez l'individu sain, comme vous le savez, l'urine est acide, acidité due à de l'acide urique, aux urates, et surtout au phosphate acide de soude. Ce liquide, abandonné à l'air, subit la décomposition ammoniacale plus ou moins vite : l'urée se transforme en ammoniaque et l'urine devient alcaline. Cette acidité, si elle est très prononcée, rougissant fortement le papier de tournesol, témoigne d'un excès d'acide urique et de phosphate acide de soude; elle se rencontre souvent chez certains déséquilibrés, soit par crises après une fatigue, un surmenage, une veille, etc., soit d'une façon plus durable, mettant le sujet en imminence de certains accidents que nous étudierons tout à l'heure.

D'autres sujets, en dehors de toute action médicamenteuse, bicarbonate de soude, etc., ou d'une inflammation des voies urinaires, ont une urine qui subit, dans la vessie, la transformation ammoniacale, et rendent des urines alcalines, troubles, qui exhalent une odeur assez forte.

Ces phénomènes n'ont pas lieu de nous surprendre si nous nous rappelons les expériences de Claude Bernard; ce physiogiste n'a-t-il pas démontré, d'une part, qu'une excitation produite au niveau du plancher du quatrième ventricule pouvait déterminer, suivant le point lésé, de la polyurie, de la glycosurie et de l'albuminurie; il a montré, d'autre part, que chez le lapin, dont l'urine à l'état normal est trouble et alcaline, une excitation produite au niveau du quatrième ventricule peut déterminer l'excrétion d'urines limpides et claires contenant des phosphates non reconnaissables à l'état normal, ce qui a permis à Lancereaux de conclure : « L'excitation du système nerveux, en certains points, parvient à modifier non seulement la quantité, mais encore la qualité des urines ». N'oubliez jamais cela, et rappelez-vous que la déséquilibration nerveuse, quelle que soit sa cause et sa localisation, peut primitivement ou secondairement troubler la sécrétion rénale, au point d'augmenter ou de diminuer la quantité des urines, et, ce qui est plus important encore, de faire apparaître, dans ce liquide, des substances qui ne s'y trouvent pas à l'état normal, comme les phosphates chez le lapin.

A côté de cette influence nerveuse agissant pour son propre compte, il y a aussi un élément autre en jeu : nous voulons parler du milieu sanguin, du sérum, d'où le rein puise ses produits. L'acidité en excès, ou l'état alcalin prononcé, dépendent des matières contenues dans les urines, lesquelles représentent les matières organiques en excès ou diminuées dans le sang, provenant d'un système nerveux faussé qui amène une désassimilation viciée, exagérée dans un sens ou dans l'autre. C'est ainsi que certains malades rendront une quantité d'urates et d'acide urique supérieure à celle qu'ils devraient rendre normalement; d'autres rendront des oxalates, des phosphates que vous retrouverez dans les urines, et qui expliqueront chez certains les symptômes de la diathèse oxalique ou de la phosphaturie. La lithiase oxalique et la phosphaturie dépendent d'une excrétion exagérée des oxalates et des phosphates, et témoignent d'une désassimilation anormale ou d'une excitation nerveuse simple dont les causes sont différentes, mais dont le mécanisme est semblable à celui que j'expliquerai en ce qui concerne l'acide urique, en parlant de la goutte et de la lithiase rénale.

Vous devrez toujours vous attacher à bien faire doser la proportion des phosphates alcalins de soude et de potasse, des phosphates terreux de chaux et de magnésie, recherchant le rapport qui existe entre eux; vous trouverez souvent un état de déminéralisation du sujet qu'expliqueront son état gastrique, celui de son foie et de son psychique dévié, le tout dépendant d'une des causes de déséquilibration que vous connaissez.

Certains auteurs, Albert Robin en particulier, s'attachent à trouver d'une façon aussi exacte que possible le syndrome urologique de leurs malades, basant leur thérapeutique sur le déficit constaté par cet examen; c'est ce qui a permis à Robin, à la séance de la *Société de Thérapeutique*, du 14 novembre 1900, de s'exprimer ainsi : « Je suis d'ailleurs tout disposé à admettre que ces troubles de la nutrition élémentaire sont eux-mêmes sous la dépendance d'altérations antérieures, et que, à l'origine de la neurasthénie, l'on doit placer des troubles dans la nutrition du système nerveux central. Mais, en me plaçant uniquement au point de vue de la thérapeutique, je puis faire abstraction de cette notion pathogénique, puisque je sais par expérience que le traitement des troubles de la nutrition suffit à guérir fréquemment la neurasthénie. C'est donc finalement l'étude du syndrome urologique qui doit inspirer la médication adaptée à chaque malade. »

J'ai le plus grand respect pour les travaux de ce maître, mais je ne puis accepter ces conclusions qui ne paraissent pas cadrer avec les faits que j'ai observés. C'est retomber dans les mêmes erreurs que nous signalions au sujet du traitement des chlorotiques par le fer et l'hémoglobine, sous prétexte que ces malades avaient des globules manquant de ces deux éléments. Si le chlorotique a des globules présentant un type qui s'écarte du type normal, c'est qu'il assimile mal le fer contenu dans ses aliments; ramenez son système nerveux à l'équilibre, et, aidé alors du fer, vous le guérirez. Il en est de même des déséquilibrés du système nerveux qui présentent une formule urologique différente de la normale; peu m'importe qu'ils rendent des phosphates en excès, de l'azote en excès ou des chlorures en moins. Si les éléments constituants de l'urine s'écartent en plus ou en moins du type régulier, cela me suffit pour reconnaître que j'ai affaire à un déséquilibré dont la nutrition est faussée. Rechercher la cause première de cette déséquilibration dans le domaine physique, psychique ou alimentaire, me rendre compte des désordres fonctionnels produits dans un ou plusieurs des organes de mon malade : tel est mon rôle. Supprimer cette cause, si cela est possible, rendre au système nerveux son fonctionnement régulier : telles sont les conditions premières à remplir.

En attendant que le sujet guérisse, et afin que la dénutrition ne soit pas trop complète, rendez-lui ce qu'il perd en trop : si c'est un phosphaturique, donnez-lui des phosphates assimilables, je le veux bien; soignez son moral; ménagez son estomac, c'est-à-dire son plexus solaire; imposez-lui le repos physique et cérébral; prescrivez de l'hydrothérapie tiède, etc.; mais si vous vous adressez seulement au syndrome urologique avec l'espoir d'y trouver une indication thérapeutique, je maintiens que vous ne faites que de la médication symptomatique, qui peut réussir si vous avez à traiter un déséquilibré bénin, mais c'est une thérapeutique incertaine et incomplète en ce qui concerne l'avenir du sujet. En médecine, mais surtout chez les déséquilibrés, il faut toujours remonter à la cause première : c'est la médication pathogénique, la seule vraie.

L'étude complète de l'urine de votre malade est donc importante en ce sens que vous vous rendez compte si, oui ou non, la déséquilibration a porté sur le sang, car, je vous le répète, vous aurez à traiter des déséquilibrés dont la formule urologique sera normale; reportez-vous au tableau de Maurice de Fleury qui le prouve. Par conséquent, ce n'est pas la phosphaturie ou l'azoturie qui explique l'état de déséquilibration, puisque celle-ci peut exister sans phosphaturie ou azoturie.

Vous ne devez pas négliger l'étude des excreta chez vos malades, non pas avec l'espoir d'y trouver un fil conducteur pour votre thérapeutique, mais afin de pouvoir vous expliquer certains symptômes présentés par eux. La proportion exagérée ou diminuée des éléments de l'urine vous expliquera pourquoi certains déséquilibrés souffrent des reins, pourquoi d'autres rendent des urines acides ou alcalines, claires ou troubles, inodores ou fétides; pourquoi certains malades pissent un liquide lacté, analogue à de la chaux; pourquoi d'autres ont des douleurs en urinant, rendent des fragments de calculs de composition variable; pourquoi, enfin, certains sont polysarciques ou maigres, avec une nutrition languissante.

Si même vous en avez le loisir, vous pourriez rechercher la toxicité des urines; cela vous donnera la clé de certains désordres gastriques, intestinaux et hépatiques; vous surprendrez à leur début des phénomènes légers d'auto-intoxication, souvent avant-coureurs d'autres plus graves, par lésion organique des cellules hépatique et rénale.

Sachez surtout déchiffrer le résultat que vous livrera votre pharmacien; ne concluez pas surtout, parce que votre client rend du sucre ou de l'albumine, qu'il est atteint de diabète ou de néphrite.

En résumé, je maintiens que la formule urologique de tout sujet est indispensable à bien connaître, surtout au point de vue clinique, en nous permettant de nous expliquer certains symptômes présentés par le malade. C'est beaucoup au point de vue de la satisfaction de l'esprit. Vous pourrez aussi trouver des indications utiles au point de vue de l'hygiène alimentaire à prescrire. Dans tous les cas, sachez que toute formule urologique s'écartant du type normal appartient à un sujet taré dans la sphère organique ou fonctionnelle. Dans le premier cas, c'est un sujet dont les cellules sont lésées; mettez tout en œuvre pour réparer le mal, pour l'atténuer en sauvant ce qui reste de sain. Par une alimentation peu riche en déchets, vous pourrez mettre à un repos relatif les organes, prévenant, pour un temps, les phénomènes d'intoxication qui menacent le malade quand son foie est en état d'infériorité par altération organique, quand son rein ne peut extraire du sang les déchets nocifs. Si, au contraire, votre sujet n'a que des troubles fonctionnels du système nerveux, quelle que soit sa formule urologique, vous pouvez tout : la « restitutio ad integrum » peut être complète, si vous savez vous y prendre. Le syndrome urologique aura été quelquefois le signe révélateur d'une déséquilibration plus éloignée. En tout cas, avec des analyses répétées, vous suivrez progressivement l'amélioration de votre malade que vous ne déclarerez guéri que lorsqu'il aura une urine normale comme qualité et comme quantité.

II

LA GOUTTE

Sommaire. — L'acide urique existe normalement dans toute urine. — Les urates peuvent exister en certaine quantité dans les urines sans que le sujet, soit un déséquilibré du système nerveux. — La présence, plus ou moins constante dans le sang et dans les urines, de l'acide urique en excès constitue l'uricémie qui est un stigmate de la déséquilibration du système nerveux. — Tout uricémique est exposé à devenir un goutteux. — Le caractère des urines chez les malades à la phase pré-goutteuse. — Les expériences de Garrod. — Pourquoi les gros mangeurs et ceux qui font abus de matières azotées sont exposés à la goutte. — Rôle du plexus solaire et du système nerveux. — La goutte héréditaire et la goutte acquise. — Le riche devient goutteux par les excès de table ; le pauvre, quoique plus rarement, par les chagrins, la misère, etc. — La goutte est un des aboutissants de la déséquilibration nerveuse précédée, le plus souvent, des stigmates de cette même déséquilibration du système nerveux dans un ou plusieurs départements de l'organisme. — La goutte larvée n'est que la localisation de la déséquilibration du système nerveux au niveau de tel ou tel autre centre. — L'uricémie constituée, le malade, à la moindre cause occasionnelle, est exposé à faire une crise de goutte. — Rôle des anxiétés, des tracas, du traumatisme. — Comment une coupe de champagne ou un verre de bordeaux peut éveiller une crise de goutte. — Traitement de la crise de goutte. — Nécessité d'établir au préalable la formule urologique du malade. — Traitement prophylactique de la goutte. — Les complications et les conséquences éloignées de la goutte. — Le psychique du goutteux. — Tous les uricémiques ne sont pas fatalement appelés à devenir des goutteux. — L'acide urique est un vaso-constricteur puissant. — Le cœur uricémique par angiospasme et hypertension artérielle. — La pseudo-anémie vaso-constrictive. — L'uricémie, par son pouvoir vaso-constricteur, est une des causes les plus puissantes de l'artério-sclérose.

Il nous faut maintenant nous occuper d'un désordre d'une des parties constituantes de l'urine, de l'acide urique, dont la formation en excès et la précipitation au niveau des tissus de l'économie et du bassinet nous donneront la clé de deux processus pathologiques importants et fertiles en suites : nous voulons parler de la goutte et de la lithiase rénale.

L'acide urique, comme vous le savez, existe normalement dans toute urine et nous en rendons environ 40 centigrammes dans les vingt-quatre heures. D'autre part, l'acidité de l'urine est due au phosphate acide de soude ; si cette urine est trop acide, par quantité exagérée de ce produit, l'urate de soude n'est plus maintenu en dissolution, se dédouble par refroidissement, et l'acide urique se précipite en cristaux.

Tout individu, après une fatigue exagérée, une veille, un surmenage physique quelconque, un fort accès de fièvre, rend des urines rouges, chargées d'urates en excès ; c'est un phénomène physiologique en quelque sorte ; les combustions internes ont été telles que toutes les matières albuminoïdes n'ont pu être transformées en urée qui représente, ainsi que je vous l'ai dit précédemment, le terme ultime des oxydations. La cellule hépatique même, qui est le lieu formateur d'urée, surprise par la grande quantité de matériaux à oxyder, refuse le service par incapacité momentanée, par surmenage. Il en résulte qu'à côté de l'urée excrétée également en excès, le terme qui lui est le plus proche, c'est-à-dire l'acide urique, est également excrété en excès, et cela parce que l'organisme n'a pas eu le temps (le pouvoir il l'avait !) d'oxyder complètement tous les matériaux de combustion.

C'est, je le répète, une constatation physiologique, tout comme le sujet qui, après une course précipitée, aura de violentes palpitations ; personne n'aura l'idée de trouver à redire à cet affolement cardiaque dû à l'effort ; mais que, deux heures après cet exercice violent, ou que, spontanément au milieu de la nuit, ce même sujet ait de fortes palpitations, vous serez en droit de conclure que la fonction physiologique a fait place à un état de déséquilibration du cœur dont il vous reste à préciser la cause. Eh bien ? il en est de même en ce qui concerne les urines acides et l'exagération des urates et de l'acide urique ; ce qui était normal chez le fébricitant, chez le surmené, ne l'est plus chez l'individu qui, à l'état normal, excrète une quantité exagérée de ces produits.

Dans le premier cas, il s'agit d'organes débordés par un excès de matériaux à transformer et qui, faute de temps, font un travail hâtif et incomplet; dans le deuxième cas, au contraire, l'organisme et ses multiples cellules ont tout le temps d'oxyder complètement les matériaux, et s'ils ne les transforment pas en urée, c'est qu'ils ne peuvent pas, oui, entendez-vous, c'est qu'ils ne peuvent pas. Pourquoi? Simplement parce que le système nerveux est déséquilibré, parce que la cellule hépatique est frappée d'inaction, parce que les échanges nutritifs se font mal, parce que, comme le veut le professeur Bouchard, la nutrition est ralentie; alors le sujet rendra des urates, de l'acide urique au lieu de l'urée, terme ultime, normal des oxydations. L'individu est atteint, pour me servir d'une expression qui était chère à Potain, d'une méiopragie fonctionnelle.

Organes sains, incapables de fournir le travail régulier par mauvais influx dû à un système nerveux troublé dans une de ses sphères, telle est la pathogénie de cet état important à connaître, la goutte, qui représente un des multiples aboutissants de la déséquilibration nerveuse. Il nous reste à le prouver.

Rappelez-vous auparavant que chez le goutteux à la phase pré-goutteuse, l'arthritique comme on l'appelle à tort, et chez le goutteux à une phase initiale de sa maladie, les urines sont constamment ou par périodes, hyperacides, contenant un excès d'urates et d'acide urique dont le taux peut s'élever jusqu'à $1^{gr},50$ par vingt-quatre heures. L'urine a ces caractères parce que le sang de ces malades a les mêmes caractères; vous n'en êtes pas étonné, car, ainsi que je vous l'ai dit au chapitre précédent, l'urine n'est que l'expression du sang, puisque le rein ne forme rien et soustrait de ce milieu ses éléments constituants. Il y a longtemps que Garrod l'a démontré en étudiant le sérum d'un goutteux qu'il avait saigné, et plus tard, par l'épreuve du fil, il confirma le fait ; d'ailleurs, je ne sache pas que les recherches hématologiques entreprises dans ces dernières années aient infirmé ses constatations.

Nous admettons donc que chez les individus exposés à la goutte comme chez ceux qui en sont atteints, il existe une excrétion exagérée d'acide urique ; il s'agit de savoir d'où provient cet acide urique. En remontant par étapes à la cause, nous arriverons au but.

L'acide urique, dit-on, est augmenté dans le sang et les urines chez les gros mangeurs qui font abus de matières azotées, d'une alimentation carnée, et qui, d'autre part, par leur vie sédentaire, dépensent peu et ne brûlent pas leurs matériaux. Voilà ce que l'expérience a démontré et cela est vrai; mais le problème posé de cette façon ne permettrait pas d'expliquer la genèse de la goutte, attendu que s'il suffisait d'être gros mangeur et de mener une vie inactive pour être goutteux, il y aurait de par le monde des milliers de podagres; d'autre part, je connais et vous connaissez des individus qui n'ont pas les moyens de se payer les jouissances de la table, des malheureux qui subviennent à peine aux frais de l'existence, qui ne connaissent que de nom la truffe, le foie gras et les vins capiteux, qui, malgré cela, deviennent goutteux; le fait est indéniable et il suffirait d'un seul cas, d'un seul fait clinique le démontrant, et il y en a des douzaines, pour ruiner cette théorie qui voudrait que l'uricémie et la goutte soient le résultat d'une alimentation carnée exagérée et d'une vie sédentaire.

Oui, le gros mangeur, consommateur de boissons fermentées dont le type est le vin, est plus exposé qu'un autre à la goutte; mais s'il devient goutteux, c'est par l'intermédiaire de son plexus solaire; ses viandes en excès, son vin, ses raffinements culinaires exaltent son cerveau abdominal, sa cellule nerveuse du plexus solaire, et il entre de plain pied dans la goutte. Le plus souvent, sa déséquilibration nerveuse aura manifesté sa présence par des troubles fonctionnels divers, multiples, dans le domaine même du plexus solaire (estomac, intestin, foie, rein, etc.), ou dans le domaine de la cellule cérébrale sous forme de vertiges, de migraines, etc., jusqu'au jour où la nutrition troublée à la suite d'une cause occasionnelle que nous préciserons, déterminera sa crise typique de goutte.

Si donc le gros mangeur devient goutteux par excitation du plexus solaire qui est cause de troubles fonctionnels du foie et des cellules d'où dépend la transformation des matières albuminoïdes en urée, pourquoi tous les gros mangeurs et tous ceux qui, par une cause quelconque, excitent leur système nerveux dans une sphère nerveuse cérébrale, médullaire ou autre, ne le deviennent-ils pas? Simplement parce qu'en matière de goutte

A. RAFFRAY. — *Les déséquilibrés.* 16

comme en celle de la tuberculose ou de toute autre maladie infectieuse, il faut, en dehors du bacille pour la tuberculose et de l'excitant du système nerveux pour la goutte, il faut le terrain, lequel est représenté par l'hérédité ; gravez cela dans votre esprit.

Dites-vous bien, par conséquent, qu'un sujet de quarante à cinquante ans, s'il ne devient pas goutteux, quoique se livrant à des débauches de table, c'est en raison d'une prédisposition individuelle, ou parce que ses parents lui ont légué un système nerveux bien trempé ; c'est un plexus solaire qui ne s'émeut pas facilement, ou alors la localisation de la déséquilibration, au lieu d'atteindre la nutrition, se portera sur le plexus cardiaque pour en faire un angineux, ou sur la cellule cérébrale pour en faire un déséquilibré du cerveau, etc... Donc, la viande, pas plus que l'alcool, n'est pas tout en matière de goutte ; il faut que le système nerveux irrité soit consentant, et il consent d'autant plus facilement que l'hérédité est plus forte, directe ou indirecte, et alors vous verrez des enfants de dix à quinze ans devenir goutteux. J'en possède deux exemples ; les petits malheureux ! ce ne sont pas les jouissances de la table qu'il faut incriminer ; mais leur système nerveux frappé dans son principe vital, qui n'a pas su, qui n'a pas pu résister à la première excitation enregistrée au niveau d'un centre quelconque ou d'un plexus ; c'est l'innocent qui paie les fautes du papa. Plus l'hérédité est forte et directe, plus une cause minime d'excitation nerveuse aura chance de créer l'état uricémique, précurseur de la goutte : c'est la vraie goutte héréditaire.

Si le système nerveux est solide, bien trempé, ce seront les excès répétés qui useront de force le terrain ; l'hérédité sera une cause prédisposante puissante, mais le sujet aura bâti sa maison lui-même ; ce sera la goutte acquise, précédée, dans l'immense majorité des cas, par un ou plusieurs troubles que nous avons étudiés déjà.

Qu'il s'agisse de la goutte héréditaire, se manifestant avant vingt ans, ou de la goutte acquise qui guette l'homme de quarante ans, rappelez-vous que l'alimentation en excès, comme qualité et comme quantité, ne représente qu'une cause prédisposante qui par elle seule ne peut rien ; il faut que le système nerveux soit consentant ; il faut que le sujet soit un déséquilibré. Cela est si vrai que vous comprenez maintenant pourquoi un individu pauvre peut devenir goutteux. Pour verser dans la goutte, il faut que, par prédisposition acquise ou héréditaire, le système nerveux soit troublé; peu importe la cause qui amènera ce trouble : le riche l'exaltera, comme nous l'avons vu, par excitation directe de son plexus solaire; le pauvre excitera sa cellule cérébrale par les privations, les chagrins, les anxiétés morales, les préoccupations d'existence, le surmenage physique ou psychique ; et, aussi bien que le riche, quoique plus rarement, si l'hérédité l'y prédispose, il peut devenir goutteux ou présenter un désordre quelconque, sous l'influence de la déséquilibration des centres.

Toutes ces causes, entendez-vous, sont susceptibles de produire un état de déséquilibration du système nerveux dans une ou plusieurs des sphères nerveuses, et de créer de toutes pièces des états variables dans un ou plusieurs organes, à la condition d'être favorisée par un système nerveux fragile par hérédité, qui portera tel déséquilibré à avoir de la migraine ; un deuxième, de la dyspepsie ; un troisième, de l'asthme ; un quatrième, de la lithiase biliaire ou rénale ; un dernier enfin, de la goutte ; en somme, un des états morbides que nous avons appris à connaître chez nos malades.

Examinez donc vos goutteux dans ce sens ; vous trouverez toujours une hérédité directe ou indirecte du côté de la mère, du père ou des grands-parents, et une cause d'excitation des plexus dans le domaine moral (cellule cérébrale), physique (cellule médullaire), ou alimentaire (plexus solaire). Fouillez leur passé ; questionnez-les dans l'ordre que je vous ai appris à employer pour l'examen clinique, et vous trouverez la signature de la déséquilibration nerveuse dans un ou plusieurs de leurs organes; car le goutteux de quarante ans est un déséquilibré par hérédité, et dès sa naissance il est exposé par ignorance et par sa faute à toutes les causes d'excitation des plexus ; vous ne serez pas étonné alors de trouver dans leurs antécédents des migraines, des vertiges, de l'insomnie, de l'irascibilité de caractère, des palpitations, des amygdalites à répétition, de la dyspepsie à type variable, des gaz, de la diarrhée, de la constipation, des hémorroïdes, des douleurs rhumatoïdes, de l'eczéma, de la lithiase rénale, etc.; je vous fais grâce du reste de la nomenclature.

Certains médecins qualifient ces accidents de goutte larvée ; ce n'est pas vrai : ce sont des stigmates de la déséquilibration nerveuse. Le malade peut, toute sa vie, rester un déséquilibré du cerveau ou du ventre sans jamais devenir un goutteux ; car la goutte n'est qu'une localisation de la déséquilibration nerveuse ; ce sont les déséquilibrés de la désassimilation, quel que soit le siège où vous placiez ces phénomènes : la cellule hépatique et les cellules de tout l'organisme, au niveau desquelles se font les échanges.

Voilà l'individu devenu uricémique ; son sang est chargé d'urates en excès ; il frise la crise de goutte d'un moment à l'autre. Sous l'influence d'une fatigue, d'une émotion, d'un surmenage, d'un changement de température, il va se faire une décharge d'urates au niveau de son gros orteil, de son cou-de-pied ou ailleurs, et il sera sacré goutteux, recevant enfin la récompense de ce qui lui est dû. Quelques exemples vous graveront ces faits dans la mémoire.

J'ai donné des soins, en 1899, à M. X., atteint d'une crise hémorroïdaire compliquée de fissure anale. Le malade est un obèse, âgé de cinquante-deux ans, qui a eu, il y a trois ans, sa première crise de goutte et qui, depuis, a de temps à autre quelques agacements aux orteils. Il a présenté d'autres symptômes de la déséquilibration des centres ; je les passe sous silence pour abréger son observation. Par suite de ses douleurs anales et d'un certain retentissement douloureux sur le col vésical, le malade fut soumis pendant six semaines au régime lacté ; pendant ce laps de temps il ne prit pas une goutte d'alcool et ne consomma aucune viande ; retenez bien cela.

Après la mise en œuvre de tous les moyens médicaux, n'arrivant pas à le guérir, je lui proposai de mettre un terme à ses souffrances et à sa réclusion en lui faisant, sous le chloroforme, la dilatation anale. Il pâlit en écoutant ma proposition et me demanda deux jours de réflexion.

La douleur continuant, il me fit savoir qu'il était disposé à tout, mais il ne me cacha pas ses vives appréhensions ; il était persuadé qu'il avait un cœur gras et qu'il mourrait sous le chloroforme. Notez bien ce choc moral, cette anxiété intense, cause d'excitation de sa cellule cérébrale qui le priva de sommeil la nuit qui précéda l'opération.

Le malade fut endormi, dilaté, et le surlendemain il me serrait la main avec effusion, me reprochant de ne l'avoir pas débarrassé plus tôt.

Trois jours après, le malade, dont la nourriture était composée exclusivement de laitage depuis six semaines, fut pris d'une attaque de goutte typique qui céda après quelques jours d'un traitement au salicylate de soude. Il n'est pas moins vrai que ni le vin, ni la viande ne pouvaient être incriminés ; mais son émotion, son anxiété avaient excité sa cellule cérébrale, et, comme il s'agissait d'un prédisposé, l'excitation de la cellule cérébrale s'est transmise à celles qui tiennent sous leur dépendance les phénomènes de désassimilation, faisant une décharge d'urates au niveau du pied, réalisant un accès de goutte.

Vous savez sans doute que le grand Sydenham fut pris d'une forte crise de goutte à l'époque où il écrivait son mémorable traité sur cette maladie : ici encore le surmenage cérébral réalisait ce que l'alimentation azotée amènerait chez un autre, c'est-à-dire une irritation des plexus.

Souvent la crise de goutte éclate à la suite d'un traumatisme ; cela est bien connu et je puis vous citer les deux cas suivants :

Une de mes clientes, jeune femme de trente ans, me fit appeler, en décembre 1899, pour une crise typique de goutte aiguë au niveau du talon. C'est une jeune Française qui a suivi son mari aux colonies, mais qui n'a pas tardé à ressentir un chagrin intense d'être séparée de sa famille (cause d'excitation de sa cellule cérébrale). Cette jeune femme mène une vie sédentaire, mange bien et boit honnêtement du vin à ses repas (cause d'excitation de son plexus solaire). Il y a longtemps qu'elle présente des troubles de la déséquilibration nerveuse. Je relève dans ses antécédents héréditaires une mère asthmatique, un père rhumatisant.

Depuis des années, elle souffre de migraines, de vertiges, de crampes d'estomac, de constipation avec poussées d'entérite membraneuse ; se plaint souvent de fatigue le matin, au réveil, de douleurs de reins ; a souvent rendu des urines chargées d'urates.

Il est facile de suivre les progrès de la déséquilibration nerveuse chez cette malade : les chagrins moraux, une hygiène alimentaire mal comprise accentuent l'état de déséquilibration ; l'uricémie, d'intermittente qu'elle était, devient permanente ; le terrain était tout préparé : il ne fallait que la goutte d'eau pour faire déborder le vase.

Cette personne fait une marche exagérée avec des bottines

neuves trop serrées ; le lendemain, ce pied traumatisé servait de point d'appel à ses urates qui s'y portaient en masse, et la malade subissait une crise aiguë de goutte.

Un autre de mes malades, homme intelligent, accessible au raisonnement, que j'ai guéri par le régime (du moins, que je maintiens grâce au régime), a été atteint de sa première crise de goutte dans les conditions suivantes. En descendant d'un train, il se fait une légère entorse, se fait transporter chez un rebouteur en renom qui lui fait quelques passes, le malaxe et le renvoie guéri. Le lendemain, le traumatisme et le massage avaient amené, au niveau de la face dorsale du pied, une décharge d'urates, et il entrait dans la goutte ; c'était une corde de plus qu'il mettait à son arc, car il était déséquilibré de par ailleurs : vertiges et dyspepsie.

Rappelez-vous, par conséquent, que ces urates dont sont surchargés les malades, n'attendent qu'une occasion pour faire une localisation ; le traumatisme leur donne satisfaction.

En pathologie, habituez-vous à établir des comparaisons ; cela vous portera à avoir des idées larges et à ne pas vous cantonner dans l'étude d'un organe ; représentez-vous l'organisme comme formé d'un ensemble solidaire et non de pièces distinctes, se mouvant dans un cadre fermé. Ce qui se passe chez le déséquilibré imprégné d'acide urique, qui fait après un traumatisme une crise de goutte, est l'analogue des expériences sur les animaux auxquels vous injecterez une culture bacillaire ; ils n'auront rien ou feront un abcès local, mais traumatisez une de leurs jointures : si c'est du bacille de Koch que vous leur avez injecté, il y aura point d'appel au niveau de l'articulation froissée, et l'animal aura une tumeur blanche. Cela vous explique comment chez le goutteux avéré, l'uricémique, la moindre cause sera susceptible de déterminer la crise fluxionnaire.

Tel déséquilibré à forme uricémique ne pourra prendre un verre de bordeaux ou de champagne sans que son gros orteil ne soit douloureux, absolument comme tel malade qui ne peut sentir l'odeur du phosphore ou du foin sans avoir une crise d'asthme, ou un autre qui ne peut manger du poisson ou des fraises sans être couvert d'urticaire ; comme ce dernier enfin qui ne peut prendre cinq grains d'antipyrine sans avoir une éruption sur tout le corps.

Ce n'est certes pas une coupe de champagne qui suffira à

créer de toutes pièces de l'acide urique en quantité suffisante
pour amener une crise de goutte ; mais le champagne peut,
chez ce prédisposé, exciter le système nerveux au point de
déterminer une crise. Encore une fois, n'avais-je pas raison de
vous dire qu'entre un verre de vin, un morceau de viande et une
crise de goutte, il y avait un intermédiaire forcé : le système
nerveux, sans lequel je vous défie, non seulement de comprendre
cette diathèse, mais surtout de la combattre efficacement.

Traitez votre goutteux activement, débarrassez-le de ses
douleurs ; vous avez, à cet effet, deux merveilleux médicaments :
le salicylate de soude et le colchique. Nous ne sommes plus à
traiter la goutte, comme le voulait Cullen, avec de la patience
et de la flanelle. Mais cela à deux conditions : vous n'avez pas
le droit de toucher à un flacon de salicylate de soude avant
d'avoir établi une expertise de votre sujet et de vous être rendu
compte de l'état de son myocarde, de son système artériel et
de sa perméabilité rénale. Sachez que votre goutteux est un
déséquilibré ; de ce fait, il est prédisposé à l'usure de son
système artériel et à de la dégénérescence scléreuse de son
cœur ; il a le droit d'être doublement un rénal, de par sa déséquilibration même, mais aussi par l'élimination exagérée de ses
urates qui ont pu amener une usure et une irritation chronique
de son rein, par contact intime et prolongé de l'acide urique
dont l'aboutissant est le petit rein rouge contracté.

C'est là la terminaison de la goutte, l'artério-sclérose, et c'est
ainsi que finissent ces jouisseurs de la vie, à soixante ou
soixante-dix ans : des scléreux à localisation cardiaque, rénale
ou cérébrale. Par conséquent, vous serez autorisé à donner du
salicylate de soude à ces malades à la condition que leurs systèmes
artériel et rénal soient sains ou relativement sains ; mais là ne se
borne pas votre rôle. Une fois que votre déséquilibré aura versé
dans la goutte, votre devoir est de lui expliquer comment et
pourquoi il est devenu goutteux ; faites-lui toucher du doigt la
cause de la déséquilibration de son système nerveux qui l'a
amené là ; faites-lui un exposé sommaire de la maladie, des
crises de goutte à répétition devenant de plus en plus fréquentes,
s'accompagnant de moins en moins de la sensation du bien-être
entre chaque attaque ; des troubles trophiques de ses membres,
de ses articulations, amenant des pseudo-ankyloses, des raideurs,
des craquements, des déplacements, de l'atrophie musculaire,

des incrustations calcaires, etc.; montrez-lui également les autres symptômes concomitants de la déséquilibration du cerveau, du cœur, de l'estomac, de l'intestin et de la peau; ne reculez pas enfin devant les détails de l'échéance fatale qui l'attend.

Réussirez-vous à préserver ce malheureux des crises futures? Réussirez-vous à conserver ce père de famille aux siens? Rarement vous aurez cette consolation; mais vous aurez fait votre devoir de médecin en disant à votre déséquilibré que le retour à une bonne hygiène est son unique ressource; vous aurez peut-être la satisfaction d'en sauver quelques-uns.

Le goutteux est un être incorrigible qui souvent croit tout savoir parce qu'il lit les affiches de la quatrième page des journaux. J'en ai connu un, il y a quatre ans, homme charmant devenu goutteux par son hérédité et sa mauvaise hygiène alimentaire. Pour lui, la douleur résumait toute la maladie; il avait mis la main sur une préparation pharmaceutique que je ne citerai pas, mais qui avait la propriété de le débarrasser instantanément de ses douleurs; il avait réalisé le rêve fou de tout malade qui croit à la vertu toute-puissante du médicament; aussi à chaque fois qu'il me rencontrait, il me disait en souriant : « Docteur, j'ai réduit mon ennemi, je vous recommande cette spécialité ». Il se croyait guéri, buvait et mangeait de tout. Son acide urique le minait en silence; il ne tarda pas à verser dans l'artério-sclérose et mourut en deux semaines d'une crise d'urémie à forme cérébrale. Or, je vous le demande, un homme doit-il mourir à soixante ans d'urémie, c'est-à-dire d'insuffisance urinaire?

Quelle que soit l'hérédité que vous ayez, si elle est bonne, tant mieux pour vous ; si elle est mauvaise, corrigez-la ; de toute façon, ne vous détruisez pas avant l'heure; ne vous fiez pas à votre bon estomac et à votre charpente que vous croyez inattaquables. Un de ces malheureux, qui avait toujours vécu contrairement aux lois les plus élémentaires de l'hygiène, frappé de mort à cinquante-huit ans par une insuffisance urinaire relevant d'une usure lente par les excès de table, me disait la veille de sa mort : « Docteur, je suis père de famille; j'ai besoin de vivre ; sauvez-moi, je vous donnerai une fortune ». Que pouvais-je lui répondre? Je lui serrai la main d'une étreinte énergique, et ma conscience de médecin consolateur m'obligea à lui dire : « Vous guérirez ». Le lendemain, il était mort, après avoir eu le temps de mettre ses affaires en règle.

Je voyais, il y a deux ans, un de mes malades, tout jeune encore, qui, affolé, se présenta chez moi afin d'être rassuré au sujet de vertiges terribles qui lui faisaient craindre une apoplexie menaçante. Je lui expliquai qu'à trente-cinq ans, une rupture artérielle était peu à redouter ; le malade me remercia et se disposait à me quitter lorsque je lui démontrai, à sa grande stupéfaction, qu'il était beaucoup plus malade qu'il ne le supposait.

L'examen que je lui fis subir me révéla qu'il descendait d'un père asthmatique, que lui-même était un obèse ; depuis longtemps déjà son sommeil est agité ; il a constamment des vertiges, des spasmes laryngés avec crises de suffocation, et se réveille souvent brisé et moulu.

L'estomac est bon, mais, à certains moments, il accuse un peu de pesanteur et des gaz. Il souffre souvent des reins et rend des urines hautes en couleur ; c'est un uricémique ; il a eu trois crises de coliques néphrétiques et quelques agacements à l'orteil.

Faut-il être prophète pour prédire l'avenir de ce sujet déséquilibré de par hérédité et par troubles acquis ? N'ai-je pas le droit d'affirmer qu'il est exposé à de nouveaux accidents de lithiase rénale, dont une des complications pourra mettre fin à ses jours ; qu'il est exposé à devenir un podagre dans un avenir prochain ; qu'enfin, il est en train d'user son système artériel, et qu'à cinquante ou soixante ans, il sera mort ou à la veille de l'être, par artério-sclérose. Pourquoi cela ? Uniquement parce que c'est un homme qui aggrave son hérédité par une détestable hygiène. Il est dans les affaires : c'est un *struggler for life*. A cette cause de déséquilibration du cerveau vient s'ajouter celle de son plexus solaire, par l'hygiène alimentaire qu'il a : il mange de la viande à son premier déjeuner, à huit heures ; une omelette ou un filet à deux heures ; deux plats de viande à son dîner. Café, thé au lait, une chopine de vin aux repas : voilà l'ordinaire. Les samedi et dimanche, repas plus copieux et plus fins, précédés d'un apéritif. Ajoutez à cela que le malade mène une vie sédentaire ; il ne brûle pas la moitié de ce qu'il consomme.

Reconnaissez sans peine que ce malheureux creuse sa fosse avec ses dents ; il a peur de la maladie et de la mort et il ne fait rien pour empêcher l'une et reculer l'échéance fatale de l'autre. Ce malade peut-il guérir ? Assurément ; il n'a aucune lésion organique ; ce n'est qu'un déséquilibré du système nerveux ; s'il veut vivre comme je le lui indiquerai, il est temps encore pour lui de rétablir son équilibre.

Je viens de vous démontrer que la déséquilibration nerveuse pouvait compter, au nombre de ses localisations, l'uricémie ; j'ai étudié en détail les conditions qui déterminaient cette uricémie, et je vous ai expliqué comment le sujet qui en était atteint était exposé à devenir goutteux, par suite de son hérédité et de certaines causes occasionnelles.

Dans le chapitre suivant, je vous initierai aux désordres qui menacent l'uricémique dont les urates se précipitent au niveau du bassinet ; mais auparavant, il me faut vous rappeler les accidents immédiats et éloignés auxquels sont exposés les malades dont le sang contient un excès d'acide urique. Déjà, en 1891, Haig a démontré que l'acide urique était un agent vaso-constricteur ; mais à Huchard revient le mérite d'avoir su tirer parti de cette constatation. Dans ses belles études sur l'artério-sclérose, Huchard a affirmé l'importance de la vaso-constriction et de l'hypertension artérielle, constituant la phase préscléreuse. Au Congrès de Médecine de Lille, le même auteur a étudié le cœur uricémique caractérisé par des palpitations, de l'arythmie de la dyspnée, constituant un tableau clinique très voisin de celui des myocardites, mais sans substratum anatomique, et dépendant uniquement de l'angio-spasme et de l'hypertension artérielle. Enfin, c'est à Huchard également que nous devons la notion des pseudo-anémies d'origine vaso-constrictive qu'il nous a appris à différencier des anémies et des chloroses, et qui relèvent non d'un traitement par les toniques, le fer et les viandes, mais, au contraire, du régime et des dépresseurs de la circulation. Tous ces troubles sont purement fonctionnels, et le traitement institué à temps vous permettra la « restitutio ad integrum » ; mais n'oubliez pas que l'uricémie, par son pouvoir vaso-constricteur et par l'hypertension artérielle qui lui est secondaire, est une des causes les plus puissantes de ce grand processus, l'artério-sclérose, qui représente, ainsi que je vous l'ai si souvent dit, un des aboutissants de la déséquilibration du système nerveux.

Si vous ne perdez pas de vue que tous les goutteux sont des uricémiques, vous comprendrez pourquoi la plupart des podagres finissent artério-scléreux, ce qui a permis à Huchard de poser l'axiome suivant, si vrai, et que la pratique vous confirmera chaque jour: « La goutte est aux artères ce que le rhumatisme est au cœur ».

III

LA LITHIASE RÉNALE

Sommaire. — La précipitation des urates, au niveau du bassinet, constitue la lithiase urinaire. — L'engagement du calcul dans l'uretère amène la colique néphrétique dont le mécanisme est identique à celui de la colique hépatique. — La douleur testiculaire s'explique par l'anastomose du plexus rénal avec le plexus spermatique. — La pseudo-paralysie intestinale. — L'anurie réflexe. — Les complications de la lithiase rénale. — La lithiase oxalique et phosphatique. — Le foie et le rein sont deux organes solidaires dont le bon fonctionnement est indispensable pour le maintien de la santé.

Nous venons de voir l'uricémie par désordres nerveux, amenant la crise de goutte. Que cet excès d'acide urique passe du sang dans les urines, que ces urates se précipitent au niveau du bassinet, vous aurez le sable, le gravier, le calcul rénal. La signature de la lithiase, vous l'aurez dans le vase de votre malade qui rendra, à certains moments, des urines hautes en couleur, thé foncé; vous retrouverez sur le fond et au pourtour du récipient, la collerette rose, dénonciatrice de l'acide urique.

L'uricémie étant responsable de la goutte et de la lithiase rénale, vous ne serez pas étonné de voir quelques malades présenter des accidents de lithiase urinaire et devenir des goutteux plus tard. Parfois la goutte, par suite de l'hérédité du sujet, est la première en date, et alors que le sujet se félicite de n'avoir pas souffert de son gros orteil depuis deux ans, une crise de colique néphrétique vient lui rappeler qu'étant un uricémique, il a plusieurs cordes à son arc.

Ce qui est grave, ainsi que je le disais, ce n'est pas ce qui sort du rein, c'est ce qui reste. Vos déséquilibrés uricémiques à forme rénale se plaindront constamment d'une sensation de pesanteur, d'agacement, de douleur véritable avec chaleur localisée au niveau du rein, quelquefois avec irradiation le long des uretères, et souvent même jusqu'au testicule.

Qu'un gravier plus volumineux s'engage dans l'uretère, vous aurez le syndrome de la colique néphrétique par mise en branle et excitation du plexus rénal, du solaire et d'autres encore plus éloignés. Reportez-vous pour le mécanisme et la pathogénie de ce syndrome à ce que je vous disais en parlant de la colique hépatique. Les faux besoins d'aller à la selle, les mictions fréquentes, les vomissements, les éructations, la mise en branle du sympathique : transpirations froides, extrémités glacées, etc., ne sont que des désordres à distance, par action réflexe. Il vous incombe de bien différencier ces troubles fonctionnels, sans substratum, de ceux qui dépendent de la progression du calcul. C'est ainsi que les urines sanglantes au cours de la colique néphrétique ne sont pas dues à des phénomènes de vaso-dilatation, mais bien à la muqueuse urétérale traumatisée par le calcul pendant sa descente ; il en est de même de ces spasmes de l'urètre dont quelques-uns sont purement fonctionnels et d'autres causés par le blocus d'un calcul ou d'un fragment encastré au niveau de la prostate.

Rappelez-vous la douleur testiculaire chez les néphrétiques, qui est au calcul rénal ce qu'est la douleur d'épaule au calcul du foie. Si votre sujet souffre du testicule ce n'est pas par pur hasard ; l'anatomie vous l'explique : le plexus rénal s'anastomose avec le plexus spermatique, lequel accompagne l'artère et la veine du même nom, pénètre dans le canal inguinal pour aller se terminer dans l'épididyme et le testicule.

Un de mes malades, au cours d'une colique néphrétique terrible, a présenté du ballonnement abdominal intense dû à l'excitation des nerfs moteurs des plexus mésentériques qui se rendent au muscle de l'intestin ; un pas de plus et j'aurais pu me trouver en présence d'un état paralytique de l'intestin, amenant des phénomènes d'obstruction sans obstacle au cours des matières, réalisant le syndrome des pseudo-étranglements dont Armand Siredey a rapporté un joli type à la Société médicale des hôpitaux, en 1895, à la suite d'une colique hépatique. Tout cela dépend d'une excitation réfléchie, partie du calcul qui excite un des filets du plexus rénal.

La même pathogénie s'applique à ces désordres d'anurie par inhibition de la sécrétion du rein du côté opposé. Enfin, je vous fais grâce de toutes les associations cliniques qui accompagnent la colique néphrétique et qui sont la reproduction de ce que je vous disais au sujet de la colique hépatique. Je ne vous parlerai pas non plus de toutes les complications qui menacent le lithia-

sique, depuis l'hématurie et l'hydronéphrose jusqu'aux des-
tructions du rein et de l'atmosphère périrénale par les microbes
de la suppuration qui, à la faveur du calcul, trouvent le terrain
favorable. Je ne vous parlerai pas non plus de ce petit fragment
d'acide urique qui grossira dans la vessie, exposant le malade
à une lithotritie ou à une taille. Ce gros calcul vésical, comme
la mort par insuffisance urinaire due à l'artério-sclérose ou à la
fièvre urineuse, ne sont que des résultats éloignés de la déséquilibration du système nerveux.

Les détails que je vous ai donnés me dispensent de vous en
dire plus long ; si vous possédez le mécanisme et la pathogénie
de la lithiase urique, sans grand effort d'imagination vous
pourrez tracer le tableau de la lithiase oxalique ou phosphatique, encore et toujours relevant d'une déséquilibration de la
nutrition qui s'accuse ici par un excès d'oxalates ou de phosphates au lieu d'urates, comme chez nos malades précédents.

Rappelez-vous que l'uricémie est au nombre des stigmates
de la déséquilibration du système nerveux et qu'elle tient sous
sa dépendance la goutte, l'angio-spasme, l'hypertension artérielle, l'artério-sclérose et la lithiase rénale. C'est vous dire que
la médication préventive de tous ces états comprend la mise en
œuvre des moyens à employer pour ne pas être un déséquilibré
du système nerveux.

En terminant ce chapitre, où j'omets à dessein de vous parler
du rein flottant, me réservant plus tard d'en faire l'étude avec
les ptoses de l'abdomen, je vous engage à toujours associer
dans votre esprit les désordres du rein avec ceux du foie.
Rappelez-vous que ces deux organes sont solidaires de par
leurs fonctions physiologiques : l'insuffisance urinaire est rarement isolée, s'accompagnant souvent d'insuffisance hépatique.
Ne l'oubliez pas lorsque vous aurez à instituer votre traitement.

<h1 style="text-align:center">IV</h1>

<h3 style="text-align:center">LES DÉSÉQUILIBRÉS DE LA VESSIE</h3>

Sommaire. — La vessie n'est qu'un réservoir qui se vide par la contraction
de son muscle, aidé du phénomène de l'effort. — Les troubles fonctionnels de cet organe peuvent être d'ordre sensitif ou moteur. — Il importe
de bien différencier le déséquilibré de la vessie du malade atteint d'une
inflammation vésicale ou de tabes. — La cystalgie. — Spasme du muscle

vésical. — Le bégaiement urinaire peut aller jusqu'à la rétention totale. — Influence des impressions psychiques sur la vessie. — L'incontinence nocturne d'urine chez l'enfant. — Son traitement.

L'urine excrétée au niveau des reins s'écoule goutte à goutte par les orifices urétéraux pour s'accumuler dans un réservoir spécial : la vessie. Lorsque cet organe est distendu, le sphincter se laisse forcer; quelques gouttes d'urine arrivent au contact de la muqueuse de l'urètre prostatique, et le besoin d'uriner naît. Si nous résistons à cet appel de la nature, l'urine, par la contraction des muscles du périnée, est refoulée dans la vessie jusqu'à ce qu'une nouvelle sollicitation ait lieu.

L'émission des urines est favorisée par la contraction du muscle vésical; ce n'est que pour l'expulsion des dernières gouttes qu'à l'état normal intervient la contraction des muscles de l'abdomen, constituant le phénomène de l'effort.

La vessie est donc un réservoir qui contient une muqueuse se continuant avec celle de l'urètre prostatique, laquelle possède des filets nerveux sensitifs d'où part le réflexe qui nous donne la sensation du besoin d'uriner, et un muscle à fibres lisses, le muscle vésical, qui reçoit des filets moteurs et sensitifs provenant tous deux du plexus hypogastrique. La vessie ne peut remplir ses fonctions physiologiques qu'à la condition que les filets nerveux qui l'animent soient normaux. S'il y a une excitation ou une diminution d'action de ces mêmes nerfs, la fonction de ce réservoir est faussée, et le déséquilibré de la vessie est créé. C'est un type qui est loin d'être rare; presque jamais isolé; la déséquilibration de la vessie est souvent associée à d'autres troubles, en particulier dans le domaine psychique dépendant de la cellule cérébrale.

Il nous faut étudier les déséquilibrés de la vessie au point de vue sensitif et moteur; mais, auparavant, rappelez-vous que vous n'êtes autorisé à étiqueter ces désordres, en tant que fonctionnels, qu'à la condition expresse que le sujet n'ait aucune altération qualitative de ses urines ni aucun état inflammatoire de ses organes génito-urinaires. Tel déséquilibré du sang qui laisse passer dans ses urines des phosphates et des urates en excès, aura le droit d'éprouver une sensation d'échauffement et de brûlure au niveau du col de la vessie et une sensation désagréable le long du canal, lors du passage de ses urines. Ces phénomènes sont assez fréquents chez les goutteux au moment de leurs décharges uratiques, au point que certains auteurs ont décrit des cystites et des urétrites goutteuses. Ces formes morbides existent certainement; mais, regardez-y de près avant de porter ce diagnostic : il s'agit souvent d'une autre variété de *goutte*. Quoi qu'il en soit, l'examen objectif ou chimique des urines vous donnera la clé de ces phénomènes douloureux ou spasmodiques.

Il faut également s'assurer, par un examen minutieux et complet, que vous n'avez pas affaire à un ataxique au début; sachez que le tabes, à la phase préataxique, est capable de déterminer des troubles fonctionnels de la vessie, et cela bien longtemps avant les phénomènes d'incoordination. Je n'ai pas à vous fournir les éléments de ce diagnostic.

Après avoir éliminé les affections inflammatoires de l'appareil urinaire, les troubles qualitatifs de l'urine et l'ataxie, vous êtes en droit, surtout si l'hérédité du sujet, ses antécédents acquis et les désordres qu'il présente dans d'autres sphères nerveuses, cadrent avec les symptômes que je vous ai décrits, de classer votre malade parmi les déséquilibrés de la vessie.

Ces malades peuvent présenter deux ordres de troubles : dans le domaine sensitif et dans le domaine moteur, représentés dans le premier cas, par de la cystalgie, dans le second, par des spasmes du muscle vésical.

La cystalgie est facile à définir : le sujet vous dira qu'il urine dix, vingt, trente fois et davantage par jour, que sa miction est impérieuse, qu'il faut qu'il se satisfasse aussitôt que le besoin naît, et qu'il souffre pendant la miction et surtout à la fin. C'est une vraie cystite, avec cette différence capitale que c'est une cystite sans cystite, c'est-à-dire que les urines sont parfaitement limpides; il n'y a pas trace de pus et de sang, qui sont, comme vous le savez, les éléments nécessaires de toute inflammation de la vessie. Ces phénomènes de mictions fréquentes sont diurnes et quelquefois nocturnes. J'ai donné des soins à un malade qui, à la suite d'une fissure à l'anus, a présenté des troubles de ce genre du côté de la vessie; le jour comme la nuit, toutes les vingt minutes, il urinait avec souffrance terminale au col vésical; ses urines étaient des plus limpides. La vessie ne fut ramenée au calme qu'après la dilatation anale que je lui fis subir. Cette relation, cette sympathie entre l'anus et la vessie ne sauraient non plus vous étonner si vous vous rappelez les connexions des plexus hémorroïdal moyen et vésical, qui tirent leurs origines du plexus hypogastrique.

Dans le domaine moteur, les troubles consistent en un spasme du muscle vésical et de son sphincter, de sorte que le malade ne peut uriner lorsqu'il en a le désir ; il est obligé d'attendre quelques moments, puis la miction s'accomplit normalement ; d'autres urinent par saccades ; le jet est interrompu ; ils urinent même goutte à goutte, constituant ce que Paget a appelé, avec beaucoup d'esprit, le bégaiement urinaire ; chez d'autres enfin, le spasme est absolu : il y a de la rétention d'urine.

Je ne puis trouver un exemple plus frappant, pour vous faire admettre la relation qui existe entre toutes les sphères nerveuses de l'organisme, qu'en vous donnant quelques détails concernant l'action de la cellule cérébrale sur la vessie. Je vous ai déjà parlé des mictions fréquentes non douloureuses au moment des concours ; vous savez également que certains individus ne peuvent uriner lorsqu'on les regarde ; vous avez eu dans votre cabinet un malade à assurer, vous lui présentez un verre gradué, et c'est en vain qu'il essaie de le remplir ; sa vessie est pourtant pleine, mais votre présence la paralyse. Je pourrais vous citer bien des exemples de ce genre qui prouvent qu'une excitation partie de la cellule cérébrale peut, en suivant différentes voies nerveuses, arriver jusqu'au muscle vésical pour en amener le spasme et la contraction forcée de son sphincter.

Dans le domaine sensitif, la même influence de la cellule cérébrale peut retentir sur la muqueuse vésicale et faire naître le besoin d'uriner à chaque instant. Je connais, à cet égard, un sujet bien intéressant, appartenant à une famille dont plusieurs des membres sont des déséquilibrés. Émotif à l'excès, lithiasique biliaire, les moindres émotions, ainsi que les moindres chagrins, sont ressentis vivement par ce malade de cinquante ans qui est un déséquilibré de la vessie. Si cet homme assiste à un déjeuner, à un de ces grands repas de famille qui durent deux heures, il éprouve une sensation de malaise, des frissons et de l'angoisse à l'idée qu'il pourra être pris d'un besoin d'uriner auquel il ne pourra donner satisfaction, et vers la fin du repas, il a de fréquents appels qui le mettent au supplice. Au contraire, s'il fait un repas entre garçons, non seulement il n'éprouve aucune sensation cérébrale, mais sa vessie est très tolérante ; il faut qu'elle soit tolérante, ainsi que vous pouvez en juger par l'histoire suivante qui lui arrive souvent. Pour se rendre chez lui, de son bureau, il lui faut une heure de chemin de fer ; s'il arrive à son compartiment dix minutes avant le départ du train, le cabinet le hante ; il n'a qu'une seule idée, c'est de s'y présenter afin de se satisfaire; il a un besoin impérieux, pressant; s'il résiste, il en souffre moralement; mais aussitôt que le train se met en marche, la cellule cérébrale entre en repos; sa muqueuse vésicale également; il arrive chez lui, et souvent ce n'est que deux ou trois heures après qu'il se dit : « Tiens, et cette envie d'uriner? »

N'ai-je pas le droit de classer ce malade, ni syphilitique, ni ataxique, et vierge de tout antécédent vénérien, parmi les déséquilibrés de la vessie de cause cérébrale? Examinez vos malades sous ce rapport, et vous en trouverez plusieurs qui rentrent dans cette catégorie à des degrés différents, et dont les troubles relèvent du domaine sensitif ou moteur. Gardez-vous de conclure trop rapidement à de la déséquilibration pure, alors que votre sujet est un vrai malade qui réclame un traitement local et non un traitement de ses centres. C'est pourquoi je vous disais, au début de ce travail : la théorie des plexus est séduisante ; elle vous fournira de grandes satisfactions en vous permettant de débrouiller des cas inextricables, mais seulement à la condition de posséder une expérience clinique approfondie et une connaissance complète de la pathologie, sous peine de commettre des erreurs journalières de diagnostic.

Je ne vous parlerai pas, pour le moment, des troubles fonctionnels de la vessie chez la femme, dont plusieurs ressemblent à ceux que je viens de vous décrire, me réservant d'en dire quelques mots après l'étude de l'utérus et de l'ovaire.

Qu'il me soit permis de vous dire que la déséquilibration de la vessie est fréquente chez l'enfant, et que c'est elle le plus souvent qui est cause de l'incontinence nocturne d'urine. Ici encore, sachez que cette incontinence chez l'enfant peut également être diurne, qu'elle peut s'accompagner de certains désordres anatomiques de l'appareil urinaire. Ces cas mis à part, il reste une incontinence essentielle que vous rencontrerez chez des enfants issus de parents déséquilibrés ; ces jeunes sujets sont irrités et irritables, ont des terreurs nocturnes, des cauchemars, des céphalées, des troubles de la

nutrition, pleurent facilement, grincent des dents ; ce sont des
déséquilibrés dont quelques-uns, dans l'avenir, verseront dans
l'épilepsie qui représente peut-être, comme je vous l'ai dit,
une des étapes les plus accentuées de la déséquilibration du
système nerveux.

Sachez reconnaître ces sujets de bonne heure ; n'encouragez
pas les parents à les guérir par des procédés d'intimidation
qui ne réussiraient qu'à aggraver leur état. Recherchez les
oxyures et les lombrics chez ces petits malades ; assurez-vous
que leur prépuce n'est pas trop long ; corrigez leur hygiène
alimentaire ; supprimez le vin, le thé, le café, et les viandes
en excès ; donnez-leur des bains tièdes ; réveillez-les la nuit
pour habituer leur cellule cérébrale à commander à leur
sphincter. Jamais ces moyens, isolés ou associés à quelques
spasmodiques anodins, ne manqueront de produire l'effet
désiré.

V

LES TROUBLES DU SENS GÉNITAL PEUVENT ÊTRE L'EFFET OU LA CAUSE DE LA DÉSÉQUILIBRATION NERVEUSE

Il me resterait à vous parler des troubles de déséquilibration
de la sphère génitale. Vous me permettrez, en raison de la délicatesse du sujet, de ne pas entrer dans de trop grands détails ;
vous saurez lire entre les lignes et compléter le fond de ma
pensée. Je ne pense pas qu'aucun département de l'organisme
soit relié plus directement à la cellule cérébrale. Que le
lecteur veuille faire appel à ses souvenirs et il s'en convaincra.

Nos déséquilibrés peuvent avoir des troubles dans cette
sphère, et il est d'autant plus important de bien les connaître
que ces désordres engendrés par une cellule cérébrale ou médullaire excitée, à leur tour influeront sur le psychique du
malade, et le malheureux tournera dans un cercle vicieux.
Reconnaissez de bonne heure et traitez comme il convient
l'excitation exagérée du centre génital qui porte l'individu à
commettre des abus débilitants, et qui souvent précède l'état
opposé, la déchéance génitale, dont le malade s'affole tant.
Encouragez ceux qui bégaient au moment psychologique ; les
hâtifs qui se désolent, et ceux, assimilables aux incontinents,
qui, sans conscience, à l'état de rêve, s'épuisent par des pol-

lutions. Remontez vos malades qui s'abrutissent à contempler leur spermatorrhée ; parlez-leur avec autorité, soignez-les avec tact et prudence, et vous aurez droit à toute la confiance d'une catégorie de déséquilibrés bien intéressante.

Tous ces malades sont sains ; ils n'ont aucune lésion organique; ce sont des déséquilibrés secondaires à une excitation d'un point nerveux quelconque ; mais reportez-vous au chapitre étiologique et vous verrez ce que je vous disais : que la déséquilibration des centres pouvait être secondaire à une lésion d'un organe quelconque; les symptômes de la déséquilibration sont toujours les mêmes, mais il y a plusieurs façons d'entrer dans la déséquilibration. Le plus souvent, il s'agit d'une cause physique, psychique, ou alimentaire; mais une lésion organique peut, elle aussi, créer de toutes pièces, chez un prédisposé, une excitation d'un ou de plusieurs plexus. C'est ainsi que je vous disais qu'il y a des déséquilibrés, par suite de grippe, de fièvre typhoïde, de fièvre puerpérale, etc. ; mais il y en a surtout par suite de syphilis et de blennorrhée.

La goutte militaire avec ses poussées aiguës prises à tort pour une nouvelle infection et qui ne sont, comme le disait Tuffier, à son cours, que le réchauffement d'un échauffement, est une grande cause de déséquilibration du système nerveux. Traitez ces malades comme il convient ; empêchez-les de rechercher les filaments dans leurs urines ; envoyez-les aux Eaux, et après une bonne séance de dilatation avec les Béniqué et, surtout s'il n'y a pas traces de gonocoques, permettez-leur les rapports : vous les verrez alors engraisser, dormir, manger et digérer ; vous les verrez sourire et aimer la vie; mais ordonnez une hygiène stricte, proscrivant tous les excitants du système nerveux. Une fois de plus, vous aurez fait de la vraie médecine, celle qui consiste à remonter à la cause première de la maladie et à la supprimer.

Il existe aussi une maladie qui a le pouvoir de s'accompagner, chez certains malades, de désordres nerveux intenses pouvant aller jusqu'au suicide : nous faisons allusion au varicocèle. Vous savez qu'au nombre des symptômes dépendant de cette ectasie veineuse, se trouve la douleur dont l'intensité n'est pas en rapport avec le volume de la tumeur; ce sont quelquefois les plus petites qui s'accompagnent de névralgies atroces, désespérantes par leur intensité. Ces phénomènes douloureux seraient, pour certains médecins, sous la dépendance de la compression des filets nerveux ; pour d'autres, ce serait la névrite interstitielle qu'il faudrait incriminer ; mais je vous demande de ne pas perdre de vue que l'état psychique du malade a d'autant plus de chance d'être troublé qu'il appartient à un rang social élevé, d'une culture intellectuelle développée, et vous admettrez avec moi qu'à côté des phénomènes de compression et de névrite interstitielle, il y a lieu de songer aux phénomènes réflexes à distance, à une déséquilibration du système nerveux à point de départ génital. Je vous propose d'appeler ces malades des déséquilibrés du système nerveux de cause génitale, et de les opposer aux déséquilibrés de la sphère génitale d'origine psychique.

Avant de clore ce chapitre, je voudrais vous dire deux mots de certains désordres que vous serez appelé à rencontrer au niveau de l'appareil génital de l'homme, et qui sont, en quelque sorte, l'analogue de ce que Richelot a décrit chez la femme, sous le nom de congestion et de sclérose utérine.

Vous aurez occasion de voir des malades, des déséquilibrés du système nerveux qui seront atteints de lésions testiculaires, chez lesquels vous ne trouverez aucune cause étiologique susceptible d'expliquer leurs altérations organiques ; ce sont des malades vierges de tout antécédent vénérien, blennorrhagie ou syphilis, chez lesquels vous ne relèverez dans les antécédents ni tuberculose, ni oreillons ou aucune autre maladie infectieuse qui auraient pu frapper secondairement la glande. Ces malades se présenteront à vous avec un ou les deux testicules augmentés de volume, durs comme du bois à certains moments, sensibles à la pression et spontanément, et pouvant, dans quelques cas, déterminer des crises de névralgies testiculaires excessivement pénibles avec irradiations du côté du cordon jusqu'au rein. Je possède quatre observations de ce genre que j'ai recueillies depuis la communication de Richelot sur la sclérose utérine. Un de mes malades est âgé de quarante ans, c'est un goutteux ; le deuxième est un glycosurique intermittent ; le troisième, un dyspeptique à type hyperchlorhydrique ; et le dernier enfin, est un obèse migraineux. Ces quatre malades sont des déséquilibrés du système nerveux présentant des stigmates multiples, mais aucun d'eux n'a un passé vénérien. Ces malades, à troubles nerveux fonctionnels, ont, par troubles vasculaires et trophiques des filets nerveux de leur plexus spermatique, réalisé du côté de leurs testicules ce que d'autres déséquilibrés auraient fait du côté de leur foie, de leur rein, de leur myocarde ou de leurs genoux, et sont exactement superposables aux arthritiques nerveuses de Richelot atteintes d'utérus globuleux, géants, sclérosés, avec ou sans algie utéro-ovarienne.

Un de mes malades avait, en sus de ses deux testicules gros, douloureux et sclérosés, durs comme du bois, des crises de douleurs qui l'affolaient tellement qu'il voulait se faire castrer. Il était véritablement obsédé par *sa testicule*, comme il disait, et entre sa cellule cérébrale et son plexus spermatique existait un courant de bas en haut et de haut en bas qui ne lui laissait aucune trêve et le privait de sommeil. Reportez-vous par la pensée à la pathologie du petit bassin chez la femme, et comparez ce testicule irrité et irritable à l'ovaire scléro-kystique dont parle Richelot, indépendant de tout état infectieux antérieur.

Ces malades sont sujets à des hydrocèles; certes, j'admets que le plus souvent les vaginalites sont symptomatiques de quelque lésion testiculaire ou épididymaire, au même titre que la pleurite, avec ou sans épanchement, est la signature de la bacillose; mais j'admets que quelques déséquilibrés sont exposés par troubles trophiques à faire de l'épanchement au niveau de leur tunique vaginale, comme ils en feraient au niveau de leur synoviale du genou. Un de mes malades présentait un épanchement qui m'a paru être indépendant de toute maladie locale.

Un peu plus tard, au seuil de l'artério-sclérose ou à la phase confirmée de ce grand processus, vous verrez chez vos déséquilibrés du système nerveux la prostate s'hypertrophier, être souvent, par ses complications du côté de la vessie et des voies urinaires ascendantes, une des façons de mourir de votre malade.

En résumé, en ce qui concerne la sphère génitale, je vous demande d'adopter les conclusions suivantes :

1º L'influence du système nerveux peut se manifester sur le sens génital, créant les déséquilibrés de la sphère génitale;

2º Les maladies vénériennes ou autres du tractus génital exercent une influence énorme sur le psychique et le physique;

3° La déséquilibration du système nerveux, par ses troubles vasculaires et trophiques, est susceptible de déterminer, de toutes pièces, sans l'adjonction d'un élément microbien, des désordres de nutrition du côté du testicule, de l'épididyme, de la vaginale, des veines et de la prostate : ces diverses localisations relèvent toutes du grand processus scléreux, lequel, je ne cesserai de vous le répéter, est un des aboutissants de la déséquilibration du système nerveux par un mécanisme que je vous ai souvent rappelé au cours de la présente étude.

CHAPITRE XVII

DÉSORDRES FONCTIONNELS DES ORGANES GÉNITAUX DE LA FEMME

I

PATHOGÉNIE DES TROUBLES DE L'APPAREIL UTÉRO-OVARIEN

Sommaire. — Déséquilibration primitive du système nerveux central et périphérique, avec localisation sur l'appareil utéro-ovarien. — Déséquilibration du système nerveux, secondaire à une affection organique du système génital. — Qualités particulières du système nerveux de la femme. — Anatomie et physiologie de l'utérus et des ovaires. — Plexus ovarique et hypogastrique. — Les quatre époques critiques de la vie sexuelle. — Déséquilibration primitive ou secondaire de l'appareil génital.

Tous les désordres que nous avons étudiés jusqu'ici, quels que soient les organes qui en sont le siège, peuvent se rencontrer aussi bien chez l'homme que chez la femme, bien que par son genre de vie et ses habitudes cette dernière soit plus exposée à certaines localisations de la déséquilibration : c'est ainsi que les migraines, la constipation, la lithiase biliaire, les ptoses de l'abdomen, sont plus fréquentes chez elles, et cela, sans doute, en raison de certaines fonctions qui lui sont propres et qui ont pour siège l'utérus et les ovaires. Nous voulons parler de cette période de la vie sexuelle de la femme qui s'étend de l'âge de treize ans à cinquante ans, au cours de laquelle s'exercent quatre fonctions des plus importantes : la menstruation, la grossesse, l'accouchement et la lactation. Chacune de ces fonctions, aussi bien que la ménopause qui les termine, peut devenir le point de départ de troubles de déséquilibration dans les autres sphères.

Songez aux nombreuses maladies qui peuvent atteindre ces organes importants et vous vous rendrez compte du grand nombre de déséquilibrées de cause utérine ou ovarienne qui courent le monde. Mais il existe également une déséquilibration de l'appareil utéro-ovarien qui est l'expression d'une perturbation fonctionnelle du système nerveux. Si une métrite, une salpingite ou une ovarite kystique peuvent troubler le plexus solaire et les cellules cérébrales, le cerveau également pourra troubler le système nerveux utéro-ovarien et créer la déséquilibrée de l'utérus et de ses annexes.

Je vous engage à bien approfondir cette étude; elle est non seulement des plus intéressantes, mais fertile en conséquences; elle embrasse la plus grande partie de la pathologie de la femme qui vit, comme vous le savez, pendant sa vie sexuelle, par son utérus. Sans retomber dans les errements du passé qui en faisait le siège de l'hystérie, j'espère pouvoir, par les quelques aperçus que je vous donnerai, vous intéresser et vous faire intéresser à cette grande classe de malades.

N'oubliez jamais que si le système nerveux de la femme est calqué sur celui de l'homme, il en diffère par une qualité particulière : par son excitabilité plus vive. La femme en général est une sensitive; elle est exaltée souvent dans ses sentiments; tout prend chez elle des proportions plus étendues : l'amour, la jalousie, la bonté, la charité, la méchanceté, atteignent chez elle des paroxysmes que vous rencontrerez rarement à ce degré chez l'homme. Les réflexes chez elle sont plus prompts, plus durables; la déséquilibration atteint chez elle des hauteurs inouïes. C'est vous dire combien vous devez agir avec prudence, avec tact; sachez ménager vos expressions; dites-vous bien que votre malade, même si elle n'en a pas l'air, vous épie, et souvent elle saura lire sur votre visage ce que vous voulez lui cacher.

L'appareil génital de la femme se compose de l'utérus et des ovaires; il est situé dans le petit bassin, entre la vessie et le rectum. Cet appareil est pourvu d'un riche réseau lymphatique et vasculaire; en certaines parties, d'une muqueuse et d'une couche musculaire et glandulaire ainsi que d'un système nerveux destiné à assurer le bon fonctionnement de toutes ces parties.

La nutrition nerveuse de l'ovaire provient du plexus ovarique qui tire ses origines du plexus rénal et des plexus solaire et lombo-aortique; ses filets s'épuisent dans l'ovaire après s'être anastomosés sur les parties latérales de l'utérus avec les nerfs utérins qui se détachent du plexus hypogastrique. Ce dernier, situé sur les parties latérales du vagin et du rectum, est formé par le plexus lombo-aortique, par la portion sacrée du grand sympathique et par les troisième et quatrième paires sacrées.

Parmi ses nombreuses branches existent les nerfs utérins qui remontent le long de l'utérus, pénètrent dans cet organe et se terminent par des filets sensitifs pour la muqueuse, des filets moteurs destinés au muscle utérin, des filets vaso-moteurs destinés aux nombreux capillaires, et enfin des filets glandulaires sécrétoires.

Rappelez-vous cette disposition anatomique facile à retenir : l'utérus et les annexes plongés au milieu du petit bassin, représentant des organes distincts, isolés, séparés des autres viscères voisins, sans connexion apparente avec eux en dehors des replis péritonéaux qui assurent leur fixité ; pourtant reliés d'une façon étroite aux centres nerveux, aux plexus qui assurent la vitalité et le fonctionnement physiologique de tous les organes de l'abdomen et des centres supérieurs, ainsi que nous le démontrerons anatomiquement et cliniquement dans un moment.

Quoi qu'il en soit, l'utérus et ses annexes représentent un département qui est le siège de phénomènes capitaux assurant, avec le concours de la cellule mâle, la continuation de l'espèce. Entre quatorze et quarante-cinq ans, l'ovaire est le siège d'une poussée fluxionnaire périodique au cours de laquelle se détache un ovule qui se perd et qui est expulsé à l'extérieur avec les sécrétions utérines, mais dont la raison d'être consiste à être fécondé, à se greffer sur la muqueuse de l'utérus où il vit pendant neuf mois pour donner naissance à cette perfection qui est la créature. L'ovulation est presque toujours accompagnée d'une poussée fluxionnaire qui atteint le réseau capillaire de l'utérus et qui manifeste sa présence au dehors par un écoulement de sang qui constitue la menstruation ou les règles. L'ovule est-il fécondé, la menstruation cesse pour faire place à la grossesse qui se termine, au bout de neuf mois, par la délivrance suivie d'une fonction importante : l'allaitement. Au bout d'un temps variable, la menstruation reparaît pour cesser définitivement entre quarante-quatre et cinquante-deux ans, constituant ce que l'on a appelé l'âge critique, la ménopause. Telles sont les quatre phases de la vie génitale que nous avons à étudier, qui peuvent troubler le système nerveux ou être troublées par l'excitation de ce même système nerveux, constituant l'état de déséquilibration de l'utérus et des annexes.

Pour que la femme puisse être considérée comme une véritable déséquilibrée de son appareil génital, il faut, de toute nécessité, que les troubles que vous relèverez au niveau de cette sphère : troubles vaso-moteurs, sensitifs, glandulaires, ne reconnaissent aucun substratum anatomique ; il faut que vous puissiez reconnaître l'intégrité des tissus qui composent cet appareil ; la clinique, comme l'examen anatomo-pathologique, doivent être négatifs. Je ne dis pas que vous pourrez toujours arriver à une conclusion ferme, mais vous devez vous efforcer de pouvoir le faire. Je ne puis ici résister au désir de témoigner toute ma reconnaissance à mes maîtres, les Drs Monod et Bouilly, qui m'ont initié pendant mes années d'internat à toutes les difficultés de la pratique gynécologique. Élevé avec les idées de ces maîtres dont tous reconnaissent le grand sens clinique, j'ai pu, le plus souvent, par un interrogatoire minutieux de mes malades et un examen bi-manuel arriver à la précision de ce diagnostic indispensable pour classer la nature des sympômes et instituer, en connaissance de cause, une médication utile.

II

LA MENSTRUATION

Sommaire. — Ce que doit être la menstruation à l'état normal. — Rôle du système nerveux. — Phénomènes vaso-moteurs. — Causes susceptibles de troubler cette fonction. — Périodicité de la menstruation. — Aménorrhée et retards. — Troubles qui se rattachent à ces désordres. — Qualité du sang. — Sous la dépendance du fonctionnement des cellules hématopoétiques. — Leucorrhée. — Quantité perdue à chaque époque. — Ménorragie. — Métrorragie. — Phénomènes sympathiques dus à la fluxion utéro-ovarienne. — Troubles locaux et à distance par excitation des différents plexus et de leurs filets périphériques.

Voyons maintenant comment il faut comprendre les fonctions de cet ingénieux appareil, en dehors de la grossesse, de l'allaitement et de la ménopause.

Chez une femme bien constituée, saine, dont le système nerveux fonctionne régulièrement, la sphère génitale est le siège de deux phénomènes : une sécrétion des glandes à mucus du col de l'utérus, entraînant au dehors des débris épithéliaux ; sécrétion blanche, limpide, analogue à du blanc d'œuf clair, et une fluxion vasculaire dépendant le plus souvent de l'ovulation et se traduisant au dehors par un écoulement de sang. La menstruation est un acte physiologique qui commence vers douze ou quatorze ans, se présentant périodiquement toutes les quatre semaines jusqu'à l'âge de quarante-cinq ans environ, où elle fait place à des phénomènes d'arrêt du côté de l'ovaire. Pendant toute cette phase, la femme est apte à concevoir; c'est sa vie génitale, sa vie sexuelle à proprement parler.

La menstruation traduit sa présence au dehors par un écoulement de sang qui débute par quelques taches le premier jour, prenant dès le lendemain un caractère continu et s'arrêtant vers le quatrième, cinquième ou sixième jour, la malade ayant perdu en tout 200 à 400 grammes d'un sang noirâtre ou rougeâtre, mais qui ne doit pas former de caillots, en raison des sécrétions vaginales acides qui se mélangent à lui. La femme bien équilibrée ne doit pas être arrêtée pendant cette fonction; si elle n'a pas une déviation de l'utérus, elle ne doit pas souffrir; elle a seulement le droit d'éprouver une sensation de chaleur profonde au niveau du bassin, qui témoigne de la circulation plus active, quelques courbatures, un peu de fatigue et un peu de pesanteur au niveau des reins, et c'est tout; elle est, comme on dit, indisposée. En un mot, cette fonction doit être régulière comme périodicité, comme qualité, comme quantité, et ne doit s'accompagner d'aucun phénomène fonctionnel à distance, sauf ces quelques petits désordres atténués dont nous venons de parler.

Périodicité, quantité, qualité et silence de tous les organes sont l'expression d'une fonction normale régulière non seulement de l'utérus et des ovaires, mais aussi et surtout des filets nerveux qui règlent et favorisent cette fonction. A système nerveux calme, physiologique, fonction physiologique calme également; à système nerveux troublé, désordres qui peuvent atteindre chacune ou toutes les parties de cette fonction, désordres portant sur la périodicité, la quantité, la qualité, et sur les organes voisins.

Ce qui prouve que c'est le système nerveux qui tient sous sa dépendance cette fonction, c'est, d'une part, la physiologie, et, d'autre part, l'expérience clinique. La fluxion utéro-ovarienne dont l'écoulement sanguin au dehors n'est que la résultante, est un phénomène vaso-moteur et, en particulier, vaso-dilatateur; il y a une excitation physiologique telle que le sang afflue dans les capillaires par vaso-dilatation, effraction de la paroi et écoulement sanguin. La clinique le confirme : voici une femme qui est au deuxième jour de ses règles ; elle est prise d'une vive frayeur, d'une émotion intense; on peut voir (cela n'est pas fatal, mais dépend de la qualité du système nerveux de la malade, encore et toujours la prédisposition héréditaire et acquise), on peut voir, dis-je, l'écoulement cesser brusquement par une excitation nerveuse qui aura amené des phénomènes de vaso-constriction. J'ai donc le droit, de par la physiologie et de par la clinique, d'admettre que la fluxion utéro-ovarienne est sous la dépendance d'une excitation nerveuse régulière, et que si cette excitation est viciée, faussée, les phénomènes vaso-moteurs qui régissent cette fluxion seront eux-mêmes viciés, et il en résultera un ou plusieurs des troubles dont j'ai à vous entretenir.

Les causes nerveuses capables d'amener ces désordres sont précisément celles que je ne cesse de vous rappeler et que vous retrouverez à l'origine de toute déséquilibration, agissant dans le domaine de la cellule cérébrale (chagrins, anxiétés, émotions, surmenage intellectuel); dans le domaine de la cellule médullaire (fatigues et surmenage physique); et dans le domaine du plexus solaire (erreurs d'hygiène alimentaire). Une seule de ces causes, qu'elle agisse simultanément ou isolément sur les cellules cérébrales, médullaires et celles du plexus solaire, est capable, pourvu que le système nerveux du sujet s'y prête, — rôle de l'hérédité — de créer la déséquilibrée de l'appareil génital. Avec cette clé, vous débrouillerez tous les cas qui se présenteront à vous ; vous saurez interpréter chaque symptôme; vous conclurez à la déséquilibration du système nerveux génital si, après examen, vous avez pu écarter toute cause pathologique locale; vous devez pouvoir trouver la raison de cette déséquilibration et la combattre avec succès. N'oubliez pas que les maladies générales, par le trouble d'innervation qu'elles entraînent parfois, peuvent influencer le système nerveux génital et amener soit un retard des règles, soit une absence plus ou moins prolongée, soit enfin des métrorragies; rappelez vos souvenirs en ce qui concerne la tuberculose, la syphilis, la fièvre typhoïde, toutes les maladies infectieuses et les maladies organiques (cardiaques, rénales, etc.).

La déséquilibration peut porter sur la régularité des menstrues ; au lieu d'apparaître tous les vingt-huit jours, certaines femmes ne seront indisposées que toutes les cinq semaines ; souvent la malade aura un retard de deux mois ; quelquefois même de six mois ou plus.

J'ai vu dernièrement une de mes clientes, âgée de trente-trois ans, qui, jusqu'alors admirablement bien réglée et mère de trois enfants, eut deux jours avant sa date une émotion intense qui faillit, dit-elle, lui faire perdre la raison et qu'il ne m'est pas permis de dévoiler. Cette femme ne vit pas apparaître ses règles et cette suppression dura cinq mois. Elle se croyait enceinte ; à quatre mois et demi, je l'examinai ; son utérus était normal. Il s'agissait d'une suppression par cause cérébrale, excitation de la cellule, qui s'accompagna de vertiges, de maux de tête, d'insomnie, de malaises et de palpitations. Sous l'influence du traitement et du temps qui est un baume à tous nos maux, les règles reparurent le sixième mois.

Vous verrez quelquefois cette suppression chez les jeunes mariées ou chez certaines femmes au moment de leur ménopause, qui désirent follement être mères. Elles savent que le premier phénomène de la grossesse consiste dans un retard ; il n'en faut pas plus pour que cette graine, déposée au niveau d'une cellule cérébrale bien préparée par hérédité, ne germe et n'amène une suppression de la menstruation. J'ai eu occasion, au début de ma pratique, en 1895, d'en observer un cas des plus nets. Il s'agissait d'une jeune femme qui était une déséquilibrée du système nerveux bien avant son mariage, déséquilibrée de la sphère cérébrale, mais surtout dans le domaine du plexus solaire qui avait été mis à forte contribution par une hygiène des plus défectueuses, et qui avait manifesté sa protestation par des crises de gastralgie et des gaz ; il y avait, en même temps, déséquilibration de la sphère génitale caractérisée par une sécrétion sanguine faussée comme quantité et qualité. Aussitôt après son mariage, la malade ne fut plus réglée ; elle conclut à un début de grossesse, et bientôt apparurent certains symptômes qui ne lui laissèrent aucun doute : nausées, salivation, syncopes, dégoût de l'alimentation, etc. ; vers le quatrième mois, elle sentit son bébé bouger. La grand'mère, étonnée du peu de développement de l'abdomen, me fit part de ses doutes, et l'examen que je pratiquai démontra le bien fondé de ses craintes : l'utérus avait ses dimensions normales. Il ne s'agissait que d'une déséquilibrée du système nerveux à localisations multiples ; la sphère génitale participait aux désordres enregistrés par les plexus utéro-ovariens.

Il est rare que les troubles dus à la périodicité soient isolés ; le plus souvent ils sont associés à ceux qui dépendent de la qualité, de la quantité de l'écoulement sanguin et s'accompagnent de phénomènes sympathiques. Ces désordres sont très fréquents au moment de la formation de la jeune fille ; il y a là une période d'équilibre instable ; le système nerveux n'est pas habitué à cet acte réflexe ; on dirait qu'il cherche sa voie ; malheureusement si ce système nerveux sain hésite, il est vite mis en déroute et faussé par l'hygiène de la malade. Souvent, à cet âge, c'est une anémique, une hypoglobulique qui est une déséquilibrée du sang par excitation des plexus depuis l'âge de quatre ou dix ans, par hérédité, par troubles acquis, par mauvaise hygiène, par surmenage scolaire, à cette époque où toutes les jeunes filles veulent être brevetées ; c'est l'âge des excitations religieuses ; c'est la période où le système nerveux est exalté par les lectures, par les sens qui s'éveillent, par les chagrins d'amour, les amourettes que l'on prend au sérieux au seuil du printemps de la vie. Ajoutez à cela le surmenage physique : les sports, le tennis, la bicyclette à l'excès, les danses, les veilles dans une atmosphère surchauffée et excitante. La malheureuse jeune fille qui a déjà tant le droit d'être une déséquilibrée de son système nerveux et par action réfléchie de son appareil génital, et par toutes ces causes d'excitation dont nous venons de parler, qui est souvent pâle et vraiment anémiée par déséquilibration de ses cellules hématopoétiques, qui est une dyspeptique par insuffisance de son suc gastrique, est douchée, entonnée de fer, d'arsenic, de vins, de viandes saignantes ; l'état restant stationnaire, les bouffées de chaleur se montrant au visage, les céphalées et les vertiges, par déséquilibration de la cellule cérébrale, apparaissant, on fait venir un confrère qui fronce les sourcils et qui déclare que c'est le sang qui travaille la « p'tiote » ; vite les emménagogues : l'aloès, l'apiol, la merveilleuse liqueur des demoiselles, que sais-je encore ? Les sinapismes aux cuisses, les doses de sel pour « faner le sang ». Arrêtons-nous ; supplions nos confrères de réfléchir un peu plus, de ne pas se laisser fasciner par le spectre de l'anémie et par les supplications d'une mère ou d'une tante qui veut vous en imposer ; ce n'est pas la peine d'avoir pâli sur vos livres, d'avoir vu des centaines de malades, si vous devez accepter tout ce que le profane vous suggère. Cette malade, cette jeune fille, cette obèse même, souvent cette anémique, si elle a de la céphalée, des vertiges, si elle dort mal, si elle rêvasse, si elle est exténuée le matin à son réveil, si elle se tient à peine debout, tel un lys qui se penche sur sa tige, si elle palpite, si elle a des perversions du goût, si elle est incapable de digérer de la viande et encore moins du fer, si elle souffre de ses reins, si elle est amaigrie, si enfin elle a les yeux entourés d'un cercle de bistre et les muqueuses décolorées, si elle n'est pas réglée, si elle rend un sang pâle, clair, si elle perd plus de sang qu'elle ne le devrait, c'est simplement parce qu'elle est une détraquée du siècle, une déséquilibrée du système nerveux par une ou plusieurs des causes qui sont à l'origine de toute déséquilibration. Lisez le travail de Dauchez dans la *Semaine gynécologique* de 1897 : « Des irrégularités menstruelles et en particulier des ménorragies au début de la puberté » ; vous verrez que l'auteur insiste avec raison sur l'hérédité de ces malades ; ces troubles de la menstruation ont souvent un caractère familial : les sœurs, la mère menstruent peu ou avec abondance ; peu importe beaucoup ou peu, la fonction est troublée. Ces malades, nous dit Dauchez, ont dans leurs antécédentes héréditaires ou acquis, des manifestations neuro-arthritiques, de la goutte, de l'asthme, de l'obésité, des vertiges, etc. C'est là l'expression de la vérité, et vous en saisissez le mécanisme, si vous avez bien compris tout ce qui précède.

Par conséquent, cette jeune fille dont je vous ai présenté l'histoire résumée, considérez-la non pas comme une aménorrhéique, une dyspeptique ou une migraineuse, mais comme une déséquilibrée de tout l'appareil nerveux, et traitez-la comme telle après avoir mis tout en œuvre pour dépister la ou les causes qui ont pu la déséquilibrer.

En 1899, j'ai donné des soins à Mlle X..., âgée de quinze ans. Sa mère me consulte parce que sa fille n'a été réglée que deux ou trois fois seulement, il y a cinq mois, et que depuis elle voit à peine. L'enfant est anémiée quoique bien alimentée à la viande et au vin, et la mère me réclame du fer, son seul objectif étant de donner du sang à sa fille ; pour elle, toute sa maladie, tous ses troubles dépendent de l'arrêt de la menstruation.

Au premier coup d'œil, il est facile de constater qu'il s'agit d'un cas type d'irritation des plexus ; elle est obèse, sans aucune taille, avec deux mentons, le cou dans les épaules et un ventre énorme.

Les antécédents héréditaires témoignent de la déséquilibration des centres : les parents sont asthmatiques et rhumatisants.

L'enfant, très jeune, a rendu du sable urique, a commencé à engraisser à dix ans et a acquis depuis des proportions considérables ; vers la même époque, elle a commencé à souffrir de la tête ; elle a environ cinq à six migraines par mois ; (c'est bien là la preuve que ce n'est pas la suppression des règles qui tient sous sa dépendance les accidents éloignés, attendu que dès l'âge de dix ans l'enfant souffrait déjà de migraines, et, à cet âge, il n'y avait encore aucun travail du côté des ovaires).

Du côté de la cellule médullaire, quelques douleurs de dos ; souvent sensation de fatigue et quelques lassitudes dans les membres.

Estomac bon ; quelques gaz seulement. Intestin régulier.

En résumé, sous l'influence de l'irritation des centres, caractérisée par de la céphalée, des migraines, des gaz, des douleurs musculaires, la nutrition a été déviée et a abouti à l'obésité, comme elle aurait pu aussi bien aboutir à l'amaigrissement. Au moment où la fonction menstruelle allait s'établir, la déséquilibration a atteint ce centre, et, malgré l'alimentation réparatrice donnée à la malade et destinée à lui faire du sang, elle s'obstine à ne pas vouloir en rendre. Son système nerveux s'est cabré et refuse le service.

J'expliquai mes théories au père qui accepta ma médication : rien qu'avec une hygiène alimentaire où ne figuraient ni vin, ni viandes à l'excès, et avec le secours de quelques autres petits moyens anodins que je vous indiquerai, cette jeune fille perdit six livres en cinq mois ; après six mois de cette médication où ne figuraient ni apiol ni aucun autre emménagogne, la menstruation se rétablissait, et cette fonction reprenait son cours, grâce au système nerveux ramené au calme.

Je me dispense de vous citer d'autres exemples de ce genre. Rappelez-vous que les retards de la menstruation et la suppression totale des règles, en dehors de toute maladie des organes génitaux ou d'une infection générale, de la grossesse et de l'allaitement, dépendent du système nerveux par excitation d'un des centres. Il y a une cause à cela qu'il faut rechercher et combattre.

Les troubles portant sur la qualité du sang sont souvent la signature de la déséquilibration des cellules hématopoétiques. Toute jeune fille déséquilibrée dans une ou plusieurs de ses sphères nerveuses, qui, en même temps, est quelquefois hypoglobulique, peut être bien réglée en tant que périodicité, mais elle rendra un sang qui n'aura pas les propriétés de ce liquide, et la mère vous dira que les menstrues sont représentées par un mélange clair, rosé, très pâle ; ce n'est plus ce sang vif, rutilant, rouge, qui est l'indice de cellules hématopoïétiques agissant bien, grâce à un influx nerveux de bonne qualité. Je n'ai rien à vous dire de plus de ces malades ; reportez-vous au chapitre des déséquilibrés du sang et vous compléterez l'étude de ce point.

Il y a souvent aussi chez ces malades une déviation du processus fluxionnaire vers les glandes à mucus du col de l'utérus. Ce sont précisément ces déséquilibrées de l'appareil génital et de l'état général ou mieux de la nutrition qui, avant, après et durant l'intervalle des règles, sont atteintes de pertes blanches, de leucorrhée qui témoigne d'une hypersécrétion des glandes à mucus, tout comme les poussées fluxionnaires de la muqueuse nasale et des bronches dont nous avons parlé précédemment ; ces manifestations dépendent d'un nerf irrité qui modifie la sécrétion glandulaire.

Les pertes blanches, lorsqu'elles ne sont pas trop abondantes, n'ont aucune signification. Je dirai même qu'il s'agit alors d'une sécrétion physiologique ; mais dans certaines circonstances, ce symptôme prend assez d'importance pour que l'on doive y porter remède. N'oubliez pas que ces malades sont très souvent des anémiques, des hypoglobuliques, que ces pertes blanches tirent leurs matériaux du sang en définitive ; il y a là, par conséquent, une soustraction, une déperdition d'albumine qui, venant s'ajouter à la faible quantité des hématies que possède la malade, ne peut être qu'une cause de grand affaiblissement. Ne prescrivez pas surtout, comme je vois le faire couramment, des injections vaginales contre ce symptôme ; ce ne sont pas les glandes du col qui sont malades, et en le supposant, pensez-vous que votre liquide d'injection puisse arriver jusqu'à leurs culs-de-sac ? C'est l'état général qu'il faut soigner, le système nerveux local et à distance qu'il faut rappeler à l'ordre. En traitant la leucorrhée par des injections vaginales ou par des attouchements à la teinture d'iode (moyen facile à la portée de tout médecin qui se décore du titre de gynécologue et qui assure à sa patiente confiante que ses ulcérations sont guéries), vous agissez comme celui qui voudrait guérir ces fluxions arthritiques de la muqueuse nasale qui s'accompagnent d'un fort écoulement séreux, au moyen de la teinture d'iode sur le lobule du nez, et pourtant en matière de leucorrhée c'est ce qui se fait journellement. Les moyens locaux : curettage, jamais ; les cautérisations au nitrate d'argent et au chlorure de zinc, les opérations plastiques du col, ne sont indiquées que si les pertes sont jaunes ou verdâtres, témoignant d'une infection gonococcique ou puerpérale.

La quantité de sang rendue à chaque époque menstruelle est très variable et dépend, on peut le dire, de la constitution de la femme. Il ne faut pas se hâter de déclarer qu'il y a trouble fonctionnel avant d'avoir questionné la malade sur ses antécédents, sur ses habitudes, et ne pas comparer à cet égard telle malade à telle autre. Il y a des femmes qui durant toute leur vie sexuelle, perdent à chaque période pendant six à huit jours, et d'autres qui ne perdent que deux jours ; mais si une malade vous dit que pendant plusieurs années elle ne voyait que durant trois ou quatre jours et qu'actuellement, depuis quelques mois, la menstruation se prolonge pendant sept et huit jours, vous devez penser à une anomalie dont il faut trouver la cause.

Certaines femmes ne perdent qu'un jour ; d'autres voient abondamment pendant deux jours, le troisième jour il y a suppression absolue et l'écoulement reparaît le quatrième et cinquième jour ; il y a là, comme je le répète, bien des variantes. Questionnez chaque sujet à cet égard ; votre sens clinique vous dira, vous laissera deviner ce qui est normal ou ce qui s'écarte du type habituel. Bouilly me disait qu'il connaissait des malades qui, exactement une semaine après l'arrêt de leurs règles, perdaient pendant une journée. Cette constatation de mon maître m'a permis de rapporter à sa véritable cause cet écoulement du septième jour chez une malade dont l'appareil génital ne présentait aucune lésion.

Ce qui est important à bien connaître, c'est le trouble fonctionnel qui porte sur la quantité de sang perdue : si cette quantité est excessive, profuse, mais ne dure pas au delà de la période elle-même, cela constitue la ménorragie ; si, au contraire, la malade continue à perdre pendant la plus grande partie du mois, c'est la métrorragie.

La ménorragie ou écoulement abondant, pendant la période des règles, est fréquente ; il semblerait que le système nerveux excité ne soit pas maître de régler le débit du sang ; les phénomènes de vaso-dilatation sont intenses; il y a exagération du tonus vasculaire et, peut-être, hémostase difficile au niveau des points saignants, par état spécial du sang. Quoi qu'il en soit, la ménorragie est un trouble extrêmement fréquent de la déséquilibration, et vous trouverez toujours chez ces malades d'autres stigmates de l'excitation des centres.

Ces ménorragies essentielles, comme il convient de les appeler, c'est-à-dire qui ne sont sous la dépendance d'aucune maladie locale de l'utérus ou de l'ovaire, ou générale (cardiaques ou infection), sont assez communes chez les jeunes filles à l'époque de la puberté; mais sachez qu'elles peuvent se faire voir à toute autre époque de la vie génitale de la femme. Au début de la puberté, ce trouble est fréquent; Armand Siredey en a fait une jolie étude dans le *Journal des Praticiens*, en 1900.

Ces cas sont monnaie courante pour celui qui sait les chercher. Je citerai le suivant qui appartient à une belle jeune fille de quinze ans, réglée depuis deux ans, et qui depuis huit mois perd des quantités prodigieuses à chaque époque, à se demander si on ne serait pas obligé de la tamponner. Cette jeune fille appartient à une mère obèse, à un père glycosurique, je ne dis pas diabétique; un de ses frères a de l'asthme ; j'en ai soigné un autre pour un zona cervical. Bien avant sa menstruation, cette malade se plaignait de maux de tête, de vertiges, de rêvasseries, de palpitations, de douleurs dans les reins. Deux ou trois jours avant chaque époque, elle devient craintive, nerveuse, peureuse, scrupuleuse à l'excès ; ce n'est qu'à ce moment, me dit sa mère, que sa conscience est troublée en matière de religion, qu'elle pleure et accuse des douleurs dans les jambes. L'écoulement paraît et tous ces phénomènes psychiques rentrent dans l'ordre pour ne reparaître que le mois d'après, à la date régulière. L'examen complet est négatif; il n'y a rien de génital, de cardiaque et aucun symptôme d'hystérie.

Le repos absolu avant et pendant la période, une alimentation non excitante, de l'hydrothérapie tiède, un peu moins de surmenage scolaire, en quelques mois, rétablirent les choses.

Examinez de près cette malade, et si vous êtes passionné pour les choses de la médecine vous ne pouvez ne pas vous intéresser à elle, à son hérédité qui vous explique que les causes occasionnelles morales, physiques et alimentaires ont dévié, excité, déséquilibré, en un mot, ses cellules et ses plexus ovarique et hypogastrique qui n'appartiennent plus au type physiologique dans leurs filets vaso-moteurs tout au moins. Ce qui est intéressant ce n'est pas de faire cette constatation et de guérir cette malade, c'est de regarder au delà et se demander : Que sera un jour cette jeune fille qui entre dans la vie avec un système nerveux pareil? comment pourra-t-elle lutter dans l'existence? subir les épreuves de la vie ? avoir les anxiétés de la mère de famille ? soigner avec calme ses enfants? quel sera l'intérieur de ce mari qui s'associera à cette jeune déséquilibrée d'aujourd'hui et qui sera une femme à canapé, c'est-à-dire une infirme, ayant toujours une migraine, une crise d'estomac ou un désordre quelconque? que seront un jour les enfants issus d'une pareille déséquilibrée, déséquilibrés eux aussi dès les premières années de leur vie?

Vous devez toute votre attention, toute votre sollicitude à ces jeunes plantes qui puisent leur nourriture d'un sol de mauvaise qualité et qui sont fatalement appelées un jour à porter de mauvais fruits. Votre devoir est de corriger ce qu'il y a de défectueux dans ce système nerveux qui ne demande qu'à bien fonctionner, mais qui ne le peut pas ayant été frappé d'infériorité à l'état naissant. Il est vraiment temps que l'on revienne à des principes plus sages, que l'on mette en œuvre des moyens utiles pour donner à nos enfants, à nos fils, à nos filles, un système nerveux sain, sans lequel l'existence ne peut être que misérable pour l'individu.

La métrorragie consiste dans l'exagération du flux menstruel qui s'étend d'une période à une autre ou qui consiste en un écoulement qui dure quinze jours, ou enfin qui est constitué par des pertes journalières, la malade ne rendant que quelques gouttes de sang. Vous ne sauriez attacher assez d'importance à ce trouble qui demande à être combattu dans le plus bref délai pour la raison suivante: en supposant qu'une femme atteinte de ménorragie perde 500 grammes de sang pendant huit jours, sa santé ne s'altérera pas trop parce qu'elle a devant elle trois autres semaines pour refaire du sang ; mais si cette même malade perd 200 grammes seulement d'une façon continue, journellement, par gouttes, sa santé générale s'en ressentira beaucoup plus facilement et elle ne tardera pas à devenir une anémique. Ce n'est pas la quantité perdue qui est grave, mais c'est surtout la continuité de la perte; dans ce dernier cas, c'est le robinet qui laisse couler le liquide goutte à goutte et qui trouble profondément la quantité du sang : cela, l'expérience clinique le démontre.

Je dois néanmoins reconnaître, exception faite pour les métrorragies survenant au moment de la ménopause, que ce trouble est assez rare pendant la période d'activité sexuelle de la femme ; je ne l'ai rencontré que deux fois. Dans l'immense majorité des cas, les métrorragies sont l'indice de quelque affection locale : fibrôme, polype, cancer du col, sarcôme de la muqueuse ou endométrite post-abortive, maladies qui ont chacune leur physionomie propre et dont le diagnostic est toujours possible par l'interrogatoire et par l'examen complet des organes du petit bassin.

Un des chapitres les plus intéressants, concernant les troubles de la déséquilibration de l'appareil génital, est celui qui a trait aux phénomènes sympathiques susceptibles d'être éveillés par la menstruation.

Les deux plexus ovarien et hypogastrique sont les sources premières d'où part l'influx qui amène le phénomène vaso-moteur grâce auquel la fonction pourra s'accomplir en tant qu'hémorragie. Ces deux centres nerveux sont, en quelque sorte, insensibles, et la malade bien équilibrée, comme je vous le disais, doit ignorer qu'elle possède des plexus; mais si cette malade est une déséquilibrée, si son système nerveux est excité pour une raison quelconque, ces centres peuvent devenir douloureux comme le devient le plexus solaire ou tout autre plexus cardiaque, mésentérique, etc., et les plexus ovarien et hypogastrique traduiront leur sensibilité par un état douloureux non seulement pendant la période des règles, mais aussi quelquefois dans leur intervalle.

Les plexus ovarien et hypogastrique contiennent des filets sensitifs et vaso-moteurs, ce qui vous explique que les phénomènes douloureux peuvent être isolés ou s'accompagner de troubles vaso-constricteurs et vaso-dilatateurs : ce sont ceux que nous venons d'étudier sous forme d'arrêt et de retard de la menstruation, de ménorragies et de métrorragies. C'est de la déséquilibration de l'appareil génital, à symptômes uniques ou multiples.

Chez quelques déséquilibrées, l'élément douleur est le plus important; par ses allures tapageuses, c'est le phénomènc en relief, et bien malheureuses sont celles qui ont ce désordre fonctionnel; car leur vie n'est souvent qu'un long martyre, et beaucoup d'entre elles, à une époque où cette pathologie était inconnue, ont été étiquetées des névralgiques par ovarite scléro-kystique et ont été castrées. Peu de ces malades ont été guéries pour la raison bien simple que ce n'était pas leur ovaire qui était malade, mais leurs plexus ; l'ovaire est enlevé, mais le plexus reste et continue à souffrir, ou bien alors la douleur se porte sur un plexus voisin.

Quoi qu'il en soit, en dehors des périodes ou, le plus souvent, pendant les règles, beaucoup de ces déséquilibrées à type algique se plaignent de douleurs du bas ventre et des côtés de l'abdomen, en pleine fosse iliaque. Sensibilité profonde accompagnée de chaleur intense qui s'irradie aux nerfs sensitifs de la périphérie, au point que l'attouchement de la paroi est pénible ; mais c'est surtout la pression profonde au niveau de l'ovaire, siège du plexus, qui arrache des cris à la malade, qui fuit sous vos doigts qui explorent. Rappelez-vous que ces douleurs subissent des poussées paroxystiques au moment des périodes, mais vous les retrouverez dans l'intervalle des règles si vous vous donnez la peine de les chercher. La malade ne se plaint pas toujours, mais appuyez fortement au niveau des régions ovariennes, et le sujet accusera une sensibilité superficielle ou profonde; parfois toute la paroi est douloureuse, douleur latente qui ne demande qu'à se réveiller à la moindre fatigue, à la moindre veille, mais dont l'agent provocateur le plus certain est la poussée fluxionnaire menstruelle. Certaines de ces femmes arrivent à ne pouvoir même supporter le corset ou tout autre vêtement serré.

Je ne fais pas allusion ici aux douleurs éprouvées par certaines malades au début de leurs périodes: douleurs utérines,

musculaires, par suite d'une déviation de l'organe : rétroflexion
ou version et surtout l'antéflexion si commune chez les jeunes
filles ; le sang ne s'écoule pas, stagne dans l'utérus, se coagule
ou non et le muscle se contracte énergiquement pour chasser
le corps étranger ; ce sont de vraies tranchées que le mariage
et surtout la maternité amendent souvent en élargissant le
conduit utérin ou en corrigeant la déviation.

Les douleurs dont nous parlons et qui ont pour siège les
plexus, sont indépendants de toute altération des organes utéro-
ovariens ; ce sont des femmes vierges de tout antécédent vénérien ou puerpéral, qui ont eu ou qui n'ont pas eu d'enfants,
qui sont mariées ou non. La douleur chez ces déséquilibrées
de l'appareil génital est le fait qui domine ; les plexus sont en
révolte : c'est l'ovaralgie ou l'utéralgie, analogue à la gastralgie, à la cardialgie, à la céphalalgie, à l'entéralgie ; le plexus est
irrité ; il peut manifester son irritation par la douleur localisée
aux points que nous avons signalés ; mais qui ne connaît la facilité avec laquelle la douleur s'irradie et vous ne serez pas étonné
de retrouver chez ces malades des phénomènes douloureux à
distance.

Parfois les plexus eux-mêmes sont peu ou pas douloureux,
mais la congestion qui se fait au niveau de l'ovaire qui cherche
à se débarrasser de son ovule excite les nerfs ovariens ; ces
derniers transportent leur excitation au niveau des plexus ovarien ou hypogastrique, et alors la voie est ouverte aux phénomènes sympathiques à distance, qui se feront dans une direction
variable.

Chez les déséquilibrées, on peut voir à chaque époque menstruelle des désordres fonctionnels à distance ; d'autre part,
très souvent, telle malade qui est une déséquilibrée de l'estomac
ou de la cellule cérébrale, verra ses troubles de déséquilibration
augmenter, s'accentuer à chaque période : l'anatomie et la clinique expliquent tous ces cas ; je ne puis que vous en citer
quelques-uns.

Représentez-vous donc vos deux plexus, ovarien et hypogastrique, en état de révolte, et notez chez telle malade le plexus
vésical qui est sollicité, et la déséquilibrée, pendant ses périodes
ou même en dehors d'elles, aura de la difficulté à se satisfaire.
J'en connais une qui, la veille de ses règles et durant leur
cours, urine toutes les deux heures et souvent goutte à goutte

avec douleur ; les nerfs sensitifs et moteurs de sa vessie sont troublés ; c'est de la cystite sans cystite.

L'excitation partie du plexus ovarien gagne par une voie bien courte le plexus rénal qui fournit, comme vous le savez, une branche d'origine au plexus ovarien, et alors ne soyez pas étonné que toute femme, pour ainsi dire, à ses époques, souffre des reins. Ainsi que je vous le disais plus haut, elle a le droit, de par la physiologie, d'avoir un peu de lassitude, mais pas plus que cela. S'agit-il d'une déséquilibrée, la douleur des reins atteindra une intensité particulière et vos malades vous feront à cet égard toutes sortes de comparaisons : fatigue, douleur, brûlure, tiraillement, élancements, coups de couteau, etc. : « Mes reins s'ouvrent, me disait l'une d'elles. — Vos reins n'ont rien à y voir, répliquai-je ; ce sont vos plexus rénaux qui sont désagréablement influencés par l'excitation venue de vos nerfs ovariens, excitation bruyante qui est la signature de votre déséquilibration nerveuse que vous tenez de vos parents, que vous avez entretenue par votre hygiène alimentaire et votre surmenage cérébral. » Voilà la douleur de reins qui nous a ramenés à la cellule cérébrale et à ses causes d'excitation ; la théorie seule des plexus autorise ces libertés.

Le courant nerveux passe-t-il par les branches d'origine du plexus hypogastrique, les nerfs sacrés, les sciatiques sont impressionnés ; en même temps, le nerf crural peut l'être par le plexus lombo-aortique, la portion lombaire du grand sympathique et les nerfs lombaires. Ces deux nerfs, sciatique et crural, peuvent donc être excités par l'irritation partie du plexus hypogastrique, et vous verrez, en effet, certaines femmes, au moment de leurs périodes, avoir de la lassitude, de la fatigue, de la douleur véritable des jambes. Je connais une de mes malades qui, la veille de ses règles, éprouve au niveau de ses membres inférieurs une sensibilité particulière qui ne la trompe jamais ; elle sait qu'elle sera réglée le lendemain.

L'excitation remonte-t-elle au plexus solaire, c'est, en quelque sorte, un nouveau foyer d'incendie ; les phénomènes gastriques sont fréquents et si la malade est une dyspeptique, toutes ses misères sont accrues. Certaines, à ces moments, vomissent ; d'autres souffrent de l'estomac, ont des crampes, des renvois gazeux, des spasmes, de la lenteur de la digestion, etc. ; l'intestin réagit souvent par son plexus mésentérique qui ne veut pas être en reste : diarrhée ou constipation accompagnée ou non de selles membraneuses, de coliques intestinales.

Le plexus cardiaque n'est pas moins facilement sollicité et les angoisses, les palpitations, viennent s'ajouter aux autres misères de la malade.

Les deux centres supérieurs réagissent à leur tour : la cellule cérébrale, recevant l'excitation partie des plexus du petit bassin, manifeste sa protestation par des vertiges, de l'agacement, une humeur instable, des crises de colère et d'impatience, de la tristesse, etc. Un de mes clients me disait : « Docteur, c'est curieux, ma femme et moi formons un ménage charmant; nous nous entendons parfaitement, mais à chaque fois qu'elle a ses règles, nous sommes en perpétuelle discussion. » J'expliquai de mon mieux qu'il n'y avait rien de diabolique en cela et je lui exposai la théorie des plexus, sur laquelle il est maintenant très ferré.

Un symptôme des plus fréquents de la cellule cérébrale irritée, c'est la migraine ou, plus simplement, le mal de tête. Il y a des malades qui ne souffrent qu'à leurs époques ; mais soyez certain que si votre malade est une déséquilibrée à forme céphalalgique, elle est sûre de souffrir à l'occasion de ses règles. Quelques-unes souffrent la veille, le mal de tête s'arrêtant dès que l'écoulement apparaît ; d'autres accusent de la sensibilité pendant toute la durée de l'époque ; d'autres enfin n'ont leur migraine qu'après que la période a pris fin. Ne voyez-vous pas là une preuve indiscutable de cette propagation de la douleur, de cette sympathie qui relie tous nos centres les uns aux autres, si le système nerveux, si les plexus n'opposent pas une barrière aux phénomènes d'excitation locale, et si les cellules veulent bien réagir sous l'influence de l'irritation qui leur est transmise.

La céphalée n'est pas, chez ces malades, un symptôme d'auto-intoxication ainsi que certains auteurs le prétendent ; si auto-intoxication il y avait, la douleur de tête ne devrait pas se produire après les règles qui constituent une saignée bienfaisante en purgeant le milieu intérieur de certains produits nocifs ; non, la céphalée n'est que le cri de souffrance d'une cellule cérébrale prédisposée par hérédité, qui est excitée par un influx nerveux qui lui provient des centres inférieurs.

Du côté du système médullaire, la malade pourra se plaindre

de fatigue générale de tous ses membres, de douleurs intercostales ou dorsales, de poussées douloureuses au niveau des membres, etc.

Les glandes mammaires sont reliées aux organes génitaux de la façon suivante : plexus ovarien, plexus solaire, nerfs splanchniques, nerfs dorsaux, nerfs intercostaux; la route n'est pas longue et la sympathie évidente. Ces organes, au moment de la poussée fluxionnaire utéro-ovarienne, subissent très souvent aussi une fluxion : les seins deviennent douloureux, pesants et lourds; la glande est sensible au palper, et le mamelon, doué d'une excitabilité toute particulière. Je connais deux de mes malades qui ont d'autres stigmates de la déséquilibration et qui, à chaque époque menstruelle, éprouvent de vives douleurs au niveau de leurs glandes mammaires, au point de réclamer un soulagement.

Le domaine vaso-moteur de la peau et des muqueuses ne reste pas insensible : certaines malades ont des bouffées de chaleur au visage, aux oreilles, des transpirations profuses ou de petits frissons. Une de mes malades, deux jours avant ses règles, avait de l'enflure d'une cheville qui disparaissait dès que l'écoulement se montrait; une autre déséquilibrée de l'appareil veineux, atteinte, il y a plusieurs années, de phlegmatia alba dolens, se plaignait de douleurs à chaque menstruation le long des gros troncs veineux du membre inférieur.

Du côté des muqueuses et de la peau, le mouvement fluxionnaire est tel qu'on a pu voir des hémorragies se faisant à ce niveau, constituant ce que l'on a appelé des déviations des règles. On a cité des hémorragies se faisant par l'oreille, le nez, l'estomac, la peau, etc. Une de mes malades la veille de ses règles était très souvent prise de saignement de nez; c'est en vain que j'ai cherché la varice capillaire sur la cloison, signalée par Lermoyez chez beaucoup de malades qui ont des épistaxis, et que j'ai rencontrée quelquefois. Dans le cas actuel, il s'agissait d'une fluxion par vaso-dilatation des capillaires de la pituitaire.

Les poussées d'herpès labial et génital, les prurits vulvaire et anal, les crises d'érysipèle à répétition sont fréquentes chez certaines femmes. Trousseau avait appelé l'attention sur les angines cataméniales. Il semblerait que le microbisme latent, qui existe chez toutes les femmes pourrait, chez quelques-unes, en raison de la déséquilibration nerveuse, acquérir une certaine virulence.

Certaines malades ont, à ce moment, des crises nerveuses, des syncopes, des larmes; l'habitus extérieur est modifié; la face est souvent tirée, fatiguée, les yeux cernés ; il est facile à un observateur exercé de deviner que la femme est dans ses moments.

Entre la femme simplement indisposée et celle qui est susceptible de présenter tous ou quelques-uns des troubles que nous venons de passer en revue, il y a la même différence qui existe entre un système nerveux calme et un système nerveux déséquilibré appartenant à une malade détraquée de par son hérédité et ses antécédents acquis; là menstruation n'est qu'une cause provocative chez elle, pour mettre en branle tous ses plexus; une violente émotion, une fatigue physique, une excitation du plexus solaire par cause alimentaire, auraient pu de la même façon allumer l'incendie. Ces systèmes nerveux déséquilibrés semblent être en quête d'une cause provocatrice pour manifester leur protestation.

III

LA MÉNOPAUSE

Sommaire. — Phénomènes d'arrêt de la menstruation. — Réaction variable de la femme suivant son système nerveux, son hérédité, ses antécédents acquis. — Troubles vaso-moteurs. — Ménorragie. — Métrorragie. — Phénomènes sympathiques du côté de l'estomac et des autres viscères. — Déséquilibration de la nutrition, aboutissant à l'obésité et à l'amaigrissement. — La ménopause, dénonciatrice de l'artério-sclérose latente. — Les symptômes révélateurs de ce grand processus.

Vers quarante-cinq ou cinquante ans, l'ovulation cesse ainsi que le flux vasculaire qui l'accompagne; l'âge critique de la femme a sonné : la ménopause est proche. C'est là souvent une période douloureuse pour certaines, pour quelques prédisposées dont le moral s'affole. C'est l'âge des regrets, dit-on; les cheveux blancs ne peuvent plus être dissimulés; la taille se déforme; souvent un embonpoint exagéré fait déborder les hanches; les rides s'accusent. Heureuses sont celles qui savent se résigner à cet hiver de leur vie, se contenter de souvenirs et revivre dans leurs petits-enfants.

Le moral seul n'est pas en cause : la ménopause, par l'arrêt du flux sanguin périodique, provoque souvent des phénomènes de déséquilibration qui naissent à cette période de la vie de la femme ou qui aggravent considérablement des désordres fonctionnels antérieurs, ou encore qui dénoncent certaines lésions organiques, latentes jusqu'alors.

Certaines femmes, vers quarante ou cinquante ans, cessent d'être réglées sans que leur santé générale ne soit, en quoi que ce soit, modifiée; les organes génitaux rentrent dans le sommeil sans éveiller aucune sympathie à distance. D'autres, à cette période, présentent de grandes irrégularités pendant six, douze ou dix-huit mois jusqu'à l'arrêt définitif. Certaines malades ne voient que tous les deux mois, puis six mois après, alors qu'elles croient en avoir fini, sont de nouveau réglées; il y a, à cet égard, bien des variantes qui n'ont d'ailleurs aucun intérêt.

Il n'en est pas de même de certains désordres vaso-dilatateurs de la ménopause qui se traduisent par des pertes excessivement abondantes constituant des ménorragies et des métrorragies, et que je vous engage à bien étudier si vous ne voulez tomber dans des méprises fâcheuses. C'est là un point que le jeune médecin ne connaît pas, pour la raison bien simple qu'il n'a jamais vu ces troubles chez les malades d'hôpital. Nous avons tous lu quelque part que la femme vers l'époque de sa ménopause, était susceptible d'avoir des hémorragies graves qui ne dépendent d'aucune cause morbide locale; mais ce souvenir théorique est noyé au milieu des faits cliniques, et nous nous représentons nos malades d'hôpital qui toutes sont des cancéreuses du col ou du corps utérin ou qui portent un polype muqueux ou quelque fibrôme. Au début de ma carrière, j'ai commis deux erreurs de ce genre qui sont toujours préjudiciables au jeune médecin.

Songez toujours, chez ces malades de la quarantaine, à des troubles de vaso-dilatation par déséquilibration des plexus ovariens; recherchez les antécédents héréditaires ou acquis des désordres nerveux ; examinez appareil par appareil et trouvez-y la signature de la déséquilibration nerveuse. En tout cas, ne vous hâtez pas de conclure à l'existence d'un fibrôme ou d'un cancer avant d'avoir une certitude. Je sais qu'il y a des cas difficiles, surtout en ce qui concerne le cancer, où le but du praticien est de porter un diagnostic précoce. Il y a des cas embarrassants : une des malades auxquelles je faisais allusion plus haut, n'était pas vierge de troubles utérins ; elle avait eu de la métrite antérieure ; son col était gros ; je croyais sentir un petit noyau d'induration ; il n'en fallait pas plus, trompé par mes souvenirs cliniques, pour me faire prononcer un peu tôt le diagnostic de néoplasme qui, heureusement, ne se confirma pas. Cette malade n'était qu'une déséquilibrée du système nerveux qui avait pris prétexte, à l'occasion de sa ménopause, pour saigner abondamment.

Les femmes, pour la plupart, savent que c'est l'âge du cancer, leur cauchemar ; c'est une anxiété morale qui vient s'ajouter à toutes les autres causes pour accentuer la déséquilibration. Vous devez user de toute votre autorité pour leur donner confiance, et les traiter après avoir posé un bon diagnostic. Je ne vous cache pas que vous aurez quelques cas embarrassants, mais la difficulté n'exclut pas un examen patient et je suis persuadé que si vous possédez une bonne teinte de pathologie, vous arriverez à faire ce diagnostic ; il suffit d'y songer et de mettre en œuvre tous les moyens que la clinique met à votre disposition, depuis la palpation bimanuelle jusqu'à la dilatation utérine et l'examen histologique de la muqueuse.

Tous les troubles sympathiques que nous avons étudiés précédemment sont susceptibles d'être présentés par les malades, au moment de leur ménopause, soit qu'ils se manifestent à ce moment pour la première fois, soit qu'ils soient augmentés et renforcés à cette période. Si la femme a un point faible, un *locus minoris resistentiæ*, la déséquilibration se portera certainement de ce côté. L'estomac, c'est-à-dire le plexus solaire, paie un lourd tribut à la ménopause. Lisez à ce sujet la communication de Dalché, à la Société de thérapeutique, en 1900 ; vous y verrez les nombreuses associations morbides créées par cet état ; je ne les passerai pas en revue ; vous les connaissez ; je vous les ai décrites au chapitre traitant de l'estomac. Faites causer votre malade, et vous classerez chaque cas avec facilité.

A cette période de la vie, la plupart des femmes prennent du corps, mais souvent la nutrition, par cet ébranlement nerveux précédé, de longue date parfois, par des désordres des autres centres, est déviée, et la femme devient obèse ou maigrit. L'obésité à début abdominal chez la femme de quarante-trois ans qui n'est plus réglée, est souvent prise pour une grossesse, de l'ascite ou un kyste de l'ovaire; à vous de démêler ce qui en est.

L'amaigrissement, aboutissant de la déséquilibration nerveuse, ainsi que nous le démontrerons bientôt, tourmente davantage ces malades. En quelques mois la femme la plus potelée se décharne; les rides sillonnent le visage; les joues n'ont plus de support; le coussinet adipeux manquant, elles retombent flasques; il y a de quoi frapper le moral de la jolie femme qui n'a pas oublié le chemin qui mène à son miroir. Pour peu qu'elle ait, comme cela est la règle, certains autres désordres : palpitations, dyspepsie, etc., elle se croit atteinte d'une maladie grave; le moral s'affole d'autant plus que la malheureuse ne peut sortir ou recevoir une visite sans qu'une amie charitable ne lui dise : « Mais, ma chère, qu'avez-vous? vous êtes considérablement changée. » La pauvre déséquilibrée pâlit et palpite; c'est presque un arrêt de mort, et la nuit, les yeux grands ouverts, la moindre douleur à l'estomac ou ses pertes exagérées lui font craindre que quelque cancer ne la ronge; elle se réveille pâle, défaite, les yeux cernés. Dans son entourage, on en parle, cherchant à pénétrer le mystère : « Cette excellente Madame X., que peut-elle avoir? mais on ne voit pas son état! elle s'en va! » Et ainsi de suite, au point qu'une de mes malades n'osait plus sortir de chez elle de peur de rencontrer une amie dévouée qui ne manquerait pas de lui jeter à la tête un compliment de ce genre; les femmes ont de ces attentions délicates, quelques commères du moins.

Quoi qu'il en soit, rappelez-vous que la femme, à ce tournant de sa vie, a le droit, de par les désordres de ses plexus, d'engraisser ou de maigrir sans qu'elle ait pour cela la moindre lésion organique. Pourtant je dois vous dire qu'à quarante-cinq ans, l'âge de l'artério-sclérose a sonné pour beaucoup; vous devez agir avec circonspection et ne pas conclure à la déséquilibration pure sans avoir pratiqué un ou plusieurs examens complets de votre malade. Beaucoup de ces déséquilibrées ont un cœur, un foie et surtout des reins en imminence morbide, et souvent si les petits symptômes de l'insuffisance urinaire n'ont pas paru encore, c'est que le milieu intérieur était soulagé périodiquement par cette saignée de 200 à 400 grammes, qui jetait au dehors des produits nocifs et constituait ainsi une soupape de sûreté. Vienne la suppression des menstrues, il y a rétention des produits de désassimilation mal détruits par le foie, et éliminés incomplètement par le rein. Cherchez bien alors : l'amaigrissement, un peu d'essouflement à la marche, de l'instabilité du pouls qui est rapide, dur et cordé, de l'accentuation du deuxième bruit à la base du cœur, quelques intermittences, un léger degré de bruit de galop, de la polyurie nocturne, de l'oppression nocturne étiquetée asthme par la malade et qui n'est que la dyspnée toxi-alimentaire, etc. Ce sont là autant de symptômes d'artério-sclérose qui, préparés de longue date, n'éclosent qu'à l'occasion de la suppression des menstrues, indices infaillibles pour le médecin qui sait voir, mais lettre morte pour celui qui se contente de dire après un examen superficiel : « Madame, c'est l'âge ; patience, tout cela se dissipera. » Les urines sont examinées ; cliente et médecin s'endorment paisiblement sous prétexte que les reins sont sains, attendu qu'il n'y a pas d'albuminurie.

Je vous en supplie, n'attendez pas que votre malade meure d'apoplexie, d'angine de poitrine ou d'insuffisance rénale, pour diagnostiquer l'artério-sclérose. Lisez les magistrales leçons de Lancereaux, Peter et Huchard, et si vous n'êtes pas dénué de tout sens clinique vous n'aurez pas à attendre la présence de l'albumine pour reconnaître l'artério-sclérose ; et je dis que vous pourrez, non pas la guérir, car nous ne pouvons rien contre cette rouille de la vie, mais au moins en éloigner l'échéance fatale.

Rappelez-vous par conséquent l'importance de cette fonction à une époque où la femme en a besoin pour épurer son sang. Ses organes ont été mis à forte contribution par tous les excès de la vie, les maladies infectieuses, et souvent par de nombreuses grossesses qui ont imposé un rude labeur à son cœur, à ses artères, mais surtout à ses émonctoires : reins et foie. Ses malaises, ses bouffées de chaleur, ses bourdonnements d'oreille, le réveil de ses crises d'asthme, de ses douleurs rhumatismales, de ses névralgies, ses lassitudes, ses eczémas, la lenteur de sa digestion, sa constipation, son embonpoint ou son amaigrissement, vous disent que son système nerveux est troublé et que de plus elle est exposée à des accidents de rétention qui peuvent dénoncer l'artério-sclérose toujours préparée par la déséquilibration nerveuse. Plus que jamais, c'est le moment de ménager son système nerveux par une vie calme, paisible, par le repos physique et cérébral, de ménager son foie et ses reins en leur donnant un travail proportionné à ce qu'ils peuvent faire, en réglant sagement l'hygiène alimentaire, en proscrivant les mets riches en déchets, d'une assimilation difficile : quelques diurétiques feront le reste.

Je suis obligé de me limiter, mais j'espère vous en avoir assez dit pour vous permettre de vous rendre maître de ce sujet si vaste et si captivant.

IV

LES ALTÉRATIONS ORGANIQUES DE L'APPAREIL UTÉRO-OVARIEN PEUVENT ÊTRE LA CAUSE OU L'EFFET DE LA DÉSÉQUILIBRATION NERVEUSE

Je viens de vous parler des désordres fonctionnels du système nerveux dans le domaine des plexus ovariens et des centres supérieurs, sans aucune altération des organes génitaux : l'examen clinique le mieux conduit et l'étude anatomo-pathologique de ces mêmes organes seraient impuissants à révéler la moindre lésion organique. Ce sont des troubles de déséquilibration ovario-utérine dus à une cause émanant de la cellule cérébrale, médullaire ou du plexus solaire. Mais il faut que vous sachiez que parfois la déséquilibration générale du système nerveux a une cause utérine ou ovarienne et que, d'autre part, la déséquilibration du système nerveux peut, à la longue, créer de toutes pièces, sans l'adjonction d'un état infectieux, des altérations organiques du système génital.

Vous vous rappelez que je vous disais précédemment combien les maladies de l'appareil génito-urinaire de l'homme étaient susceptibles, chez un prédisposé, de troubler son système nerveux et de le faire verser dans la déséquilibration ; eh bien ! il en est de même chez la femme, et vous comprendrez sans peine comment un vaginisme, une métrite, une salpingite, une inflammation périutérine, par les douleurs, les pertes blanches ou sanguines, la gêne et l'impossibilité de remplir avec satisfaction les devoirs conjugaux, la stérilité, etc., comment, dis-je, toutes ces causes peuvent agir sur une cellule cérébrale qui réfléchira sur un ou plusieurs centres nerveux l'irritation partie de cette épine inflammatoire du petit bassin. Il faut non seulement que vous puissiez délimiter aussi exactement que possible le point de départ de la déséquilibration ; mais il faut aussi que vous sachiez analyser chaque symptôme afin de relier tel désordre à l'affection organique et tel autre au trouble fonctionnel. Je vais vous citer deux observations qui me permettront de vous exposer ces différences cliniques :

Dans les premiers mois de 1897, je fus appelé à donner des soins à Madame X., mariée depuis un mois à peine, pour des accidents aigus du côté de la vessie, qui n'étaient autre qu'une infection gonococcique transmise à sa femme par le mari qui portait les traces visibles d'un écoulement qui avait subi, à l'occasion de sa lune de miel, une recrudescence.

Cette jeune femme, âgée de vingt-deux ans, s'était toujours bien portée et ne présentait aucun antécédent de déséquilibration nerveuse ; pourtant je dois ajouter que son père était goutteux, sa mère, migraineuse, et qu'une de ses sœurs était obèse. La malade, sauf un léger degré d'embonpoint, était, je le répète, indemne de tout symptôme de déséquilibration.

Sous l'influence d'un traitement au nitrate d'argent, la vessie ne tarda pas à se calmer, mais malgré mes exhortations, le mari ne voulut pas se traiter. Il en résulta une nouvelle infection dans la suite, qui atteignit l'utérus et les annexes, et six mois plus tard, je fus de nouveau mandé pour une poussée de pelvi-péritonite survenue à l'occasion d'une grande fatigue au moment des règles.

Il y a actuellement cinq ans que cette malade est une infectée de son appareil génital. En même temps qu'une leucorrhée intense, elle présente des douleurs sub-continues au niveau des deux fosses iliaques avec irradiations du côté des cuisses. Les époques menstruelles, les fatigues de toute nature, les rapprochements conjugaux sont prétexte à des crises de douleurs.

L'examen permet de constater un utérus d'un volume moyen qui a perdu en partie sa mobilité en raison de la poussée de pelvi-péritonite antérieure. Les culs-de-sac, particulièrement le gauche, sont occupés par deux tuméfactions qui représentent les annexes chroniquement enflammées.

Le diagnostic ne saurait être douteux : infection blennorrhagique, cystite, métro-salpingo-ovaro-péritonite.

Cette malade n'a jamais voulu se soigner d'une façon sérieuse et a toujours refusé toute intervention directe dirigée contre ses annexes. Elle s'est contentée de petits moyens locaux qu'elle cessait aussitôt que les pertes blanches ou les douleurs paraissaient s'atténuer. Quoi qu'il en soit, cette malade, sous l'influence de ses douleurs, de ses pertes blanches, de la difficulté à remplir ses devoirs conjugaux, n'a pas tardé, sans doute en raison de sa prédisposition héréditaire, à présenter des troubles de déséquilibration nerveuse qui se sont montrés du côté du cerveau et de l'estomac.

La malade est une aigrie; elle est irritable, acariâtre, et ceux qui l'entourent ne reconnaissent plus la jeune fille d'autrefois qui ne demandait qu'à rire et à s'amuser. Il est incontestable qu'il existe chez elle un état psychique particulier.

L'estomac est paresseux, l'appétit capricieux, les digestions sont laborieuses, accompagnées de gaz. Constipation opiniâtre suivie de poussées d'entérite membraneuse accompagnées de douleurs qui, ajoutées à celles dues aux congestions produites au niveau de l'ovaire, laissent peu de répit à la malade.

La nutrition s'est affaiblie; la figure est souffreteuse, les yeux cernés, et à l'embonpoint de ses premières années a succédé de l'amaigrissement.

Cette malade représente un type de déséquilibrée du système nerveux à point de départ utérin, une prédisposée que le mariage, avec ses complications inattendues, a stigmatisée.

Je fus consulté, il y a quelques mois, par une jeune femme appartenant à une famille de déséquilibrés et qui, jeune fille, avait déjà souffert de maux de tête, de vertiges, de dysepsie et de ménorragie : une déséquilibrée bénigne en un mot. Elle se marie, a un enfant, mais a des couches laborieuses qui nécessitent l'application du forceps; elle fait une poussée de salpingo-ovarite et vient à moi, six mois après le début de ses accidents, se plaignant de troubles divers.

Mon interrogatoire, bien conduit, me permet de me rendre compte que cette jeune femme, bien avant son mariage était déjà une déséquilibrée de par ses maux de tête, ses vertiges, etc. Après ses couches, il y a d'autres phénomènes surajoutés qui n'existaient pas auparavant : douleurs à l'hypogastre et dans les fosses iliaques avec irradiations au niveau des reins et des cuisses, mictions fréquentes, palpitations, état psychique particulier caractérisé par du découragement, de la tristesse et une mauvaise nutrition qui se manifeste par de l'anémie et de la fatigue générale sans état fébrile.

Tous les organes sont sains, sauf l'utérus qui est un peu volumineux et l'ovaire droit qui est adhérent et fixe dans le cul-de-sac de Douglas. La pression à ce niveau est excessivement douloureuse et arrache un cri à la malade qui m'avoue que les rapports conjugaux sont très pénibles, par suite de l'ébranlement communiqué à cet ovaire congestionné, déplacé, irrité et irritable. La partie latérale gauche du col est déchirée, et, à ce niveau, existe un nodule cicatriciel légèrement sensible.

Quel diagnostic porter? Il est simple et il découle de mon interrogatoire et de mon examen : la malade est une déséquilibrée de longue date par hérédité et troubles acquis; sa déséquilibration a été renforcée, accentuée, aggravée, avec des symptômes nouveaux, par une lésion utéro-ovarienne représentée ici par une métro-salpingo-ovarite d'origine puerpérale.

En présence de ce diagnostic, il a fallu m'occuper non seulement de ce système nerveux général qui était déséquilibré de longue date, mais il m'a fallu aussi traiter cette cause génitale, cet utérus atteint d'endométrite et cet ovaire congestionné, qui tous deux étaient responsables de l'aggravation de la déséquilibration de ma malade. La douleur hypogastrique et iliaque était un symptôme morbide anatomique dont je m'expliquais le pourquoi; quant aux autres symptômes dépendant du plexus solaire et de la cellule cérébrale, c'étaient des désordres fonctionnels sans substratum, entretenus par la lésion génitale qui jouait le rôle de corps étranger.

Il en est de même d'autres malades à vaginisme, à métrite, à fibromes, à kystes, dont quelques-unes sont susceptibles d'être déséquilibrées par le fait de la maladie locale. Je dis quelques-unes, car certaines femmes, malgré là durée, la forme, la gravité et l'étendue de leurs lésions utéro-ovariennes, conservent un état général satisfaisant, ces maladies restant pendant toute leur évolution un mal local; ces malades font contraste avec les autres qui, sous l'influence de certaines causes prédisposantes (hérédité, déséquilibration antérieure par mauvaise hygiène alimentaire, surmenage physique ou cérébral), présentent des troubles fonctionnels à distance.

Rappelez-vous que toute maladie génitale est susceptible de s'accompagner de troubles de déséquilibration dans les autres sphères; sachez reconnaître les symptômes de la maladie elle-même et ceux de la déséquilibration. Diagnostic intéressant, attrayant, réalisable le plus souvent et d'où dépend votre thérapeutique pour cette classe de malades que je vous propose d'appeler les déséquilibrées du système nerveux de cause utéro-ovarienne, à opposer aux déséquilibrées de l'appareil utéro-ovarien de cause cérébro-médullaire ou du plexus solaire.

Je vous ai déjà dit dans un des chapitres précédents que la femme, pour être considérée comme une véritable déséquilibrée de son appareil génital, ne devait, malgré tous ses troubles vaso-moteurs, sensitifs et glandulaires, présenter aucune altération anatomique de l'utérus et de l'ovaire ; autrement il s'agit d'un cas de déséquilibration consécutif à une lésion utéro-ovarienne, et je viens précisément de vous en rapporter deux exemples.

Je dois ajouter que Richelot a eu le grand mérite de dégager du chaos des métrites un complexus clinique utéro-ovarien auquel il a donné le nom de sclérose génitale qui représente une lésion de nutrition des parties constituantes de la sphère génitale, indépendant de tout état infectieux antérieur : puerpéralité ou gonococcie.

Ces arthritiques nerveuses, comme il les appelle, qui, jeunes filles et jeunes femmes, sont exposées aux congestions et qui plus tard font de la sclérose confirmée, sont précisément ces déséquilibrées primitives de l'appareil génital qui présentent toute cette gamme de troubles fonctionnels que j'ai passés en revue (ménorragie, métrorragie, aménorrhée, phénomènes douloureux locaux et à distance, troubles sympathiques, etc.). Or, je crois que Richelot est dans le vrai lorsqu'il admet que ces malades, avec le temps, sont susceptibles de développer de toutes pièces, sans la participation d'un microbe quelconque, des lésions trophiques de nutrition de la sphère génitale, qui se traduiront par un état d'hypertrophie conjonctivo-musculaire de l'organe, donnant naissance à des utérus globuleux et géants avec altérations concomitantes et secondaires de la muqueuse et du système vasculaire, constituant les types cliniques variés des utérus congestionnés, douloureux, rétrofléchis, saignants et sclérosés.

Le chapitre que consacre Richelot, dans son volume « Chirurgie de l'utérus », à la congestion et la sclérose, est tracé de main de maître. Malgré le grand talent de l'auteur, il n'a pas réussi, au cours de la discussion qu'il a provoquée à la Société d'obstétrique et de gynécologie du 4 mai 1900, à entraîner la conviction de tous ; mais cela ne m'étonne pas, attendu qu'on accepte difficilement une opinion qui ne cadre pas avec ses propres idées. Quant à moi, je prédis à Richelot que cette graine qu'il a déposée germera, attendu que les faits qu'il avance sont indéniables pour celui qui a réfléchi à cette question de la déséquilibration nerveuse et à ses suites éloignées.

Je n'ai rien à ajouter à la description que nous a tracée Richelot, et j'admets entièrement que parmi nos déséquilibrées de l'appareil génital, si toutes ne présentent pas à une époque quelconque des désordres anatomiques du côté de l'utérus et de l'ovaire, d'autres, par suite des phénomènes de vaso-dilatation et de vaso-constriction et par troubles trophiques, sont exposées à faire de la sclérose utéro-ovarienne qui variera depuis l'utérus légèrement augmenté de volume jusqu'au gigantisme utérin. Je ne vois pas pourquoi l'on refuserait à l'utérus ce que l'on accorde au système vasculaire tout entier, et ne vous ai-je pas démontré que les scléroses vasculaires et viscérales étaient l'aboutissant éloigné de la déséquilibration nerveuse (c'est-à-dire de l'arthritisme des auteurs modernes)?

En résumé, chez les déséquilibrées du système nerveux (prédisposition héréditaire renforcée par causes psychiques, physiques et par excès alimentaires), vous pourrez constater des désordres de la sphère génitale affectant les nerfs sensitifs, vaso-moteurs et glandulaires, sans que l'examen le plus minutieux vous permette de reconnaître la moindre altération macroscopique de ces organes ; mais pourtant rappelez-vous, ainsi que l'a démontré Richelot, que ces mêmes désordres fonctionnels peuvent, à la longue, préparer des lésions organiques amenant, par troubles trophiques et vasculaires, des dégénérescences du muscle utérin et de son tissu conjonctif, constituant la sclérose génitale, laquelle, je le répète, n'est qu'un aboutissant éloigné de la déséquilibration nerveuse, mais pouvant, par les troubles qu'elle détermine (pesanteur, tiraillement, douleurs, etc.), aggraver et corser la déséquilibration.

Au début de ma pratique, imbu des idées que j'avais acquises au lit de la malade d'hôpital, je n'arrivais pas à établir un diagnostic pathogénique qui me donnât satisfaction ; hanté par les méfaits du gonocoque et du streptocoque plus ou moins virulent, je me contentais de cet à peu près étiologique qui ne reposait sur rien, attendu que pour certaines de mes malades il ne pouvait être question du bacille de Neisser, et, que d'autre part, plusieurs avaient présenté des suites de couches impeccables. Comme immédiatement je me suis senti sur un terrain ferme lorsque Richelot m'a appris par sa communication à la Société d'obstétrique, en 1900, la filiation et la genèse de ces accidents! Rétrospectivement je rectifiai mes erreurs de diagnostic. Je comprenais alors le cas de Madame X... Deux ans après sa ménopause, cette dame avait eu des pertes sanguinolentes attribuées à tort à un épithélioma intra-cervical, dues, en réalité, à la présence d'un polype utéro-folliculaire, évoluant sur un utérus gros, douloureux, n'ayant laissé depuis vingt ans aucun répit à la malade qui n'a jamais eu d'enfants, mais est obèse et représente le type le plus parfait de la déséquilibrée du système nerveux, avec localisation de sa déséquilibration au niveau de ses plexus utéro-ovariens. Je comprenais enfin pourquoi Mlle X..., âgée de quarante-deux ans, avait un utérus gros, saignant et douloureux, bien qu'elle n'eût pas connu les douceurs de la vie conjugale et qu'elle n'eût donné asile à aucun gonocoque. C'était une déséquilibrée de tout le système, à algies multiples, qui, sur le tard, faisait de la sclérose utérine.

Je pourrais vous citer bien d'autres malades que j'ai en vain traitées par le curettage et par des opérations plastiques du col et du périnée, chez lesquelles, aujourd'hui je m'en rends bien compte, l'infection n'était pour rien : leurs ovarites scléro-kystiques, leurs épistaxis utérines, leur leucorrhée tenace, leurs algies utéro-ovariennes, leurs déviations utérines et leurs ptoses utéro-ovariennes, n'étaient que la signature d'une déséquilibration générale du système nerveux et des filets émanés des plexus utéro-ovariens.

Il vous incombe de bien savoir déchiffrer la pathologie du petit bassin chez la femme, de savoir reconnaître la part qui revient à l'infection et celle qui revient aux troubles trophiques consécutifs à la déséquilibration nerveuse. Un bon interrogatoire, un examen bien conduit et une fidèle analyse du passé morbide de votre malade vous permettront toujours de vous orienter au milieu de ces complexus cliniques, indéchiffrables pour celui qui n'a pas une expérience clinique consommée et pour celui qui ne sait pas relier les plexus utéro-ovariens à tous les autres carrefours nerveux de l'organisme.

Ce diagnostic est important, indispensable, pour asseoir une thérapeutique raisonnée, et si vous avez su vous rendre compte de ce qu'est la déséquilibration nerveuse, vous comprendrez que les utérines, celles qui ne le sont pas par cause infectieuse, sont justiciables, en même temps que d'un traitement local, d'une hygiène psychique, physique et alimentaire que je vous apprendrai plus tard à instituer.

V

LA GROSSESSE.

SOMMAIRE. — Comment devrait évoluer la grossesse chez la femme bien équilibrée. — La gestation agit chez les prédisposées comme cause provocatrice de la déséquilibration ou de la dégénérescence du système nerveux. — Rôle de l'hérédité. — Les troubles sympathiques de la grossesse. — Désordres fonctionnels du plexus solaire. — Les vomissements incoercibles. — Déséquilibration du tube digestif, du cœur, de l'appareil respiratoire. — Phénomènes sympathiques du côté de la glande mammaire. — Les névralgies, le prurit vulvaire. — Troubles sympathiques de la cellule cérébrale et de ses prolongements. — Les psychoses puerpérales. — L'amaigrissement et l'obésité. — L'anémie. — La glycosurie. — L'albuminurie et l'éclampsie. — Lithiase biliaire, etc., etc.

Je ne voudrais pas terminer ce chapitre sans vous montrer comment le système nerveux peut être troublé par deux importantes fonctions : la grossesse et l'allaitement.

L'œuf, une fois fécondé, se greffe au niveau de la muqueuse utérine : c'est l'état de grossesse dont la durée est de neuf mois environ. Pendant cette période, on peut dire que tous les tissus de la femme subissent des modifications anatomiques et physiologiques que nous n'avons pas à passer en revue ; rappelez-vous seulement que les femmes enceintes ont une surcharge sanguine, une pléthore séreuse, et qu'elles ont dans le sang une plus grande quantité de déchets provenant de leur propre désassimilation et de celle du fœtus, mettant ainsi à contribution le pouvoir protecteur de la cellule hépatique et des émonctoires : reins, peau, intestins, etc. Vous savez combien les phénomènes d'auto-intoxication sont fréquents chez la

femme enceinte, soit qu'il y ait surproduction de déchets, soit
que les organes éliminateurs soient en état d'infériorité
physiologique: le résultat est le même et se traduit par de
nombreux symptômes que vous ne devez pas mettre sur le
compte de la déséquilibration du système nerveux; tel l'albuminurie qui représente une des phases les plus bénignes de
cet état, et l'éclampsie, une des plus accentuées et des plus
graves.

Quelque intéressants qu'ils soient, ces phénomènes ne rentrent
pas dans notre cadre, mais, en dehors des symptômes d'auto-
intoxication, toute femme enceinte est exposée à des troubles
sympathiques qui ont été classés par nos maîtres parmi les
symptômes de la grossesse; ce n'est que lorsque ces signes
se présentent avec un caractère de gravité qu'ils sont considérés comme un état morbide. Ce n'est pas notre avis : une
femme bien équilibrée, saine, dont le système nerveux est ce
qu'il doit être, c'est-à-dire non excité par hérédité et par les
excès que nous connaissons, ne devrait pas réagir ainsi que
nous le voyons journellement. La grossesse, chez elle, devrait
être soupçonnée par la suppression des menstrues ; l'augmentation du volume du ventre et un peu d'embonpoint devraient
lui laisser pressentir qu'elle est enceinte ; enfin elle devrait en
avoir la confirmation vers le quatrième mois par les mouvements actifs du fœtus.

Y a-t-il des raisons pour que les femmes soient troublées,
comme elles le sont toutes généralement, par des phénomènes
sympathiques dès que l'utérus contient un produit? Je ne le
crois pas ; je suis convaincu que, s'il en est ainsi, c'est que
nous appartenons aujourd'hui à une époque de déséquilibration
à outrance; les jeunes femmes qui se marient et qui deviennent
enceintes sont, 99 fois sur 100, des déséquilibrées par hérédité
et par antécédents acquis, chez lesquelles vous trouverez, en les
interrogeant, non pas un mais dix ou douze stigmates de déséquilibration dans un ou plusieurs de leurs organes. Quoi
d'étonnant alors que sur un système nerveux ainsi en état de
réceptivité, une cause d'excitation comme la grossesse, par
l'irritation communiquée aux filets sensitifs et moteurs des
nerfs utérins et ovariens, branches des plexus hypogastrique
et ovarien, ne mette le feu aux poudres et ne fasse de la femme
une déséquilibrée du moment, à caractères particuliers. Ce

qui prouve que c'est bien de la déséquilibration, c'est que les animaux n'ont pas ces désordres pour la raison bien simple qu'ils ont un système nerveux qui n'est pas excité; ce qui prouve que ces troubles ne sont pas des symptômes obligés de la grossesse, c'est que certaines femmes — il n'y en a malheureusement pas beaucoup — conduisent à terme une grossesse sans le moindre phénomène sympathique : pas une nausée, pas un dégoût, pas un vomissement, pas un seul des symptômes que nous connaissons déjà pour les avoir étudiés et qui sont les stigmates de la déséquilibration. Ces femmes-là sont-elles des bizarreries de la nature? Je ne le crois pas; je les considère au contraire comme normales ; ce sont celles qui prennent prétexte de leur grossesse pour vomir, palpiter et se gratter qui sont les déséquilibrées. D'ailleurs, de nos jours, la déséquilibration est telle que vous verrez quelques femmes vomir, palpiter et se gratter sans même être enceintes : ce sont les fausses gestantes qui veulent imiter celles qui sont enceintes.

Au nom de l'expérience, du raisonnement, du bon sens et de la clinique, j'affirme que les symptômes décrits dans nos classiques, sous le nom de signes de la grossesse, ne sont pas des symptômes physiologiques, attendu qu'une femme peut être dûment enceinte sans en présenter aucun, mais sachez qu'elle représente un rare spécimen de femme bien équilibrée, bien pondérée, au système nerveux calme ; regardez-la avec intérêt, étudiez-la avec soin, car il se peut que vous vieillissiez sous le harnais pendant de longues années, avant de rencontrer un autre type du genre.

La grossesse n'agit que comme cause provocatrice de la déséquilibration chez des prédisposées. Entre là femme qui a des nausées et celle qui vomit au point de perdre l'existence, il n'y a qu'une question de degré; ce sont toutes deux des déséquilibrées ; l'une l'est davantage de par son hérédité et ses antécédents acquis.

Les troubles de la déséquilibration de la cellule cérébrale représentent également une chaîne dont le premier chaînon est constitué par du vertige ou l'irascibilité de caractère, le dernier, par les états vésaniques : mélancolie et délire impulsif; il n'y a qu'une question de degré qui sépare ces deux malades, l'une déséquilibrée, l'autre dégénérée; l'hérédité seule explique la réaction variable de leur système nerveux sous l'influence de la grossesse.

Enfin, ne soyez pas étonné, puisque la gestation n'est qu'une cause de déséquilibration, que les femmes enceintes soient exposées à de la lithiase biliaire, à de la glycosurie intermittente, à de l'anémie, à de l'amaigrissement ou de l'obésité, puisque ce sont des aboutissants de la déséquilibration. Ces malades étaient le plus souvent des déséquilibrées avant leur grossesse ; elles le sont pendant et le resteront après, avec une paroi abdominale flasque et usée en plus, qui favorisera les ptoses, lesquelles maintiendront ou accentueront l'état de déséquilibration.

Examinez toutes vos femmes enceintes ; elles sont plus intéressantes à étudier que vous ne le pensez ; comparez les grandes déséquilibrées à celles qui le sont peu ou pas du tout ; notez leur hérédité, leurs antécédents acquis, leur genre de vie ; vous y trouverez des différences radicales ; vous vous expliquerez la façon d'être de chacune. En étudiant leur passé, vous saurez reconnaître les stigmates que je vous ai décrits ; ils vous serviront, chez d'autres jeunes filles, à prévoir ce qu'elles seront lorsqu'elles deviendront mères.

Les troubles de déséquilibration susceptibles d'être provoqués par la grossesse peuvent se faire voir dans tous les organes et vous les connaissez pour la plupart ; je ne ferai que les énumérer rapidement. Si le symptôme diffère, c'est surtout parce que la grossesse représente une cause durable pendant neuf mois ; le trouble fonctionnel peut prendre, par suite de la continuité de la cause provocatrice, une intensité qui peut compromettre l'existence.

Le plexus solaire est un des centres les plus exposés aux phénomènes sympathiques, et l'estomac qui en dépend, dès le début troublé par ses filets muqueux, sensitifs, moteurs et glandulaires, traduit son excitation par des crampes, des douleurs, des malaises, des nausées, des vomissements, des troubles de la digestion, de la chymification par déviation de la composition du suc gastrique. Le vomissement est le symptôme le plus important ; certaines femmes ne vomissent que le matin, aussitôt qu'elles posent le pied à terre ou après le café ou thé au lait ; d'autres ne restituent que leur déjeuner ; d'autres, leurs deux repas ; d'autres, enfin, ne peuvent prendre aucun aliment.

En dehors des aliments, les vomissements se composent de mucosités, de bile et souvent de régurgitations très acides accompagnées ou non de vives douleurs à l'estomac.

Dans certains cas, les vomissements, par leur répétition, empêchent toute alimentation et prennent un caractère incoercible, menaçant l'état général et même la vie de la malade. Je ne prétends pas que tous les cas de vomissements incoercibles de la grossesse dépendent d'un état de déséquilibration du plexus solaire sans substratum anatomique ; certes non : il y a certains de ces vomissements graves qui dépendent d'une maladie organique de l'estomac, ulcère, ou d'une intoxication par insuffisance rénale ou d'origine hépatique, ou encore d'une déviation utérine ; mais, à part ces quelques exceptions, rappelez-vous que cette complication dépend de l'hérédité de la femme et de son système nerveux.

Je ne ferai justice que de deux théories : celle qui rattache les accidents à l'auto-intoxication et celle qui relie les vomissement aux troubles sécrétoires des glandes de l'estomac. La première n'est pas discutable, attendu que ce sont les femmes les plus jeunes, celles qui ont des émonctoires neufs, qui sont le plus exposées à cet accident, lequel, s'il dépendait d'une auto-intoxication, devrait être la règle en cas de grossesse double ou vers le huitième mois, alors que les déchets sont plus abondants ; or, il n'en est rien, et les vomissements dits incoercibles constituent un désordre des deux ou trois premiers mois qui suivent la conception. Les vomissements graves s'accompagnant souvent de certains symptômes du côté de la chymification, certains auteurs en ont conclu, à tort, que dans ces cas spéciaux les malades restituaient en raison de l'altération qualitative de leur suc gastrique ; c'est ainsi que l'on a voulu faire dépendre les vomissements de l'hyperchlorhydrie souvent concomitante ; en réalité, les choses se passent de la façon suivante : ou bien le centre seul du vomissement est excité, et le rejet des aliments est l'unique symptôme, ou les filets glandulaires du plexus solaire le sont également et le vomissement s'accompagne d'hypo ou d'hyperchlorhydrie ; les filets sensitifs pourraient aussi être influencés, et les malades auront en plus des crampes et des crises de gastralgie.

Si les vomissements incoercibles de la grossesse avaient un substratum anatomique, il y a longtemps qu'on aurait trouvé

le remède à opposer à la lésion ; mais non, tout réussit ou rien
ne réussit contre ce symptôme qui dépend, avant tout, d'une
excitation partie de l'utérus, réfléchie au niveau du centre qui
commande le vomissement ; voilà le fait initial, mais rappelez-
vous que, bien souvent, les nombreux médicaments irritants
donnés en vue de combattre le symptôme et l'excitation partie
de la cellule cérébrale anxieuse, inquiète et découragée, viennent renforcer et accentuer la déséquilibration. Le traitement
par le repos au lit, l'hydrothérapie tiède et l'isolement seront
les moyens les plus sûrs à opposer à ce trouble qui peut tuer
par inanition ou par infection secondaire, et contre lequel
l'accouchement provoqué constitue alors la seule ressource.

Tout le tube digestif est capable d'être le siège de troubles
fonctionnels, depuis la salivation continue, fatigante, jusqu'aux
crises de diarrhée ou la constipation.

La clinique est plus complexe que vous le pensez. En vous
disant que la constipation est un phénomène de déséquilibration
chez une femme enceinte, ne croyez pas également que celle
qui est à la veille d'avoir son bébé et qui ne peut se satisfaire
soit aussi une déséquilibrée : dans ce dernier cas, si l'intestin
ne se vide pas, c'est qu'il est comprimé par la tête fœtale qui
est descendue dans l'excavation. Le même phénomène se produit vis-à-vis de la vessie : au début de la grossesse, en dehors
de toute rétroflexion ou autre déviation, les mictions fréquentes,
les douleurs vésicales, l'irritation du col, sont des troubles
nerveux ; les mêmes symptômes, dans la dernière semaine de la
gestation, sont dus à la compression de ce viscère. Je vous l'ai
souvent dit: un symptôme, quel qu'il soit, a toujours une
cause ; il faut toujours vous demander le pourquoi ; cela aura
au moins l'avantage d'habituer votre esprit à réfléchir et, avec
de l'entraînement, vous ferez vite des progrès.

Le cœur de la femme enceinte ressent souvent le contre-coup
de l'excitation du plexus cardiaque et palpite sans raison. Le
bulbe et le carrefour nerveux du cœur s'associent souvent pour
produire les lipothymies et les syncopes, plus effrayantes que
graves.

L'appareil respiratoire ne reste pas étranger aux phénomènes
sympathiques : une de mes clientes a constamment des retards
dont elle ne s'inquiète pas, mais si dans la huitaine qui suit
la suppression de ses règles elle est prise d'oppression, au point

qu'elle devient dyspnéique au moindre effort, elle conclut qu'elle
est enceinte ; ce signe ne l'a jamais trompée et s'est manifesté
au cours de toutes ses grossesses, et en a été le premier symptôme révélateur.

Les glandes mammaires, ces associées de l'utérus qui leur
sont reliées par des fils invisibles, sont les premières à ressentir
le trouble émané des plexus inférieurs ; bien avant qu'il ne
s'agisse de faire du colostrum, elles grossissent et se développent. Elles sont douloureuses, élancent, et les bouts deviennent
d'une sensibilité exquise ; le frôlement de la chemise en fait
frissonner quelques-unes.

Tous les nerfs périphériques peuvent être douloureux : crises
d'odontalgie sans dents cariées, névralgies de la face, douleurs
dans les jambes, les mollets, crampes, engourdissements,
fourmillements, douleurs du ventre, des reins, et enfin crises
de démangeaisons au niveau des parties externes et internes
des organes génitaux, ne s'accompagnant souvent d'aucune
irritation de la peau ; ce sont les nerfs sensitifs qui sont irrités
et qui, dès le début de la grossesse, peuvent affoler les malades.
Ce symptôme est plus fréquent dans les deux derniers mois de
la gestation, mais je l'ai vu plusieurs fois au deuxième et troisième mois, et dans un cas, il a été, après la suppression de la
menstruation, le signe révélateur de la conception, chez une
femme déséquilibrée au dernier degré qui a eu, durant sa grossesse, tout ce qu'on peut avoir en fait de troubles nerveux.

La cellule cérébrale est celle qui réagit le plus après le plexus
solaire. Que ne peut-on voir dans cette sphère ? Sommeil invincible, vertiges, céphalées, insomnies, irascibilité de caractère,
anxiétés, frayeurs. La cellule mal équilibrée a un fonctionnement dévié dans un ou plusieurs départements qu'elle tient
sous sa dépendance, et particulièrement dans la sphère des
organes des sens.

Du côté de l'odorat, des anomalies et des dégoûts : telle
femme trouve que sa chambre sent mauvais, telle autre ne peut
plus sentir un parfum dont elle raffolait ; si certaines recher-
chent l'odeur du tabac, la plupart ne peuvent se laisser approcher par leur mari qui fume, sans éprouver du malaise et des
vomissements.

Du côté de la vue, mêmes phénomènes : telle mère ne veut
plus regarder son enfant ; telle autre prend certaines personnes en

aversion ; telle, enfin, ne peut plus regarder le chat de la maison ;
que sais-je encore ? Il faudrait un volume pour citer toutes ces
perversions qui se donnent libre cours, surtout dans le domaine
du sens du goût. C'est ici que l'imagination de la femme peut
mettre à la torture le jeune mari qui ne veut rien refuser à son
épouse et qui est obligé parfois de se procurer, coûte que coûte,
des contre-saisons. Entre l'envie de manger de la perdrix et
celle de lécher les murs humides, il y a toute la gamme des
perversions dont je vous fais grâce.

Jusqu'ici, la cellule cérébrale de la femme enceinte, si elle est
déviée, l'est peu, mais il n'y a qu'un degré qui la sépare des
vraies psychoses qui ne se développent qu'autant que le terrain
est favorable par suite de l'hérédité. Certaines femmes deviennent mélancoliques, découragées, avec idées au suicide ;
d'autres versent dans le type inverse, sont agitées, loquaces, etc.
Vous pourrez rencontrer tous les états décrits dans les traités
d'aliénation mentale : les impulsives, les délirantes qui commettent des actes dont elles n'ont pas conscience, les vols à
l'étalage dans les grands magasins, etc... Toutes sont des déséquilibrées ou des dégénérées à un degré plus ou moins accentué,
la grossesse ayant agi comme cause provocatrice.

La nutrition générale peut aussi s'altérer ; nous retrouvons
ici les aboutissants de la déséquilibration du sang, du foie, du
tube digestif. L'absorption, l'assimilation, la désassimilation
peuvent être troublées par le système nerveux dévié et faussé.
Certaines femmes prendront prétexte de leur grossesse pour
maigrir ; j'en ai connu qui étaient de belles jeunes filles et que
la maternité a rendues cachectiques ; la graisse a fondu chez
elles ; il ne reste plus que les muscles et les os ; amaigrissement
essentiel que n'explique aucun état pathologique et qui n'est
pas curable par l'alimentation seule, ces malades absorbant
des quantités prodigieuses de fortifiants de toutes sortes. Le
plus souvent l'obésité ou un certain degré d'embonpoint (ne
pas confondre avec la bouffissure) se fait voir pendant cette
phase ; beaucoup de vos déséquilibrées vous diront qu'elles ont
commencé à prendre du corps pendant leur première ou deuxième
grossesse. Amaigrissement et obésité témoignent d'une nutrition
déviée et ne sont qu'une résultante, comme nous le démontrerons, d'une déséquilibration du système nerveux causée par
la grossesse.

La déséquilibration du sang s'accuse par de l'anémie, dont le terme le plus élevé sera représenté par cette maladie souvent mortelle : l'anémie pernicieuse ; cette dernière est à la première ce que le vomissement incoercible est au simple malaise.

La cellule hépatique, troublée, traduit son excitation par une suractivité ou une diminution de travail, la femme rendant du sucre ; glycosurie essentiellement passagère et curable après disparition de la cause, représentant seulement une signature de la déséquilibration.

L'albuminurie peut reconnaître pour cause un trouble de la cellule du foie ou un phénomène vaso-moteur du rein. Rappelez-vous ce que je vous disais précédemment au sujet du rôle de protection de ces deux organes grâce auxquels vous pouvez commettre toutes sortes d'excès, le foie agissant comme modificateur et destructeur des poisons, et le rein, comme cheminée, comme soupape de sûreté, comme voie d'élimination. Ce fait est prouvé et confirmé par les théories actuelles de l'éclampsie, qu'il faut comprendre de la façon suivante : surproduction de déchets de toutes sortes, encombrement du milieu intérieur, incapacité de travail de la cellule du foie par dégénérescence des éléments nobles, irritation du parenchyme rénal par les poisons insuffisamment détruits, aboutissant à la rétention dans le sang des poisons, constituant une hépato-néphro-toxémie ; mais souvenez-vous que l'altération du foie est le point important, attendu que Bar a démontré que chez certaines éclamptiques, l'excrétion urinaire était normale et les lésions *post mortem* nulles ou insignifiantes. Les cellules hépatiques seules sont altérées, altérations préparées souvent par la déséquilibration antérieure du sujet, par tous les excès que nous connaissons, la grossesse avec sa surcharge de poisons dus au fœtus, rompant l'équilibre hépatique, créant une hépatoxémie dont je n'ai pas à analyser les conséquences.

Enfin, la lithiase biliaire, la goutte, le rhumatisme chronique, l'asthme, sont des états diathésiques que vous rencontrerez au cours de la grossesse.

A moins d'écrire un traité de pathologie obstétricale, il ne m'est pas permis d'insister davantage ; je voulais seulement vous démontrer que la grossesse est une cause puissante de déséquilibration chez les prédisposées ; que cette déséquilibration pouvait se manifester par certains signes qui sont considérés à tort comme des symptômes de la grossesse, et qu'il faut plutôt classer comme des stigmates des désordres des centres ; qu'enfin, la grossesse pouvait amener des troubles dont quelques-uns sont mortels. L'hérédité de la malade, sa prédisposition antérieure, l'état de son système nerveux, ses meiopragies organiques, expliquent toute la gamme des désordres, depuis le plus bénin jusqu'au dernier qui met en danger la vie de la femme.

VI

L'ACCOUCHEMENT.

Sommaire. — Troubles sympathiques révélateurs du début du travail. — La douleur, phénomène variable suivant la qualité du système nerveux. — Le frisson du *post-partum*.

L'accouchement a son mécanisme que nous n'avons pas à analyser, mais le début du travail sera souvent accompagné ou annoncé, chez certaines femmes, par des désordres à distance, réfléchis sur un ou plusieurs centres : telle malade aura de petits frissons, telle autre vomira, une troisième aura un dérangement d'intestin, etc. Ne voyez-vous pas toujours cette continuité du système nerveux qui permet à une excitation partie des plexus ovarien et hypogastrique de s'irradier sur les plexus voisins.

Au point de vue de la douleur, de l'excitation nerveuse, que de différences encore qui tiennent aux qualités du système nerveux de chacune ! Certaines ne disent pas un mot, accouchent silencieusement. J'en connais trois que j'ai assistées ; elles auraient pu avoir leur bébé dans un pensionnat de jeunes filles ou dans un couvent ; j'ignore le son de leur voix. D'autres, par contre, font la compensation ; non seulement elles poussent des cris pendant la contraction utérine, c'est là un droit, mais elles continuent à tenir la note pendant les intervalles de la douleur, et le chloroforme à la reine seul peut réduire au silence la vibration de leurs cordes vocales. Entre ces deux types, il y a tous les intermédiaires : de même que tous les nez ne se ressemblent pas, tous les systèmes nerveux diffèrent comme qualité, sinon comme quantité.

Enfin la mère est délivrée ; vous pensez avoir terminé ; vous passez dans la chambre voisine pour parfaire votre toilette ; on vient vous appeler parce que Madame a un frisson. Couvrez-la et donnez-lui à boire ; vous savez que c'est un frisson que l'on a qualifié de physiologique et vous avez raison de ne pas vous en émouvoir ; ce n'est qu'un système nerveux qui proteste à sa façon. Mais il me reste à vous parler d'un trouble de déséquilibration que vous rencontrerez peut-être et qui m'a causé la plus grande frayeur de ma vie professionnelle.

Je ne puis assister une femme en couches sans éprouver une certaine anxiété. J'ai conscience de la responsabilité que j'ai envers la femme et son enfant, envers la famille, envers la société. Je n'ai pas eu, fort heureusement, à déplorer ces désastres que l'on redoute tellement. La mort est toujours une chose affreuse, mais elle est navrante, terrible, lorsqu'elle frappe une jeune femme à vingt ans, brisant le cœur d'un mari et d'une vieille mère. Une fonction physiologique telle que l'accouchement qui se termine par la mort est une monstruosité de la nature dont nos grands-pères médecins ont eu tant à souffrir. Or donc, je fus appelé, il y a deux ans, à assister une jeune femme qui habitait à proximité de ma demeure. La grossesse et l'accouchement se passèrent sans incident, et le soir, lorsque je demandai à Morphée un repos bien mérité, je fus retiré de mon sommeil par la voix du mari qui me suppliait de venir au plus vite voir sa femme qui était très malade. Pensant à quelque hémorragie secondaire, je me précipitai à la hâte et j'entrai dans la chambre de ma malade pour la voir recouverte de nombreux tapis, avec un frisson intense, claquant des dents et remuant le lit par de violentes secousses. Je m'approchai d'elle ; son nez avait le froid du marbre ; les extrémités des doigts étaient glacées ; il y avait exactement vingt-deux heures que l'accouchement avait eu lieu.

Je me refuse à vous dépeindre le monde de pensées qui traversèrent mon cerveau, mais ma conclusion je vous la donne : je voyais la jeune mère morte foudroyée par une septicémie suraiguë, me disant qu'un frisson de cette intensité, survenant vingt-deux heures après la délivrance, ne pouvait être que le prélude d'une infection virulente à l'extrême. Au bout de quelques minutes qui me parurent des heures et au cours desquelles je frissonnai moi-même, je me hasardai à prendre le pouls de ma malade que j'estimais être à 160, et grande fut ma surprise de relever 80 pulsations, et le frisson continuait toujours. C'est alors seulement que ma malade m'avoua que, même en bonne santé avant son mariage, il lui arrivait, après une émotion ou une contrariété, d'avoir un pareil frisson. Cette jeune femme, de par son hérédité (père lithiasique urinaire, mère obèse) et ses antécédents acquis, était une déséquilibrée; elle s'était contenue pendant ses couches, avait beaucoup souffert, mais n'avait pas crié; ajoutez à cela la pudeur de la jeune femme qui souffre de se livrer au médecin; il y en avait assez pour que la déséquilibration de son système nerveux se traduisît par un symptôme anormal qui, dans l'espèce, m'aurait déséquilibré moi-même si, grâce à mon hygiène, je n'avais un système nerveux et des plexus qui ne s'émeuvent de rien.

Si jamais vous vous trouvez en présence d'un cas semblable vingt à vingt-quatre heures après un accouchement, prenez le pouls et la température, et ne concluez pas avant cela.

VII

L'ALLAITEMENT

Sommaire. — Importance de cette fonction. — Conditions à remplir pour être une bonne nourrice. — Mécanisme par lequel l'allaitement peut déséquilibrer le système nerveux. — La déséquilibration du système nerveux à son tour fausse la sécrétion lactée. — Influence du psychique et de l'alimentation. — Conséquences de la suralimentation chez les nouvelles accouchées. — La fièvre de lait est souvent une intoxication d'ordre alimentaire. — Rôle du système nerveux vis-à-vis de la sécrétion lactée. — Conséquences immédiates et éloignées d'un lait de mauvaise qualité pour l'enfant.

L'allaitement est la fonction naturelle qui suit l'accouchement, dont le but est de fournir au bébé une alimentation en rapport avec son âge et ses organes incapables encore de digérer des aliments ordinaires.

Cette fonction est peut-être une des plus importantes en raison de l'empreinte qu'elle peut laisser à l'enfant durant toute sa vie. Un nourrisson qui reçoit de sa mère une quantité suffisante de lait de bonne qualité, est certain de traverser sans incident cette première année qui coûte la vie à tant de petits êtres. L'enfant aura le temps de perfectionner ses organes d'absorption et d'assimilation et il en ressentira toujours les bénéfices, contrairement au petit chétif, au rachitique à la face pâle et au ventre de grenouille qui sera parti sur la route de la vie par un mauvais sentier, et qui n'arrivera au but qu'après mille obstacles semés sur ses pas.

Méditez cela, mères de famille : il est de votre devoir d'allaiter vos enfants, à moins de contre-indications que le médecin seul doit reconnaître. Vous ne devez pas refuser au nouveau-né cette nourriture première qui lui est due ; agir autrement c'est fouler aux pieds les lois les plus saintes de la maternité. C'est causer la mort de centaines d'enfants ; c'est vouer beaucoup de ces petits innocents à une existence malheureuse ; c'est préparer et accentuer la déséquilibration de l'enfant qui, trop souvent, vient au monde avec un système nerveux vicié par hérédité.

Quelles sont les qualités qu'il faut à une mère pour être une bonne nourrice, c'est-à-dire pour assurer à l'enfant la quantité de lait qui lui est nécessaire et qui doit avoir une composition telle qu'il gagne du poids et ne soit pas troublé ? Ma réponse est bien simple : tant vaut le système nerveux de la nourrice, tant vaut la qualité du lait. La nourrice idéale c'est la femelle qui livre ses télines gorgées de lait à ses petits, qui ne vit pas cérébralement parce qu'elle n'en a pas les moyens, dont l'instinct lui dit qu'il faut dormir, manger et soigner ses petits. La femme devrait, pour être une nourrice parfaite, se rapprocher le plus possible de l'animal qui lui donne l'exemple ; il faut que toute femme qui veut être une bonne nourrice dorme bien, s'alimente bien, et enfin qu'elle vive peu du cerveau. Hélas ! je le sais, il est difficile de réaliser ces conditions. Je me place au point de vue clinique en ce moment ; mon seul devoir est de vous montrer comment la sécrétion lactée peut être faussée par le système nerveux ; nous verrons plus tard quels sont les remèdes que nous pourrons y apporter.

Sachez bien que l'allaitement peut non seulement être troublé par un système nerveux déséquilibré, mais peut également troubler un système nerveux mal équilibré et je vais vous le prouver. Voici une jeune femme sans expérience, souvent livrée à elle-même, brisée par les anxiétés et les douleurs de l'enfantement ; à peine a-t-elle mis son enfant au monde qu'il lui faut faire face à cette nouvelle fonction qui lui incombe. Songez aux mille petites misères qui la menacent pendant cette première quinzaine à passer au lit : suites de couches pas toujours irréprochables, coliques utérines, intestin paresseux par difficulté de se satisfaire sur un bassin, montée du lait accompagnée parfois d'un léger mouvement fébrile, mamelons ombiliqués et rentrés nécessitant des séances prolongées et angoissantes pour donner satisfaction au jeune inexpérimenté, gerçures avec les douleurs atroces que connaissent seules celles qui les ont éprouvées, engorgement laiteux, menace de lymphangite, cris de l'enfant, souvent irritation intestinale : selles jaunes mais mousseuses, excoriations de l'anus amenant un état d'agitation qui l'empêche de dormir ; anxiétés de la mère sur la santé du nouveau-né, sur la possibilité de continuer l'allaitement ; quelques-unes sont hantées et terrifiées à l'idée de donner une nourrice à l'enfant, etc.

Toutes les causes précédentes, et j'en passe, ajoutées à la fatigue physique et cérébrale imposée à la jeune mère par le flot continuel des visites, parents et amis qui se donnent rendez-vous dans la chambre de la blessée non encore cicatrisée, le manque de sommeil, la réclusion dans une chambre barricadée et hermétiquement close, parce que la grand'mère a connu une jeune femme morte en couches par suite d'un courant d'air, et une alimentation exagérée (dont je parlerai dans un instant), sous prétexte que la mère doit faire du lait, sont des causes qui n'existent pas chez l'animal, pour son bonheur ; mais elles existent chez la malheureuse jeune mère, et vous seriez étonné que leur réunion puisse troubler un système nerveux qui est souvent déséquilibré depuis des années ? Non, n'est-ce pas ? Admettez donc alors que l'allaitement est capable non seulement de créer la déséquilibration de toutes pièces, mais qu'il peut surtout accentuer la déséquilibration déjà existante.

Toutes ces causes réunies aboutissent à la cellule cérébrale ; celle-ci est un point de réflexion qui transmet l'irritation aux nerfs sécrétoires des glandes mammaires. Voilà comment la sécrétion du lait est viciée comme quantité et qualité.

Je n'ai pas à insister sur toutes les causes cérébrales capables d'agir sur la sécrétion du lait ; rappelez vos souvenirs cliniques ; questionnez vos malades, elles vous diront qu'elles ont connu des nourrices qui ont vu leur lait tarir ou faire du mal à leur bébé après une émotion, un chagrin ou tout autre trouble du domaine cérébral. Le psychique chez la prédisposée peut tout ; rien d'étonnant alors que ce soient les nerfs des glandes mammaires qui, dans certaines circonstances, soient troublés et qui faussent le travail de leurs cellules sécrétantes.

Du côté du plexus solaire, les causes d'excitation sont multiples et il est temps d'ouvrir les yeux de celles qui veulent se laisser convaincre. Dans le public, les mères, les tantes et les grand'mères sont convaincues que la jeune maman, pour faire du lait de bonne qualité et en quantité suffisante, doit être gavée, passez-moi le mot. J'ai vu de ces malheureuses dont l'estomac était mis à contribution depuis le matin jusqu'au soir : dès le lendemain des couches, viandes de toutes sortes, œufs, légumes, les bienfaisantes lentilles, que sais-je encore! Le résultat presque certain est le suivant : mauvaise assimilation ; le système nerveux qui a été à l'état de shock pendant les douleurs de l'enfantement, subit l'inhibition nerveuse; il y a suppression de l'activité des nerfs sécrétoires et moteurs du tube digestif; les glandes à suc gastrique fonctionnent plus ou moins mal; il en résulte de la stagnation alimentaire, des fermentations intestinales, et vous ne tardez pas à être appelé pour de la fièvre. En bon clinicien que vous êtes, vous prenez le pouls qui est à 80 ; vous constatez que l'utérus non seulement n'est pas sensible, mais que l'organe est descendu au-dessous de l'ombilic, accomplissant son involution régulière. Ces deux signes, malgré la fièvre à 40°, vous font écarter toute menace de puerpéralité; une constipation plus ou moins opiniâtre, une langue saburrale et le récit de ce que la malade a mangé vous donnent le diagnostic. Quelques prises de calome à doses fractionnées, un peu d'huile et une alimentation mieux réglée vous disent que votre diagnostic était bien posé : encombrement intestinal et embarras gastrique.

Il n'en est pas moins vrai que votre malade, du fait de sa fièvre, de son purgatif et de l'antipyrine que vous aurez peut-être donnée à tort, a moins de lait, que son bébé subit l'action de son purgatif, qu'il est dérangé et que l'appréhension ainsi causée à la maman affole sa cellule cérébrale et achève de fausser la sécrétion déjà trop troublée. Voilà ou mène une alimentation trop hâtive et trop substantielle : au lieu de donner du lait à votre fille, vous avez fait de la besogne en sens inverse. Pendant la première semaine qui suit la délivrance, je ne donne jamais de viande à mes accouchées; non seulement elles ont du lait à profusion, mais elles ne sont pas exposées à de la fièvre par résorption intestinale. Les œufs, le laitage, les soupes, les légumes sont suffisants et mes malades ne sont jamais mortes de faim.

Rappelez-vous bien que l'aliment, quel qu'il soit, ne fera du lait que si le système nerveux est consentant. A l'île Maurice, l'Indienne se nourrit exclusivement de riz, de légumes verts, de poisson salé, et boit de l'eau ; ses seins regorgent de lait et feraient rougir la jeune femme sous son édredon bleu-ciel, qui prend du porter, du vin sucré, des lentilles, du oat-meal, des côtelettes de volaille, et dont les mamelles sont fermées et muettes. Qui ne connaît ces exemples de nourrices arrachées à leur milieu pauvre mais sain, qui, avec du pain, de la soupe, des lentilles et de l'eau font un lait dont vous jugez la qualité en regardant le marmot qui est superbe. Cette nourrice est amenée dans une famille riche ; sous prétexte qu'elle aura deux enfants à nourrir, on la soumet à un régime ultra-fortifiant du genre de celui indiqué ci-dessus. Si la viande et le porter . devaient faire du lait, cette femme, qui en a déjà beaucoup, devrait déborder et avoir un flux de lait à en fournir au voisinage. Au contraire, après quatre jours de ce régime, les glandes mammaires refusent le service ; elle n'a plus de lait, même pas assez pour son propre enfant : la civilisation et ses errements ont tari la sécrétion de cette femme ; elle vous arrive dans son ignorance avec des mamelles qui regorgent et vous la renvoyez, après avoir chatouillé désagréablement son système nerveux, avec des seins vides et flasques.

Non, mille fois non, la bonne chère n'a jamais fait du lait ou si elle en fait, il est de mauvaise qualité. Je m'élève surtout contre ce déplorable abus de stimulants que l'on fait chez les femmes récemment accouchées ; ces malheureuses, qui ont déjà tant de raisons d'avoir un système nerveux qui s'écarte de la normale, sont surexcitées, surchauffées par du porter et du vin sucré. L'alcool sous toutes ses formes n'a jamais été qu'un excitant factice qui peut, dans une certaine mesure, exalter une sécrétion lactée ou autre, mais qui est des plus préjudiciables à l'enfant et à la mère parce qu'il contribue à exciter les cellules du plexus solaire et du cerveau. Ces centres en révolte exalteront à leur tour les nerfs sécrétoires glandulaires et la mère, non seulement ne sera pas bonne nourrice, mais elle donnera à son bébé un lait impur comme qualité, et excitant, qui agacera son système nerveux dès sa naissance. Lorsque vous songez à toutes les erreurs de l'hygiène alimentaire, ne vous étonnez plus qu'il y ait de par le monde tant de névrosés, tant de déséquilibrés, de détraqués, d'êtres désagréables ; quant à moi, ce qui me surprend, c'est qu'il n'en existe pas davantage. Ce lait que vous donnez à votre enfant sera, comme votre sang, vos urines, surchauffé ; il influencera désagréablement le système nerveux si fragile, si délicat de cette jeune plante qui n'a même pas pris racine sur le sol qui doit la supporter. Vous vous dites bonne mère de famille ; savez-vous que vous vous rapprochez plus de l'empoisonneuse ! Votre seule excuse, et vous n'en aurez plus après avoir lu ces lignes, c'est que vous ne le saviez pas. Vous avez subi les errements de votre époque ; vous en avez souffert vous-même et vous léguez par ignorance, j'aime à le penser, à vos enfants, ce dont vous avez hérité de vos parents.

Rappelez-vous que l'existence heureuse ou misérable de ce petit être qui n'a pas demandé à naître dépend uniquement et exclusivement de votre sage direction ; comme premier cadeau, donnez-lui au moins un lait de bonne qualité et en quantité suffisante ; pour cela, imitez ce qu'il y a de bien dans la nature ; imitez l'animal qui n'a pas eu à suivre les progrès de la civilisation, bien défectueux sous certains rapports, je vous l'assure. Dites-vous bien que pour faire du bon lait, il faut, de longue date, se préparer à cette fonction ; corrigez le système nerveux de vos fillettes et de vos filles ; faites-en des tempéraments sains et elles seront de bonnes nourrices.

Une cellule cérébrale calme, une cellule médullaire physiologique, un plexus solaire bien équilibré, sont les conditions absolues pour envoyer aux glandes mammaires un influx d'où dépendra une sécrétion lactée irréprochable. C'est ce que vous obtiendrez par l'hygiène de vos centres supérieurs en vivant du présent et ne donnant pas libre cours à votre imagination, par le repos moral et physique et surtout par une alimentation bien réglée d'où seront exclus tous les excitants. Rappelez-vous spécialement, sous peine de commettre une mauvaise action, que l'alcool sous toutes ses formes est nuisible à la mère et à l'enfant.

VIII

LES DÉSÉQUILIBRÉS DU VENTRE. — L'ENTÉROPTOSE DE GLÉNARD

Sommaire. — Les effets de la grossesse et de l'accouchement sur la paroi abdominale et le périnée. — Perte de la tonicité de la sangle abdominale et effondrement périnéal. — Rôle de l'hérédité. — Conséquences immé-

La femme, lorsqu'elle a échappé aux désordres fonctionnels
qui dépendent de la menstruation et de l'allaitement, n'a pas
encore fini de payer sa dette aux misères inhérentes à son sexe.
La grossesse crée une échéance éloignée, susceptible de
déséquilibrer le système nerveux par un mécanisme qu'il nous
reste à analyser.

Représentez-vous ce qu'est la femme grosse de huit à neuf
mois ; l'enfant, à mesure qu'il se développe, s'élève dans la
cavité abdominale ; l'utérus cherche à se caser, à se loger où
il peut, et la place finissant par manquer, ce sont les parois
abdominales qui sont pressées d'arrière en avant, distendues,
forcées, en un mot. Après l'accouchement, le ventre reprend
ses dimensions ordinaires, mais il a perdu à tout jamais sa
virginité et il peut, de ce fait, être la cause de troubles sérieux.

A l'état normal, et l'examen des viscères après la mort le
démontre, lorsqu'on ouvre l'abdomen, tous les organes : foie,
reins, estomac, intestin, vessie, utérus, etc., sont maintenus
dans une cavité qui est la cavité abdominale, fermée en haut
par le diaphragme, ouverte en bas, mais soutenue par les plans
musculo-aponévrotiques du périnée. Les organes sont maintenus dans leur situation respective d'une part par leurs
attaches naturelles, les replis péritonéaux, mais surtout par
cette sangle merveilleuse, incomparable, que la nature nous a
donnée qui est constituée par les muscles de l'abdomen. Grâce
à leur tonicité, à leur fermeté, les organes internes occupent
leur situation et, aidés de leurs liens naturels, ils n'ont aucune
tendance à se déplacer ; les filets nerveux qui les animent et qui
partent des plexus voisins sont à l'état de calme et ne sont pas
tiraillés par l'état d'immobilité des viscères. Leurs fonctions
s'accomplissent régulièrement ou sont troublées par une des
causes que nous connaissons, mais ils occupent leur situation
anatomique ; ils ne sont pas déplacés.

La grossesse vient troubler cet état naturel en amenant d'une
part une dilatation excessive de la paroi abdominale, qui est

cause qu'après deux, trois et cinq grossesses, elle a perdu toute
tonicité et ne représente plus qu'une masse molle, sans consistance, incapable de lutter contre la pesanteur, qui aura tendance
à laisser les viscères se déplacer dans la position verticale.
D'autre part, au moment de l'accouchement, soit qu'il ait été
naturel et que l'enfant ait été volumineux, soit que le travail ait
été terminé par une application de fers, il en résulte très souvent
une déchirure du périnée qui constitue de ce côté un point
faible.

Perte de tonicité de la paroi d'une part et effondrement
périnéal d'autre part sont les deux conséquences immédiates
de la dilatation excessive à laquelle a été soumise la sangle
musculaire pendant la grossesse et lors du passage de l'enfant
au travers des voies naturelles.

Ces conséquences de la grossesse sont-elles fatales? Pas
tout à fait, car cela dépend beaucoup, on peut le dire, des
tissus de la femme. Certaines malades ont des muscles
élastiques; j'en connais quelques-unes qui ont eu plusieurs
enfants, chez lesquelles il faut un examen attentif pour déceler
les stigmates de la maternité : la paroi abdominale est ferme,
les muscles vigilants défendent le contenu abdominal contre
toute exploration, la ligne blanche est serrée, le tissu cellulaire
est régulièrement distribué, et si ce n'étaient quelques vergetures
cachées dans les plis de la peau qui attestent que votre cliente
a été mère, vous auriez peine à l'affirmer. Mêmes constatations
du côté des voies de passage de l'enfant : les parois vaginales
ont repris leur tonicité, l'orifice externe est celui d'une nullipare,
le périnée est intact et représenté par un muscle puissant qui
n'a pas cédé.

Rappelez-vous, par conséquent, que certaines femmes sont,
à cet égard, des privilégiées; la maternité ne les a pas abîmées
même après deux ou quatre grossesses; mais n'en concluez pas
que c'est le nombre de gestations qui explique la faveur dont
jouissent certaines femmes : c'est avant tout et par dessus tout
une question de tissus ; c'est la qualité de l'étoffe. Vous verrez
certaines femmes qui, après avoir porté un seul enfant, seront
de vieilles ruines de par leur abdomen; leur ventre ne sera
plus qu'une loque; la paroi n'existe plus; vous pouvez plonger
jusqu'aux profondeurs du petit bassin sans la moindre résistance
et reconnaître la conformation et la place occupée par tous les

organes. Le muscle était de mauvaise qualité ; l'influx nerveux était inférieur de par hérédité et par antécédents acquis ; le muscle, une fois forcé, n'a pas su, n'a pas pu revenir à son état primitif.

Ce sont ces malades qui, au moment de l'accouchement, au passage de la tête, sans aucune application de fers, se fendront le périnée ; telle une étoffe de qualité inférieure qui se déchire sous l'influence de la moindre pression. Je ne puis à cet égard résister au plaisir de citer quelques paroles que j'ai entendu prononcer à une clinique faite en 1892 par le professeur Pinard sur la façon de soutenir le périnée : « Il vous arrivera, disait le sympathique professeur, au début de votre carrière, alors que l'expérience et l'âge ne vous auront pas consacré grand accoucheur de votre village, de voir, malgré toute votre science et la bonne application des règles que je vous indique, des périnées se déchirer ; attendez-vous à quelques récriminations de la part de l'entourage, du mari, et particulièrement de la mère ; mais si le reproche dépasse la mesure, si surtout vous avez fait votre devoir consciencieusement, vous avez le droit (et je vous y autorise) de dire à la mère : « Madame, vous auriez dû donner de meilleurs tissus à votre fille ». J'ai eu, dans le cours de ma vie professionnelle, une fois à suivre le conseil du maître : l'effet fut magique.

Effondrement de la paroi et du périnée : telles sont les conséquences de la grossesse et de l'accouchement chez les femmes aux tissus mous et flasques dont le tonus musculaire et l'influx nerveux sont de mauvaise qualité : tant vaut le système nerveux, tant valent le muscle, la peau et ses annexes. A système nerveux fonctionnant bien, calme et physiologique, muscles bien développés, se contractant comme il le faut et ne se laissant pas forcer par un accouchement. Ce système nerveux de qualité inférieure, cette femme le tient de ses parents déséquilibrés ; l'hérédité est indispensable pour préparer le terrain, les troubles nerveux acquis viennent renforcer la note, et la grossesse ne vient qu'en troisième ligne comme cause provocatrice de l'effondrement abdominal. Si la grossesse seule était coupable, les hommes ne seraient jamais atteints de déséquilibration du ventre, et toutes les femmes qui auraient eu un enfant seraient des disloquées à parois abdominales flasques. Il y a à cet égard toute une gamme, une longue chaîne dont le premier chaînon est représenté par la femme qui a eu des enfants, qui en porte les traces, je le veux bien, mais qui a su se défendre, par ses muscles et son système nerveux, dont le dernier chaînon est représenté par la femme réduite à l'état de loque : il n'y a plus ni périnée, ni paroi abdominale; il n'y a qu'un contenu qui cherche à s'échapper de tous côtés par tous les points faibles. Entre ces deux extrêmes, que d'intermédiaires, que de variantes ! Ce sont toutes des déséquilibrées de la paroi, susceptibles de rester telles ou de devenir des déséquilibrées du ventre et de réaliser le complexus clinique tracé de main de maître par Glénard, de Lyon.

Établissez bien cette distinction, et rappelez-vous que toutes vos déséquilibrées du ventre ont été le plus souvent des déséquilibrées de la paroi, mais que toutes ces dernières ne sont pas et ne deviendront pas fatalement des déséquilibrées du ventre. Je m'explique :

J'ai été consulté, il y a deux ans, par une jeune femme de trente ans qui me fit appeler, parce que, depuis deux semaines, elle avait une petite fièvre lente attribuable à une légère atteinte de grippe, à forme gastro-intestinale. Cette jeune femme a une santé parfaite; elle n'a que quelques légers stigmates de déséquilibration représentés par quelques vertiges et des palpitations. Elle a un excellent estomac, des garde-robes régulières et des menstrues normales ; ne souffre jamais du ventre, fait du tennis et marche beaucoup.

Quel n'est pas mon étonnement, après l'avoir fait coucher, de lui trouver un ventre d'une mollesse excessive ; son aorte me bat dans la main ; son rein droit, au moment d'une forte inspiration, descend, et je le saisis entre le pouce et l'index, réveillant à peine une légère sensibilité. Je plonge dans le petit bassin et je reconnais l'utérus, tout à fait normal, en antéflexion.

Le périnée est effondré, les parois vaginales sont flasques, mais sans cystocèle ni rectocèle.

Bref, cette femme qui a eu deux enfants, dont le dernier est âgé de huit ans, a eu, du fait de ses grossesses, son abdomen forcé et son périnée déchiré. C'est une déséquilibrée de la paroi, en imminence peut-être de devenir une déséquilibrée du ventre, mais il y a huit ans que cela dure et jusqu'ici elle n'a aucun trouble viscéral.

Quel est l'avenir qui est réservé à cette malade? Je ne le sais; il y a des chances pour qu'elle reste une déséquilibrée de la paroi, mais elle en a autant pour verser vers la déséquilibration du ventre, car, avec le temps, les organes mal soutenus auront tendance à se déplacer et il pourra en résulter de sérieux désordres fonctionnels.

Si cette femme dont les viscères sont déjà en partie déplacés ainsi qu'en témoigne son rein droit qui est abaissé, ne souffre pas et ne fait pas de troubles réflexes à distance, c'est qu'elle a un système nerveux assez bien équilibré. Elle avait peut-être, de par hérédité, des tissus de mauvaise qualité, puisque deux grossesses ont suffi pour les atrophier et les réduire à l'état de papier à cigarette, mais les plexus et leurs nerfs semblent être d'assez bonne qualité, puisque je ne relève rien ou presque rien dans les antécédents acquis de ma malade comme désordres nerveux, et, d'autre part, les organes de l'abdomen, mal soutenus depuis huit ans par une paroi qui a cédé, ont dû certainement subir un léger changement de situation; les nerfs et les plexus ont dû être tiraillés, et néanmoins ils ont éveillé peu de troubles sympathiques à distance. Cette femme ne se plaint d'aucun désordre; elle ignore que son rein droit est ptosé; ses fonctions gastrique, intestinale et utérine sont normales, et elle paraissait surprise des mille questions que je lui posai et ne comprenait pas mon insistance à expertiser les dégâts de sa paroi abdominale.

Il faut en conclure que la grossesse peut être cause de la perte de la paroi et d'un certain déplacement des viscères de l'abdomen, sans pour cela que l'on soit autorisé à classer ces malades parmi les déséquilibrées du ventre, puisque, à part les désordres constatés par le médecin du côté du contenant, il n'y en a aucun, du moins pendant une certaine période, du côté du contenu.

Je me hâte de dire que ce tableau est l'exception et ne répond nullement à la majorité des cas, ainsi que je vous en donnerai la preuve bientôt en vous citant une autre observation que vous opposerez à la précédente et qui toutes deux représentent les états extrêmes des déséquilibrées de la paroi et du ventre (contenant et contenu).

Ce que vous verrez le plus souvent, c'est ceci : une femme déséquilibrée bien avant son mariage, ainsi que l'attesteront les troubles multiples que vous relèverez au cours de votre examen et des antécédents héréditaires neuro-arthritiques (déséquilibration nerveuse). Les grossesses remontent à un, deux ou cinq ans, et la femme vient vous consulter parce qu'elle souffre de tous ses organes. C'est une déséquilibrée du cerveau aussi bien du cœur que de l'estomac et de l'intestin; dyspeptique, constipée avec irrégularités menstruelles. Douleurs du ventre, du côté droit, des jambes, etc.; c'est la femme sans courage, sans énergie, toujours fatiguée, qui vous dit qu'elle ne peut plus se baisser, s'agenouiller, marcher, se tenir debout, sans ressentir un poids énorme au niveau du bas-ventre lui donnant la sensation que ces organes vont tomber. Ces désordres sont dus aux viscères qui descendent et qui ne sont plus soutenus, ainsi qu'en témoigne le repos de la nuit dans la position horizontale qui amène du soulagement et surtout par l'épreuve de la sangle. Placez-vous derrière votre malade, comme le recommande Glénard; de vos deux mains, soutenez la masse abdominale qui pend comme un tablier; la malade se sent immédiatement soulagée; ôtez vos mains, vous avez conscience, et la malade surtout, du poids énorme qu'il lui faut porter.

Examinez la malade après avoir écouté son histoire et relevé les troubles dont elle se plaint du côté du cerveau (maux de tête, vertiges, insomnies, rêvasseries); du côté de la moelle (fatigue au réveil, lassitude générale, plaques douloureuses dans le dos, sensation de glace au niveau de la colonne vertébrale, sensation de la peau écorchée au vif, névralgies diverses); du côté du cœur (palpitations, arrêts du cœur); du côté de l'estomac (gaz, pesanteur, crampes, vomissements); du côté de l'intestin (constipation et diarrhée, selles rubànées et membraneuses, etc.).

Vous êtes frappé de son état de langueur, de ses yeux excavés, de sa pâleur, de sa dénutrition générale, de son amaigrissement, de sa teinte jaune paille, et vous vous attendez à trouver quelque lésion organique grave des poumons, du cœur ou des reins. Vous vous livrez à une exploration complète de tous les organes, et, malgré la diversité et l'intensité des troubles fonctionnels, votre examen reste négatif; l'analyse des urines est muette en ce qui concerne l'albumine.

Les seuls troubles directs que vous puissiez relever sont du côté de l'abdomen : la malheureuse n'a plus de ventre ; vous plongez à pleines mains dans l'abdomen ; vous explorez à loisir tout le contenu ; vous reconnaissez tous les symptômes qui ont été admirablement décrits par Glénard, de Lyon, dans ses belles études sur les déséquilibrées du ventre, sur l'entéroptose : estomac dilaté, côlon transverse abaissé formant une corde, S iliaque tendu, roulant le long de la fosse iliaque gauche ; cæcum se présentant sous des aspects variés, dilaté, sonore ou rempli de matières ; rein droit déplacé à des degrés différents, pouvant se rencontrer jusqu'à la fosse iliaque ; foie basculé au bord inférieur, affleurant la ligne ombilicale ; utérus abaissé pouvant mettre le nez à l'orifice externe ; ovaires prolabés ; parois vaginales flasques, faisant hernie naturellement ou pendant l'effort.

Ces malades étaient, je le répète, des déséquilibrées de par leur naissance ; la grossesse a amené de l'effondrement de la paroi et un trouble dans l'équilibre intra-abdominal ; les organes, étant mal soutenus, tombent naturellement, entraînés peu à peu par la pesanteur ; les replis péritonéaux incessamment distendus finissent par céder.

La grossesse n'est qu'une cause provocatrice qui amène chez la prédisposée la déséquilibration de la paroi ; celle-ci disloquée favorise la ptose des organes. Tout peut rester là, mais du fait du tiraillement des filets nerveux, il y a réveil des réflexes et mise en branle des sympathies à distance ; l'estomac légèrement déplacé subit les troubles de ses filets nerveux qui émanent du plexus solaire, se laisse dilater et fournit un suc gastrique s'écartant de la sécrétion physiologique ; la dyspepsie se présente chez ces malades avec des caractères variés ; l'intestin ptosé se coude, se contracture ; la paroi musculaire frappée de spasme ou d'atonie ne favorise pas la progression des matières : il y a constipation et rejet de selles rubanées ou ovillées ; les glandes à mucus s'altèrent également ; leur produit se dessèche ou est représenté par des amas glaireux et des membranes qui dépendent de la muqueuse malade : c'est l'entérite membraneuse avec ses symptômes précédemment étudiés et ses poussées douloureuses paroxystiques.

La déséquilibration de la paroi qui précède et favorise la déséquilibration des organes de l'abdomen n'a pas de symptomatologie qui lui soit propre ; elle n'est qu'une cause occasion-

nelle qui réveille la susceptibilité du système nerveux et amène
des troubles variés dans tel ou tel plexus ou ses dépendances
et dans le domaine sensitif. Voyez ce qui se passe en ce cas de
déplacement du rein : la ptose de cet organe peut être silen-
cieuse et constituer une trouvaille d'examen ; le rein est si bien
luxé que vous le tenez dans la main, et pourtant la malade
ignore que son rein est déplacé; d'autres femmes auront un
rein abaissé de quelques centimètres à peine, les filets rénaux,
issus du plexus rénal, protesteront et feront de la douleur au
point que la malade aura des tiraillements continuels dans le
côté. Ce n'est pas le degré d'abaissement de l'organe qui cause
la douleur : ce rein, en se déplaçant, tiraille les nerfs qui s'y
rendent ; suivant la qualité de ces nerfs, suivant la réaction
individuelle, ce système nerveux tiraillé, excité, fera ou non de
la douleur, et ainsi de suite en ce qui concerne l'ovaire prolabé
ou l'utérus abaissé.

Je le répète, il ne faut voir dans la grossesse qu'une cause
occasionnelle agissant avec fruit sur un terrain prédisposé,
faussant, par l'effondrement de la paroi, la statique abdominale
et créant la déséquilibration du ventre. Celle-ci réalisée, vous
la constaterez directement par l'inspection et la palpation qui
vous permettront de vous rendre compte de la ptose et des
troubles fonctionnels et organiques des différents viscères.
Les plexus irrités amèneront des désordres fonctionnels variés
dans un ou plusieurs des organes de l'abdomen ; ces mêmes
plexus, tiraillés par les ptoses, éveilleront des sympathies à
distance dans la sphère cérébrale, médullaire et leurs dépendances ; la déséquilibration du ventre aura ouvert la voie aux
désordres éloignés des centres, au point d'amener chez certaines
malades une déséquilibration complète de tout l'organisme,
créant des complexus cliniques, des associations multiples que
certains auteurs ont tenté de classer, schématisant des types,
des variétés et des sous-variétés que je vous conseille de ne
pas retenir ; vous classerez chaque cas, chemin faisant, au
cours de votre interrogatoire.

La preuve que la grossesse n'est qu'une cause prédisposante
de la déséquilibration du ventre, c'est que cet état est susceptible d'être créé de toutes pièces chez les jeunes filles, les
femmes sans enfants et les hommes. En dehors de la grossesse
qui a à son actif 60 ou 70 p. 100 des cas de déséquilibration

abdominale, toutes les autres causes d'affaiblissement de l'influx nerveux qui ont pour effet d'amener une diminution de vitalité de la fibre musculaire du ventre, peuvent créer les ptoses abdominales. Tous vos déséquilibrés, qu'il s'agisse de ceux du cerveau, de l'estomac, de l'intestin, de l'utérus, du sang, etc., peuvent secondairement devenir des déséquilibrés de la paroi d'abord et du contenu ensuite.

Le plus beau type de déséquilibré du ventre que j'ai connu était un homme de trente-huit ans qui, grâce à une hérédité spéciale, avait versé, à la suite de tracas financiers, dans la déséquilibration nerveuse. En six mois, il avait maigri effroyablement et du ventre en particulier; sa paroi abdominale était réduite à l'état d'une mince feuille de papier; en peu de temps, ses organes étaient tous ptosés, rein, rate, foie. Au bout d'un an, il n'avait pas, je crois, un de ses organes qui ne fût troublé fonctionnellement. La cellule cérébrale primitivement excitée avait influencé les plexus abdominaux, amenant la dyspepsie; l'absorption et l'assimilation avaient été contrariées; le malade avait maigri et avait perdu sa sangle musculaire de l'abdomen; les organes mal soutenus s'étaient déplacés, avaient tiraillé les filets nerveux, d'où désordres hépatiques, rénaux, gastriques et intestinaux. L'excitation s'était portée jusqu'à la cellule cérébrale, d'où elle était partie, créant une nouvelle cause de déséquilibration cérébrale, plongeant le malade dans un état psychique navrant. La chaîne morbide était complète : l'excitation était partie du cerveau, elle y revenait réfléchie par les plexus de l'abdomen, créant un type de déséquilibré complet.

Les déséquilibrés du ventre sont légion : vous les rencontrerez chaque jour de votre pratique; c'est pourquoi je me suis efforcé de vous les présenter sous un jour qui vous permettra de les reconnaître, et si vous avez bien saisi ce qui précède, vous interpréterez comme il convient l'observation suivante que je vous donne à titre de résumé de la question :

Madame X., âgée de trente-sept ans, appartient à une famille dont le père est mort de cardio-sclérose à un âge avancé; chez la plupart des membres de cette lignée fleurit l'eczéma et surtout la migraine.

La malade est d'une constitution frêle et délicate ; dès l'âge de douze ans, elle a été prise de violentes migraines, de maux d'estomac à type hypopeptique et de constipation opiniâtre alternant avec des crises de diarrhée.

Réglée à quatorze ans, sans douleurs, la fonction s'accomplit normalement pendant quelques années, puis survinrent des irrégularités, au point que la menstruation ne se faisait voir que toutes les six à huit semaines.

Mariée et mère de quatre enfants, grossesses très pénibles, suites heureuses. Dans l'intervalle, mêmes troubles qu'avant son mariage, c'est-à-dire maux de tête, constipation, estomac au-dessous de sa tâche et irrégularités des époques.

La dernière grossesse remonte à trois ans. Depuis, sa santé s'est altérée de plus en plus et elle présente actuellement le complexus clinique admirablement décrit par Glénard. C'est une déséquilibrée du ventre avec phénomènes nerveux multiples.

Maigre, pâle, languissante, au regard morne et terne, elle pleure constamment sans pouvoir dire exactement pourquoi. C'est la femme sans énergie, découragée, indifférente, lasse de vivre malgré le bonheur dont elle est entourée, malgré la sollicitude de son mari et de ses enfants.

Tête vague, vide, mémoire paresseuse, conception difficile, ne retrouvant pas l'équilibre par suite d'un sommeil agité entrecoupé de rêvasseries.

Douleurs à la nuque et fatigue des reins, mais surtout lassitude des membres inférieurs au point que tout exercice et même la station debout lui sont très pénibles. Cette dépression n'est pas toujours matinale; parfois elle ne s'accuse que l'après-midi.

Bouche amère, estomac paresseux, appétit capricieux, digestions lentes accompagnées d'éructations.

Intestin très irrégulier : constipation atonique, selles tous les quatre jours avec quelques débris épithéliaux et membraneux, alternant avec des crises de diarrhée et de douleurs paroxystiques.

Menstruation irrégulière, toutes les cinq à sept semaines, non douloureuse. Jamais de sang dans l'intervalle des menstrues, mais quelques pertes blanches coïncidant avec des tiraillements dans les reins et de la pesanteur du bas-ventre.

Palpitations pénibles surtout après le repas. Essoufflement facile pendant la marche.

Fatigue du ventre dans la station verticale ; cette sensation disparaît dans la position horizontale. La malade a conscience, lorsqu'elle tousse ou qu'elle fait un effort, que ses organes pelviens sont mal soutenus et qu'ils ont une tendance à tomber.

Urines normales, urée faible.

L'examen est négatif : tous les organes sont sains, cœur, poumons, etc. Tous les désordres sont au niveau de l'abdomen qui est flasque, avec une large éventration entre les deux muscles droits ; la palpation est facile et peut être profonde. Le rein droit et le foie sont légèrement ptosés ; il y a un peu d'encombrement au niveau du cæcum, mais la corde côlique n'est pas perceptible.

Au toucher, parois vaginales sans soutien, faisant hernie au moment de la poussée, mais peu, en raison du périnée qui n'est pas déchiré ; utérus un peu gros, légèrement abaissé, en rétroflexion, mobile, avec l'ovaire droit prolabé, pas augmenté de volume mais très sensible à la pression.

Quel est le diagnostic à porter dans ce cas ? Glénard et ses élèves n'auraient pas la moindre hésitation : c'est un vrai type de déséquilibrée du ventre, d'entéroptosée avec phénomènes nerveux à distance, justiciable du régime de la sangle abdominale et des purgatifs salins.

Or, à mon avis, ce n'est pas la façon d'interpréter les choses : cette malade est une déséquilibrée du système nerveux par hérédité, ainsi qu'en témoigne son historique. Dès l'âge de douze ans, sous l'influence de causes acquises que j'ignore mais que je devine et qui ont dû s'attaquer au plexus solaire par hygiène alimentaire défectueuse, elle a présenté de la déséquilibration de l'estomac, de l'intestin et de sa cellule cérébrale (migraines). Elle s'est mariée, a eu quatre enfants ; les grossesses, bien qu'elles ne se soient pas succédé à court intervalle, ont affaibli la sangle musculaire abdominale et périnéale, laissant sans défense les organes mal soutenus qui ont obéi à la pesanteur et qui se sont ptosés, entraînant des troubles de la statique abdominale et pelvienne.

La malade n'avait pas besoin de ces nouveaux tiraillements pour être déséquilibrée ; elle l'était déjà par hérédité et depuis l'âge de douze ans. C'est cette déséquilibration de son système nerveux qui a permis l'affaiblissement extrême de sa paroi, par asthénie musculaire, laquelle a favorisé la chute des organes, de sorte que bien avant d'être une déséquilibrée du ventre, notre malade était déséquilibrée de son système nerveux à localisation cérébrale, gastrique et ovarienne. Actuellement est venue s'ajouter à ces localisations multiples la déséquilibration du ventre qui, par les troubles résultant de la mauvaise position des organes et des tiraillements qu'ils subissent, vient accentuer la déséquilibration des centres.

C'est la seule façon d'interpréter les choses si l'on veut faire une pathogénie raisonnée qui permette de suivre toute l'évolution morbide depuis son origine jusqu'à sa terminaison ; c'est la seule façon d'interpréter les choses avec satisfaction pour l'esprit ; c'est la seule façon enfin d'être utile à la malade. Glénard, de Lyon, a eu le mérite immense et incontesté de dégager du chaos de la déséquilibration du système nerveux cette localisation particulière du côté de l'abdomen, il a étudié en détail le type clinique des déséquilibrés du ventre, mais il a eu le tort de ne voir que ce côté de la question et de faire dépendre de l'entéroptose les troubles multiples présentés par ces malades. Sa description aurait été complète et inattaquable s'il avait fait de la déséquilibration abdominale une localisation de la déséquilibration du système nerveux.

Glénard, du reste, ne s'est pas borné à nous donner une description clinique bien fidèle des déséquilibrés du ventre ; il nous a rendu un grand service en nous montrant qu'on pouvait soulager ces malades grâce à sa sangle qui répond à tous les desiderata ; les viscères étant soutenus, certains phénomènes pénibles ne sont plus ressentis par la malade dont le moral prend confiance, et il s'agit alors de ramener au calme ce système nerveux afin de rétablir l'équilibre; mais combien ce problème sera difficile parce qu'il demande de la patience et du temps ! Ce n'est pas en une semaine que l'on rendra l'équilibre à ces cellules nerveuses déséquilibrées par hérédité et qui ont manifesté leur premier cri de révolte dès l'âge de douze ans.

La sangle de Glénard amorcera la guérison, mais à elle seule elle ne suffit pas ; elle ne vise qu'un symptôme, la ptose intestinale ; pas plus que vous ne guérirez vos malades en leur faisant une néphropexie ou une périnéorraphie pour lutter contre un rein ectopié ou un utérus prolabé ; le problème thérapeuthique est plus complexe ! Si vous ne vous attaquez pas au système nerveux, le seul et premier coupable, vous ne faites que de la médication symptomatique et non causale et radicale. Le port continu de la sangle, ainsi que je l'ai vu bien souvent, guérira la déséquilibration du ventre, mais la malade restera, comme par le passé, une déséquilibrée de l'estomac et du cerveau, et le moment viendra où elle ne tardera pas à faire de la déséquilibration de la nutrition, laquelle, comme vous le savez, est l'antichambre de l'artério-sclérose, la fin naturelle de la plupart des déséquilibrés, si quelque maladie infectieuse ne les arrête pas en route.

Il faut que vous vous attachiez à bien connaître cette localisation de la déséquilibration du système nerveux sur l'abdomen, créant les déséquilibrés du ventre, et cela afin de ne pas commettre de graves erreurs de diagnostic, et ne pas vous exposer, ainsi que je l'ai vu faire, à traiter un foie ptosé dont le bord inférieur se laissait accrocher, grâce à la laxité de la paroi sur la ligne ombilicale, pour un foie congestionné, hypertrophié, par des pointes de feu et des vésicatoires. La notion exacte et complète des ptoses abdominales et des désordres fonctionnels et organiques des viscères du ventre, si vous l'avez toujours présente à l'esprit, vous permettra de débrouiller avec satisfaction des cas cliniques inextricables en apparence.

Sachez reconnaître, chez la femme de quarante-cinq ans, l'abdomen pendulosum reposant sur les cuisses, formant tablier ; ventre infiltré de graisse, sans soutien musculaire, empêchant toute exploration profonde, cachant des kilos d'épiploon ; l'obésité est venue ajouter sa note et compliquer la déséquilibration de la paroi et du contenu.

Sachez reconnaître une rate ectopiée dans le cul-de-sac de Douglas, j'en ai observé deux cas, et ne la prenez pas pour quelque kyste de l'ovaire.

Sachez reconnaître les douleurs souvent périodiques de la côlite muco-membraneuse et ne la traitez pas pour des coliques hépatiques ou des appendicites à répétition.

Sachez reconnaître une hydronéphrose, par coudure de l'uretère, due à une ptose du rein, laquelle est elle-même la signature de la déséquilibration du système nerveux.

Sachez, sous le masque de l'anémie, de la dénutrition générale et de la décoloration de la peau, dépister la déséquilibration du ventre et ne pas vous évertuer à rechercher un néoplasme qui n'existe que dans votre imagination hantée par la malade cachectique, cancéreuse, que vous avez vue à l'hôpital.

Habituez-vous à bien explorer le petit bassin, à reconnaître les déplacements de l'ovaire et ses névralgies, les prolapsus de l'utérus et les phénomènes congestifs dont il est le siège, par suite du mauvais plancher qui ne le soutient plus.

Reconnaissez les inflammations de l'appareil génital, dont le début remonte à l'accouchement par infection atténuée, déchirures du col, endométrite catarrhale, hypertrophie massive du col, endométrite chronique parenchymateuse, les inflammations chroniques du tissu cellulaire péri-utérin et des annexes. Seule une connaissance approfondie de la gynécologie vous permettra de rattacher les symptômes présentés par la malade aux troubles fonctionnels du système nerveux et aux désordres organiques de l'utérus et de l'ovaire.

Ne vous laissez pas fasciner par les désordres dont l'abdomen est le siège; sachez trouver le lien qui unit la déséquilibration des centres supérieurs à celle du ventre; alors seulement, aidé de la merveilleuse sangle de Glénard et d'une bonne colpopérinéorraphie au besoin, avec l'hygiène morale et quelques médicaments bien choisis, vous vous efforcerez de remettre ce système nerveux en équilibre; vous mettrez tout en œuvre pour lutter contre les troubles fonctionnels de chaque organe en vous attaquant à la cause première de la déséquilibration : œuvre de temps et de patience qui demande autant de foi de la part du médecin que de bonne volonté de la part de la malade.

CHAPITRE XVIII

LES DÉSÉQUILIBRÉS DES CENTRES THERMOGÈNES

I

LA FIÈVRE

Sommaire. — La fièvre véritable est celle constatée au thermomètre. — Fièvre sans infection chez les malades atteints d'hémorragie cérébrale, d'hématocèle rétro-utérine, d'hémarthrose du genou. — Fièvre de lait. — Fièvre de dentition. — Du rôle de l'émotion et du chagrin comme agents provocateurs de la fièvre par excitation des centres thermogènes. — Observations montrant les différentes variétés cliniques de cette fièvre par irritation des centres thermogènes. — Discussion des faits. — Fièvre nerveuse ou fièvre par infériorité organique et exaltation de la virulence des saprophytes de l'intestin ou du coli-bacille.

Un des chapitres les plus intéressants de la déséquilibration du système nerveux concerne les rapports de cet état avec la fièvre, ou, pour mieux préciser la question, la déséquilibration du système nerveux peut-elle de toutes pièces créer la fièvre? En un mot, existe-t-il une fièvre nerveuse? Je n'hésite pas à me prononcer affirmativement, et j'espère sans peine vous faire admettre ce complexus clinique, pas fréquent assurément, mais que vous avez certainement rencontré au lit du malade sans peut-être l'avoir reconnu; il suffit que vous soyez prévenu pour le dépister à la prochaine occasion.

Beaucoup de vos déséquilibrés se plaindront de petits frissons et de fièvre; si vous leur prenez le pouls et surtout si vous leur touchez la peau, vous pourrez vous assurer que c'est une fausse sensation : leur peau est fraîche, quelquefois un peu chaude par excitation vaso-motrice, mais le malade non convaincu vous répondra : « Docteur, vous êtes dans l'erreur, j'ai une fièvre intérieure ». Je ne parle pas de ces cas qui rentrent dans la classe des bouffées de chaleur et qui peuvent se faire voir au niveau de toutes les parties du corps, aussi bien

à la face qu'aux membres; le diagnostic est fait par le malade,
vous le confirmez en plaçant le thermomètre qui n'atteint pas 37°.
Laissons de côté cette fièvre intérieure pour n'admettre que la
véritable fièvre constatée par une température de plus de 37°5
sous l'aisselle et qui doit se présenter avec des caractères que
nous préciserons dans un instant.

Au début de ma pratique, j'ai parfois, au cours de mon
interrogatoire, entendu plus d'une mère de famille me dire :
« Ma fille, à quinze ou seize ans, a eu une fièvre nerveuse qui
a duré trente ou cinquante jours ». Je souriais et je répondais :
« Madame, la fièvre nerveuse n'existe pas; votre fille a eu sans
doute quelque fièvre. typhoïde méconnue ». La brave dame
hochait la tête, témoignant ainsi de son mépris pour la jeune
génération médicale qui voulait tout bouleverser.

De nos jours, avec les idées régnantes concernant l'infection,
nous ne pouvons concevoir une ascension thermique quelconque sans la participation du microbe, et je gage que la
plupart des médecins eux-mêmes ont dans l'esprit cette formule mathématique de : fièvre = infection. Et pourtant la clinique et les expériences sont là pour nous prouver que la fièvre,
la véritable fièvre, peut exister en dehors de tout agent microbien venu de l'extérieur ou de l'intérieur.

Qui ne connaît aujourd'hui les poussées thermiques à 39° et
40°, à la suite de l'hémorragie cérébrale, qui succèdent à la
chute initiale de la température et que Gilles de la Tourette
a si bien étudiées, nous donnant ainsi une clé certaine pour
le diagnostic entre les apoplexies par hémorragie et celles qui
dépendent du ramollissement cérébral?

Qui ne connaît les poussées fébriles chez les malades à
inondation du cul-de-sac postérieur par une rupture d'un kyste
fœtal, bien qu'après l'ouverture de ces collections, Hartmann
et d'autres aient été impuissants à trouver dans le sang évacué
le bacille producteur de la fièvre?

Broca ne nous a-t-il pas appris à bien connaître les poussées
de température survenant chez les enfants à la suite de frac-
tures fermées et chez ceux atteints d'arthrites traumatiques
avec hémarthroses, sans plaie extérieure?

Ne connaissons-nous pas enfin certains faits indubitables
de fièvre survenant chez des nouvelles accouchées au moment
de la montée du lait, et cela indépendamment de toute infection,

même atténuée, des voies génitales. Il s'est fait une réaction inverse en ce qui concerne la fièvre de lait parce qu'autrefois on
avait tendance à baptiser fièvre de lait tout état fébrile survenant
dans les premiers jours du post-partum. On n'a pas tardé à
rayer du cadre pathologique la fièvre de lait et à considérer
toute élévation thermique comme signature d'une plaie vagino-
utérine infectée ou d'une auto-intoxication intestinale, et pourtant c'est fouler aux pieds toutes les lois de l'expérience que
de nier qu'il puisse exister au troisième ou au quatrième jour,
des suites de couches, une élévation de température, variant
de 37° 5 à 38° 2, dépendant de la poussée fluxionnaire qui se
fait au niveau des seins. Je sais pertinemment que cette fièvre
est très rare, qu'elle est éphémère ; elle est si rare que je conseille au praticien de la nier en clientèle afin de ne pas
méconnaître, au moment opportun, le début d'une infection
puerpérale qu'il convient d'attaquer dès les premières heures ;
mais ici nous nous plaçons à un autre point de vue et nous
admettons sans conteste qu'il existe chez certaines malades,
prédisposéees peut-être de par leur système nerveux facilement
excitable, des ascensions thermiques au moment de la poussée
physiologique qui a lieu par suite de la montée du lait.

Enfin, quel est le praticien, digne de ce nom, ayant une
certaine habitude de la pathologie infantile, qui niera que les
enfants, que certains enfants du moins, au moment de leur travail dentaire, soient exposés à avoir tantôt un léger état fébrile
tantôt même une fièvre forte, indépendante, je le répète, de
toute altération pathologique d'un organe et en dehors de toute
infection microbienne? Je ne pense pas qu'il soit utile de discuter ce point; certains médecins nient la fièvre de dentition ; je
les excuse, car, au début de ma carrière médicale, je niais
l'existence de cette fièvre; depuis, j'ai su mieux observer et
mieux voir, et je tiendrais pour un piètre observateur le médecin qui, après quelques années de clientèle, me dirait que la
fièvre de dentition n'existe pas.

Comprenez-moi bien : il ne s'agit pas de se contenter de
ces formules vagues qui consistent à faire un diagnostic de
chic et d'amateur à distance et de dire à une maman qui vous
consulte pour son bébé : « Madame, ne vous inquiétez pas; ce
sont ses dents ». Je vais plus loin ; je dis qu'il faut être très
réservé sur l'existence de cette affirmation, afin de se livrer à un

examen approfondi du petit malade, avec le désir de trouver une cause à la fièvre. Ce n'est que par exclusion que vous devez accepter ce diagnostic si facile et qui trop souvent vous excusera de ne pas vous livrer à une étude sérieuse de votre jeune client.

Quoi qu'il en soit de ce qui précède, je pense que vous avez la preuve que la fièvre peut exister en dehors de toute cause infectieuse, microbienne, fièvre que je qualifierai de nerveuse, le plus souvent éphémère, de très courte durée, dont je n'analyserai pas longuement la pathogénie; elle me paraît simplement être la résultante de l'excitation des centres thermogènes amenée par une irritation périphérique qui sera, dans un cas, une dent agaçant une gencive ou un épanchement de sang chatouillant désagréablement une séreuse en mettant en branle les filets nerveux dont l'excitation ira retentir vers les centres supérieurs. Ici encore, comme toujours, il ne suffit pas d'une dent et d'un filet nerveux irrité; il faut surtout un système nerveux prédisposé qui facilite les réflexes; il faut, en un mot, le terrain.

Retenez bien, par conséquent, cette fièvre nerveuse éphémère à degré thermique variable, suivant la susceptibilité individuelle; elle constitue un échelon qui vous permettra de bien comprendre les formes plus complexes que nous vous présenterons dans un moment.

La déséquilibration du système nerveux peut être cause de la fièvre par un mécanisme différent que je vous ferai mieux comprendre en vous citant un ou deux exemples :

Le 30 octobre 1899, j'étais appelé à voir une jeune femme de trente-cinq ans, qui était prise depuis huit jours d'une fièvre continue sans frissons ni transpiration, avec le thermomètre oscillant entre 37°,4 le matin et 38°,5 l'après-midi.

La malade avait un excellent facies, se plaignait de lourdeur de tête, d'insomnie, de vertiges, de douleur au creux de l'estomac et d'une sensibilité très vive à l'épaule gauche.

Pas d'appétit, éructations fréquentes, un peu de constipation.

Les urines étaient limpides et normales, et, à part une langue saburrale, il me fut impossible de déceler la moindre lésion chez cette femme, dont les organes étaient remarquablement sains.

Comme antécédents héréditaires, elle avait un père mort du diabète et une mère asthmatique.

Comme antécédents personnels, elle avait eu deux grossesses qui s'étaient bien terminées, et une fièvre typhoïde sans suites fâcheuses, mais elle était dyspeptique et migraineuse d'ancienne date et il lui arrivait de pleurer assez facilement lors qu'elle était contrariée.

Je lui demandai, en présence de son mari, si, la veille ou l'avant-veille du début de sa fièvre, elle n'avait pas éprouvé quelque émotion ou quelque chagrin. Après un rapide coup d'œil échangé avec son seigneur et maître, elle me répondit d'une voix assurée : « Non, docteur ».

Je posai le diagnostic d'embarras gastrique; il ne pouvait être question ni de fièvre typhoïde ni de paludisme; la grippe ne régnait pas en ce moment. Je portai un pronostic bénin et j'instituai le traitement classique : ipéca, calomel et quelques bains tièdes.

En partant, le mari m'accompagna, et, me prenant par le bras, il me dit : « Docteur, vous aviez vu juste; ma femme était très bien il y a huit jours; elle éprouva une très vive contrariété à la suite d'une correction que j'ai infligée à mon fils; elle a vociféré (*sic*) toute la soirée, n'a pas voulu dîner, n'a pas fermé l'œil de la nuit, et, dès le lendemain, elle s'est plainte d'une douleur au creux de l'estomac et d'un point à l'épaule gauche ; la fièvre a débuté à ce moment et ne l'a pas quittée depuis. » — J'étais heureux de mon diagnostic et de mon flair médical.

Quelque temps après, j'étais appelé à neuf heures du soir auprès d'une fillette de treize ans, que je trouvai avec les yeux rouges et bouffis, témoignant d'une forte mise à contribution de son appareil lacrymal, avec une fièvre à 38°,5 et un pouls à 130. Cet état durait depuis deux jours.

Après un examen détaillé et complet qui fut négatif, je demandai si l'enfant n'avait pas été exposée à quelque choc moral. Le père me raconta alors que l'enfant était d'une santé habituellement bonne, mais qu'elle avait des maux de tête fréquents (signe de déséquilibration des centres facilitée par son hérédité : le père est un glycosurique intermittent).

L'enfant venait de passer par une grande période de surmenage cérébral pour ses examens. Il y a deux jours, on lui apprit qu'elle avait échoué à son concours de musique; elle était convaincue qu'elle aurait le premier prix. A l'annonce de cette nouvelle, elle fut immédiatement prise de pleurs, d'un grand état nerveux avec agitation, au point de craindre une crise de nerfs. La nuit fut sans sommeil et la malade se réveilla avec 38°.

En quelques jours, la température revint à la normale et la jeune fille retrouva son équilibre.

Je ne cite que ces deux observations; il me serait facile d'en rapporter quelques autres, mais elles me suffisent pour ma démonstration et nous allons les interpréter.

Ces deux malades, la première sans la correction infligée à son enfant, la seconde sans l'échec subi à son concours, n'au-raient pas eu cette poussée fébrile qui a duré huit et quatre jours. C'est là un premier point : le choc moral éprouvé par ces deux malades a été cause d'une maladie fébrile; il n'y a pas de discussion possible. Il fallait de plus, quel que soit le mécanisme par lequel cette fièvre se soit montrée, que ces malades fussent des prédisposées, attendu que vous soumet-triez dix personnes à ce même choc moral, et probablement que les dix n'auraient pas de fièvre; elles n'auraient rien, si ce n'est peut-être quelque désordre nerveux fonctionnel dans un ou plusieurs centres; cela est impossible à prévoir : tout dépend de leur prédisposition nerveuse héréditaire ou acquise et de leur réaction individuelle; en un mot, si la cause est unique, la réaction est différente parce que le terrain est variable.

Quoi qu'il en soit, si nos deux malades ont fait de la fièvre, c'est qu'elles étaient des prédisposées; rappelez-vous leur hérédité.

Comment ce choc moral enregistré par la cellule cérébrale a-t-il pu déterminer la poussée fébrile? Est-ce que l'excitation partie de cette cellule cérébrale héréditairement inférioriséе aurait pu transmettre son irritation aux centres thermogènes et créer de toutes pièces un état fébrile, au même titre qu'un épanchement sanguin dans la substance cérébrale pourrait éveiller la susceptibilité des centres thermogènes? Cela est pos-sible, mais non prouvé; en tout cas, ma conviction est que c'est ainsi que les choses ont dû se passer, attendu que la fièvre, par ses caractères, son mode de début et sa durée, est diffici-lement explicable par une intervention microbienne.

L'excitation partie de la cellule cérébrale, dans le premier cas, a ébranlé le plexus solaire, d'où douleur épigastrique ; le plexus solaire a transmis l'excitation aux nerfs dorsaux par les nerfs splanchniques, d'où la douleur d'épaule ; les nerfs mésentériques ont fait la constipation, par parésie du muscle intestinal ; enfin la cellule cérébrale irritée a été cause de l'insomnie et de la douleur de tête.

Dans le second cas, les choses se sont passées de même chez cette déséquilibrée de la première heure par hérédité. Le surmenage cérébral, d'une part, préparant le terrain, et le choc moral, d'autre part, produit par cette mauvaise nouvelle, ont influencé la cellule cérébrale qui a réagi par de l'agitation et un état qui a frisé la crise de nerfs ; les nerfs lacrymaux se sont montrés également, témoignant leur excitation par une abondante émission de larmes ; les nerfs cardiaques ont fait la tachycardie. Si donc cette cellule cérébrale irritée a pu amener de l'insomnie, de l'agitation, et, par excitation périphérique, des larmes et des battements de cœur à 130 à la minute, pourquoi n'admettriez-vous pas qu'elle ait pu également impressionner les centres thermogènes et amener un état fébrile continu pendant quelques jours ? Les exemples que je vous ai cités au début, vous les avez admis ; pourquoi n'acceptez-vous pas ceux que je vous présente et n'étiquetteriez-vous pas fièvres nerveuses ces formes que nous étudions ?

En tout cas, s'il ne s'agit pas d'une fièvre nerveuse « sine materia », il vous faut admettre que le choc moral a troublé la cellule cérébrale, laquelle a excité un plexus quelconque, le solaire si vous le voulez, frappant d'arrêt la sécrétion glandulaire, buccale, stomacale ou intestinale, mettant le terrain en état d'infériorité vis-à-vis des saprophytes qui pullulent dans la salive et dans le milieu intestinal et favorisant ainsi une infection atténuée. Ces faits, nous les étudierons plus loin, mais dès maintenant nous les admettons sans conteste, et je vous indiquerai la part qui revient au système nerveux dans la genèse des maladies infectieuses.

Jusqu'ici nous avions vu la fièvre éphémère à simple accès ; je viens de vous parler de la fièvre qui dure trois à huit jours ; il me reste à vous entretenir d'une forme beaucoup plus importante dont la durée est de trente à soixante jours. Je vous engage à bien vous la graver dans l'esprit ; elle est des plus intéressantes comme évolution et terminaison ; son diagnostic est délicat, vous obligera à mettre en œuvre toutes vos qualités de clinicien, mais vous aurez la satisfaction de lui opposer une thérapeutique qui portera ses fruits. Je possède six cas de ce genre ; mais, afin de ne pas donner trop d'étendue à ce chapitre, je vous citerai le plus concluant qui vous servira en quelque sorte de modèle.

En octobre 1897, je fus appelé à donner des soins à Mlle X., âgée de vingt-trois ans, pour laquelle j'avais été déjà consulté en avril de la même année. Cette jeune fille d'une santé excellente, sans antécédents acquis dignes d'être notés, sauf quelques maux de tête de temps à autre, fut prise, au mois de janvier 1897, d'accidents nerveux spéciaux dont nous parlerons dans un instant, accompagnés d'une petite toux sèche et d'un amaigrissement considérable qui me firent craindre, malgré l'absence de tout symptôme perçu par l'auscultation, une infection tuberculeuse au début.

Après deux semaines d'observation, je rattachai les troubles à un désordre nerveux, et j'appris d'un membre de la famille que les accidents avaient éclaté à la suite d'une grande déception d'amour. Il s'était présenté un parti sérieux qui plaisait à la jeune fille, mais la mère ne voulait pas entendre parler de cette union.

Les accidents semblèrent s'amender sous l'influence d'un déplacement, mais en octobre, je fus rappelé pour des troubles qui inquiétaient à juste titre la famille et qui se caractérisaient depuis trois semaines par une petite fièvre lente qui minait la malade et qui l'avait jetée dans un état de langueur et d'amaigrissement alarmants pour celui qui n'aurait pas su reconnaître la nature des accidents.

Cette fièvre a duré quarante-cinq à cinquante jours, se poursuivant avec une régularité parfaite, ne s'accompagnant ni de frissons ni de sueurs et absolument réfractaire à toute médication. La température était normale ou au-dessous de la normale le matin, variant entre 36°,6 et 37°,2 (t. axillaire) ; vers midi, la malade se sentait moins bien, éprouvait des lassitudes dans les membres ; la face rougissait légèrement ; elle était prise d'une petite toux sèche. A ce moment (vers quatre heures), le thermomètre marquait 37°,5 et 38°,2, et c'est ainsi que les choses se sont présentées pendant six semaines. Fièvre continue, subcontinue, intermittente, non paludéenne (ainsi qu'en a témoigné l'examen du sang qui fut négatif et l'insuccès de la quinine et de tout autre médicament), qui ne céda d'elle-même qu'après cinquante jours de durée.

La connaissance des antécédents et l'examen de la malade ne pouvaient laisser aucun doute sur la nature de cette fièvre nerveuse. Chacun des centres et leurs dépendances présentaient des stigmates de la déséquilibration, au point que l'on pouvait étiqueter ainsi cette observation : Déséquilibration des centres et de la plupart de leurs dépendances, par cause morale.

La fièvre n'a pas été le premier phénomène en date. Depuis le mois d'avril cette malade était une déséquilibrée; le trouble nerveux n'a fait que s'accentuer, amenant un désordre de la nutrition, caractérisé par un amaigrissement effrayant qui s'accompagna, à un moment, de fièvre. Chaque centre était troublé; l'examen détaillé et méthodique de toutes les sphères nerveuses permettait de relever les particularités suivantes :

Du côté du cerveau, mal de tête, surtout aux tempes, et douleur au niveau de l'occiput. Lorsque la malade pose la tête sur l'oreiller, il lui semble qu'elle n'a pas de peau, que la chair est au vif.

Vertiges lorsqu'elle se remue. Insomnie, agitation : elle se réveille en sursaut voyant des figures étranges, surtout des morts.

La tête est vague, vide; difficulté de lire ou de comprendre ce qui est écrit. Perte de la mémoire : son frère lui demande où sont ses monogrammes, elle ne peut répondre alors que la veille même elle les avait rangés.

Assise des heures entières sur un fauteuil, le regard vague et morne, attendant et désirant la mort qui mettra un terme à ses souffrances, « le plus tôt sera le mieux ». Complètement découragée, ne veut rien, ne peut rien, est agacée de voir celui-ci ou celle-là.

Fatigue épouvantable, brisée dans tous ses membres, a de la peine à se tenir debout, ne peut soulever le bras pour se coiffer.

Douleurs atroces dans les reins, le dos, sensation de glace le long de la colonne vertébrale, sensibilité très vive au niveau de l'épigastre. Glacée des genoux aux pieds, ne sent plus ses extrémités.

Secousses musculaires dans les membres : la malade vibre.

Du côté de l'appareil respiratoire, le nez coule à certains moments ; à d'autres, il est sec : la malade renifle comme si elle voulait se débarrasser d'un corps étranger qui lui obstrue les fosses nasales. Elle est prise chaque après-midi, au moment de la poussée fébrile surtout, mais le matin également, d'une petite toux sèche, énervante, jamais suivie d'expectoration. Pousse de longs et profonds soupirs, a une sensation de poids au-devant du sternum, qui l'étouffe et l'oblige à prendre de grandes inspirations ; dyspnée facile au moindre mouvement.

Le cœur est gros, comme à l'étroit dans la poitrine, étreintes pénibles, coups de couteau au cœur, angoisse, sensation de mort imminente la poussant à pleurer.

La langue est blanche, saburrale ; dégoût de tous les aliments, répugnance à mastiquer. Bouche pâteuse et amère. Estomac lourd et paresseux, digestions pénibles. Quelques gaz.

Pas de constipation, selle quotidienne, aliments bien digérés. Pas d'entérite membraneuse.

Règles normales, non douloureuses.

Urines un peu hautes en couleur, sans albumine, ni sucre, ni phosphates en excès.

L'examen de chaque appareil est négatif ; rien d'abdominal sauf un peu de sensibilité à la pression au niveau de l'épigastre, et des battements expansifs de l'aorte abdominale. Pas de ballonnement et aucun organe ptosé. Pas de douleur au niveau des ovaires.

Appareil respiratoire sain ; rien de suspect aux sommets.

Cœur sain, bruits rapides, un peu métalliques, pas de souffle. Pouls toujours à 120 et au-dessus.

En résumé, voici une malade qui depuis cinquante jours a une fièvre subcontinue et qui ne présente comme seuls symptômes objectifs qu'une langue saburrale, de l'expansion de l'aorte abdominale et de la tachycardie avec pouls à 120 et 130 à la minute, accompagnés de désordres dans toutes les sphères nerveuses et d'un amaigrissement effrayant.

Ainsi que je l'ai dit, la fièvre a cédé d'elle-même. Après quelques jours d'un traitement médicamenteux sans résultat, je l'ai soumise à de l'hydrothérapie tiède ; j'ai permis une alimentation demi-solide et j'ai conseillé un changement d'air. Après disparition de la fièvre, les accidents nerveux n'ont cédé que tardivement ; le temps a fait son œuvre ; le lovelace s'était porté sur un autre terrain, et peu à peu, la jeune fille a repris son embonpoint, ses couleurs, son entrain, et il ne lui restera plus dans l'avenir que le souvenir de l'année 1897 qu'elle pourra appeler l'année terrible.

Quelle est la cause de cette fièvre, car enfin tout a une cause ici bas ; rien n'est livré au hasard ? Voici les différents diagnostics que j'ai eu à éliminer, et vous avez le devoir impérieux de procéder de la sorte en présence de cas semblables et de serrer la question de près avant de vous permettre de songer à une fièvre nerveuse.

Je déclare tout d'abord que cette jeune fille n'est pas une hystérique. Avant 1897 et pendant vingt-deux ans, elle a toujours été calme et bien équilibrée ; il fallu une cause morale intense pour amoindrir ses plexus et ses cellules nerveuses et la faire entrer momentanément dans la classe des déséquilibrés ; si son hérédité avait été autre, elle aurait pu entrer dans celle des dégénérés. Pendant sa maladie, elle n'a jamais présenté aucun des stigmates classiques de l'hystérie : pas d'anesthésie, ni de contractures, ni de convulsions, ni de rétrécissement du champ visuel. L'hystérie n'est certainement pas en cause ici et je ne puis me décider à ajouter ce cas à ceux que nous présente Gilles de la Tourette dans son chapitre « la fièvre des hystériques. »

J'ai suivi cette malade avec soin pendant des semaines, et je puis affirmer qu'elle n'avait ni paludisme, ni fièvre typhoïde à forme ambulatoire, ni la typhomalaria que je ne cite que pour mémoire, ce terme étant faux et devant disparaître de la nomenclature médicale. Il ne s'agissait pas de la forme prolongée et chronique de l'influenza ; elle n'avait pas de pleurésie sèche grippale ; il ne s'agissait pas non plus de la fièvre due à un état infectieux du naso-pharynx (adénoïdites, sinusites, etc.), entité bien réelle et bien décrite par Maurice Faure à la Société médicale des hôpitaux en 1900 ; il ne pouvait être question d'entéro-colite, d'hépatite ou d'angiocholite sans ictère ; il n'y avait aucune infection de l'arbre urinaire, pas de myélo-néphrite fermée ; enfin l'infection prétuberculeuse n'était pas en jeu, ainsi que la fin de l'observation l'a démontré.

Par exclusion, par l'étude détaillée de chaque appareil, de

chaque symptôme, deux hypothèses sont seules possibles : ou la fièvre, au même titre que les désordres des autres centres, doit être rapportée à une influence nerveuse pure et simple par irritation des centres thermogènes, ou alors la déséquilibration des centres et de la plupart de leurs dépendances a favorisé l'éclosion de la fièvre par action pathogène des saprophytes du milieu intestinal ou a exalté la virulence du coli-bacille en détériorant le terrain.

Je ne puis vraiment me résoudre à trancher cette question ; mes tendances, je dois l'avouer, me porteraient à admettre l'excitation des centres thermogènes et à en faire une fièvre nerveuse. D'après mes connaissances en pathologie, je suis frappé de l'évolution de cette fièvre dont je ne trouve pas la signature anatomique malgré cinquante jours de durée ; tous les appareils sont troublés et cela d'une façon sérieuse, et nulle part, je ne puis trouver la lésion qui a amené cette malade à cet état. Seule la notion d'un système nerveux troublé par une cause puissante de déséquilibration me satisfait, et je puis dans chaque organe, dans chaque appareil, trouver le passage de ce courant nerveux de mauvaise qualité venant d'une cellule nerveuse déséquilibrée qui a perdu ses qualités de bonne directrice. Si je qualifie de déséquilibré ce cœur qui palpite et qui est douloureux; si je qualifie de déséquilibrée cette cellule cérébrale qui a faussé la mémoire, le sommeil et la volonté ; si cette cellule médullaire amène cette fatigue générale sans cause ; si enfin tous les appareils de cet organisme sont déséquilibrés aussi; pourquoi, je vous le demande, ne pas admettre que les centres thermogènes n'aient pas échappé à cette cause mystérieuse et insaisissable; pourquoi chercher une cause infectieuse qui n'existe pas et qui ne manifeste sa présence par aucun symptôme défini ni tangible?

J'avoue que j'ai peur d'asseoir ce diagnostic, parce que je ne voudrais pas que mes lecteurs abusent de la fièvre nerveuse. Il faut être rompu avec les difficultés de la clinique pour avoir le courage de faire ce diagnostic; il faut avoir l'expérience de cette classe de malades, mais j'affirme l'existence de ce complexus clinique : la fièvre chez les déséquilibrés du système nerveux, par excitation des centres thermogènes.

J'ai eu occasion de voir quatre autres exemples très nets, tous relevant de causes morales. Je possède l'observation d'un jeune homme bien équilibré qui, à la suite d'une déception d'amour, a fait vingt-cinq jours de fièvre avec désordres des centres ; d'une jeune femme de vingt-quatre ans qui eut à subir après son mariage la vie commune avec un mari aussi brutal que méchant ; elle en éprouva une telle désillusion qu'elle fit une fièvre subcontinue. Dans un dernier cas, la température du matin était plus élevée ; il y avait inversion de la température, et l'intermittence avait lieu entre onze heures et minuit. Avec quelques bains tièdes, une alimentation composée d'œufs, de purées et de crèmes, et avec l'aide d'un déplacement, les accidents pseudo-typhoïdes ne tardèrent pas à rétrocéder.

Une de ces malades eut quarante-cinq jours de fièvre ; la température oscillait entre 37°,5 et 38°,2 l'après-midi, sans jamais dépasser ce dernier degré. Il n'y avait aucun symptôme de typhoïde ; les garde-robes étaient régulières et normales comme qualité et quantité. La famille inquiète réclama un examen du sang ; rendez-vous fut pris pour un mercredi avec un de mes confrères, mais il fut convenu qu'on n'en parlerait pas à la malade afin de ne pas l'effrayer. Le mercredi à trois heures trente, le thermomètre marquait 38°,1 et le pouls me donna quatre-vingt-douze pulsations à la minute ; je dis alors à la déséquilibrée que nous allions lui prendre une goutte de son sang afin de savoir exactement la nature de son mal. Cette idée la bouleversa ; elle se figura qn'on allait lui faire subir une véritable opération ; bref, dix minutes après, au moment de procéder à la piqûre, voyant la figure de la malade si rouge, je lui plaçai le thermomètre et je relevai 39°,5 ; le pouls était à 110. L'émotion communiquée à la cellule cérébrale avait ébranlé les centres thermogènes et amené une température de 39°,5, alors que dix minutes auparavant elle était à 38°,2. Jamais avant ce jour ni après, le thermomètre n'avait dépassé 38°,5. Cela vaut une expérience de laboratoire et fait saisir sur le vif la facilité des réflexes chez cette catégorie de malades.

Rappelez-vous, par conséquent, que la fièvre peut être un symptôme de la déséquilibration du système nerveux, en dehors de tout état infectieux. Vous rencontrerez des cas où le diagnostic de fièvre typhoïde ou celui d'une autre fièvre quelconque ne vous donnera pas satisfaction ; pensez alors à la déséquilibration du système nerveux ; cherchez les stigmates de ce désordre ; fouillez les antécédents ; scrutez la cause psychique; étudiez appareil par appareil; ne livrez rien au hasard; il vous sera alors facile de relier tous ces chaînons et de reconnaître cette entité morbide qui n'est pas fréquente sans doute, mais qui existe certainement.

Lorsque vous aurez vu un ou deux cas de ce genre, vous conclurez que quelques mères de famille n'avaient pas tort de vous dire que leur fille avait eu une fièvre nerveuse; ne haussez pas les épaules; l'on a une tendance à nier ce que l'on ne connaît pas ou ce que l'on n'a pas vu. Ne voyez pas dans toutes ces fièvres nerveuses des erreurs d'interprétation; je pense que vous aurez la satisfaction de rencontrer quelques cas de ce genre, et vous saurez leur opposer une thérapeutique raisonnable. Rappelez-vous seulement que cette localisation de la déséquilibration n'est pas du ressort d'un traitement médicamenteux, mais d'un traitement moral où le déplacement tient le premier rang. L'hydrothérapie tiède et une alimentation en rapport avec l'état des centres en seront les compléments indispensables.

II

DÉSÉQUILIBRATION DU SYSTÈME NERVEUX CONSÉCUTIVE AUX MALADIES INFECTIEUSES.

Sommaire. — La fièvre typhoïde, la grippe et toutes les maladies infectieuses peuvent déséquilibrer le système nerveux central et périphérique à leur période d'invasion, d'état ou de réparation. — Entre les troubles fonctionnels et les troubles organiques, il n'y a qu'une barrière due à la virulence du microbe, à l'hérédité du sujet et à ses antécédents acquis.

Je viens de vous indiquer la part qui revient à la fièvre comme localisation de la déséquilibration du système nerveux, et je pense que vous admettez sans restriction l'excitation des centres thermogènes à la suite de causes morales.

Combien sont plus fréquentes et mieux connues les excitations du système nerveux consécutives à la fièvre, et cela, quelle que soit la nature de la fièvre, ou, pour mieux préciser, nous dirons que tout état infectieux peut déséquilibrer un ou plusieurs centres et leurs dépendances, et cela à sa phase d'invasion, d'état ou de réparation. Les exemples ne me manquent pas.

Vous connaissez les symptômes de la fièvre typhoïde, à la phase d'invasion, alors que la température est encore normale;

mais le poison typhique est dans le sang et il peut impressionner la cellule cérébrale et produire, pendant quinze à vingt jours, de l'insomnie, de la céphalée, du vertige, de l'irascibilité de caractère; ne sont-ce pas là les symptômes que je vous ai déjà appris et qui sont la signature de la déséquilibration du cerveau? Du côté du plexus solaire, le poison typhique amène du manque d'appétit, des nausées, des digestions pénibles par insuffisance des glandes à pepsine; ne sont-ce pas là encore des symptômes d'excitation des cellules du plexus solaire, quelle que soit la cause d'irritation agissante? Enfin, j'ai vu la fièvre typhoïde débuter par des crises d'angine de poitrine typiques chez deux frères dont le père était artério-scléreux et la mère migraineuse; ici encore, il ne s'agit que d'un plexus cardiaque en révolte excité par le poison typhique, et j'ajouterai en passant que mes deux jeunes gens ne sont pas morts, parce qu'ils n'étaient pas à l'âge de l'artério-sclérose et que leur myocarde pouvait subir le choc nerveux émané du plexus cardiaque.

Voyez encore ce qui se passe dans cette maladie si protéiforme, l'influenza, dont les manifestations sont si variées que la meilleure mémoire a peine à les retenir, mais que vous retiendrez facilement si vous avez à l'esprit la loi des plexus et leurs irradiations.

A la phase d'invasion, si le poison grippal déséquilibre la cellule cérébrale, vous verrez les céphalées atroces, les vertiges, l'insomnie, l'inaptitude au travail; si la moelle est touchée, les cellules médullaires protesteront sur place ou au niveau de leurs prolongements périphériques; vous constaterez, dans le premier cas, de la rachialgie, des douleurs le long de la colonne vertébrale; dans le second cas, des névralgies, des courbatures, de la fatigue, etc. Si le plexus cardiaque subit l'atteinte de l'infection, vous noterez des palpitations, de l'angine de poitrine; le bulbe se met souvent de la partie, et tel malade commencera sa grippe par des lipothymies et des syncopes véritables.

Le plexus solaire n'a que l'embarras du choix : désordres de l'estomac, de l'intestin, du foie, des reins, troublant l'assimilation, l'absorption, la désassimilation, et étant, dans une large mesure, responsable de la fièvre, par auto-intoxication, par l'entrave qu'il apporte aux multiples opérations de la vie organique.

A la période d'état, les maladies infectieuses impressionnent encore les cellules nerveuses et vous relèverez des symptômes qui ne dépendent pas de l'infection elle-même, mais de la qualité du système nerveux, qualité due à l'hérédité et aux antécédents acquis du malade. C'est ainsi que chez certains, en dehors de toute insuffisance rénale ou hépatique, la céphalée prendra des caractères particuliers, une intensité insolite ; que le délire, cette façon de protester si bruyante de la cellule cérébrale, vous affolera, si vous n'avez pas la notion de la prédisposition cellulaire de l'individu. Il en est ainsi de tous les symptômes qui se présenteront au cours de tout état infectieux ; beaucoup dépendent de l'entrave apportée au fonctionnement de tel ou tel organe, mais certains ne relèvent uniquement que de l'excitation du système nerveux par des causes secondes.

Voici un malade, un pneumonique ou un typhique, qui délire ; il vous incombe de savoir à quoi est dû ce cri de révolte de la cellule cérébrale ; j'ai dit à quoi ; encore et toujours la notion de la cause, sans laquelle aucune thérapeutique, aucune stabilité du pronostic. Or, ce délire peut être dû à de l'hyperthermie, à de l'insuffisance rénale, à du champagne donné en excès, à une influence médicamenteuse : caféine, salicylate de soude, etc., les causes sont variables, mais le symptôme n'est que la protestation d'une cellule appartenant à un déséquilibré par hérédité et par troubles acquis.

Vous voyez combien est intéressante l'étude des plexus ; vous aurez toujours, qu'il s'agisse d'une maladie chronique ou d'une maladie infectieuse aiguë, un fil conducteur grâce auquel vous ne vous égarerez jamais si vous avez la notion complète de tout ce qui précède.

Enfin, à la convalescence, les toxines·continuent à impressionner les centres nerveux, et le sujet sera momentanément un déséquilibré du cerveau à conception lente, à tête vague et vide, à sommeil mauvais entrecoupé de cauchemars ; un déséquilibré de la moelle à névralgies, à lassitude, à fatigue facile, à douleurs de jambes avec état parétique plus ou moins accentué ; un déséquilibré de l'estomac à douleur épigastrique, à digestion traînante, etc. L'incendie une fois allumé et éteint, vous constaterez les désordres du côté des centres : désordres qui représentent une longue chaîne à anneaux multiples dont

le premier est constitué par des troubles fonctionnels variables
sans lésions, sans histoire anatomo-pathologique, sans reli-
quats, dont le dernier est représenté par des lésions cellulaires
et périphériques, susceptibles de réparation, mais souvent
irrémédiables.

Entre une amnésie post-typhique et une dégénérescence
cérébrale suivie de manie, de vésanie, il n'y a qu'une question
de degré ; entre une faiblesse musculaire des membres inférieurs
et une paralysie véritable due à de la névrite périphérique, il
n'y a qu'une question de degré ; entre une fatigue des reins,
une rachialgie et une poliomyélite aiguë antérieure ascendante,
avec participation bulbaire, il n'y a qu'une question de degré ;
entre un vomissement par déséquilibration bulbaire et les vomissements incoercibles post-typhiques et post-diphtériques par
dégénérescence du bulbe et des pneumogastriques, et mort par
inanition, encore et toujours, une question de degré. La cause
morbide frappe une ou plusieurs cellules ; le trouble peut être
fonctionnel ou organique : tout dépend, je le répète, de la
qualité cellulaire du système nerveux.

Quoi qu'il en soit, rappelez-vous que les maladies infectieuses,
quelles qu'elles soient, sont de puissantes causes de déséquilibration du système nerveux ; souvenez-vous surtout de l'influence
nocive de la grippe qui a une affinité particulière pour les plexus
et leurs dépendances. Cette déséquilibration est le plus souvent
passagère, cessant avec la suppression de la cause, c'est-à-dire
après l'élimination des toxines ; tous les centres et leurs dépendances peuvent être touchés, créant des associations cliniques
des plus variées. Leur durée dépend souvent de la prédisposition de l'individu ; vous verrez souvent, plusieurs mois après
une atteinte de grippe, des désordres qu'il vous faudra étiqueter
fonctionnels et qui ne dépendent d'aucune lésion organique :
tels ces faux pas du cœur, ces intermittences, ces névralgies'
tenaces, ces plaques d'œdème prétibial étrangères à toute
néphrite, etc... Mais ne perdez jamais de vue qu'entre la déséquilibration du système nerveux et sa dégénérescence, il n'y a
qu'une barrière due à l'hérédité du sujet.

III

DE LA DÉSÉQUILIBRATION DU SYSTÈME NERVEUX COMME CAUSE PRÉDISPOSANTE AUX MALADIES INFECTIEUSES.

Sommaire. — La déséquilibration du système nerveux amoindrit le pouvoir vital du sujet et entrave la phagocytose. — Rôle immense du terrain. — La prédisposition individuelle bien établie par Peter, surtout en ce qui concerne la fièvre typhoïde et la tuberculose. — La réceptivité morbide. — Rôle prépondérant des excès et du surmenage. — Le microbe spécifique ne germe qu'autant que le terrain est favorable. — La réaction nerveuse individuelle, suivant l'hérédité et les antécédents acquis du sujet, crée le type clinique. — Utilité de la notion de la déséquilibration des centres et des plexus dans des cas cliniques embarrassants. — Conclusions.

Il me reste maintenant à vous initier aux dangers qui menacent constamment nos déséquilibrés du système nerveux.

Vous savez que beaucoup de ces malades, par suite de leur mauvais sommeil, de leur état moral, de leur estomac délabré, etc., ne tardent pas à maigrir et à tomber dans un état de langueur; chaque cellule, chaque glande de leur organisme est ainsi en état d'infériorité ; aussi ne serez-vous pas étonné que la déséquilibration du système nerveux, en amoindrissant le pouvoir vital de tel ou tel organe, ne puisse contrarier la phagocytose et tous nos autres moyens de défense vis-à-vis des infiniment petits, et nous livrer désarmés aux mille causes d'infection qui nous menacent journellement.

Les découvertes microbiennes, à leur début, ont fait négliger cette question du terrain qui est d'une importance majeure. Certes, sans le bacille d'Eberth, pas de fièvre typhoïde possible, mais ce bacille ne suffit pas à créer de toutes pièces cette maladie; il faut que le terrain sur lequel il va évoluer lui soit propice ; la graine ne germera qu'autant que le milieu sera favorable, c'est-à-dire que le système nerveux sera consentant. Lisez à ce sujet les magistrales leçons du professeur Peter ; il était nécessaire, au moment de l'engouement des découvertes de Pasteur et de son école, qu'il se soit trouvé un homme pour parler au nom de la clinique et ne pas accepter sans discussion tout ce qui venait du laboratoire. Pendant que les microbes voyaient le jour, Peter établissait sur des bases solides la notion de la prédisposition et du terrain, allant même trop loin, refusant au bacille d'Eberth le rôle actif d'agent causal de la fièvre typhoïde, le dépouillant au profit du coli-bacille, l'hôte habituel de l'intestin, qui deviendrait pathogène à la faveur de la fatigue, de la déchéance organique, favorisant ainsi l'auto-intoxication.

Certes, le coli-bacille est capable de bien des méfaits, mais le bacille d'Eberth reste la cause première de la dothiénen-térie ; bacille dont les méfaits sont en proportion directe de l'infériorité vitale du sujet, variable suivant son hérédité, son âge, son tempérament, ses habitudes, etc., confirmant cet axiome du maître : « Il n'y a pas de fièvre typhoïde, il n'y a que des typhoïdiques », voulant ainsi dire, à juste raison, qu'il n'y a pas deux typhiques dont l'évolution clinique soit super-posable.

Ne savons-nous pas que les jeunes gens récemment arrivés de la province pour trouver de l'emploi à Paris, sont précisé-ment ceux qui, pendant les deux premières années de leur séjour dans la capitale, paient le plus lourd tribut à la fièvre typhoïde? Que signifie cela? Simplement que le malheureux qui quitte sa petite ville, ses parents, ne tarde pas à éprouver le spleen, le mal du pays. La tristesse, la préoccupation d'une nouvelle existence, les difficultés pour trouver un emploi, l'ali-mentation défectueuse, grossière, souvent excitante de par l'alcool, etc. : autant de causes de déséquilibration du système nerveux qui amènent des troubles fonctionnels du cerveau avec insomnie et digestions incomplètes par mauvaise intervention des sucs digestifs; l'individu, ainsi déprimé, affaibli, arrive promptement à l'état de réceptivité morbide.

Il en est de même de ce fléau qui a nom la tuberculose. Lisez également les chapitres que consacre Peter à l'étude de cette maladie; vous y verrez le rôle prépondérant du surmenage, de la misère, du travail excessif de certaines ouvrières qui tirent l'aiguille de six heures du matin à cinq heures de l'après-midi dans des locaux exigus, qui s'alimentent mal, qui gagnent peu et qui ont à faire vivre une vieille mère, etc. En réalité, toutes les causes que je ne cesse de vous rappeler comme étant capa-bles de déséquilibrer les plexus, quand elles agissent dans le domaine cérébral, médullaire ou du plexus solaire, sont celles précisément que vous retrouvez à l'origine de toutes les maladies infectieuses et contagieuses comme causes prédisposantes.

En vous initiant à ces études, mon but pratique était de vous faire voir, qu'en ménageant votre système nerveux, vous reculiez l'échéance fatale dont la rouille des artères est la signature; l'artério-sclérose, en effet, étant la part qui revient prématurément à l'homme surmené physiquement, psychiquement ou par abus d'alimentation. Je causais dernièrement avec un de ces malheureux qui creusent leur fosse avec leurs dents ; il avait quarante-cinq ans; il en portait soixante. Je lui exposai mes théories; il hocha la tête en me disant : « Pourquoi se priver de tant de bonnes choses pour ne vivre que quelques années de plus? » Quelques mois après, il fut foudroyé en quelques minutes, sans nul doute, par une sclérose de ses coronaires qu'il avait édifiée lentement, mais sûrement.

A côté de ces maladies de nutrition évitables, quelle que soit votre hérédité, par une hygiène bien comprise, se place la classe des maladies que j'appellerai inévitables, quoique étant dans une grande mesure évitables; car rappelez-vous, encore une fois, qu'il s'agisse de pneumonie, de tuberculose, de fièvre typhoïde, de peste, de choléra, de diphtérie, etc., en un mot, de toutes les maladies caractérisées d'infectieuses, s'il faut le microbe spécifique de la maladie, il faut que vous donniez le terrain. Non seulement l'homme bien équilibré sera un roc sur lequel le microbe ne germera pas, mais en supposant qu'il ait une virulence telle qu'il s'implante, il trouvera la place tellement fortifiée, un cœur si résistant, des émonctoires en si parfait état, vierges de tout surmenage antérieur, que l'organisme, par sa force de résistance, ne tardera pas à avoir le dessus sur l'ennemi.

Au contraire, le malheureux, déséquilibré de par son moral, de par son surmenage physique, de par ses excès, est un être voué à la fièvre typhoïde ou autre maladie quelconque, et chez lui l'évolution est singulièrement rapide et fatale. Le cas le plus foudroyant de fièvre typhoïde, je l'ai vu chez un de mes confrères de trente-cinq ans, apôtre de la charité qui ne refusait ni son temps ni sa science aux pauvres. Après une période de grand surmenage physique et cérébral, il fut pris d'une fièvre typhoïde qui, dès le début, prit une allure grave : le cœur, dès le troisième jour, avait le rythme fœtal, les urines se chargeaient d'albumine, et en dix jours le malheureux était terrassé.

Même évolution chez une jeune fille qui fut la bonté et la grâce, enlevée en neuf jours par une fièvre typhoïde hypertoxique. Ce n'était pas une question de virulence du microbe, car autour d'elle tous les autres malades avaient une forme bénigne qui guérissait simplement; le microbe était donc le même, mais le terrain était mauvais. Fatiguée depuis quelques mois par des exercices physiques, par du sport, déséquilibrée du système nerveux de ce fait; issue d'un père mort d'artériosclérose à cinquante-six ans, possédant un pouvoir vital de mauvaise qualité, cette jeune fille avait déjà de fatales prédispositions morbides. Un peu de surmenage acheva de mettre son milieu intérieur en état de moindre résistance; d'où hyperthermie incoercible malgré les bains froids rigoureusement appliqués, d'où ulcérations pharyngées précoces, d'où reins encombrés de toxines, filtrant imparfaitement, d'où insuffisance urinaire, dyspnée toxique et mort subite par arrêt du cœur.

Que peut le médecin contre ces formes qui désarment, qui désespèrent l'homme de l'art? Il ne peut rien malgré qu'il lutte, regrettant que le terrain soit si défectueux. Quel contraste avec la même maladie évoluant chez l'enfant dont le système nerveux et les émonctoires n'ont pas subi les chocs moraux et les excès de la vie!

Existence heureuse, minimum de souffrances, verte vieillesse, mort à un âge avancé, immunité relative contre les maladies infectieuses, victoire facile lorsque la maladie a éclaté, retour prompt à la santé, sans déséquilibration secondaire du système nerveux : telles sont les récompenses de ceux qui veulent et qui savent conserver leur équilibre. La chose leur est facile, ainsi que nous le verrons plus tard. Qui veut, peut.

L'étude de la déséquilibration du système nerveux et de ses stigmates est non seulement intéressante au point de vue des causes et des aspects cliniques des maladies, mais si vous vous habituez à bien étudier la réaction du système nerveux dans toutes ses sphères, il vous sera facile, dans des cas embarrassants, de porter un diagnostic exact et un pronostic favorable. Je vais vous citer un exemple afin de vous convaincre.

Vous savez que dans toute fièvre typhoïde, l'attention du

clinicien doit se porter sur le cœur qui tient la clé du pronostic, au point que les statistiques ont prouvé, avec raison, qu'une fièvre typhoïde, quel que soit le degré de la température, est bénigne et marche vers la guérison lorsque le pouls est à 100 ou au-dessous. A mesure que le pouls augmente de fréquence, la situation s'assombrit; à 120 ou 130 à la minute, vous devez connaître le danger qui croît encore plus lorsqu'il atteint 140 et 150 : cela signifie myocardite, abaissement de la tension artérielle, diurèse compromise; le malade est menacé de par son cœur et ses reins dont l'intégrité relative lui est indispensable pour mener à bonne fin sa fièvre typhoïde.

J'ai été appelé, il y a deux ans, à voir un jeune homme qui, au cours d'une fièvre typhoïde, a présenté, une après-midi, des accidents cardiaques qui ont affolé et la famille et le médecin traitant. Le malade fut pris brusquement d'une tachycardie intense, le pouls battait 150 à 160 fois à la minute; en même temps, état de lipothymie et de défaillance ; le malade se sentait mourir et faisait ses dernières recommandations à son entourage. Le moment était solennel et seuls ne l'oublieront pas ceux qui étaient présents.

Je fus mandé dès le lendemain ; la famille était consternée ; le cœur avait faibli cette nuit et l'on était en droit de s'attendre à un dénouement fatal. J'entrai dans la chambre; je trouvai le malade avec une figure relativement calme et reposée; je lui pris le pouls et relevai 104 à la minute. La température, l'abdomen et les autres organes ne présentaient rien d'anormal; bref, si je n'avais pas été mis au courant de ce qui s'était passé, je n'aurais pu le deviner.

Mon diagnostic était fait : il ne pouvait s'agir d'une myocardite; un cœur qui, six heures auparavant, battait 160 fois à la minute avec menace de collapsus, ne pouvait, quelle que fût la médication mise en œuvre, être guéri au point de ne battre que 104 à la minute. Mon confrère le reconnut également; il ne restait plus qu'à chercher la cause qui avait amené cet état d'affolement cardiaque.

Notre malade, homme très intelligent, connaissait la gravité de la fièvre typhoïde. Dès le début de sa maladie, très frappé, il épiait la physionomie des êtres chers qui le soignaient. Dans la journée qui précéda les accidents dont j'ai donné la relation plus haut, le malade reçut la visite de trois prêtres, amis de la famille, dont un profita de la circonstance pour le mettre en règle. Notre malade avait des convictions religieuses, mais trois prêtres dans une même journée, cela lui donna à réfléchir. Enfin, par une mauvaise chance inouïe, deux de ses amis et parents, deux confrères habitant un quartier éloigné vinrent lui rendre une visite d'amitié ce jour même. Il n'en fallait pas plus pour fausser cette cellule cérébrale amoindrie par sa fièvre typhoïde, et il conclut assez logiquement, avec son cerveau malade, que trois prêtres et deux médecins étrangers constituaient un arrêt de mort.

Cette cause d'excitation morale enregistrée par ses cellules nerveuses est restée, si je puis m'exprimer ainsi, en état d'incubation pendant six heures; le malade, comme on dit vulgairement, se contenait : l'excitation emmagasinée au niveau de la cellule cérébrale s'était fait jour vers le plexus cardiaque, amenant ce déchaînement, cet emportement du cœur; plexus cardiaque et cellule cérébrale se renvoyaient mutuellement leurs impressions, d'où résulta la sensation de mort imminente, etc.

Mon diagnostic était juste; mon pronostic se réalisa également. J'annonçai que probablement les mêmes accidents se reproduiraient la deuxième nuit, à la même heure. Il en fut ainsi, mais la famille prévenue fut moins inquiète ; il y eut moins de larmes versées, et mon ami ne tarda pas à guérir de sa fièvre typhoïde.

L'étude attentive des causes d'excitation des plexus, la connaissance de la propriété que possèdent certaines excitations nerveuses de se transmettre à des distances éloignées m'avaient permis, dans le cas actuel, d'écarter l'idée d'une myocardite et de porter un pronostic favorable. Ce sont là d'heureuses satisfactions pour le médecin qui sait relier l'effet à la cause et qui a la consolation, d'un mot, de rendre l'espérance à une mère brisée de douleur.

J'espère vous avoir convaincu que la fièvre pouvait être la signature de la déséquilibration du système nerveux, au même titre que la migraine, la dyspepsie, l'asthme, la goutte ou le diabète intermittent.

Rappelez-vous, d'autre part, l'influence de la déséquilibration de ce même système nerveux comme cause prédisposante aux maladies infectieuses. Le pouvoir vital de l'individu est en raison inverse de son degré de déséquilibration.

N'oubliez pas enfin qu'un malade atteint d'une maladie contagieuse quelconque possède un système nerveux susceptible d'être troublé et irrité au même titre que s'il était en bonne santé. Sachez démêler, au milieu du complexus clinique, ce qui dépend de la maladie et ce qui revient à la cellule déséquilibrée.

Avant de combattre les effets, cherchez la cause ; analysez le symptôme ; le pronostic en découlera et surtout, la thérapeutique. N'oubliez pas que le typhique, le pneumonique, le malade en un mot, a un cerveau, c'est-à-dire une cellule fatiguée par la maladie ; imposez le calme ; bannissez les visites ; empêchez de causer, et surtout, si vous le pouvez, placez à côté du malade une étrangère bien stylée, une *nurse* éprouvée ; la sollicitude exagérée de toute une famille ne vaut rien dans ces cas.

CHAPITRE XIX

LES DÉSÉQUILIBRÉS DE LA NUTRITION

SOMMAIRE. — Ce que doit être la nutrition chez l'individu en bonne santé. — L'absorption, l'assimilation, la désassimilation. — Rôle du système nerveux. — L'équilibre rompu engendre l'amaigrissement ou l'obésité. — Rôle de l'hérédité. — Ces deux états reconnaissent les mêmes causes, alternent souvent et s'accompagnent d'autres troubles fonctionnels du système nerveux. — L'amaigrissement et l'obésité ne sont que des localisations de la déséquilibration du système nerveux.

Une des localisations les plus fréquentes et les plus intéressantes concerne la déséquilibration de la nutrition qui se caractérise par deux états opposés : nous voulons parler de l'amaigrissement et de l'obésité. Je défie quiconque de pouvoir expliquer la nature de ces troubles de nutrition, s'il n'accepte la théorie de la déséquilibration nerveuse qui seule permet de comprendre la raison d'être de l'amaigrissement ou de l'obésité, de relier les uns aux autres les troubles fonctionnels nerveux qui s'y rattachent, et surtout de leur opposer un traitement rationnel et d'un résultat certain.

Mais, avant tout, en quoi consiste la nutrition ? Prenons comme exemple un homme de trente ans arrivé à son complet développement. La vie est assurée chez cet individu par une série d'opérations inconscientes que nous pouvons classer de la façon suivante : l'aliment qu'il consomme, arrivé dans l'estomac et l'intestin, y subit des modifications qui lui permettent d'être absorbé par les ramifications de la veine porte et des vaisseaux chylifères. L'aliment est devenu cette matière vivante qui contribue à la formation du sang : c'est l'assimilation dont le but est de pourvoir aux besoins des cellules de l'organisme, de leur porter les matériaux qui leur sont nécessaires pour assurer les multiples fonctions qui leur sont dévolues. Tout travail laisse des déchets ; c'est ce qui a lieu également dans cette vaste usine humaine, de par la combustion et l'oxydation des matériaux ; il y a des éléments inutiles, d'autres inutilisables, d'autres enfin toxiques : ce sont les déchets qui constituent la désassimilation dont nos émonctoires nous débarrassent.

La nutrition, par conséquent, est un phénomène complexe qui comprend l'absorption, l'assimilation et la désassimilation combinées de telle façon que l'individu répare ses forces à mesure qu'il les utilise, établissant ainsi, à son insu, un équilibre parfait entre ses recettes et ses dépenses, de telle sorte qu'il maintient intégralement son poids. Nous avons déjà établi ailleurs que l'assimilation et la désassimilation étaient deux opérations variables suivant l'âge des individus : la première l'emporte chez l'enfant, lui permettant ainsi d'édifier sa base ; la seconde est prépondérante chez le vieillard, à la phase de désorganisation ; chez l'adulte arrivé à son complet développement, il y a équilibre.

Vous savez tous cela, mais ce que vous ne devez pas perdre de vue, c'est que pour que ce pain et cette viande soient transformés, absorbés et assimilés, le système nerveux doit être consentant, aussi bien dans ses sphères qui commandent la sécrétion des sucs digestifs que dans sa sphère d'absorption ; il faut enfin que les filets nerveux qui commandent le vaste département des plus fines cellules de l'organisme permettent l'échange et le rejet des matériaux utiles et nuisibles. Cette vaste usine dont la première opération consiste dans l'alimentation (absorption et assimilation) et la dernière, dans le rejet des matériaux inutiles et nuisibles, ne peut travailler qu'à la condition que le système nerveux soit bien pondéré, soit calme et envoie à chaque section le stimulus, le courant nerveux qui lui est nécessaire pour actionner chaque petite pièce de cette machine compliquée.

Si tout marche bien, sans heurt, sans friction, la nutrition est assurée ; l'individu conserve un poids qui doit être en rapport avec sa stature ; il représente l'homme bien équilibré au point de vue de la nutrition. Mais que, sous l'influence d'une cause d'excitation de son système nerveux, le sujet se mette à maigrir ou à engraisser, il constitue immédiatement un type morbide ; c'est un déséquilibré de la nutrition. L'amaigrissement et l'obésité représentent en effet un trouble dépendant d'une déséquilibration du système nerveux, à la condition expresse qu'il n'existe chez le sujet aucune cause pathologique qui puisse expliquer cet état. Pour mieux préciser, nous dirons que l'amaigrissement et l'obésité doivent être essentiels.

Le profane, comme certains médecins qui n'ont pas réfléchi à cette question, ont une tendance à croire que l'amaigrissement et l'obésité sont en rapport avec la ration alimentaire du sujet. Il n'en est rien, car alors il suffirait, à la condition d'avoir un estomac tolérant, de manger beaucoup pour engraisser, ou de diminuer sa ration quotidienne pour se débarrasser de son excès de graisse. Pourtant vous connaissez, comme moi, nombre d'individus qui mangent d'une façon démesurée et qui restent maigres ; leurs aliments ne leur profitent pas, vous dira-t-on, et d'autres qui sont envahis par la graisse, qui ont des mentons à trois étages et des abdomens en cascades, et qui restent soufflés malgré une alimentation minime. Cela vous prouve, de la façon la plus absolue, qu'il ne suffit pas toujours de manger beaucoup ou peu pour engraisser ou maigrir ; il vous faut de toute nécessité faire intervenir le système nerveux qui seul peut vous expliquer ces paradoxes.

Si vous êtes bien équilibré, si votre système nerveux fonctionne régulièrement, votre pain et votre viande seront transformés comme ils doivent l'être et combleront vos déficits, absolument comme votre cellule cérébrale se régénérera pendant le sommeil si vous ne lui avez pas demandé un travail au-dessus de ses forces, ou si elle n'a pas été excitée par une des nombreuses causes que vous connaissez.

Si votre système nerveux n'est pas consentant, par suite de votre prédisposition héréditaire ou par une excitation d'ordre psychique, physique ou alimentaire, votre nutrition sera déviée, faussée, comme le pourrait être dans les mêmes conditions votre cellule cérébrale ou médullaire, et vous perdrez du poids par désassimilation exagérée ou vous emmagasinerez de la graisse par assimilation trop intense ; il en résultera de l'amaigrissement ou de l'obésité sans qu'il soit possible de savoir exactement pourquoi la même cause d'irritation du système nerveux déterminera chez l'un l'amaigrissement, chez l'autre l'obésité. Il faut encore ici interroger l'hérédité qui constitue la cause prédisposante. Ces deux états sont héréditaires, au point que l'obésité peut être un trouble de déséquilibration présenté par l'enfant dès sa naissance ; il y a, en effet, des bébés issus de père ou mère obèse qui naissent et restent gras toute leur vie ; il en est de même des maigres.

L'amaigrissement et l'obésité représentent, pendant un certain temps, le trouble unique de la déséquilibration, auquel, avec le temps, viendront le plus souvent s'en ajouter d'autres, ou bien ces deux états seront latents. Chez l'enfant, vers quinze ou vingt-cinq ans, les causes d'excitation du système nerveux ne seront que trop fréquentes et engendreront chez l'un l'amaigrissement, chez l'autre l'obésité, suivant la qualité de la graine héréditaire.

Ce qui prouve que ces deux états sont très voisins et représentent une déviation du système nerveux, c'est que vous verrez nombre de déséquilibrés qui seront à l'âge de deux ou quatre ans d'une maigreur squelettique et qui vers quinze ou vingt ans présenteront l'état inverse. Tel cet enfant issu d'une mère atteinte de rhumatisme déformant et d'un père sujet à des crises de gastralgie, qui était à l'âge de deux ans d'une telle maigreur qu'il en était transparent ; sa mère le cachait, ne voulait pas qu'on le vît, tellement elle était chagrine ; plus tard, ce déséquilibré de la première heure, par déviation de son système nerveux, par mauvaise hygiène (l'enfant était grand mangeur de viande), versa dans la déséquilibration opposée et devint obèse. D'autres sphères nerveuses protestèrent également sous forme de céphalée et d'albuminurie intermittente.

Je connais une malade, une déséquilibrée de longue date, qui, peu de temps après son mariage, présenta des névralgies ovariennes terribles qui donnèrent le change à des médecins distingués : grossesse extra-utérine, tumeur ovarienne, etc., tous les diagnostics furent portés ; seul le professeur Pajot auquel la malade fut adressée reconnut la nature du mal, et Béni-Barde, avec une hydrothérapie bien conduite, rendit la santé à cette femme. Mais celui qui connaît cette pathologie des plexus devine que les choses ne pouvaient pas en rester là ; la déséquilibration du système nerveux devait se prolonger chez cette jeune femme qui, durant son existence, présenta des manifestations multiples de désordres nerveux : état de grande prostration et de découragement à chaque malheur de famille, diarrhée incoercible qui dura des années, spontanée mais toujours accrue par une émotion gaie ou triste, obligeant la

malade à vivre avec du laudanum et à s'en servir avant chaque
sortie. Plus tard la malade eut de la lithiase biliaire que nous
savons être un des aboutissants de la déséquilibration nerveuse; enfin, au cours de son existence, cette femme a évolué
entre les deux états extrêmes de la déséquilibration de la nutrition, à certains moments présentant une maigreur vraiment
squelettique, à d'autres, un embonpoint si exagéré que l'on
pouvait se demander si c'était la même personne, et cela indépendamment de toute alimentation, car pendant ses périodes
d'amaigrissement et d'obésité, cette jeune femme mangeait du
bout des lèvres, et certes ce n'est pas ce qu'elle consommait
qui aurait pu l'engraisser ; tout au contraire! Véritable type de
déséquilibrée de la nutrition à bascule.

Afin de bien comprendre ces deux états que nous étudions,
il faut que vous les considériez comme une localisation de la
déséquilibration du système nerveux, au même titre que l'anémie représente une excitation des organes hématopoiétiques, et
la fièvre, une excitation des centres thermogènes, etc... Ainsi
que je vous l'ai souvent dit, l'on devient déséquilibré parce
qu'on a le plus souvent une hérédité qui vous y prédispose ou
parce qu'une cause d'excitation du système nerveux dans le
domaine cérébral, médullaire ou du plexus solaire, vous fait
verser dans la déséquilibration ; mais ce que l'on ne sait pas,
c'est la localisation où se fera la déséquilibration. Un sujet peut
être déséquilibré dans toutes ses sphères nerveuses, dans
chaque organe pris isolément, et être de plus un déséquilibré
de la nutrition du sang ou de ses centres thermogènes ; je vous
en ai cité des exemples déjà. C'est cette localisation ayant lieu
ou n'ayant pas lieu qui vous explique que tout déséquilibré
n'est pas un amaigri ou un obèse; on est peut-être un déséquilibré toute sa vie sans jamais présenter cette localisation.

De même, vous pourrez voir, sous l'influence d'une cause
d'excitation du système nerveux, un ou une malade présenter
cette unique localisation, ainsi que cette jeune fille que je
connais et qui avait un embonpoint normal. Sous l'influence
d'un grand chagrin, elle a maigri effroyablement; depuis dix
ans, elle est dans cet état et, à part une sensation constante
de fatigue, il m'est impossible de trouver chez elle le moindre
désordre dans un de ses organes; à l'examen et à l'interrogatoire tout est négatif; elle mange comme autrefois : ce qui ne

l'empêche pas de rester maigre. La déséquilibration chez elle, depuis dix ans, se manifeste par de l'amaigrissement pur et simple ; la localisation est unique.

Même évolution chez une jeune femme pour laquelle j'ai été consulté au debut de ma pratique, en 1895, et qui m'a valu une grosse erreur de diagnostic. Il s'agissait d'une malade qui, cinq à six mois après son mariage, avait maigri d'une façon inouïe, qui avait perdu ses couleurs, qui ne dormait plus et qui était prise l'après-midi d'une petite toux sèche. Bien que n'ayant constaté aucun désordre évident à ses sommets, je parlai d'une tuberculose à sa phase prétuberculeuse ; j'étais encore fasciné par les malades que je venais de voir à l'hôpital, et les schémas de Grancher me hantaient l'imagination. Deux ans après, cette pseudo-tuberculeuse avait retrouvé santé, sommeil et entrain, mais, dans l'intervalle, sa belle-mère, chez laquelle elle habitait, était morte, et j'avais appris que cette jeune femme était excessivement malheureuse par le fait de sa belle-mère qui lui rendait la vie dure. C'est là un exemple bien net de déséquilibration du système nerveux, par chagrin, tracas, incompatibilité d'humeur, etc., la cellule cérébrale de cette jeune femme a été troublée et elle a faussé secondairement sa nutrition. Ici encore, tous les toniques n'ont rien fait et les effets ont disparu après la suppression de la cause ; médication qui n'est pas toujours réalisable.

Ces faits de localisation unique sont rares ; le plus souvent, l'amaigrissement et l'obésité sont associés à d'autres troubles de déséquilibration, ainsi que je vous le prouverai bientôt par quelques exemples.

Ces généralités étaient indispensables avant d'étudier en détail chacun de ces troubles ; je pense que ce léger aperçu vous aura ouvert les yeux ; votre expérience clinique complétera ce que je suis obligé de laisser dans l'ombre, faute de place. Chez tout obèse, tout amaigri, en dehors, bien entendu, d'une cause organique, il y a un système nerveux déséquilibré, ainsi qu'en témoignent l'historique du malade et les troubles qui précèdent ou accompagnent ces deux états. L'hérédité explique souvent pourquoi l'un est maigre, l'autre, obèse ; la cause qui a amené la déséquilibration existe toujours ; il suffit de la chercher ; le type clinique seul varie suivant que la déséquilibration est pure ou associée, et les variétés sont très grandes.

II

L'AMAIGRISSEMENT. — ÉTUDE PATHOGÉNIQUE ET CLINIQUE.

En mai 1899, j'étais consulté par Monsieur X., âgé de vingt-deux ans, qui depuis quelques mois avait maigri de dix livres ; il avait essayé en vain divers traitements, s'était soumis à un régime des plus substantiels, et malgré cela, il continuait à perdre régulièrement du poids.

Ce malade appartient à une famille de déséquilibrés : le père est eczémateux et rhumatisant ; la mère est migraineuse et a de l'angine de poitrine ; une sœur a des vertiges et de l'eczéma ; un frère rend du sable urique. Notre malade lui-même a eu plusieurs poussées d'eczéma, quelques maux de tête et des troubles d'estomac.

L'examen complet de ce jeune homme est négatif ; il n'a aucune tare organique. Ce qui domine chez lui, c'est un grand amaigrissement accompagné de quelques troubles secondaires sans importance dans les autres centres. C'est ainsi que, du côté de la cellule cérébrale, il accuse quelques douleurs de tête, des vertiges et de l'insomnie. Le matin au réveil, grande sensation de fatigue. Appétit capricieux, lourdeur et pesanteur d'estomac. Quelques gaz. Enfin, palpitations après le repas.

Les urines sont normales ; pas d'albumine ni de sucre ; quelques phosphates.

Le trouble dominant chez ce malade, c'est donc l'amaigrissement, amaigrissement essentiel ne répondant à aucun désordre anatomique, car ce ne sont pas quelques maux de tête ni quelques palpitations qui peuvent expliquer cette perte de poids ; d'ailleurs, ces accidents ont été secondaires à l'amaigrissement, et le malade, sans avoir un brillant estomac, mange bien et, comme vous le pensez, en vue de le fortifier, on lui a donné beaucoup de choses substantielles arrosées de vins toniques.

Pourquoi ce sujet a-t-il maigri ? Il faut une cause pour expliquer cet état. Cette cause, c'est une peine morale qui a troublé sa cellule cérébrale ; celle-ci a transmis son irritation aux nerfs qui tiennent sous leur dépendance les phénomènes intimes de la nutrition, et le malade, comme conséquence, a maigri. Pourquoi a-t-il fait cette localisation plutôt qu'une autre? Je n'en sais rien. Il aurait pu aussi bien être un dyspeptique pur ou un cérébral, car, l'expérience clinique le démontre, un sujet peut présenter des troubles multiples du côté de l'estomac, du cerveau et du cœur, et malgré tout conserver son embonpoint et même gagner du poids.

Quoi qu'il en soit, nous pouvons étiqueter l'observation de notre malade comme suit : déséquilibration de la nutrition ayant amené de l'amaigrissement par cause morale. Cette dernière n'a agi que parce qu'elle frappait une cellule de mauvaise qualité, vous n'en doutez pas ; car, reportez-vous à l'hérédité du sujet, et vous verrez que ses générateurs sont des déséquilibrés : l'eczéma règne en maître ; presque tous les membres de cette famille ont présenté cette localisation.

Il fallait de toute nécessité modifier ce tempérament ; j'y suis arrivé rapidement par le repos, l'hydrothérapie tiède et la suppression absolue de tout excitant du plexus solaire : thé, café, vin, tabac et régime strict. En deux mois, le malade avait engraissé de quatre livres ; trois mois après, il avait gagné en tout douze livres, dépassant de deux livres son poids initial. Depuis, il veut bien suivre le régime qui le mettra à l'abri, à l'avenir, d'une autre localisation de la déséquilibration nerveuse.

Voici l'histoire d'une jeune religieuse qui m'a fourni un de mes plus beaux succès thérapeutiques. Récemment entrée au couvent, elle ne tarda pas, en raison de cette nouvelle existence et de la séparation de son milieu, à éprouver quelques peines morales qui en firent très facilement une déséquilibrée, en raison de sa prédisposition héréditaire. Mère lithiasique, père goutteux, un frère glycosurique, une sœur migraineuse ; nous retrouvons dans cette famille toutes les branches de la déséquilibration issue du tronc commun : l'arthritisme des auteurs.

Cette jeune fille est l'ombre d'elle-même ; elle est ridée, jaune et décharnée. Elle est déséquilibrée sérieusement dans toutes ses sphères.

Cérébralement, elle accuse des insomnies, des rêvasseries et des cauchemars. La tête est lourde, vide ; elle ne peut plus penser ni réfléchir ; aussitôt qu'elle lit, les caractères se mettent à danser devant ses yeux, et elle accuse un point douloureux sus-orbitaire rendant tout travail intellectuel impossible.

Abattement considérable le matin au réveil : elle éprouve une

sensation comme si ses membres avaient été hachés en morceaux.

Névralgies multiples, douleurs du cou, de l'épaule droite, de
la région du foie.

Estomac lourd, digestions pénibles. Autrefois elle était constipée ; actuellement elle a deux évacuations chaque jour.

La Supérieure me dit : « Docteur, nous ne savons que faire
pour la rétablir ; elle ne suit pas les règles de l'institution ; je
lui donne de la viande le matin, à dix heures et au dîner, du
porter dans la journée, et malgré tout elle se dessèche. Deux
de vos confrères l'ont vue et ont conseillé du fer, de l'arsenic et
de la strychnine, sans aucun résultat.

— Votre jeune sœur, répliquai-je, est une déséquilibrée par
hérédité et par une cause acquise récente qui fait d'elle une
détraquée du système nerveux. Vous augmentez et renforcez
sa déséquilibration en excitant son plexus solaire par une alimentation qui n'est pas en rapport avec son système nerveux
hyperexcité. Au lieu de vin, il lui faut du lait ; au lieu de viande,
il lui faut des lentilles et des œufs ; suppression de tout exercice religieux, cure de repos au lit et hydrothérapie tiède. »

Le résultat ne fut pas excellent tout d'abord ; j'étais rappelé
trois semaines après ; la malade était moins bien, les nuits, plus
agitées, et l'amaigrissement avait encore fait du progrès. Je
rattachai cette aggravation à la suppression des excitants que
la malade avait l'habitude de prendre : le système nerveux,
privé de son vin, de son thé et de son café, se révoltait et
réclamait son poison, au même titre que le morphinomane qui
se cabre lorsqu'on lui enlève sa morphine. Je maintins le traitement dans toute sa rigueur en annonçant que la réaction ne
tarderait pas à se faire. En effet, quatre à six semaines après,
les centres nerveux étaient domptés et rendus au calme ; le
plexus solaire avait perdu l'habitude du thé, du café et du vin.
Je l'avais éduqué et lui avais appris à fonctionner avec de l'eau
et du lait ; la partie était dès lors gagnée. En six mois, la jeune
sœur avait retrouvé son embonpoint, ses couleurs, et était
rendue à ses méditations, et sa santé depuis, grâce à l'hygiène
qu'elle suit, se maintient satisfaisante.

Qu'il me soit permis de faire cette petite remarque : si je
n'obtiens pas toujours en clientèle des succès aussi complets
et parfaits, c'est en raison de l'impatience du malade qui veut

être guéri en huit jours. Si par malheur, malgré le régime, le système nerveux, non encore calmé, traduit son irritation par quelque symptôme, le malade conclut que le régime n'agit pas et il met tout de côté ou fait sa cure incomplètement. Je le dis une fois pour toutes, et je le redirai plus loin au chapitre *Traitement* : pour refaire une constitution et ramener au calme un système nerveux dont on a usé et abusé pendant des années, il faut au moins huit à douze mois d'un traitement et d'une hygiène exemplaires. C'est pourquoi j'ai obtenu chez cinq religieuses déséquilibrées à des degrés différents, avec des localisations variées, des succès éclatants. L'obéissance étant un des vœux que prononcent les jeunes filles qui entrent dans les ordres, mes prescriptions furent toujours suivies à la lettre, et les résultats dépassèrent mes espérances.

J'ai été consulté en 1898 par Madame B., âgée de trente et un ans, pour un grand amaigrissement que rien ne pouvait expliquer et qui chagrinait autant la malade que son mari. Soignée par deux confrères avec de l'huile de foie de morue, les phosphates, la viande crue, les vins généreux, sans aucun résultat, elle avait été aussi traitée pour un ver solitaire qui n'existait que dans l'imagination de l'un d'eux (ceci pour prouver à quel degré l'amaigrissement était parvenu et combien la cause restait introuvable).

J'avoue qu'avant de connaître cette classe si importante et si nombreuse de malades : les déséquilibrés du système nerveux, je n'aurais jamais pu m'expliquer la nature de sa maladie et je me serais ingénié, comme mes confrères, à trouver à cet amaigrissement la cause organique qui n'existait pas. Combien pourtant la pathogénie de cet état était simple et s'éclairait lorsque, poussée par mon interrogatoire, cette jeune femme me fit les aveux suivants : « Docteur, je suis française ; mariée à un créole, j'ai dû quitter père, mère et patrie pour venir diriger la maison de commerce que tient mon mari à l'île Maurice. Je ne puis, malgré le charme des tropiques, me faire à cette nouvelle existence : j'ai le mal du pays. Je n'en veux à personne, mais je ne dors pas, je n'ai goût à rien et j'ai maigri au point de ne plus pouvoir m'habiller. »

La situation s'était éclaircie d'elle-même. Cette femme avait raison ; elle m'avait dicté mon diagnostic en me racontant son histoire ; l'examen de ses viscères, qui fut négatif, le confirma,

et il ne me restait plus qu'à apprécier les ravages de la déséquilibration dans ses différentes sphères. Il est inutile de vous en
donner le détail; sachez qu'elle était déséquilibrée de partout :
de l'estomac, de l'intestin, du cœur, du cerveau et de la moelle.
L'amaigrissement était extrême : de 150 livres cette femme
était descendue à 112 livres! Sous l'influence du régime, elle
ne tarda pas à reprendre meilleure apparence et à engraisser.
Six mois après, elle est partie pour la France et je n'ai plus eu
de ses nouvelles; mais il n'est pas besoin d'être prophète pour
affirmer qu'elle a dû recouvrer la santé en retrouvant la
patrie.

Enfin, je vous citerai, pour terminer, l'observation d'un de
mes malades et amis, âgé de vingt-huit ans, d'une bonne santé
antérieure mais qui appartient à un milieu de déséquilibrés de
haute marque. Pendant un voyage en chemin de fer, il voit un de
ses voisins tomber dans une crise d'épilepsie et ressent une
impression bien pénible. Quelques semaines plus tard, un cas
de peste éclate tout près de sa demeure et il est obligé de fuir
avec tous les siens, et pendant une quinzaine il n'a pas vécu.
Enfin cette même année, il prend un intérêt dans une maison de
commerce et se surmène cérébralement : il avait à défendre
ses intérêts et à s'occuper de questions commerciales qu'il
connaissait imparfaitement.

Sous l'influence de ces trois causes d'excitation de sa cellule
cérébrale, le malade ne tarda pas à verser dans la déséquilibration dont la localisation se porta sur sa nutrition, et en
quelques mois il se vida. Le malheureux se croyait atteint
d'anémie, et, ayant bon estomac, cherchait à réparer ses forces
en suivant le régime ci-dessous : café au lait le matin, viande
et vin au déjeuner, et au dîner, à trois heures, encore du vin et
une entrecôte. Malgré ce régime, le malade ne se sent pas mieux
et effraie tout son entourage qui le croit menacé de quelque grave
maladie. J'eus toutes les peines du monde à le convaincre qu'il
faisait fausse route, mais j'espère être plus heureux vis-à-vis de
vous et vous faire passer ma conviction que la viande et le vin
n'ont jamais engraissé personne, ou tout au moins ne peuvent
engraisser qu'à la condition que le système nerveux soit consentant.

Toutes les causes de déséquilibration du système nerveux,
qu'il s'agisse d'une cause psychique ou physique, peuvent faire

verser le prédisposé dans l'amaigrissement, malgré le régime ou même à cause du régime très fortifiant auquel vous le soumettez. Si l'individu bien équilibré ne maigrit pas malgré un régime excitant pour son plexus solaire, c'est qu'il possède un système nerveux demeuré intact, une bonne hérédité protectrice, ou qu'enfin la localisation de la déséquilibration se sera localisée sur un autre centre.

L'amaigrissement étant une des formes de la déséquilibration, vous pourrez rencontrer chez votre malade une quelconque des localisations de la déséquilibration précédant l'amaigrissement, l'accompagnant ou lui succédant, etc., enfin, cet état pourra être associé à un des aboutissants de ces différents états que nous étudions : goutte, asthme, diabète, gravelle, et précéder l'artério-sclérose avec ses manifestations variées.

Quoi qu'il en soit, sachez qu'en présence d'un enfant, d'un adulte, d'un vieillard, d'un homme ou d'une femme, la déséquilibration atteignant les deux sexes à tous les âges, votre devoir, avant de prescrire une médication quelconque, est de vous demander : pourquoi le malade a-t-il maigri ? Parce que vous aurez trouvé à ce sujet une hérédité de déséquilibration ou une cause l'exposant à être déséquilibré, ne concluez pas immédiatement; son amaigrissement pourrait être causé par quelque lésion organique qu'il vous reste à trouver.

Vous n'êtes autorisé à étiqueter un malade : déséquilibré de la nutrition, qu'à la condition expresse de vous être assuré par tous les moyens cliniques mis à votre disposition qu'il s'agit d'un amaigrissement essentiel, c'est-à-dire que le malade n'est pas un diabétique, un albuminurique ou un artério-scléreux. Vous savez que les artério-scléreux, à une phase de leur maladie, se vident, maigrissent par insuffisance d'apport du sang dans leurs muscles, par ischémie, nous dit Huchard; à cette période, ils n'ont souvent pas encore d'albumine dans leurs urines. Amaigrissement qui précède souvent les œdèmes envahissants, mais le malade peut aussi mourir desséché, ainsi que j'en ai vu bien des exemples.

Vous devez aussi vous assurer que votre malade n'est pas sous le coup d'une infection tuberculeuse ou lépreuse, que ce n'est pas quelque syphilitique à la période secondaire, que ce n'est pas un adolescent envahi par des gonocoques, et enfin que l'amaigrissement ne cache pas quelque cancer latent du rectum ou d'un autre organe profond.

Il vous faudra faire appel à toutes vos connaissances avant d'asseoir votre diagnostic, le réserver même au besoin. Mais il est bien rare qu'un examen détaillé des urines et une analyse minutieuse de chaque appareil ne vous fournissent les éléments d'un diagnostic positif d'où découleront votre pronostic et votre thérapeutique.

III

L'OBÉSITÉ.

SES CAUSES. — SES ASPECTS CLINIQUES. — SON TRAITEMENT.

L'obésité représente l'autre trouble de la nutrition et dépend avant tout d'un désordre du système nerveux, ainsi qu'on peut s'en convaincre en étudiant l'hérédité des obèses et les causes qui ont engendré cet état.

Vous retrouverez toujours, chez les ascendants, l'obésité constituant l'hérédité directe, ou une des nombreuses maladies que je vous ai appris à connaître relevant de la déséquilibration des centres : la migraine, les vertiges, l'asthme, le rhumatisme, la goutte, la gravelle, la dyspepsie, les dermatoses, le diabète, l'artério-sclérose, le cancer, etc., constituant l'hérédité indirecte.

Cet état peut se montrer à tous les âges : certains enfants à deux ans sont obèses, d'autres ne le deviendront qu'à quinze ans ou plus tard. Chez la femme, il y a quatre époques critiques qui prédisposent à la déséquilibration des centres et qui sont souvent la cause de l'obésité : nous voulons parler de la puberté, de la grossesse, de l'allaitement et de la ménopause. Mais ici encore, ces états ne constituent souvent qu'une cause prédisposante, et il faut incriminer une mauvaise hygiène alimentaire qui vient, à cette période, exalter la prédisposition morbide. La femme enceinte, comme celle qui vient d'avoir son bébé, prend prétexte de son état pour s'alimenter copieusement et ne fait aucun exercice; il est évident que dans ces conditions le système nerveux troublé fait dévier la nutrition, exalte l'assimilation, d'où production et accumulation de graisse qui n'est pas brûlée.

Assimilation exagérée, désassimilation réduite : telles sont les deux causes qui créent l'obésité.

La plupart de nos femmes créoles ont été, sont ou deviendront obèses, et elles s'excusent en disant que la faute revient au climat. Inutile de dire que cet argument est faux, attendu que si le climat seul était responsable de l'obésité, les Anglaises qui séjournent à l'île Maurice devraient subir cette même influence ; or, il n'en est rien ; l'Anglaise obèse est rare, et cela non pas à cause de son alimentation qui n'est pas toujours recommandable, mais elle corrige le mal que peuvent faire ses aliments à son système nerveux en brûlant ses réserves : marches, tennis, bicyclette, que sais-je encore? La graisse n'a pas le temps d'être emmagasinée, sans compter que l'Anglaise qui voyage s'arrange pour limiter le nombre de ses enfants et échappe ainsi aux causes qui prédisposent à l'embonpoint. Quel contraste avec nos jolies créoles apathiques, aimant le *farniente*, se nourrissant bien, ne connaissant que la voiture, ennemies de tout sport autre que celui d'avoir un bébé tous les dix-huit mois ou deux ans. Ce tableau est réel, mais je m'empresse d'ajouter que toutes n'ont pas ces mauvaises habitudes ; il y a heureusement des exceptions ; mais j'espère que celles qui ont perdu leur élégance et leur sveltesse, celles qui se seront laissées envahir par la graisse seront convaincues que ce n'est pas par une fatalité, qu'elles doivent et qu'elles peuvent revenir à des proportions normales. Il suffit pour cela d'une alimentation en rapport avec leurs centres nerveux et d'une hygiène facile à suivre, mais il faut surtout de la patience et de la persévérance, qualités que ne possèdent pas toutes les femmes.

L'obésité, je le répète, au même titre que tous les désordres fonctionnels de l'organisme, représente un état de déséquilibration du système nerveux, un trouble de nutrition auquel il faut une prédisposition héréditaire et des causes acquises, que celles-ci soient infectieuses (obésité qui succède aux maladies, fièvre typhoïde, etc.) ou relèvent d'un trouble psychique, physique ou d'une cause alimentaire (excitants de toutes sortes, gros mangeurs, etc.).

L'obésité n'est qu'un des chaînons de tous les syndromes que l'on voit chez les déséquilibrés, précédant un ou plusieurs de ces chaînons, les accompagnant ou leur succédant; la clinique vous l'apprendra. La même fin attend l'obèse déséquilibré : l'artério-sclérose le guette. De plus, cette quantité exagérée de graisse fausse et contrarie le bon fonctionnement du cœur et des viscères, les enveloppant d'un manteau adipeux et mettant les émonctoires en état d'infériorité, lorsqu'il s'agit de se défendre contre une maladie infectieuse. Qui ne sait que les maladies sont plus graves chez les très gros ; ces malheureux, déséquilibrés de la nutrition, semblent avoir de la santé à revendre ; ils sont terrassés facilement, et le profane dit avec raison : l'enfant d'un tel est mort dans toute sa graisse.

L'obésité est un péril pour le déséquilibré ; péril immédiat, à brève échéance : voilà au point de vue vital ; mais étant une des signatures de la déséquilibration, elle expose l'enfant d'aujourd'hui à des maux de tête, à des vertiges, à de l'asthme ; l'adolescent aux eczémas, à la dyspepsie, à la constipation ; l'homme adulte à la gravelle, à la goutte, au rhumatisme chronique, au diabète, à la lithiase biliaire, au cancer ; le vieillard à une mort prématurée par congestion cérébrale, angine de poitrine, insuffisance cardiaque ou insuffisance urinaire : états qui sont l'aboutissant de l'artério-sclérose qui représente le terminus de la déséquilibration du système nerveux.

Souvent ce mal que l'on croit inéluctable provient de la faute des parents. J'ai deux de mes amis qui sont des déséquilibrés invétérés (des arthritiques), l'un reconnaissable à distance par sa calvitie précoce, sa taille ramassée et son abdomen proéminent ; l'autre, par sa démarche mal assurée, grâce à de fréquentes attaques de goutte. Tous deux n'ont qu'un fils unique qu'ils aiment à la folie et qui fait le malheur de leur existence, attendu qu'ils ont la perpétuelle hantise de perdre leur enfant, donnant raison à celui qui a dit : « Il vaut mieux ne pas avoir d'enfants que d'en avoir un seul ». Sous prétexte que leur rejeton pourrait être malade, il est choyé et on le pousse à toutes les douceurs de la table : dame ! il faut fortifier le p'tiot qui aujourd'hui a douze ans : viandes à l'excès, mets gras et riches, vin, porto et médicaments brevetés. Le malheureux papa ne se doute pas qu'il empoisonne son enfant et qu'il lui prépare une existence semée de maux divers. Aussi les deux enfants auxquels je fais allusion, issus de générateurs arthritiques (lisez encore une fois déséquilibrés), grâce à ce régime hyperexcitant pour leur système nerveux de basse qualité, ont déjà versé dans l'obésité. Les pères sont peut-être fiers de cette luxuriante santé ; moi, je tremble pour ces jeunes déséquilibrés voués à toutes les misères pathologiques que vous connaissez.

J'ai connu un autre fils unique ; il n'a que quatorze ans, et déjà sur cette tête se sont accumulés les désordres suivants : dyspeptique à deux ans, graveleux à quatre ans, migraineux à six ans : voilà ce que je relève dans ses antécédents acquis. Depuis trois ans que j'ai été appelé à voir cet enfant, je lui ai donné une fois des soins pour une crise d'entérite membraneuse au cours d'une constipation qui dure depuis trois ans, et une autre fois pour une crise typique de goutte au talon droit. L'enfant est obèse à un degré moyen ; il descend d'un père qui est chauve et dyspeptique, d'une mère migraineuse et qui a pris prétexte de son unique grossesse, pour effondrer sa paroi abdominale et verser dans l'entéroptose de Glénard. Cet enfant brûle ses étapes et je suis persuadé de ne pas me tromper en disant qu'à quarante ans il sera un artério-scléreux confirmé.

Si vous me lisez, laissez-vous convaincre ; corrigez chez vos enfants ce que vous leur avez légué de fâcheux ; ne venez pas accentuer leur déséquilibration ; ramenez le système nerveux au calme par une hygiène physique et psychique bien comprise, par une alimentation substantielle mais peu excitante, lacto-végétarienne ; bannissez le thé, le café et l'alcool de la ration de vos enfants ; vous en ferez alors sûrement des hommes sains et non des ratés.

En vous décrivant l'amaigrissement, je vous ai cité l'observation d'une jeune Française qui s'était acclimatée difficilement à l'île Maurice et chez laquelle le mal du pays avait troublé son système nerveux et l'avait réduite à un état de maigreur effrayant. Je pourrais opposer à ce cas celui d'une jeune femme de trente-cinq ans, arrivée à Maurice dans les mêmes conditions et qui faisait l'admiration de tous par sa taille fine et ses formes irréprochables. Celle-là aussi ne tarda pas à pleurer la patrie éloignée et à tomber dans un état de grand découragement ; elle ne mangeait presque pas et, chose inouïe, malgré cela, elle fut envahie par de la graisse, devint très grosse, migraineuse, et eut un accès d'asthme classique.

Voilà deux jeunes femmes qui toutes deux sont transplantées dans un pays qui n'est pas le leur, qui abandonnent famille et amis, qui subissent un choc nerveux, lequel trouble leur nutri-

tion au point d'en faire des déséquilibrées à type maigre et à
type obèse. La même cause a engendré des effets totalement
différents en apparence, mais ayant un lien anatomique commun :
un trouble du système nerveux. Pourquoi une de ces malades
a-t-elle fait de la graisse alors que l'autre en perdait ? L'assimilation l'emportait-elle chez la première, la désassimilation, chez
la seconde ? Je n'en sais rien ; je ne fais que constater ce qui
s'est passé, et cela vient confirmer ce que je vous ai si souvent
dit au point de vue des causes d'excitation des plexus qui
amènent des localisations variables suivant l'hérédité et la
prédisposition acquise de chacun.

Je vous ai cité l'observation de ce jeune homme qui, à la suite
de peines morales, avait considérablement maigri, tout en présentant certains troubles du côté de sa cellule cérébrale : maux
de tête, etc., et qui avait engraissé de douze livres en quelques
mois, grâce à un régime d'où étaient exclus la viande en excès,
le vin, le thé et le café. Ce même régime fut appliqué à une
fillette de quinze ans qui avait commencé à engraisser vers l'âge
de dix ans et qui ne tarda pas à acquérir des proportions exagérées. Elle appartient aussi à une famille de déséquilibrés ;
toute jeune, elle a rendu du sable urique et a souffert de maux
de tête. A quatorze ans, c'est une obèse, migraineuse, ayant
quatre à six violents maux de tête chaque mois ; elle est constamment fatiguée et se plaint de douleurs rénales et d'agacements
dans les jointures des membres inférieurs. Mal réglée, irrégu-
lièrement d'abord, puis aménorrhée pendant cinq mois. Sans
le secours d'aucun médicament, cette jeune fille est soumise au
traitement par le repos, l'hydrothérapie tiède et une alimentation identique à celle qui avait engraissé le malade cité plus
haut. Le résultat ne se fit pas attendre : en six mois, cette
jeune fille avait perdu huit livres ; les règles avaient reparu ;
les maux de tête s'étaient atténués.

Nous venons de voir la même cause déterminer dans un cas
l'amaigrissement, et dans l'autre, l'obésité ; voici encore le
même traitement, la même ration alimentaire faisant maigrir un
obèse et engraisser un maigre. Cela ne prouve-t-il pas que ces
deux catégories de malades représentent des déséquilibrés du
système nerveux avec nutrition déviée, faussée et troublée ? Il a
suffi de ramener les centres au calme pour voir ces deux malades
rétablir leur équilibre.

Avant de terminer, je dois vous dire que vous devez vous efforcer de noter chaque symptôme présenté par tout malade obèse, et il vous incombe de le rattacher à sa véritable cause. Ces symptômes sont de deux sortes : les uns, au même titre que l'obésité, sont la conséquence de la déséquilibration des cellules nerveuses et peuvent affecter tous les centres, tels sont : la polyurie, la glycosurie, les hémorroïdes, les dermatoses, les troubles de la digestion, les phénomènes d'ordre psychique, les ménorragies, les métrorragies, l'aménorrhée, etc., tous ces symptômes ne découlent pas directement de l'obésité ; ils représentent autant de stigmates de la déséquilibration nerveuse, et c'est tout ; les autres dépendent de l'accumulation de la graisse dans le tissu cellulaire sous-cutané et dans les viscères. C'est ainsi que certains obèses se meuvent difficilement, ont l'exercice en horreur en raison de leurs mouvements qui sont lents et de leurs forces qui sont amoindries ; ces malades sont essoufflés au moindre effort, palpitent dès qu'ils marchent, et cela parce que leur muscle cardiaque est plus ou moins envahi par la graisse.

Lisez les chapitres consacrés à la pathogénie de l'amaigrissement et de l'obésité dans vos traités classiques ; vous y verrez tout ce qui se rattache à l'analyse et à la discussion de ces états, à leur pathogénie, à leur anatomo-pathologie, etc. C'est là de la théorie que vous devez connaître ; mais le malade qui vous consulte se soucie peu de ces minuties scientifiques ; il lui importe peu que vous lui fassiez une analyse complète de son pannicule adipeux et que vous lui dessiniez l'état de son cœur avec son manteau de graisse ; il veut, avant tout, maigrir et se débarrasser des misères associées à son embonpoint.

Votre rôle consiste, je le répète, à fouiller son hérédité. C'est la clé qui vous expliquera pourquoi votre client a versé dans la déséquilibration de la nutrition. Vous rechercherez ses antécédents acquis. Vous ferez le bilan des ravages produits par son trouble fonctionnel ; vous expertiserez l'état de ses organes ; s'il en est temps encore, vous préviendrez les désordres irrémédiables du côté des cellules nobles de l'organisme et des vaisseaux nourriciers, en prévenant la sclérose menaçante qui est latente ou manifeste, mais qui tue toujours, Enfin, vous chercherez par tous les moyens possibles à enrayer la déséquilibration, à ramener à l'état d'équilibre

parfait ce système nerveux en révolte qui aura créé l'amaigrissement ou l'obésité et d'autres troubles dans une ou plusieurs
autres sphères nerveuses.

Vous obtiendrez cela non pas avec les purgatifs répétés qui
fatiguent l'estomac et l'intestin, non pas avec la thyroïdine,
médicament dangereux qui ne vise qu'un symptôme, qui ne
guérit pas plus l'obésité que le salicylate de soude ne guérit la
goutte, que la morphine ne guérit l'asthme.

Le repos, l'exercice gradué, l'hydrothérapie tiède, la suppression des causes d'excitation du système nerveux, l'alimentation
bien réglée, substantielle mais non excitante pour les plexus :
tels sont les moyens qui, employés avec patience et tact, vous
permettront de dégraisser un obèse ordinaire qui ne dépasse
pas les cent kilos. Quant à ceux qui atteignent les chiffres fantastiques mais réels de cent vingt-cinq, cent cinquante et deux cent
kilos, j'avoue ne pas avoir eu à en traiter ; ceux-là sont justiciables, pendant une certaine période, de la cure d'inanition du
professeur Debove, puis vous les maintiendrez par le régime plus
doux du laitage et des fruits. En tout cas, vous devez marcher
lentement, et ne dégraissezpas un obèse trop précipitamment
sous peine de lui être plus nuisible qu'utile.

CHAPITRE XX

ÉVOLUTION DE LA DÉSÉQUILIBRATION NERVEUSE AUX DIFFÉRENTS AGES

I

LE BÉBÉ.

Sommaire. — Les cellules cérébrales et médullaires n'existent pas chez le bébé ; elles sont latentes. — Le plexus solaire est le centre primitivement touché à cet âge. — Les déséquilibrés par hérédité pure. — Le régime alimentaire défectueux comme qualité et quantité est seul responsable de la déséquilibration nerveuse chez le bébé. — Symptômes dépendant de la déséquilibration du plexus solaire. — Vomissement, diarrhée, etc., etc. — Déséquilibration secondaire de la cellule cérébrale. — Insomnie, agacement, irritabilité. — La gastro-entérite infectieuse; comment la déséquilibration nerveuse y prédispose. — Accidents réflexes à distance du côté du cerveau et de la moelle épinière. — Les troubles de la nutrition sont la résultante de la déséquilibration du système nerveux de cause alimentaire. — Le lymphatisme, le rachitisme. — De la dentition. — Des troubles réflexes produits par la sortie des dents. — Comment il faut comprendre cette question si discutée. — Phénomènes d'excitation locale et à distance dans la sphère du plexus solaire, de la cellule cérébrale, de la cellule médullaire et de leurs prolongements périphériques. — Conclusions.

Jusqu'ici nous avons étudié tous les symptômes de la déséquilibration nerveuse qui pouvaient se faire voir dans les différents organes, et je n'ai pas manqué, à chaque fois, de vous signaler les causes provocatrices du trouble fonctionnel. Il me reste maintenant à envisager l'évolution de la déséquilibration aux différents âges. Vous retrouverez là les nombreux symptômes que je vous ai appris à connaître; seules, certaines localisations sont plus fréquentes que d'autres, suivant qu'il s'agit d'un enfant ou d'un adulte.

J'envisagerai successivement l'évolution de la déséquilibration nerveuse chez le bébé, chez l'enfant de deux à dix ans, chez l'adolescent de dix à vingt ans, chez l'adulte entre vingt et cinquante ans, et enfin chez l'homme au seuil de la vieillesse, après la cinquantaine.

Cette étude sera d'autant plus intéressante qu'elle permettra de faire défiler devant vous tous les symptômes morbides susceptibles d'atteindre l'individu depuis sa naissance jusqu'à sa mort. Véritable image vivante qui n'a rien de théorique, dont les éléments sont puisés à la saine clinique journalière et qui vous permettra de reconnaître les types que vous rencontrerez chaque jour dans votre pratique.

Le premier qui se présente à notre attention et qui nous arrêtera un certain temps, c'est le bébé, depuis sa naissance jusqu'à l'âge de deux ans. L'étude de la déséquilibration chez lui est des plus intéressantes, car le problème est plus facile et ne soulève pas certaines conditions difficiles à préciser, comme chez l'adulte.

Voici un homme de trente ans qui est un migraineux, un dyspeptique, un eczémateux, qui a des palpitations et qui présente un état psychique particulier : un déséquilibré en somme de plusieurs sphères nerveuses. Afin de vous conformer aux recommandations que je vous ai souvent faites, il vous faut, avant de songer à traiter ce malade, fouiller son hérédité et son passé et rechercher la cause provocatrice de ces accidents. L'interrogatoire vous apprend alors qu'il est issu d'une famille de déséquilibrés : le père je suppose, était un glycosurique; la mère, une asthmatique ; le sujet, dès l'âge de quinze ans, a été surmené cérébralement par des études poussées très loin; il a eu de plus des chagrins de famille, enfin il a eu toujours une hygiène alimentaire défectueuse comme qualité et comme quantité.

Vous voyez combien les éléments sont multiples, et il vous est assez difficile de préciser si votre client est devenu un déséquilibré, soit par prédisposition héréditaire seule, ou par hérédité, cause prédisposante, auxiliaire d'une cause seconde, telle que troubles de sa cellule cérébrale résultant de chagrins ou de surmenage intellectuel, soit enfin par excitation de son plexus solaire due à une hygiène alimentaire défectueuse. Les conditions sont trop multiples pour vous permettre de trancher la question et d'affirmer d'une façon certaine le rôle de l'hérédité et celui des causes provocatrices vis-à-vis des cellules cérébrale et médullaire et de celles du plexus solaire.

Combien sont différentes les conditions qui se présentent chez le bébé! Ici nous nous trouvons en présence d'un organisme vierge de tous les excès et des abus de la vie. Les causes d'excitation qui sont si puissantes à un âge avancé et qui sont si souvent responsables de la déséquilibration par atteinte à la cellule cérébrale, n'existent pas, l'enfant ayant un cerveau rudimentaire qui sommeille, qui est latent, qui ne vit pas, si je puis m'exprimer ainsi. Il en est de même de la cellule médullaire dont le travail est minime et qui ne peut, par conséquent, être cause d'un trouble quelconque. Si nous faisons abstraction de ces deux centres, il ne nous reste plus que le plexus solaire qui soit exposé à être atteint primitivement chez l'enfant du premier âge, au point que nous pouvons établir cet axiome : la plupart des enfants, depuis leur naissance jusqu'à l'âge de deux ans, entrent dans la déséquilibration par une excitation de leur plexus solaire; il nous sera facile de le démontrer.

Comme on le voit, le problème se simplifie; nous avons pu éliminer toutes les causes si puissantes et si fréquentes de déséquilibration du côté des cellules cérébrales et médullaires qui sont latentes chez le bébé, pour n'admettre que l'influence possible d'une cause de déséquilibration agissant sur le plexus solaire.

Nous pouvons simplifier encore plus la question en disant ceci : il y a des enfants de sept à dix mois dont l'alimentation est irréprochable, des enfants élevés au sein chez lesquels le plexus solaire n'est nullement en cause, et qui pourtant présentent certains stigmates de la déséquilibration. Comment expliquer cette anomalie? Voici un cas que j'ai observé tout récemment : L'enfant X..., est âgé de huit mois; c'est un magnifique bébé né à terme qui a toujours eu le lait de sa mère, qui n'a jamais souffert d'entérite, qui n'a eu aucune maladie contagieuse, qui représente, en un mot, un terrain neuf absolument vierge de toute tare pathologique acquise, et qui pourtant, à l'âge de huit mois, a des crises d'asthme typique. Voilà le fait. Si ce bébé de huit mois est un asthmatique, c'est que c'est un déséquilibré du système nerveux; vous n'en doutez pas, je pense. Or, quelle peut être la cause de cette déséquilibration du système nerveux ?

L'enfant n'a aucun antécédent pathologique : ni rougeole, ni coqueluche, ni grippe, qui aurait pu troubler son système nerveux; il n'a pas de végétations adénoïdes, cause si commune de l'asthme chez l'enfant; il n'existe aucune cause d'excitation possible du côté de la cellule cérébrale ou médullaire. L'enfant a été élevé par une mère qui l'a nourri ; son plexus solaire n'a aucune offense du côté alimentaire.

Mais alors je me trouve en défaut, et pourtant je vous ai souvent dit que tout avait une cause ici-bas et que rien n'était livré au hasard. Je me trouve en présence d'un système nerveux qui tient les muscles de Reisessen en état de contracture, de spasme, créant le syndrome clinique : l'asthme, un stigmate certain de déséquilibration du système nerveux, et je ne trouve, du côté des plexus, aucune cause occasionnelle qui soit susceptible de m'expliquer cette anomalie.

Mon impuissance n'est qu'apparente, attendu qu'il me suffisait d'interroger les générateurs du bébé pour que le voile qui me cachait la vérité se déchirât : le grand-père de l'enfant était goutteux, la grand'mère, artério-scléreuse ; un oncle est goutteux ; le père est rhumatisant et dyspeptique à type hyperchlorhydrique, à poussées paroxystiques. Voilà un enfant, l'image de son père, qui est venu au monde avec des traits calqués sur les siens ; il en a tous les caractères physiques qui me permettraient de le reconnaître entre mille. Quoi d'étonnant alors que ce sujet ait hérité de la même ressemblance nerveuse de ses ascendants ? Ses cellules nerveuses sont calquées sur celles de ses parents, ont les mêmes propriétés morbides, et puisque les générateurs étaient des déséquilibrés, l'enfant est un déséquilibré, et chez lui l'hérédité pure, pure entendez-vous, sans autre cause occasionnelle ou provocatrice, a suffi pour le stigmatiser déséquilibré dès sa naissance en faisant de lui à huit mois un asthmatique.

Ce seul exemple (je pourrais vous en citer bien d'autres), suffit pour graver dans votre esprit l'influence énorme, prépondérante, majeure, de l'hérédité de tout malade. Vous devez donc la fouiller, la scruter avec un soin méticuleux, afin de tirer de cet élément la base nécessaire de votre diagnostic. J'ai tenu à vous citer ce fait pour vous prouver que l'hérédité seule pouvait expliquer la déséquilibration. Combien plus facilement un sujet quelconque, quel que soit son âge, entrera dans la déséquilibration si à son hérédité déjà contre lui, vient se joindre une cause d'excitation du système nerveux, cause souvent suffisante par elle-même pour créer de toutes pièces la déséquilibration.

L'hérédité morbide est une cause d'infériorité qui poursuit l'individu depuis sa naissance jusqu'à sa mort. Voyez ce qui se passe pour la syphilis héréditaire : dès l'âge de trois ou quatre mois, l'enfant peut présenter du coryza spécifique ou tout autre stigmate de cette grave maladie. Souvent il échappe à cette influence morbide pendant les premières années de sa vie, et ce ne sera qu'à douze ou quinze ans qu'il aura de la kératite, ou enfin ce ne sera qu'à vingt ans ou plus tard encore, ainsi que le professeur Fournier en a cité des exemples, que l'influence néfaste de la syphilis se fera sentir.

Il en est de même chez les déséquilibrés : durant toute sa vie, le sujet issu de parents déséquilibrés présentera un système nerveux de qualité inférieure, un terrain tout préparé qui ne demande qu'à réagir à la suite d'une cause provocatrice, et vous savez combien elles sont fréquentes de par l'ignorance et la négligence des parents d'abord et des malades ensuite. Je crois même, tellement sont fréquentes les causes de déséquilibration, que pour devenir un déséquilibré, il faut presque toujours que votre hérédité vous y prédispose. Jusqu'ici, au cours de l'étude de ces malades, j'ai toujours ou presque toujours trouvé à côté de la cause provocatrice de la déséquilibration, une hérédité prédisposante.

Je m'excuse de cette digression et je reviens à l'étude du bébé dont le parfait équilibre est menacé dès sa naissance. Je ne crois pas exagérer en disant que sur cent enfants pris au hasard, il y en a quatre-vingt-dix qui sont élevés d'une façon défectueuse et dont le plexus solaire est irrité dès la première heure. Au lieu du lait maternel ou du lait de vache stérilisé et rendu plus digestible par des coupages bien réglés, qui devrait constituer la seule et unique nourriture de l'enfant jusqu'à neuf ou dix mois, les mères ignorantes s'empressent de recourir à des aliments lourds et indigestes : bouillies, panades, farines, etc., etc. Quelques plexus solaires résistent à ces assauts de la première heure; le terrain est vierge et, si la graine héréditaire n'est pas trop mauvaise, l'enfant peut échapper à ces premières imprudences; mais déjà, et, bien que le système nerveux ne proteste pas, c'est une atteinte fâcheuse qu'on lui porte; c'est le verre dans lequel on met deux doigts d'eau; d'autres causes viendront peu à peu remplir ce verre jusqu'au jour où il débordera, c'est-à-dire jusqu'au jour où le système nerveux fera entendre son premier cri de protestation : la déséquilibration sera réalisée.

Il y a des mères de famille qui se croient autorisées à donner n'importe quel aliment à leurs enfants — qualité défectueuse — ou encore des aliments qui sont de leur âge, mais en trop grande quantité et à toute heure, et si vous leur dites qu'elles ont tort, elles vous répondront que le bébé ne s'en trouve pas mal, attendu qu'il digère bien. Pour beaucoup de mères de famille, c'est là le critérium : aussi longtemps que l'enfant n'a ni vomissement ni diarrhée, le système est bon. C'est là une erreur qu'il faut combattre; l'argument ne vaut rien, mais il est courant : tel le fumeur ou l'alcoolique au premier degré qui vous assureront que le tabac ou l'alcool ne leur causent aucun trouble. Oui, peut-être en apparence, jusqu'au jour où le premier tombera foudroyé par une angine de poitrine qui le tuera parce qu'il aura des coronaires sclérosées, où le second prendra prétexte, au cours d'une pneumonie, pour faire une crise de délirium tremens. Les accidents que vous pouvez constater ne sont pas les seuls; il y en a d'autres qui sont latents, qui amoindrissent le système nerveux, qui, à la longue, fatiguent la cellule nerveuse, et alors la moindre cause fera éclater le paroxysme en raison de l'état d'infériorité des plexus : la déséquilibration sera créée.

Si l'hérédité est mauvaise, vous verrez le plexus solaire ou la cellule cérébrale irrités secondairement protester sous l'influence de ces premiers excitants, et l'enfant ne tardera pas à avoir des vomissements, du dérangement ou de la constipation, de l'irritabilité, de l'agacement, de l'insomnie, des mouvements convulsifs ou spasmodiques, etc. Oui, mères de familles, la nature vous a livré une petite machine perfectionnée, un modèle du genre, et tel un enfant qui brise en quelques minutes un jouet de prix, en quelques semaines, par une aberration inconcevable, vous aurez détraqué le système nerveux de votre fils ou de votre fille en excitant son plexus solaire avec des aliments grossiers qui ne pouvaient convenir à cette cellule nerveuse fragile et délicate qui a été créée pour être nourrie avec du lait en attendant que le temps lui ait donné les moyens de se fortifier pour recevoir une autre alimentation.

N'oubliez pas que, dès la naissance, le tube digestif est envahi par des micro-organismes depuis la bouche jusqu'aux dernières parties du gros intestin. La place est occupée par nos ennemis qui sont prêts à entrer en lutte, mais que nous tenons en respect par nos moyens de défense naturels, c'est-à-dire par nos sécrétions digestives qui annihilent ou détruisent l'action nocive de ces micro-organismes. Que ce plexus solaire soit troublé par une alimentation défectueuse comme quantité ou qualité, les glandes cesseront de fonctionner; leur sécrétion sera tarie ou viciée comme qualité, et la gastro-entérite sera créée de toutes pièces.

Chez le bébé, par conséquent, rappelez-vous que la cause unique de la déséquilibration nerveuse réside dans le régime alimentaire défectueux qui excite le plexus solaire et dont les effets seront d'autant plus fâcheux que l'enfant appartiendra à une famille de déséquilibrés.

Vomissements, gaz, régurgitations, digestions laborieuses, constipation opiniâtre, diarrhée simple, lientérie, diarrhée verte, glaireuse, dysentériforme, colite : telles sont les conséquences immédiates de la déséquilibration des plexus solaire et mésentérique dans leurs fibres motrices et sécrétoires ; la douleur et les coliques sont le trouble des fibres sensitives de ces mêmes plexus. Ces deux plexus irrités, la voie est ouverte aux accidents à distance ; la fièvre est la signature de l'entrée en scène de l'élément microbien coli-bacillaire ; la cellule cérébrale, excitée par voie ascendante, protestera par de l'agacement, des larmes, de l'agitation, de l'insomnie, etc. ; la cellule médullaire produira les convulsions, les secousses musculaires, les accès de tétanie, et enfin la nutrition, à la longue, sera troublée : l'enfant sera un amaigri, un obèse, un lymphatique, un rachitique aux membres décharnés, à la figure souffreteuse, au ventre flasque, étalé de batracien, au sternum en forme de carène, aux extrémités costales en forme de chapelet : ce sera le rachitisme avec ses conséquences multiples immédiates et éloignées qui n'est que la résultante de la déséquilibration du système nerveux de cause alimentaire.

Plus l'hérédité sera mauvaise et plus le plexus solaire sera ébranlé et excité par une alimentation de mauvaise qualité et trop abondante; le système nerveux tout entier sera en état d'imminence morbide et réagira sous la moindre cause provocatrice, et l'irritation produite au niveau des gencives par la venue des dents sera susceptible d'être le point de départ d'accidents formidables du côté du système nerveux.

Je ne puis comprendre comment certains esprits éclairés ont pu nier chez l'enfant des troubles réflexes produits par la sortie des dents, pas plus que je ne puis admettre la tendance de certains médecins qui rapportent tous les accidents dont sont menacés les enfants à la poussée dentaire. Entre ces deux opinions exagérées il y a place pour une théorie plus scientifique qui repose sur des faits précis, faciles à contrôler chaque jour dans la pratique. J'ai nié, à une époque, les troubles nerveux de la dentition; après six années de clientèle, après avoir vu et étudié un grand nombre d'enfants, je me permets de dire ceci : chaque dent qui arrive au niveau de la gencive irrite les filets nerveux sensitifs de la muqueuse jusqu'à ce que la pointe soit sortie. Il y a donc en jeu un filet nerveux excité, irrité par une dent qui constitue un corps étranger; or, si vous vous rappelez ce que je vous disais au début de cette étude : qu'il n'y a pas un département du système nerveux qui soit isolé, en d'autres termes, que le système nerveux est en communication avec les centres les plus éloignés et toutes leurs dépendances, vous comprendrez facilement qu'une excitation partie de la gencive puisse se propager dans un sens quelconque et mettre en révolte une ou plusieurs sphères nerveuses, au même titre qu'un lombric irritant un nerf du plexus mésentérique produira des accidents à distance : vomissements, convulsions, grincements de dents, etc.

Toute dent qui pousse irrite le filet nerveux muqueux, seulement toute dent qui va percer ne détermine pas de réaction locale ou à distance; cela dépend de deux facteurs : 1° de l'hérédité de l'enfant qui est cause que son système nerveux est plus ou moins excitable; 2° de l'état de son plexus solaire qui est calme ou agacé par le genre d'alimentation auquel il est soumis.

Il y a des enfants qui font leurs dents silencieusement, si je puis m'exprimer ainsi; leur système nerveux est inexcitable et les dents sortent les unes après les autres sans que la mère en soit avertie par le plus léger symptôme.

D'autres ne présentent qu'une excitation purement locale : rougeur de la muqueuse, chaleur, agacement des gencives, portant le bébé à mordiller tout ce qui lui tombe sous la main; excitation qui se traduit souvent par de l'hypersécrétion des glandes, d'où salivation abondante; chez d'autres, au contraire, il y a sécheresse de la muqueuse.

Chez certains enfants l'excitation nerveuse partie de la gencive se portera au loin et ira exciter la cellule cérébrale : l'enfant sera agacé, maussade, criera constamment ; s'il pouvait parler, il vous dirait qu'il souffre. Son sommeil est mauvais, agité ; il se réveille à chaque instant. Agacement, tête chaude, irritabilité d'humeur, insomnie, ne sont-ce pas là les symptômes que je vous ai appris à connaître et qui résultent de la déséquilibration de la cellule cérébrale, soit qu'elle ait été excitée primitivement ou secondairement ?

La cellule médullaire subit souvent le contre-coup de l'excitation partie de la gencive : tel enfant aura des mouvements convulsifs ; tel autre, du strabisme ; un troisième, de la tétanie ; un dernier enfin, peut-être plus déséquilibré de par hérédité, prendra prétexte pour avoir une convulsion généralisée.

L'excitation partie de la gencive par une voie quelconque, (il n'en manque pas !) arrivera jusqu'au plexus solaire, lequel, en dehors de tout changement dans l'alimentation du bébé, protestera à la suite de l'irritation venue d'en haut : irritation qui frappera ses filets moteurs, sensitifs ou sécrétoires et qui éveillera ainsi la susceptibilité des plexus mésentériques : perte d'appétit, vomissements, coliques, diarrhée et constipation en seront la conséquence. Ces accidents seront souvent de peu de gravité et disparaîtront au moment de la sortie de la dent, bien qu'ils soient, je le répète, indépendants de toute infraction à l'hygiène du petit sujet.

Du côté du système périphérique vaso-moteur, l'excitation nerveuse se traduira par des rougeurs, un feu avec démangeaisons, de l'intertrigo ; le creux des mains est bouillant ; la tête, chaude ; des sueurs localisées ou généralisées se font voir : l'enfant se réveille la nuit baigné d'une sueur profuse.

Quelques-uns enfin ont un léger mouvement fébrile *sine materia* ou relevant d'une petite infection atténuée dont vous ne trouverez pas toujours la trace ; d'autres enfin ont une petite toux sèche avec poumons sains et auscultation négative.

La preuve que tous ces accidents sont dus uniquement à la sortie de la dent, c'est qu'ils disparaissent aussitôt qu'elle a percé et qu'ils se produisent souvent à chaque nouvelle éruption dentaire : tel enfant, à l'occasion de sa première dent, toussera et aura un feu sur le corps ; chaque nouvelle dent déterminera de la toux et de la rougeur. Nier ces faits, c'est être dénué de tout sens clinique.

On comprend facilement que ces désordes nerveux, en troublant les sécrétions glandulaires du tube digestif (salive, suc gastrique, bile, suc intestinal), favoriseront l'éclosion d'une maladie microbienne qui se fera voir, à ce moment, sous forme d'une stomatite, d'une angine ou d'une gastro-entérite.

Il est temps de conclure, ces quelques lignes n'ayant pour but que de fixer dans votre esprit l'évolution de la déséquilibration du système nerveux chez l'enfant du premier âge; j'espère que vous admettrez sans conteste les axiomes suivants :

1° Tout enfant, dès sa naissance jusqu'à l'âge de deux ans, est un terrain vierge qui a contre lui une hérédité plus ou moins lourde ;

2° La déséquilibration ne peut l'atteindre primitivement du côté de sa cellule cérébrale ou médullaire;

3° Son seul point faible c'est son plexus solaire qui, neuf fois sur dix, est responsable de sa déséquilibration par hygiène alimentaire mal comprise, comme qualité et quantité ;

4° Pendant cette période, existe une cause puissante d'excitation de son système nerveux, à point de départ dentaire. Suivant ses aptitudes, ses qualités héréditaires et l'atteinte portée à son plexus solaire, l'enfant ne réagira pas, réagira localement ou présentera des phénomènes d'excitation à distance dans sa sphère cérébrale médullaire et leurs prolongements périphériques. Enfin la nutrition pourra être, de ce fait, menacée; l'athrepsie et le rachitisme en seront la conséquence;

5° Ces causes d'excitation du système nerveux, en affaiblissant les moyens de défense de l'organisme, favoriseront l'éclosion des maladies microbiennes;

6° Ces causes premières de déséquilibration peuvent amener la mort de l'enfant par infection gastro-intestinale ou amoindrir sa résistance nerveuse en renforçant sa déséquilibration.

II

L'ENFANT.

Sommaire. — La cellule cérébrale est rarement troublée chez l'enfant. — La cellule médullaire l'est plus souvent. — Le plexus solaire, par contre, à cet âge subit un terrible assaut. — Causes multiples qui peuvent troubler ce centre et qui se résument en ceci : mauvaise hygiène alimentaire.

— La déséquilibration réalisée sera locale ou générale et atteindra un ou plusieurs plexus et les centres cérébro-médullaires, et pourra aboutir ou non à des troubles de nutrition. — La céphalalgie mise à tort sur le compte de la croissance ou de l'uricémie. — Opinion de MM. Comby et Rendu. — Discussion des faits. — Troubles de la cellule cérébrale et médullaire dans le domaine sensitif et moteur. — Désordres de l'appareil respiratoire. — Les végétations adénoïdes. — Les faux cardiaques. — Les déséquilibrés du tube digestif. — Le vomissement cyclique de M. Comby. — La formule urologique de ces malades. — Les déséquilibrés de la nutrition et de l'hématopoïèse. — Les maigres, les obèses, les lymphatiques, les anémiques, les goutteux, les lithiasiques. — La fièvre uricémique ou arthritique de M. Comby. — Réfutation de cette théorie. — La fièvre uricémique de M. Comby me paraît être une fièvre par adénoïdite chez un déséquilibré du système nerveux. — L'enfant est exposé aux maladies infectieuses; celles-ci seront d'autant plus graves que le terrain sera moins résistant. — La théorie de la déséquilibration du système nerveux permet de débrouiller des cas cliniques embarrassants.

De l'âge de deux ans jusqu'à dix ans, l'enfant entre dans une nouvelle phase de son existence au cours de laquelle ses organes se développent activement en vue des fonctions qui leur seront dévolues dans la suite. Le cerveau qui sommeillait dans la première enfance, grâce à l'éducation et par atavisme, commence à laisser deviner l'activité qui a lieu au niveau de ses cellules, au point que l'on peut déjà juger assez bien de l'intelligence de l'enfant. Tous les organes s'achèvent et fonctionnent régulièrement; le terrain est encore vierge, mais il ne tardera pas à subir les premières atteintes qui doivent l'amoindrir et le troubler fonctionnellement, préparant ainsi de longue date les lésions organiques de l'âge avancé.

Pendant cette période qui s'étend de deux à dix ans, l'enfant est susceptible de ne présenter aucun stigmate de déséquilibration, soit que son hérédité soit favorable, soit que, même mauvaise, elle n'ait pas encore troublé son système nerveux; enfin, il se peut également, grâce à un système nerveux éminemment fort et résistant, que les causes d'excitation qui ont certainement apparu déjà n'aient pas troublé ses centres nerveux.

Le plus souvent, de nos jours, l'enfant de deux à dix ans présente plusieurs stigmates de déséquilibration. Étudiez son passé, questionnez sa mère, et vous retrouverez certains troubles qu'il aura présentés de sa naissance jusqu'à l'âge de deux ans et que nous avons appris à connaître dans le chapitre précédent. Cherchez enfin et toujours l'hérédité de votre jeune malade; elle vous expliquera ses troubles actuels et comment, en tout cas, elle a constitué une cause prédisposante à celles qui déjà assaillent les cellules cérébrales, médullaires et celles du plexus solaire.

De deux à dix ans, le cerveau est rarement troublé, excepté chez certaines intelligences précoces qui subissent l'excitation produite par le surmenage scolaire. Vers cinq ans la cellule cérébrale sort à peine de sa torpeur et accepte tout juste ce qui lui convient; elle est à sa phase d'observation, emmagasinant ce que les sens lui apportent du monde extérieur; elle ne connaît que le présent; le passé pas plus que l'avenir ne l'inquiète; les chagrins et les responsabilités ne peuvent l'émouvoir encore. Il faut en conclure que les causes d'excitation n'atteignent guère primitivement la cellule cérébrale avant l'âge de dix à douze ans.

La cellule médullaire, par contre, est déjà plus exposée. Je vous ai dit ailleurs que le rôle dévolu à la cellule de la moelle consistait à fournir aux muscles l'énergie nécessaire pour le mouvement. Or, à cet âge, les jeux de toutes sortes, les sports, le tennis, la bicyclette, les marches forcées, peuvent, dans certains cas, épuiser la cellule médullaire, l'exciter, et être ainsi cause de la déséquilibration du système nerveux dont la réaction sera toute locale ou se généralisera grâce à la loi de diffusion des plexus déjà suffisamment établie.

Si les cellules cérébro-médullaires sont rarement responsables de la déséquilibration du système nerveux avant l'âge de dix ans, et cela parce que, ainsi que nous venons de le voir, les causes d'excitation ne peuvent les atteindre, il n'en est pas de même du plexus solaire qui subit à cet âge un terrible assaut.

L'enfant n'a généralement aucune hygiène alimentaire; il mange à toute heure. Combien de pères de famille qui, en rentrant de leur bureau à cinq heures, apportent un sac de gâteaux sur lequel l'enfant se jette avec gloutonnerie; combien de mères n'hésitent pas à donner un fruit ou toute autre douceur une heure avant le dîner. Dans certaines familles, et je vous assure qu'elles sont nombreuses, l'enfant mange à l'heure qu'il lui plaît, et du matin au soir fatigue son estomac avec des mets indigestes et des fruits souvent verts. A table, il mange souvent gloutonnement, ne mastiquant pas ses aliments, soit qu'il ait hâte de retourner à ses jeux, soit que ses dents soient déjà mauvaises (certaines mères n'insistent pas pour que les dents soient brossées, sous prétexte qu'elles doivent tomber et être remplacées).

Souvent, le plus souvent, à cinq ans, l'enfant a la même hygiène que celle de son père et de sa mère; il a la même nourriture riche, lourde et excitante; il mange de la viande en excès à ses repas, prend du café au lait le matin, du thé au lait dans la journée, avale de grands verres d'eau et de vin entre chaque mets, sans compter les nombreux toniques et fortifiants qu'on lui donne, car souvent il a le teint jaune; le médecin, ou le plus souvent la grand'mère, conclut qu'il est anémié et qu'il faut le fortifier.

Sur ce terrain préparé par l'hérédité, avec un peu de surme-nage médullaire, le plexus solaire ne tarde pas à se cabrer, grâce à cette alimentation défectueuse comme qualité et quan-tité et grâce aussi à tous les excitants du système nerveux représentés par le thé, le café, le vin pur et l'alcool. Que de pères de famille, comme récompense, donnent à leurs enfants un peu de liqueur au dessert; l'apéritif déjà ne leur est pas inconnu, sous forme d'un peu de vin doux, de porto ou de vermouth.

Il y a plus qu'il n'en faut pour que les cellules du plexus solaire s'offensent et protestent, et leur protestation sera locale ou atteindra soit les cellules cérébrales ou médullaires ou une de leurs dépendances, et finalement la déséquilibration locale ou générale sera constituée et aboutira ou non à celle de la nutrition. De deux à dix ans, vous pouvez déjà tout voir comme symptômes de déséquilibration, et pour cela vous n'avez qu'à parcourir tous les chapitres qui traitent des stigmates de la déséquilibration des organes en particulier. Contentons-nous ici, en un court résumé, de vous rappeler ceux que vous aurez le plus de chance de rencontrer dans cette décade.

Du côté du cerveau, vous noterez la céphalalgie périodique, décrite à tort par Blache sous le nom de céphalalgie de crois-sance, décrite à tort également par Caussade sous le nom de céphalalgie uricémique chez les enfants. Je dis à tort, car c'est vouloir surbordonner le mal de tête à l'uricémie; or, cela n'est pas vrai, attendu que la formule urologique de ces enfants n'a rien de fixe; vous en rencontrerez qui, en même temps que leur céphalée, auront de l'acide urique en excès, et d'autres dont le taux d'acide urique sera normal ou au-dessous de la normale. En réalité, le mal de tête n'est

que le cri de la cellule cérébrale qui proteste à la suite d'une
cause quelconque d'excitation chez un prédisposé ou non,
qu'elle agisse primitivement sur le cerveau ou secondairement,
par suite d'une excitation enregistrée à distance dans une
cellule nerveuse quelconque de l'organisme (moelle ou plexus
solaire). En même temps, peut exister une déséquilibration de
la nutrition entretenue par une même cause dont la résultante
pourra être l'uricémie ou qui pourra être absente. Je le répète,
il ne faut voir là qu'une question de localisation et ne pas relier
la céphalée à l'uricémie. La déséquilibration de la nutrition
peut aussi se traduire par de l'amaigrissement, de l'obésité ou
du lymphatisme (enfants strumeux) ; dans ces trois cas qui
représentent une déviation de la nutrition par un trouble du
système nerveux, vous pourrez rencontrer le mal de tête qui est
un symptôme surajouté et qui dépend de la localisatiou de la
déséquilibration sur la cellule cérébrale.

M. Comby, dans les *Bulletins de la Société médicale des
hôpitaux*, du 25 janvier 1901, a fait une bonne étude de ce
syndrome de l'arthritisme : la céphalée périodique. Après sa
communication, M. Rendu lui a répondu ceci :

« Je demanderai à M. Comby s'il considère toujours la
céphalée des adolescents comme une manifestation de l'arthritisme et comme le résultat du surmenage. Il me semble que
c'est une question difficile à résoudre. Je crois, en effet, que
bon nombre de ces enfants sont de souche arthritique et
deviendront eux-mêmes des arthritiques et souvent des neurasthéniques. Mais tous ne rentrent pas dans cette catégorie, et
j'ai vu des enfants fort lymphatiques, pour ne pas dire strumeux,
qui étaient atteints de cette forme de céphalée. Quant au
surmenage intellectuel ou scolaire dont on parle tant, je me
permets de ne pas y croire, car dans les lycées, ce ne sont pas
les élèves qui travaillent le plus qui y sont sujets, et j'en
connais qui n'ont jamais fatigué leur cerveau, que l'on fait
vivre presque toute l'année à la campagne, et qui n'en ont pas
moins des maux de tête incessants. »

Je me permettrai de répondre ceci à M. Rendu : « Je considère toute céphalée des adolescents non pas comme une manifestation de l'arthritisme, mais comme une déséquilibration du
système nerveux, dont l'arthritisme (c'est-à-dire les manifestations articulaires) peut être une des localisations, ainsi que je

le démontrerai plus loin ». Comme on le voit, je renverse les termes du problème.

Non, la céphalée n'est pas toujours le résultat du surmenage ; elle peut l'être et elle l'est souvent vers quinze ou vingt ans; mais, ainsi que je le disais plus haut, les causes d'excitation de la cellule cérébrale sont rares dans le premier âge. La cellule cérébrale réagit douloureusement sous la double influence soit de l'hérédité pure du sujet appartenant à une famille de déséquilibrés, soit de l'excitation que lui ont transmise une cellule médullaire irritée par du surmenage physique ou les cellules du plexus solaire altérées par une hygiène alimentaire défectueuse avec ou sans dyspepsie concomitante.

« Je crois, en effet, dit M. Rendu, qu'un bon nombre de ces enfants sont de souche arthritique et deviendront eux-mêmes des arthritiques et souvent, des neurasthéniques. » On ne saurait mieux dire. Certes, la plupart de ces enfants ont une hérédité défectueuse; au lieu de souche arthritique, je dirais qu'ils appartiennent à la famille des déséquilibrés. Du fait de leur céphalée, ce sont des déséquilibrés de la première heure ; non seulement ils ont toutes les chances de rester des déséquilibrés toute leur vie, mais leur déséquilibration peut être renforcée au cours de leur existence par une cause d'excitation quelconque : chagrins, préoccupations, traumatisme, abus d'excitants alimentaires, et ils feront une crise aiguë de déséquilibration, une poussée paroxystique qui correspondra à la neurasthénie des auteurs modernes. Je m'expliquerai plus tard à ce sujet, au chapitre traitant de la pathogénie de la déséquilibration du système nerveux.

M. Rendu ajoute encore : « J'ai vu des enfants fort lymphatiques, pour ne pas dire strumeux, qui étaient atteints de cette forme de céphalée » Cela est parfaitement vrai et rend inattaquable la théorie que je soutiens : l'amaigrissement, l'obésité et le lymphatisme représentent les déviations de la' nutrition chez les déséquilibrés, et vous pourrez rencontrer, dans ces trois cas et hors de ces trois états, la céphalée qui n'est que la signature de la déséquilibration de la cellule cérébrale.

« Enfin, conclut M. Rendu, je connais des enfants qui n'ont jamais fatigué leur cerveau, que l'on fait vive presque toute l'année à la campagne, et qui n'en ont pas moins des maux de tête. » Cela est encore très vrai et prouve seulement que ces

enfants n'avaient pas de céphalée par déséquilibration primitive de leur cellule cérébrale ; ou ce sont des déséquilibrés par
hérédité pure, ou ils ont versé dans la déséquilibration et ont
fait leur manifestation cérébrale par excitation communiquée de
la cellule médullaire (surmenage physique, sport, etc.), ou du
plexus solaire par une des nombreuses causes que nous
connaissons.

Le mal de tête n'est pas le seul symptôme que vous rencontrerez chez les enfants de deux à dix ans. Ils ont souvent des
vertiges, de l'excitation cérébrale, de l'insomnie, un sommeil
agité, des rêvasseries à voix haute, des cauchemars, des hallucinations de la vue, des terreurs nocturnes, du somnambulisme.
Ils sont inattentifs, paresseux, peureux, pleurant facilement ;
d'autres sont colères, irritables, maussades, sujets à des accès
de frayeur, se croyant menacés d'être empoisonnés, etc. ; certains sont exubérants, d'autres, timides à l'excès. Il y a certaines
fillettes, en particulier, auxquelles on ne peut adresser la parole
sans qu'elles pleurent ; si elles se mettent au piano, elles jouent
leur morceau en se contenant, et lorsqu'on les félicite, elles
deviennent cramoisies et se sauvent en pleurant.

La cellule médullaire qui est en quelque sorte le magasin des
neurones moteurs et des fibres sensitives et trophiques des
membres, lorsqu'elle est irritée primitivement ou secondairement, traduit son excitation par des troubles moteurs multiples
qui forment une chaîne ininterrompue, depuis le simple
spasme, le rire nerveux, les tics de la face et de l'épaule,
la chorée de Sydenham, le paramyoclonus multiplex de
Friedreich et les convulsions généralisées.

Les troubles sensitifs sont rares à cet âge, mais vous noterez
quelques névralgies des muscles, le torticolis surtout. Les
douleurs dans la continuité des membres ne sont pas rares,
contrairement aux douleurs articulaires exceptionnelles à cet
âge, en dehors de la douleur de croissance décrite par mon
regretté maître le Dr Bouilly, et qui sont la conséquence de l'activité vasculaire du bulbe osseux. Le rhumatisme chronique (je
ne parle ni du rhumatisme articulaire aigu ni des pseudo-rhu-
matismes infectieux) est exceptionnel chez l'enfant, et pourtant
l'on a voulu rattacher tous les troubles dont se plaignent ces
petits êtres à l'arthritisme, mot vague qui ne définit rien.

. L'appareil respiratoire est souvent touché ; ces enfants

s'enrhument facilement, ont des poussées d'otite qui menacent
leur ouïe et qui dépendent de leurs végétations adénoïdes : ils
en ont le facies spécial, la voûte du palais excavée, la bouche
demi-ouverte, l'air hébété, de grosses amygdales et des ganglions sous-maxillaires engorgés. Ils sont sujets à des crises
de bronchite spasmodique asthmatiforme avec poussées
fébriles élevées, ainsi que l'a signalé Trousseau, à des
atteintes de laryngite striduleuse et à une toux sèche, quinteuse
et quelquefois coqueluchoïde. Tous ces états, à l'exception
de ceux qui relèvent d'une maladie véritable constatable par
les moyens ordinaires d'exploration, sont des désordres fonctionnels qui dépendent de la déséquilibration du nerf pneumogastrique et des nerfs laryngés.

Le plexus cardiaque dès cet âge est troublé, et vous noterez
des palpitations, de la tachycardie, de l'arythmie, etc.

Du côté du plexus solaire et des plexus mésentériques, vous
constaterez les perversions de l'appétit, les gaz, les pesanteurs
d'estomac, le vomissement, la diarrhée, les indigestions, la
constipation et l'entérite membraneuse qui n'est pas rare à cet
âge. Le vomissement se présente parfois chez ces enfants
déséquilibrés du plexus solaire avec des caractères particuliers,
constituant le syndrome décrit par M. Comby sous le nom de
vomissement cyclique, dont j'ai vu un bel exemple chez une
fillette de six ans et demi, issue d'une mère migraineuse et d'un
père excessivement déséquilibré, atteint d'entérite membraneuse. Depuis l'âge de deux ans, cette fillette maigre et transparente est prise tous les deux ou trois mois de refroidissement
subit avec mains glacées et de vomissements véritablement
incoercibles, d'abord alimentaires, à la fin acides avec douleur
épigastrique et constipation opiniâtre, le tout duarnt douze à
quarante-huit heures. Cette fillette souffre de la tête à certains
moments ; elle dort bien, mais elle est agitée, a un caractère
difficile, trépigne à la moindre contrariété. Cette enfant a une
hérédité contre elle ; elle a renforcé sa déséquilibration par une
hygiène alimentaire contraire à ses plexus. C'est une jeune
déséquilibrée ; il sera intéressant de la suivre dans l'avenir à
moins que les parents ne comprennent leur devoir.

La formule urologique de nos jeunes déséquilibrés est très
variable : certains auront un liquide urinaire normal comme
quantité et qualité ; certains seront polyuriques ; d'autres, de

temps à autre, rendront de l'acide urique en excès, des urates, des phosphates, voire même de l'albumine et quelquefois même du sucre. Beaucoup de ces petits malades ont de l'incontinence d'urine, et, quoique âgés de huit à dix ans, continuent à mouiller leur lit chaque soir malgré les punitions et les corrections; le père, au lieu de donner du fouet à son enfant, aurait dû lui léguer un meilleur système nerveux.

Déjà à cet âge, ces petits malades sont menacés d'être des déséquilibrés de la nutrition ; quelques-uns ont une corpulence en rapport avec leur taille, d'autres sont des maigres, de vrais squelettes, malgré les toniques et les fortifiants et même à cause d'eux; certains ne mangent rien ou presque rien et sont des obèses ; d'autres enfin sont des strumeux, des lymphatiques, avec de l'impétigo, des kératites, des ganglions sous-maxillaires tuméfiés ; ils sont soufflés, mais flasques et bouffis ; souvent ils ont été des rachitiques, par la même cause, dès l'âge de dix-huit mois à deux ans. Ce sont des scrofuleux, des candidats à la tuberculose; le terrain est tout préparé et n'attend que le bacille de Koch qui trouvera chez ces malades un excellent lieu de culture.

Beaucoup seront des déséquilibrés de l'hématopoèse; souvent vient s'ajouter aux causes d'excitation du plexus solaire une vie séquestrée dans des chambres étroites, mal aérées, où les enfants sont entassés pêle-mêle; il y a manque d'oxygénation du globule. Ce sont les vrais anémiques : blèmes, blafards et quelquefois verdâtres, au grand désespoir des mères qui se désolent et se demandent pourquoi l'enfant n'a pas de couleurs avec tous les fortifiants qu'il prend.

A cet âge si peu avancé, par suite de l'hérédité et des causes acquises, mais surtout en raison de leur hérédité, certains enfants auront de la lithiase rénale, des calculs vésicaux, de la goutte, de l'asthme et de l'eczéma.

Dans son intéressante étude « De quelques symptômes arthritiques chez les enfants » *Bulletins de la Société médicale des hôpitaux*, juin 1901, M. Comby étudie un syndrome qu'il appelle la fièvre uricémique et qu'il établit avec deux observations. En raison de l'attention que j'ai portée à l'étude des déséquilibrés du système nerveux et du nombre de malades que j'ai étudiés de près, je me crois autorisé à ne pas accepter cette forme décrite par M. Comby, et j'avoue ne pas partager ses convictions.

Je ne doute pas de l'existence de la fièvre chez les déséquilibrés. Au chapitre que j'ai consacré à l'étude de la fièvre chez ces malades, par excitation des centres thermogènes, je me suis expliqué à cet égard.

De deux à dix ans chez les jeunes déséquilibrés, j'ai rencontré nombre de fois de la fièvre rémittente ou intermittente, et j'ai toujours pu la rattacher à une cause, sans me croire autorisé à classer ces fièvres : fièvre de déséquilibration ou uricémique de Comby. Dans les deux observations rapportées par ce maître, il s'agissait d'enfants manifestement déséquilibrés de par leur hérédité et de par leurs stigmates actuels et qui présentèrent des accès de fièvre franchement intermittents avec les trois stades classiques. Il fut impossible, ajoute M. Comby, de mettre une étiquette sur cette fièvre ; il ne s'agissait ni d'impaludisme, ni de leucémie, ni de pseudo-leucémie, ni de filariose, etc. Je regrette que M. Comby ne nous ait pas renseignés sur l'état du cavum de ses deux malades et, pour mieux préciser, ne nous ait pas dit si ses deux sujets n'étaient pas porteurs de végétations adénoïdes.

Cela est regrettable parce que je sais par expérience que la plupart des déséquilibrés du système nerveux ont des végétations adénoïdes et qu'ils sont, de ce fait, exposés à des poussées d'adénoïdites dont le diagnostic vous échappera toujours, à moins que vous ayez l'attention attirée de ce côté. Je vais vous le prouver en vous relatant les deux cas suivants.

J'ai donné des soins, en décembre 1900, à un enfant de cinq ans qui, pendant trente-cinq jours, a présenté de la fièvre franchement intermittente, évoluant entre 36°,6 le matin et 38°,7 l'après-midi. L'examen le plus minutieux était resté complètement négatif, mais le petit malade, un an auparavant, avait eu une poussée d'otite. C'était un ronfleur. Il ne présenta pendant toute la durée de sa fièvre aucun symptôme net, et il m'aurait été impossible de poser un diagnostic, si je n'avais recherché et trouvé deux petits ganglions mobiles et non douloureux de chaque côté du maxillaire. Je fis alors parler l'enfant et reconnus chez lui un timbre légèrement nasonné ; j'examinai sa gorge ; en cela le hasard me servit, car au moment du réflexe pharyngé, je vis couler le long de la paroi postérieure de son pharynx une traînée de muco-pus qui me donnait la signature de l'état de son arrière-cavité des fosses nasales et qui, de ce fait, m'éclairait au point de vue de cette fièvre.

Même évolution chez cette enfant de trois ans issue d'un père glycosurique et rhumatisant, pour laquelle je fus consulté il y a quelques mois. L'enfant était pâle, se plaignait de douleurs de reins et, au dire de la mère, avait depuis trois mois de la fièvre deux ou trois fois la semaine, avec température l'après-midi à 37°,8 et 38°,2. Jamais de fièvre le matin. Le médecin de la famille avait tout essayé en vain pour combattre cet état sub-infectieux. Après examen de l'enfant, je conclus à de la déséquilibration — douleur rénale — et je mis sur le compte des adénoïdes cette fièvre intermittente. Je palpai les ganglions sous-maxillaires : il y en avait deux à droite, un à gauche, petits, mobiles et non douloureux.

Avant d'avoir examiné la gorge j'avais porté mon diagnostic et j'expliquai à la mère l'enchaînement des accidents, et j'eus également cette fois la chance de voir et de faire constater à la mère la traînée de muco-pus, visible pendant le réflexe nauséeux.

Retenez bien ces faits, ils sont précieux dans la médecine infantile. Si vous les avez présents à l'esprit, dans bien des cas, ils vous permettront de ne pas vous égarer et vous mettront à l'abri de diagnostics fantaisistes. Chez un enfant au-dessous de dix ans, pensez toujours aux adénoïdes et sachez que, sous l'influence d'un refroidissement ou même spontanément, le nez est bouché par suite des végétations qui gonflent, et absorbent dans leurs interstices des produits infectieux, réalisant un véritable vase clos qui exalte la virulence des staphylocoques ou autres micro-organismes. Il faut avoir l'attention attirée pour établir le diagnostic, la fièvre étant souvent le seul symptôme qui frappe ; fièvre dont l'intensité est parfois très forte et affectant le type d'accès isolés à 40°, ou subcontinue, ou franchement intermittente. Le diagnostic se fait par exclusion et en recherchant l'état des ganglions qui sont quelquefois un peu douloureux ; la gorge est parfois légèrement rouge ; le timbre est un peu nasonné ; enfin, dans certains cas, le muco-pus qui descend du cavum vient vous donner la certitude que vous ne vous étiez pas trompé.

Cela étant bien établi, je lis, dans la première observation de M. Comby, ceci : « Ces accès de fièvre avec maximum de 40° et 41° étaient précédés généralement d'un léger mal de gorge (l'enfant a de grosses amygdales et des ganglions assez développés). » Dans la deuxième observation, l'auteur dit également : « L'accès commence par un léger mal de gorge ».

Jusqu'à nouvel ordre, j'en conclus que la fièvre uricémique ou arthritique, signalée par M. Comby, pourrait bien être de la fièvre par adénoïdite chez un enfant porteur de végétations adénoïdes, qui était en même temps un déséquilibré du système nerveux par hérédité et par troubles acquis.

Un de ces deux malades de M. Comby avait une formule urologique normale ; ce serait alors un cas de fièvre uricémique sans uricémie. Le second avait une densité et une acidité exagérées, de l'azoturie, de l'excès d'acide urique et des traces d'albumine.

N'avais-je pas raison de dire que les désordres ne sont pas subordonnés à l'uricémie, puisque l'acide urique peut manquer, et qu'il faut considérer l'uricémie ou tout autre trouble de l'urine comme une localisation de la déséquilibration du système nerveux qui, dans un cas, touchera la cellule cérébrale, dans un autre, la cellule du plexus solaire, dans un dernier enfin, la nutrition. Le plus souvent ces déséquilibrations seront associées, constituant les types cliniques les plus variés.

De deux à dix ans, l'enfant est exposé aux maladies contagieuses et infectieuses : coqueluche, grippe, pneumonie, fièvre typhoïde, diphtérie, fièvres éruptives, etc., maladies qui prendront prétexte pour être d'autant plus graves que le terrain sera moins résistant, grâce à la déséquilibration du système nerveux. Enfin, ces mêmes maladies peuvent exceptionnellement être causes de la déséquilibration chez certains enfants. Qui ne connaît les troubles cérébraux survenant pendant la convalescence des états infectieux, après la fièvre typhoïde surtout, dont le premier degré est représenté par du vague et du vide cérébral, le deuxième par des amnésies curables, et le dernier degré par les vésanies. Le vague cérébral relève de la déséquilibration de la cellule ; les vésanies, de sa désorganisation : le microbe ou sa toxine a effleuré ou détruit l'élément noble ; cela en raison non-seulement de sa virulence, mais surtout du terrain sur lequel il évoluait ; c'est ce que vous expliquera encore et toujours l'hérédité de votre malade.

La cellule cérébrale déséquilibrée peut expliquer de façon satisfaisante la localisation, de ce côté, d'une maladie infectieuse quelconque, ainsi que j'en ai vu un exemple dernièrement. Il s'agissait d'un enfant de sept ans qui habitait une localité où la malaria est rare et ne sévit pas avec assez de malignité pour produire des accès pernicieux. Or, ce jeune enfant fut pris, à deux jours d'intervalle, de deux accès paludéens à 40°; au cours du dernier accès, il eut du délire, et tomba dans un état comateux qui dura plus de trente-six heures. État comateux absolu qui ne céda qu'aux injections de quinine et à des bains à 30°.

La localité, je le répète, n'était pas celle des accès pernicieux; aussi je me demandai quelle pouvait être la cause de ce désordre cérébral. Il ne pouvait s'agir de méningite tuberculeuse ou spécifique, ni de méningite par coup de chaleur; la grippe, qui aime tellement les méninges, n'était pas en cause; il fallait accepter, en définitive, l'hypothèse d'accidents cérébraux de nature paludéenne; mais, encore une fois, pourquoi? Simplement parce que cet enfant est un nerveux, comme sa famille en convient, et cela depuis les premières années; il se plaint de maux de tête; il est irrité et irritable, a un sommeil agité et des cauchemars.

En résumé, c'était un déséquilibré plus ou moins latent de la cellule cérébrale; l'accès palustre à 40° a trouvé un *locus minoris resistentiæ* et a créé le complexus clinique tracé plus haut. Il s'agissait, à mon avis, non pas d'un accès pernicieux, mais de troubles fonctionnels cérébraux occasionnés par l'hyperthermie chez un déséquilibré. Ce diagnostic n'est pas question de pure curiosité; il a une portée plus étendue; non seulement il satisfait l'esprit en résolvant le pourquoi, mais il démontre qu'un système nerveux en état d'infériorité demande à être équilibré, sous peine d'accidents variés dans l'avenir.

III

L'ADOLESCENT.

Sommaire. — L'hygiène alimentaire défectueuse, dans les deux sexes, est une des causes les plus fréquentes de la déséquilibration nerveuse. — La menstruation est une cause provocatrice puissante de la déséquilibration. — Le centre médullaire et les exercices physiques. — Le surmenage cérébral. — Le corset. — Les peines de cœur. — Chez l'homme, les causes d'excitation sont plus nombreuses encore. — Excès et abus de toutes sortes dans le domaine de la cellule cérébrale, médullaire et du plexus solaire. — Les maladies infectieuses et contagieuses, surtout la blennorrhagie et la syphilis. — De dix à vingt ans la déséquilibration frappe partout, peut atteindre tous les plexus et leurs prolongements, et aboutit souvent à des troubles de nutrition. — Ce qui caractérise l'état de déséquilibration, c'est l'absence de lésions organiques. — Comment la déséquilibration du système nerveux prédispose aux maladies infectieuses : tuberculose, fièvre typhoïde. — Un exemple qui vaut une expérience. — Le malade crée le type clinique, et souvent est responsable de la gravité de la maladie.

De dix à vingt ans, les causes d'excitation qui peuvent troubler les cellules nerveuses sont des plus communes; aussi verrez-vous souvent le sujet accuser ses premiers troubles durant cette période. Beaucoup, néanmoins, sont déjà des déséquilibrés des deux périodes précédentes, ainsi qu'en témoigne leur historique, et les causes nouvelles d'excitation ne viennent que renforcer la déséquilibration plus ou moins accentuée.

Il me faut, de toute nécessité, scinder cette étude, car les causes d'excitation, sauf en ce qui concerne les traumatismes et la mauvaise hygiène alimentaire, ne sont pas les mêmes, suivant qu'il s'agit des garçons ou des filles.

Nous n'avons rien à ajouter de plus à ce que nous avons dit précédemment au point de vue de la table : alimentation défectueuse comme qualité et quantité, repas pris à des heures irrégulières, mastication imparfaite, aliments pris à la hâte, abus de mets excitants, d'épices, de crudités, d'aliments indigestes, de viandes, de conserves, etc. ; abus de thé, de café et d'alcool sous toutes ses formes. Autant de causes susceptibles de troubler le plexus solaire ou une dépendance nerveuse éloignée.

Ce manque d'hygiène alimentaire a d'autant plus de chance de produire des effets nocifs sur le système nerveux que l'on peut affirmer qu'à cet âge, il existe d'autres causes d'excitation des cellules nerveuses. Toutes agissent en même temps, et le système nerveux, toujours plus ou moins prédisposé par hérédité et par troubles acquis, succombe sous le poids de ses adversaires, et la déséquilibration plus ou moins intense, continue, paroxystique ou intermittente, se trouve créée.

Chez la jeune fille de dix à vingt ans, une importante fonction se prépare : c'est la menstruation dont nous avons déjà parlé longuement. L'excitation des plexus utéro-ovariens, par le mouvement fluxionnaire local, est susceptible, ainsi que nous l'avons établi, de communiquer son excitation à d'autres plexus. Beaucoup de jeunes filles, à dix-huit ans, sont déjà mariées et mères de famille, et je vous ai indiqué la part qui revenait à ces deux états, la grossesse et la lactation, comme agents provocateurs de la déséquilibration.

Le système cérébro-médullaire est souvent mis à forte contribution par les exercices physiques : le tennis, la bicyclette, la danse, les veilles prolongées ; mais c'est surtout la cellule cérébrale qui est souvent excitée à cet âge soit par du surmenage intellectuel, soit par les exercices religieux qui sont très souvent causes d'exaltation de la cellule cérébrale. Ajoutez à cela les troubles dans le domaine affectueux, les sens qui s'éveillent, les amourettes, les chagrins d'amour plus ou moins vifs, suivant l'imagination de chacune, les amitiés excessives, le besoin de s'épancher, etc., etc...

Enfin, comme dernière cause, signalons le corset dont on fait un tel abus, et qui presse directement sur le plexus solaire, empêchant l'estomac de se distendre au cours des repas.

Vous voyez combien, chez la femme de dix à vingt ans, les causes d'excitation des plexus sont fréquentes. Pensez, d'autre part, à la fragilité de son système nerveux, à sa sensibilité exquise, à sa jalousie qui brille dans sa prunelle, et vous comprenez combien sont nombreuses les déséquilibrées de cet âge. Je dois pourtant les excuser et signaler combien l'homme est souvent responsable de la déséquilibration chez la jeune fille, par sa conduite légère et incorrecte. Que de jeunes filles se laissent prendre aux avances de quelques lovelaces qui, au jour où la demande en mariage devrait avoir lieu, se retirent après avoir terni le coloris vierge de la fleur qui voulait éclore. J'ai connu, pour ma part, bien des jeunes filles qui sont

entrées dans la déséquilibration par cette porte. Il incombait
à la mère de famille, au père surtout, tous deux forts de l'expérience de la vie, de prévenir ce malheur.

Chez l'homme, les causes d'excitation sont encore plus fréquentes et plus nombreuses. A vingt ans, l'adolescent se croit
un homme et il veut faire comme ses aînés : veilles prolongées, alcool pris en excès, abus du tabac, abus des plaisirs
sexuels, surtout les habitudes solitaires dont la répétition si
fréquente use, déséquilibre et désorganise le système nerveux;
le surmenage physique sous toutes ses formes, etc. Enfin, le
surmenage cérébral qui est réel à cet âge, et qui souvent est la
cause certaine des troubles nerveux. Le jeune enfant a grandi;
il a souvent de l'amour-propre ; le désir de réussir et de se
montrer supérieur à son voisin pousse certains à des excès de
travail, et si la cellule cérébrale n'est pas à la hauteur de l'effort
qu'on lui demande, elle se cabre. C'est la période angoissante
des concours et des examens.

Dernièrement un de mes amis m'adressait son fils qui venait
de passer par une grande période de surmenage cérébral en
vue d'un examen d'où dépendait son avenir. Le malheureux
jeune homme souffrait atrocement de la tête et il ne pouvait
voir des caractères imprimés sans ressentir des coups de
marteau dans la tête. Son père, qui est médecin, me disait :
« Je crois mon fils anémié; auscultez-le et prescrivez un tonique. » Je lui répondis :

« Votre fils, mon cher ami, a, en effet, besoin d'un tonique
sous forme d'un repos absolu, sous peine de devenir un crétin,
Sa cellule cérébrale est courbaturée, comme disait Peter, ou,
si vous préférez, je vous dirai, comme Gilles de la Tourette,
qu'il a vidé sa pile et qu'il lui faut du temps pour la recharger.
Votre fils n'est pas anémié et n'a aucune lésion organique; il a
seulement une cellule déséquilibrée par excès de fonctionnement. »

De quinze à vingt ans, la lecture des romans, les mauvaises
fréquentations, sont autant de causes qui exaltent l'imagination
Enfin aussi, c'est l'âge des amours violents; c'est le temps des
illusions où l'on prend tout au sérieux, où l'on résiste à toute
morale, ce qui a fait dire : « Si jeunesse savait », ou mieux : « Le
cœur a des raisons que la raison ne connaît pas ». Lisez plutôt
la « Sapho » de Daudet.

Les causes précédentes sont celles qui guettent les enfants des deux sexes qui appartiennent à un milieu aisé. Si les parents sont pauvres, il faut incriminer aussi l'anxiété due à la misère, le manque de nourriture, les privations de toutes sortes et, surtout, le surmenage physique chez certains, à quelque profession qu'ils appartiennent.

Voilà, en résumé, les causes multiples susceptibles d'atteindre, entre quinze et vingt ans, les cellules nerveuses et de les déséquilibrer.

Les maladies infectieuses peuvent également amoindrir le système nerveux et le déséquilibrer momentanément ou d'une façon plus durable. Entre toutes, il en existe deux qui sont souvent responsables de méfaits vis-à-vis des cellules nerveuses chez les prédisposés : nous voulons parler de la syphilis et de la blennorragie. Aucune maladie n'a un pouvoir aussi considérable que les deux précédentes pour faire broyer du noir. J'en appelle à tous les cliniciens. Déséquilibration toute momentanée qui ne s'implante que chez les prédisposés par hérédité.

De dix à vingt ans, la déséquilibration frappe partout et aboutit souvent à des troubles de la nutrition.

Du côté de la cellule cérébrale, les désordres sont des plus fréquents en raison de l'activité de ce centre et des causes multiples qui peuvent l'atteindre : vertiges, migraines, maux de tête, insomnies, rêvasseries, cauchemars et état psychique variable avec troubles du caractère et de l'intelligence pouvant donner le change à un esprit non prévenu, car dans certains cas, ils simulent la démence et la vésanie.

Chez la femme surtout, plus rarement chez l'adolescent, vous constaterez de la tristesse, de l'énervement, du découragement, de l'irritabilité, de l'angoisse, une certaine impossibilité de penser, de fixer les idées, de prendre une décision, du dégoût du travail, de l'indifférence absolue, de la mélancolie, et des larmes à profusion. Ces différentes façons de protester de la cellule peuvent évoluer sous une forme intermittente, revenant par périodes rémittentes avec des alternatives d'amélioration et d'aggravation, avec retour toujours possible à l'équilibre, excepté chez les dégénérés héréditaires; elles revêtent enfin une forme paroxystique, ainsi que j'en ai vu quelques exemples.

J'ai donné des soins à une fillette de quatorze ans qui a eu pendant huit jours une crise aiguë, paroxystique, de déséquilibration, au cours de laquelle elle ne cessait de pousser des cris, refusant toute alimentation, inaccessible à tout raisonnement, avec insomnie incomplète et ne reconnaissant pas, à certains moments, son entourage; état de demi-inconscience. C'est aujourd'hui une belle jeune fille de dix-huit ans, avec quelques troubles insignifiants.

Ces états peuvent durer quelques semaines et simulent, je le répète, la vésanie. Vous devez vous efforcer de reconnaître la déséquilibration antérieure et savoir rattacher le complexus clinique à un paroxysme de la déséquilibration : telle la crise de delirium tremens qui constitue, sous l'influence de certaines causes provocatrices, un paroxysme de l'alcoolisme chronique.

Du côté du bulbe, les jeunes déséquilibrés de l'adolescence sont exposés à des lipothymies, à des syncopes sans perte absolue de connaissance, avec la conservation de l'audition, mais impossibilité de répondre.

Du côté de la moelle épinière, ces sujets sont exposés à de la fatigue générale, à un grand état de langueur, de dépression physique, de manque de courage et d'énergie; à des troubles moteurs : spasmes, tics convulsifs, chorée, etc. ; à des troubles sensitifs : névralgies diverses, intercostales, en particulier; à des douleurs musculaires : torticolis ; à des manifestations articulaires et tendineuses; à des troubles vaso-moteurs : varices, œdème localisé; à des troubles glandulaires : sueurs; à des dermatoses variées, particulièrement : l'acné, l'eczéma, l'urticaire, les séborrhées du cuir chevelu, etc...

L'appareil respiratoire proteste par des épistaxis à répétition, des accès d'éternument, de l'écoulement séreux du nez, des laryngo-trachéo-bronchites spasmodiques, de l'asthme, de la toux nerveuse, de l'oppression, des soupirs, etc...

L'appareil circulatoire, par des palpitations, de l'angoisse, de la cardialgie, de l'arythmie, de la tachycardie, de l'hypertrophie dite de croissance, de l'hypertension ou de l'hypotension artérielle, de l'essoufflement à la marche, etc...

Le système digestif est fertile en désordres de toutes sortes : dents cariées, amygdalites, angines à répétition, granulations, dysphagie, perte d'appétit, perversions du goût poussant les déséquilibrés à rechercher les acides, le citron, le vinaigre, les épices, les crudités; pesanteur d'estomac, crampes, état nauséeux, vomissements, gaz, diarrhée, constipation, entérite membraneuse, colite, rectite, hémorroïdes et leurs complications.

Du côté de l'appareil génito-urinaire, variations de la formule urologique qui dépend de la déséquilibration de la nutrition. Polyurie, faible densité, uricémie, glycosurie, albuminurie intermittente, incontinence d'urine, spasme vésical, pollutions nocturnes, spermatorrhée, etc...

Chez la femme : ménorragies, aménorrhée, dysménorrhée, leucorrhée.

Un ou plusieurs de ces désordres mènent souvent à la déséquilibration de la nutrition et de l'hématopoèse, qui se caractérisera par de l'amaigrissement, de l'obésité, du lymphatisme et de la chlorose.

Ce qui caractérise l'état de déséquilibration des plexus et de leurs dépendances, ne l'oubliez pas sous peine de faire des confusions regrettables qui vous seront préjudiciables, c'est que ces troubles doivent être fonctionnels et ne s'accompagner d'aucun désordre organique.

Dans tous ces cas, vous aurez à établir le bilan des désordres nerveux, leurs localisations, leurs associations, la forme chronique intermittente ou paroxystique sous laquelle elle se présente ; vous aurez à étudier le passé du malade ; vous aurez à fixer son hérédité ; vous devrez enfin vous efforcer de trouver la ou les causes provocatrices de la déséquilibration en général et du paroxysme en particulier.

Sachez aussi que le sujet de dix à vingt ans est un terrain vierge qui n'a pas été immunisé par les maladies microbiennes ; l'air qu'il respire, l'eau qu'il boit recèlent des quantités innombrables de micro-organismes qui ne demandent qu'à donner l'assaut. Or, si une des causes d'excitation quelconque que nous venons de passer en revue a amoindri le terrain par l'intermédiaire du système nerveux, la lutte constante entre le microbe et l'individu pourrait bien être en faveur du premier, et la maladie est constituée.

Cela vous explique la facilité avec laquelle les candidats, après le concours d'internat des hôpitaux de Paris, paient un si lourd tribut à la tuberculose. Que de beaux jeunes gens, nos chefs de conférence doivent se les rappeler, n'ai-je pas vu ainsi entrer dans la tuberculose par dépression physique, par surmenage cérébral, qui avaient livré ainsi un terrain propice à la maladie. Les mêmes considérations vous expliquent la fréquence de la fièvre typhoïde à cet âge.

Permettez-moi de vous relater brièvement le fait suivant destiné à fixer dans votre esprit l'importance d'un bon système nerveux, bien équilibré, comme moyen de défense vis-à-vis des maladies.

En 1887, un de mes amis entrait comme externe à l'hôpital des Enfants-Malades et était attaché au pavillon de la diphtérie. Pendant trois mois, terrorisé par les méfaits de la diphtérie hypertoxique et du croup (le sérum Behring-Roux n'existait pas encore), notre ami suivit à la lettre les conseils du regretté Jules Simon qui exhortait les nouveaux arrivants à une bonne hygiène et à une vie calme afin de maintenir l'état d'équilibre de santé et de ne pas donner prise à la maladie. Plus on voit le danger de près, moins on le craint, et la frayeur chez notre ami disparut peu à peu ; il se crut réfractaire. Il passa un examen, prit prétexte pour faire la noce, et pendant huit jours, il disparut de la circulation. Il reprit son service, pâle, défait, amaigri : c'était un décavé, un déséquilibré par surmenage et excès de toutes sortes.

Le résultat ne se fit pas longtemps attendre. Sur ce terrain en état d'infériorité par déséquilibration du système nerveux, la diphtérie germa aussitôt et l'externe imprudent vit la mort de près. Pendant trois mois, le bacille de Lœfler n'avait pas eu prise ; après huit jours de surmenage, il devenait le plus fort et faillit terrasser complètement le malade.

Rappelez-vous, par conséquent, le rôle immense de nos moyens de défense vis-à-vis de la maladie, grâce à des plexus bien équilibrés. Non seulement vous opposez au microbe un un terrain peu favorable, mais même en supposant qu'il s'implante chez vous, grâce à vos émonctoires en parfait état et grâce à vos cellules nerveuses vigilantes, vous aurez le dessus.

C'est la déséquilibration du système nerveux, plus ou moins accentuée chez chacun, qui favorise le développement de la maladie, qui crée le type clinique et qui enfin explique la béni gnité de la même maladie chez celui-ci et la malignité chez celui-là.

IV

L'ADULTE·

SOMMAIRE. — Époque à laquelle la déséquilibration sévit avec le plus d'intensité. — Le malade paie les fautes de son passé. — La cellule cérébrale est celle qui paie le plus lourd tribut à la déséquilibration. — L'homme vit par le cerveau. — Rôle du psychique. — Les fatigues physiques. — Le plexus solaire a sa part dans les excès de table et les liquides alcooliques. — Les mêmes causes, quoique moins fréquentes, menacent le sexe faible. — Le moral de la femme. — Les causes susceptibles de déséquilibrer les cellules cérébro-médullaires. — La grossesse. — Les ptoses de l'abdomen. — Les traumatismes. — Les opérations chirurgicales. — L'influence atmosphérique. — Les maladies du domaine génital. — Résumé des troubles fonctionnels pouvant affecter les centres, les plexus et leurs dépendances. — Aux troubles fonctionnels peuvent succéder les troubles organiques. — L'artério-sclérose est souvent amorcée à cinquante ans.

De vingt à quarante-cinq ou cinquante ans, l'homme a atteint son complet développement; c'est la période active de sa vie; il est arrivé à parfaite maturité; c'est la phase vraiment utile de son existence, celle où il peut faire montre de ses aptitudes. C'est celle pendant laquelle il devrait avoir l'état de santé parfait, en attendant que les misères de l'âge mûr lui rappellent que sa vie est éphémère.

Pourtant, c'est peut-être la période où la déséquilibration sévit chez l'homme avec le plus d'intensité, non seulement en raison des causes d'excitation qui l'assaillent durant cette étape, mais aussi parce qu'il paie déjà les fautes de ses premières années. La déséquilibration commence seulement vers vingt-cinq ans ou elle ne fait que continuer son évolution, affectant des formes latente, intermittente ou paroxystique, cette dernière représentant une poussée aiguë de la déséquilibration.

Rappelons brièvement les causes d'excitation qui menacent l'individu de vingt à cinquante ans.

La cellule cérébrale est celle qui paie le plus lourd tribut, car elle est en pleine activité; ce sont ses qualités qui distinguent l'homme, qui en font un être supérieur, mais, comme toute médaille, cette supériorité a son revers, et toute cause d'excitation intense peut la troubler, si elle est continue, pénétrante et si elle frappe une cellule amoindrie antérieurement par des excès quelconques ou par une tare héréditaire. Cette hérédité est toujours là, je le répète encore à dessein, constituant toujours la prédisposition.

De vingt à cinquante ans, l'homme est exposé à de grandes peines morales, à des chagrins de famille, à la perte d'un être cher, d'une femme, d'un enfant, à la douleur de voir un fils ne pas répondre aux sacrifices qu'il s'est imposé, ou un autre contracter une mésalliance; puis ce sont encore des querelles, des brouilles de famille, des filles qui quittent le toit paternel, les unes pour embrasser la vie religieuse, les autres pour suivre au loin un mari.

Du côté des affaires, ce sont les responsabilités, les tracas d'argent, les pertes de fortune, les spéculations malheureuses, les dettes de jeu, les soucis de l'existence pour assurer le pain quotidien à la famille, l'angoisse de perdre sa situation, l'anxiété de savoir si telle affaire réussira ou non, l'obsession de la haute situation à conquérir, le caractère malheureux auquel rien ne réussit, le manque de protection, la mauvaise chance, l'agitation politique, etc..

Le surmenage cérébral est évident pendant cette période active de la lutte pour la vie. Combien d'individus arrivent à cinquante ans sans jamais avoir pris un jour de congé, excepté pour cause de maladie, tirant la quintessence de leurs cellules cérébrales sans leur donner le temps de se reposer, de s'isoler, de se régénérer! Rien d'étonnant que le malheureux ne soit déséquilibré d'abord et usé ensuite bien avant le temps.

La moelle épinière a sa part également de surmenage physique, de dépense musculaire exagérée, d'excès génitaux, etc..

Du côté du plexus solaire, les repas hâtifs, pris à des heures irrégulières, l'abus et les excès de tous les excitants : thé, café. alcool, tabac; les abus de la table, l'alimentation carnée excessive, les mets riches et indigestes, etc.

Vous voyez, d'après ce qui précède, combien le système nerveux est exposé par toutes ces causes que nous venons de passer en revue, et la liste est loin d'être complète. Faites votre examen de conscience, vous qui me lisez, et vous reconnaîtrez qu'il y a plusieurs de ces causes qui agissent simultanément pour vous déséquilibrer. Si vous l'êtes, avouez que c'est un peu de votre faute, car si certaines de ces causes sont inévitables, il y en a plusieurs qui sont évitables. Enfin, si vous avez le bonheur de ne pas être troublé en dépit de l'action d'une ou de plusieurs de ces causes sur votre système nerveux, ne vous réjouissez pas ; tâchez de les supprimer, car si vous avez résisté cinq ou dix ans à ces assauts, rappelez-vous que tout s'use et que vous serez peut-être un déséquilibré demain.

La femme, durant cette période, n'est pas moins exposée, et, du côté du plexus solaire, les mêmes causes énumérées précédemment la menacent. C'est la déséquilibration familiale qui guette les enfants également, car la table est la même pour tous ; cela vous donne l'explication de la glycosurie ou de l'albuminurie conjugale. Interrogez tous les membres de la maison : ils sont tous plus ou moins tarés, chacun faisant une localisation différente suivant la prédisposition individuelle. Je connais plusieurs familles où chacun présente un stigmate de déséquilibration. Dernièrement, je rencontrai un des fils appartenant à une de ces lignées et qui me dit : « Docteur, depuis que l'on a supprimé le porto de l'après-midi, les maux de tête sont moins fréquents et on use moins d'antipyrine. » C'est peut-être le commencement de la sagesse.

La cellule cérébrale est troublée chez la femme par les chagrins, par la perte prématurée d'un mari qui la laisse sans fortune et sans protection dans la vie avec deux ou plusieurs enfants à élever, la séparation de ses enfants pour leur instruction, le départ de celles qui se marient, les conséquences d'un mariage malheureux pour une fille chérie ; d'autres au contraire, et j'en connais, versent dans la déséquilibration par chagrin de ne pas marier leurs filles.

La femme est souvent malheureuse par dépit d'amour, par déception dans le ménage, par désillusion du côté du bonheur conjugal ; le fiancé qui représentait l'idéal, sans un défaut, après quelques mois de mariage se présente sous son véritable jour, démasqué, avec tous ses vices de libertin, de joueur, de buveur, et se montre brutal, avare et méchant. Quel désespoir pour la jeune femme d'hier qui a ainsi associé sa vie à l'homme aujourd'hui exécré ! Il faut se taire pour le monde, pour les enfants. Que d'aveux de ce genre n'ai-je pas reçus dans l'exercice de ma profession ! Que de femmes incomparables, que l'on croit heureuses, qui roulent carrosse, qui sont étincelantes de diamants, et qui, le soir, rongent leur oreiller, de rage et de douleur. Que de déséquilibrées parmi elles! Ce sont des blessées de la vie que certains esprits peu clairvoyants diagnostiquent des anémiées et traitent par des toniques!

Que de malheureuses jeunes filles qui passent le printemps et même l'automne de leur vie à espérer la venue du beau cavalier, mais que sœur Anne ne signale jamais! Que d'autres qui, avant l'âge, deviennent une seconde mère pour toute la petite bande laissée dans la vie par la mort prématurée de la maman! Combien d'autres, laides et déshéritées de la nature, qui n'ont aucune espérance d'avenir, qui savent que jusqu'à leur mort il faudra peiner, travailler, tirer l'aiguille du matin au soir, car il faut manger et rester honnête! Combien sont des surmenées physiquement, qui travaillent dès les premières lueurs jusqu'à ce que la lampe n'ait plus d'huile! Que de drames dans toutes ces maisons où filtre à peine un rayon de lumière! Que de misères! Que d'anxiétés morales! Combien de vraies infortunes à côté d'une femme véritablement heureuse!

Ajoutez à toutes ces causes de surmenage, de déchéance, les fatigues des maternités répétées, les tiraillements de l'abdomen par la perte de la sangle musculaire qui a cédé, par le plancher périnéal qui s'est effondré : deux causes puissantes qui expliquent les ptoses et qui ont un si grand retentissement secondaire sur les plexus de l'abdomen et sur les centres supérieurs. Enfin, n'oubliez pas aussi les soucis de l'allaitement, les nuits blanches à soigner les enfants, et les troubles de la menstruation et ceux de la ménopause.

Croyez-vous maintenant que j'exagérais lorsque je vous disais, au début de ce travail, qu'il existait peu d'êtres sur la terre qui ne fussent des déséquilibrés? Je vous l'affirme, fort de la pratique journalière, la déséquilibration du système nerveux est monnaie courante; elle frappe l'homme aussi bien que la femme à ses différents âges, le pauvre comme le riche : le degré seul varie ; les localisations seules sont différentes.

La déséquilibration enfin guette également chacun de nous à la suite d'un traumatisme, d'une collision de trains, d'une violente émotion quelconque, d'une opération chirurgicale à subir; il n'est pas jusqu'aux influences atmosphériques qui n'excitent certains systèmes nerveux déjà touchés par la déséquilibration. Ajoutez enfin les maladies contagieuses, surtout celles du domaine génital qui, dans les deux sexes, ont un retentissement presque constant sur les cellules cérébro-médullaires.

Voilà les causes d'excitation des plexus qui peuvent agir sur un département quelconque de l'organisme et amener des troubles fonctionnels que vous reconnaîtrez en interrogeant votre malade. Je vous rappelle brièvement ceux que vous aurez le plus de chance de constater durant cette période qui s'étend de vingt à cinquante ans.

Du côté du cerveau : maux de tête, migraines, vertiges, insomnie, sommeil agité, état psychique particulier et variable.

Du côté de la moelle épinière, douleurs au niveau du rachis, fatigue générale, brisement des membres, impuissance musculaire, grande fatigue au réveil.

Du côté des prolongements sensitifs des cellules cérébro-médullaires, vous noterez des névralgies pouvant affecter tous les gros cordons nerveux : faciale, sciatique, intercostale, etc. ; des douleurs rhumatoïdes aiguës, chroniques ou paroxystiques, dans les muscles du cou, de la nuque, de la masse sacro-lombaire, de l'épaule, dans les os le long du tibia, au talon, dans les différentes articulations grandes et petites, depuis celles de la colonne vertébrale jusqu'aux métatarso-phalangiennes. Douleurs localisées à une jointure, à une attache tendineuse, ou affectant simultanément plusieurs des parties constituantes des membres, répondant à ce que les auteurs classiques décrivent sous le nom très vague de rhumatisme.

Toutes ces lésions rhumatismales qui ne sont, je le répète, que de la déséquilibration des nerfs sensitifs et moteurs sont, pendant un certain temps, sans substratum, jusqu'au jour où les nerfs trophiques détermineront des lésions véritables des parties constituantes de l'article, aboutissant à des synovites sèches ou avec épanchement, des craquements, des altérations : hyperostoses, etc., aboutissant à de la pseudo-ankylose par atrophie musculaire et raccourcissement des muscles, ainsi que cela se voit dans le rhumatisme noueux déformant qui représente un des chaînons les plus graves de la déséquilibration.

Du côté de la peau et des vaso-moteurs : les poussées d'eczéma, la pelade, les herpès, les psoriasis, les séborrhées, les sueurs profuses, la calvitie précoce, la décoloration du poil, les lésions unguéales, etc...

Les membres inférieurs chez l'homme, après quarante ans, sont souvent le siège de varices profondes amenant, l'après-midi, un état douloureux et une sensation de plénitude au niveau du mollet avec léger œdème prétibial.

Le tissu conjonctif chez ces malades est à l'état d'infériorité, favorisant les varices, les œdèmes et les ventres à triples saillies avec prédisposition aux hernies.

Les vaso-moteurs expliquent les bouffées de chaleur, les refroidissements locaux, les engourdissements, les hémorragies de la peau, le purpura, les ecchymoses spontanées, etc...

Du côté de l'appareil respiratoire : les accès d'éternument, les trachéo-bronchites spasmodiques, l'asthme.

Du côté de l'appareil circulatoire : les palpitations, l'angine de poitrine, l'hypotension, et surtout l'hypertension artérielle.

Du côté de l'appareil digestif : la sialorrhée, la dysphagie, la dyspepsie hypo ou hyperchlorhydrique, l'état nauséeux, les vomissements essentiels de Leyden, la constipation, la diarrhée, la colite muco-membraneuse avec spasmes intestinaux et poussées fébriles, les hémorroïdes, les gaz.

Du côté du foie : les congestions hépatiques, la lithiase biliaire et ses complications, l'insuffisance fonctionnelle de la cellule hépathique (glycosurie, urobilinurie, albuminurie hépatogène, etc.).

Du côté de la nutrition : l'hypoglobulie, l'uricémie avec ses conséquences : lithiase rénale, calculs vésicaux et la goutte.

Du côté des reins, les troubles de la formule urologique : l'albuminurie, les hématuries névropathiques de Lancereaux, les néphralgies, les cystalgies, les troubles génitaux : priapisme, impuissance, spermatorrhée, etc...

Du côté de l'utérus et des ovaires : les névralgies pelviennes, ovaro-utéralgie, les troubles de la menstruation, la dysménorrhée. Chez la femme, de plus, vous noterez la déséquilibration du ventre avec ses conséquences : rein mobile, entéroptose, battements épigastriques de l'aorte abdominale, prolapsus à des degrés variés des organes du petit bassin, etc...

Ces différents désordres sont accompagnés ou non de troubles de l'hématopoèse, de l'assimilation et de la désassimilation : l'anémie, la leucémie, l'obésité, l'amaigrissement.

Tous ces désordres et ceux que nous passons sous silence, pour ne pas faire des répétitions inutiles, sont sans substratum anatomique, du moins pendant une certaine période; la *resti-tutio ad integrum* est encore possible par un traitement hygié-nique bien compris, mais ne perdez pas de vue que, vers la fin de cette période, la goutte, le diabète, les lithiases rénale et biliaire, l'insuffisance hépatique et rénale, l'asthme, etc., ont amorcé, en quelque sorte, les troubles organiques. La sclérose est imminente et souvent déjà constituée, en tout cas, facile à prévoir par l'hypertension artérielle, les accès de pâleur, la polyurie nocturne, le retentissement diastolique de l'aorte. La localisation cardio-rénale ou cérébrale est au moment de se faire, et le sujet ne va pas tarder à récolter le fruit de la désé-quilibration de ses plexus.

V

LE VIEILLARD.

Sommaire. — Les mêmes causes de déséquilibration nerveuse menacent le vieillard. — Importance de l'examen clinique détaillé et complet de tout sujet ayant dépassé la cinquantaine. — Les troubles organiques simulent les troubles fonctionnels. — Les causes d'excitation des plexus rendent souvent la sclérose, de latente qu'elle était, manifeste. — Les stigmates de l'artério-sclérose. — La déséquilibration nerveuse représente la cause la plus puissante de l'artério-sclérose. — Les causes étiologiques de la sclérose vasculaire, telles qu'elles ont été établies par Huchard, sont pré-cisément celles de la déséquilibration nerveuse. — Les diathèses, les infections, les toxémies. — Comment ces causes créent la déséquilibration nerveuse d'abord et la sclérose ensuite. — Rôle des affections morales sur le cœur. — L'hypertension artérielle. — Le régime alimentaire. — Les ptomaïnes, d'après Huchard, sont des poisons vaso-constricteurs. — La grossesse est une toxémie et prédispose à la sclérose. — La sclérose, c'est la rouille de la vie. — A l'usure naturelle vient s'ajouter l'usure par les excès. — Comment s'établit, se prépare l'artério-sclérose. — Rôle du système nerveux. — Les localisations de ce grand processus. — L'hérédité explique certaines localisations. — Les descendants des artério-scléreux. — La grande famille des déséquilibrés du système nerveux.

Après l'âge de cinquante à soixante ans, les mêmes causes que celles que nous venons d'étudier sont susceptibles de trou-bler le système nerveux et de déséquilibrer le vieillard. Le plus souvent la déséquilibration est constituée de longue date, et si certaines causes d'excitation apparaissent à cet âge, elles ne viennent que renforcer un état déjà établi.

A tout âge, l'examen complet et détaillé de votre malade s'impose, mais c'est surtout vers la cinquantaine que cette obligation devient impérieuse. Autant un trouble quelconque présenté par un malade de vingt à trente ans a des chances d'être purement fonctionnel, autant au-delà de cinquante à soixante ans il a des chances d'être le résultat d'une lésion organique représentée surtout par l'artério-sclérose. Je dis même que, vers cet âge, il faut *a priori*, conclure avant tout examen à l'existence de l'artério-sclérose et rapporter le ou les désordres présentés par le malade, à cet état. Ce n'est qu'après deux ou trois examens que l'on serait autorisé à rejeter ce diagnostic en faveur de celui de troubles fonctionnels simples.

Ce que vous verrez souvent dans la pratique, c'est ceci : Un homme de cinquante à soixante-dix ans admirablement conservé, paraissant en bonne santé, jouissant d'une verte vieillesse. Survienne une cause d'excitation quelconque : chagrin, perte d'un être cher, embarras d'argent, etc., le malade se met à maigrir, a des insomnies et des palpitations. Avec la théorie que je vous ai exposée, vous ne voyez là qu'un trouble enregistré par la cellule cérébrale, transmis aux nerfs du cœur et à ceux qui commandent la nutrition, et vous annoncez une guérison que l'avenir va démentir.

Si vous aviez pris la peine de bien étudier ce malade qui depuis quelques mois, après la perte d'un être cher, a maigri, ne dort plus et a des palpitations, vous auriez relevé certains symptômes dont il ne vous avait pas parlé. Ce malade se fatigue facilement ; il ne sent plus ses jambes ; non seulement son cœur le gêne, mais il lui semble remarquer parfois comme des faux pas de cet organe ; il ne peut plus marcher un peu vite sans être légèrement essoufflé ; au milieu de la nuit, il est quelquefois réveillé par un peu de gène précordiale et un peu d'oppression ; il urine beaucoup. Tous symptômes insignifiants encore ; il faut questionner le malade pour les noter.

Vous prenez alors sa radiale ; elle vous paraît dure ; l'impulsion cardiaque est forte, ainsi que vous pouvez vous en assurer par le procédé des deux index, imaginé par Gallois, qui vous indique qu'il y a de l'hypertension artérielle ; vous vous reportez au cœur, vous le trouvez un peu gros ; le deuxième bruit à la base est claqué, métallique ; vous faites marcher le malade un peu vite, vous constatez alors à l'auscultation un léger degré de bruit de galop. Vous demandez les urines ; elles sont pâles et limpides. Votre diagnostic est fait : même en l'absence de toute trace d'albumine, votre malade est un artério-scléreux. Il était un artério-scléreux de longue date; il se maintenait grâce à une vie calme et paisible; cette cause d'excitation de son système nerveux représentée par un chagrin a rompu l'équilibre, et l'artério-sclérose de latente qu'elle était est devenue apparente, pour celui du moins qui a su la dépister; elle va suivre maintenant plus ou moins vite son évolution.

Que de malades n'ai-je pas vus ainsi entrer dans la phase confirmée de l'artério-sclérose vers la soixantaine, après des causes d'excitation qui, à un âge moins avancé, auraient engendré seulement des troubles fonctionnels! Le cœur jusque-là suffisait à sa tâche; il y avait compensation; le désordre nerveux, la cause d'excitation a précipité les événements; raison de plus, après un certain âge, pour maintenir son système nerveux à un calme relatif, car après cinquante ans, nous sommes tous plus ou moins artério-scléreux.

Il me reste maintenant à vous démontrer comment la déséquilibration nerveuse représente la cause la plus puissante de l'artério-sclérose. Je vous engage à bien vous pénétrer de ce qui va suivre, car c'est votre existence qui en dépend.

Lorsqu'on s'occupe de l'artério-sclérose, il faut de toute nécessité consulter les ouvrages de Lancereaux, de Peter et de Huchard. Ce dernier maître n'est certainement pas le père de l'artério-sclérose, mais je pense que nul ne me contredira si je dis que c'est celui qui s'en est le plus occupé pendant ces dernières années, et il a, en quelque sorte, mis au point les grands traits qui distinguent ce processus.

Or, d'après Huchard, les causes étiologiques principales qui sont responsables de cet état peuvent être rangées sous trois chefs : diathésiques, infectieuses et toxiques.

Parmi les causes diathésiques, ce maître signale le rhumatisme chronique, la goutte, le diabète et l'arthritisme en général. Ne vous ai-je pas prouvé, au cours de ce travail, que ces états diathésiques étaient des aboutissants de la déséquilibration nerveuse? Ne savez-vous pas que tous les goutteux sont des déséquilibrés de la nutrition, des uricémiques, qui resteront tels, usant leur paroi artérielle avec l'acide urique en excès qui est contenu dans leur sang; d'autres, au contraire, feront une localisation rénale ou articulaire : ce seront les lithiasiques et les goutteux.

Ne vous ai-je pas prouvé que beaucoup, sinon tous les diabétiques, étaient à l'origine des glycosuriques par insuffisance fonctionnelle de la cellule hépatique, par cause émotive, traumatique ou par surmenage?

Ne vous ai-je pas enfin démontré que le terme rhumatisme était un mot vague, sans signification, qui englobait des états disparates? Combien plus simple est la conception du rhumatisme, si l'on admet qu'il s'agit d'abord de la déséquilibration fonctionnelle des nerfs sensitifs et moteurs des membres, avec troubles trophiques secondaires.

Quant à l'arthritisme avec ses congestions, ses fluxions et ses manifestations portant sur le tissu conjonctif, qu'est-ce, sinon la déséquilibration des filets vaso-moteurs et glandulaires?

Par conséquent, si le rhumatisant, le goutteux et le diabétique deviennent des artério-scléreux, vous admettrez que la déséquilibration nerveuse qui prédispose à ces états, ou mieux les crée, est la cause première éloignée mais certaine de l'artério-sclérose.

Parmi les causes infectieuses, Huchard signale toutes les fièvres : les fièvres éruptives, la fièvre typhoïde, la grippe, la diphtérie, la tuberculose, la malaria, la syphilis.

Ne vous ai-je pas démontré plus d'une fois que les maladies infectieuses se développaient à l'occasion, à la faveur de la déséquilibration du système nerveux qui amoindrit le terrain par nos troubles sécrétoires, viciant ainsi et la qualité et la quantité de notre suc gastrique et entravant la phagocytose. Par conséquent, la déséquilibration de notre système nerveux est encore une fois responsable de l'artério-sclérose par l'intermédiaire des maladies infectieuses auxquelles elle nous prédispose.

Parmi les causes toxiques, Huchard signale l'alcoolisme, le tabagisme, le surmenage et le mauvais régime alimentaire.

Ne sont-ce pas là encore les causes que je vous ai signalées, au cours de cette étude, comme étant les agents les plus certains de la déséquilibration nerveuse?

L'alcoolisme, le tabagisme sont des excitants directs de notre système nerveux et sont capables de produire, par l'intermédiaire de nos vaso-moteurs, des phénomènes vaso-constricteurs qui élèvent la tension vasculaire, fatiguant le cœur et usant l'endartère.

Le surmenage sous toutes ses formes, cérébral ou musculaire, excite directement la cellule cérébrale ou médullaire et produit indirectement la vaso-constriction ; d'autre part, le surmenage, sous n'importe quelle forme, s'accompagne d'une désassimilation intense, et déverse dans le sang de nombreux déchets organiques qui usent l'endartère. Il y a longtemps que le professeur Bouchard a démontré que la toxicité urinaire était augmentée chez les surmenés.

Il y a longtemps que Corvisart a insisté sur l'influence pernicieuse des affections morales sur le cœur. Les émotions, les frayeurs, la colère, qui sont des causes si puissantes de la déséquilibration nerveuse sont aussi responsables de l'artériosclérose par les spasmes vasculaires qu'elles amènent, obligeant le cœur à agir plus activement.

Quant aux abus alimentaires, aux abus de viande, et d'alcool surtout, nous savons combien ils sont funestes pour le système nerveux. Huchard nous a révélé, d'autre part, combien les ptomaïnes en excès, mal détruites et mal éliminées par nos émonctoires, étaient des poisons vaso-constricteurs qui élevaient la tension vasculaire, créant ainsi l'hypertension artérielle qui est, comme vous le savez, l'antichambre de l'artério-sclérose.

Enfin, ne vous ai-je pas signalé l'importance de la grossesse comme une des causes de la déséquilibration du système nerveux, et il me semble que j'ai assez insisté sur les troubles sympathiques de la gestation, et je vous ai même demandé à les considérer, non comme des symptômes de la grossesse, mais comme des stigmates de la déséquilibration. Or, la grossesse est une toxémie par la grande quantité de poisons qui circule dans le sang par suite des déchets qui proviennent du fœtus : l'albuminurie par insuffisance hépatique en est la preuve. Donc, ces poisons qui circulent dans le sang, s'ils sont capables de détruire la cellule hépatique, peuvent certainement user l'endartère qui tire directement du sang ses éléments de nutrition. D'autre part, pendant la gestation, il y a légère pléthore, hypertrophie physiologique du cœur et hypertension vasculaire.

Certes, deux grossesses en dix ans représenteront une cause étiologique insignifiante vis-à-vis de la sclérose, mais à l'île Maurice, beaucoup de femmes ont un enfant tous les dix-huit mois ou deux ans ; il y a donc chez elles fatigue nerveuse et

cardiaque et usure de leur endartère par les déchets de leur
fœtus. Je signale ce fait parce que j'ai été frappé de la fréquence
de l'artério-sclérose chez des femmes jeunes encore qui avaient
eu beaucoup d'enfants,

En résumé, les mêmes causes se trouvent à l'origine de la
déséquilibration du système nerveux et de l'artério-sclérose, et
j'avais raison de dire que la déséquilibration du système nerveux,
par le retentissement direct ou indirect qu'elle apporte sur le
cœur, les artères, les capillaires et les veines, est la cause la
plus puissante de l'angio-sclérose.

En raison de l'importance du sujet, qu'il me soit permis d'entrer
dans quelques autres détails.

Depuis notre naissance jusqu'à notre mort, nos canaux arté-
riels sont constamment battus par l'ondée sanguine lancée par
le cœur. A chaque contraction cardiaque, les artères, dont
l'élasticité est mise à contribution, se laissent forcer par l'ondée
et reviennent sur elles-mêmes par suite de leurs qualités essentielles. Or, tout s'use avec le temps ; rien d'étonnant qu'après
une certaine période, ces canaux, à force d'avoir été distendus
par le sang qui les parcourt, ne soient atteints par la rouille de
la vie (Peter), caractérisée par un état d'épaississement de la
paroi. Cette rouille qui constitue la sclérose, arrivera plus ou
moins vite suivant la qualité première du tissu (hérédité) et
suivant les causes qui auront favorisé son usure pendant la vie
(auto-intoxications et méiopragie hépatique, rénale et cutanée).

Cette sclérose qui rend la paroi vasculaire plus dure, oblige
le cœur à un travail plus énergique dont il triomphe pendant un
certain temps par son hypertrophie ; mais, à un moment, il se
fatigue d'autant plus que la sclérose a gagné son tissu propre :
le myocarde. Épuisé par la lutte qu'il a à soutenir à la périphérie et mal nourri par des coronaires épaissies, oblitérées et
sclérosées, il se laisse dilater et refuse le service : c'est la
sclérose confirmée du cœur.

Tous les organes, à leur tour, sont envahis par le tissu sclérosant
qui étouffe les cellules, produisant une incapacité fonctionnelle
qui, au foie, aboutira à l'insuffisance hépatique ; au rein, à l'insuffisance urinaire. Enfin le cerveau, à son tour, est envahi ; il y a
d'abord des troubles circulatoires, de l'ischémie cérébrale, avant-
coureur de l'apoplexie, et du ramollissement par thrombose ou
embolie.

En résumé, par suite de la loi naturelle qui veut que tout s'use et se détruise, tout individu est menacé de sclérose. Si une maladie infectieuse ne l'arrête pas en route, il mourra à un âge avancé par le cœur, le rein ou le cerveau : ce sont là les trois localisations les plus importantes et les plus graves de l'artério-sclérose. Il mourra, ai-je dit, à un âge avancé, mais combien meurent jeunes et qui sont responsables de leur fin prématurée !

La déséquilibration du système nerveux est la cause la plus puissante de l'artério-sclérose et, avec un peu de réflexion, vous l'admettrez sans conteste. Reportez-vous aux divisions que j'ai établies aux différentes périodes de la vie, et étudiez les causes d'excitation, suivant qu'elles atteignent la cellule cérébrale, médullaire ou celle du plexus solaire, et voyez quels en sont les résultats.

A tout âge, vous avez vu que je vous ai signalé, au nombre des symptômes présentés par nos malades, les palpitations. Il n'y a pas, en effet, de symptôme plus fréquent de la déséquilibration, et cela parce que toutes les émotions, toutes les peines, tous les chagrins, les fatigues et le surmenage aboutissent au cœur. Le cœur physique est doublé d'un cœur moral, a dit Peter. Le cœur ressent le contre-coup de la fatigue musculaire et de la fatigue morale, a ajouté Révilliod.

Ne vous ai-je pas dit, il y a un moment, que chaque contraction du cœur, chaque systole, fatigue l'arbre artériel ? Par conséquent, toutes les causes qui amèneront des battements précipités du cœur useront la tunique artérielle.

Toute cause d'excitation agit, par l'intermédiaire du système nerveux, sur le cœur ou sur les vaso-moteurs. Ces derniers, en se contractant, demandent également un travail exagéré au cœur, destiné à vaincre la résistance périphérique. Ici encore, il y a, à côté de la cause d'excitation, la qualité du tissu de l'endartère et des vasa-vasorum et des nerfs qui les nourrissent. La sclérose aura d'autant plus de chance de se développer rapidement qu'elle y sera aidée par la qualité héréditaire de l'endartère ; non seulement l'artério-sclérose est héréditaire, mais ses localisations le sont également. Vous verrez souvent dans votre pratique, des familles où le grand-père, le père et le fils sont morts d'apoplexie ; dans d'autres familles on meurt par le cœur ; dans d'autres, enfin, c'est la sclérose rénale qui est prédominante. Par conséquent, les causes d'excitation du

système nerveux qui agissent sur le cœur lui-même et sur tout
l'arbre artériel agiront d'autant plus facilement que les ascendants eux-mêmes étaient des artério-scléreux. Ils légueront à
leurs enfants une étoffe de mauvaise qualité qui s'usera d'autant
plus vite et plus facilement que la déséquilibration du système
nerveux sera plus accentuée au cours de leur vie.

Du côté du plexus solaire, il en est de même : l'alcool, le
thé, le café sont des excitants du système nerveux qui fatiguent
le cœur et les vaisseaux. Le tabac est un vaso-constricteur
puissant qui use le cœur par le mécanisme étudié plus haut.
Enfin, l'alimentation carnée, par les toxines alimentaires qui
sont, comme l'a démontré Huchard, des poisons vaso-constricteurs, désorganise le système circulatoire de la même façon.
Enfin, tous nos produits alimentaires ne nous menacent pas
directement en raison de nos moyens de défense naturels : le
foie et le rein, mais, par l'abus, ces organes se fatiguent également ; il y a rétention des produits toxiques dans la circulation,
usure du contenant par le contenu.

Il en résulte que depuis la naissance jusqu'à la mort, à l'usure
naturelle vient s'ajouter celle produite par les causes d'excitation
que nous avons appris à connaître, agissant d'abord sur les
cellules cérébro-médullaires et sur celles du plexus solaire,
et, par leur intermédiaire, sur les centres d'innervation du cœur
et des vaisseaux.

Pendant que ce travail de destruction s'opère lentement mais
sûrement, le malade ne s'en doute pas ; il faut des années pour
que la lésion soit constituée. Durant une certaine période, elle
n'est qu'apparente ; elle n'est diagnostiquable que par un œil
exercé. C'est la phase préscléreuse si bien décrite par Huchard ;
c'est la phase d'hypertension artérielle avec les accès d'engourdissement et de sensation de doigt mort, mise à tort, par
certains auteurs, sur le compte de l'urémie ; ce sont les accès
de pâleur de la face, les asphyxies locales des extrémités, la
polyurie nocturne, l'essoufflement rapide, la fatigue musculaire,
les caractères du pouls et des battements aortiques, etc...
Enfin, apparaît la phase confirmée, organique de l'artério-
sclérose ; à quarante-cinq, cinquante, soixante ans, le malade
est taré, usé ; c'est la sénilité par les excès (Peter) qui vient
s'ajouter à la sénilité par l'âge, et qui le tue par le cerveau,
le cœur ou le rein, formant les complexus cliniques si va-

riés de l'artério-sclérose dont l'aboutissant est le même.

En résumé, l'individu, au lieu de vivre pendant soixante-dix à quatre-vingt ans sans aucune misère et de mourir par usure de son corps, est un être qui, le plus souvent, grâce à sa déséquilibration héréditaire et à toutes les causes, la plupart évitables, d'excitation atteignant ses cellules cérébrales, médullaires et celles du plexus solaire, est exposé pendant toute son existence à tous les troubles fonctionnels que je vous ai signalés et qui l'atteignent dans tous ses organes en le faisant toute sa vie un déséquilibré du système nerveux sujet à des accès aigus, à des paroxysmes de la déséquilibration. Si ce n'était que cela, il y a bien des gens qui se contenteraient de ce *modus vivendi*, mais la déséquilibration use en même temps ses organes nobles, favorisant, accentuant la sclérose naturelle due à la vie même, et, après avoir vécu misérablement, le déséquilibré est frappé de sclérose mortelle à un âge peu avancé.

Voilà pour ce qui le concerne ; mais ce déséquilibré s'est marié, a eu des enfants ; il leur léguera sûrement un système nerveux de mauvaise qualité, perpétuant ainsi la grande famille des arthritiques que je demande désormais à appeler plutôt les déséquilibrés du système nerveux.

TROISIÈME PARTIE

CHAPITRE XXI

DIAGNOSTIC

Le diagnostic de la déséquilibration du système nerveux est tantôt très facile, tantôt difficile, et même parfois impossible.

Dans le premier cas, il s'impose à première vue : vous retrouvez les stigmates que je vous ai appris à connaître ; vous touchez du doigt la cause déterminante ; enfin l'hérédité du sujet vous explique pourquoi il a versé dans la déséquilibration d'un ou de plusieurs de ses centres nerveux.

Parfois le diagnostic est difficile ; nous préciserons dans un instant dans quelles conditions il l'est. Il vous faudra souvent revoir le malade, l'examiner à plusieurs reprises ; il vous faudra faire appel à toutes vos qualités de clinicien pour démêler le complexus présenté par le sujet. Mais, dans l'immense majorité des cas, vous pourrez, avec un peu de patience et de méthode dans votre examen, arriver à établir un diagnostic reposant sur une base stable.

Enfin, dans quelques cas, le diagnostic est impossible ; vous devez le réserver et compter sur l'épreuve du temps et du traitement qui seuls pourront vous guider dans les cas obscurs. Ce sera la seule façon de sauvegarder votre réputation, car on vous pardonnerait difficilement d'avoir pris pour une déséqui- librée de l'estomac une jeune fille qui ensuite viendrait à mourir d'une hématémèse foudroyante ou d'une péritonite par perfo- ration due à un ulcère rond de cet organe.

Rappelez-vous que tout individu, homme ou femme, qui a conscience du fonctionnement d'un de ses organes, est déjà un déséquilibré ou est sur la voie de l'être, exception faite pour ce que j'appellerai la réaction physiologique qui ne doit pas dépasser une certaine limite. C'est ainsi qu'une vive frayeur ou une émotion agréable ou désagréable pourra amener tel ou tel symptôme dans une ou plusieurs sphères nerveuses ; c'est là la réaction physiologique qui variera suivant le système nerveux du sujet ; les variétés à cet égard sont innombrables. Ce n'est qu'une question d'intensité ou de degré de réaction et c'est tout ; mais si l'effet survit à la cause, la déséquilibration est créée.

La déséquilibration du système nerveux est chronique, paroxystique ou latente ; cela signifie que, dans certains cas, une ou deux questions posées au malade suffisent pour asseoir le diagnostic qu'il vous faut compléter en guidant le sujet ; c'est là la forme commune de la déséquilibration avec ses symptômes bien nets et définis. Parfois la déséquilibration, de chronique qu'elle était, subit une recrudescence, sorte de paroxysme, d'état aigu avec quelques symptômes tapageurs, à grand fracas : c'est la forme paroxystique. Enfin, quelquefois la déséquilibration est latente : le malade n'accuse aucun symptôme et il est tout étonné, lorsque vous l'interrogez, de constater que vous attachez de l'importance à tel ou tel signe, morbide en réalité, mais qu'il ne jugeait pas tel. Quoi qu'il en soit, si vous voulez établir le bilan complet de votre déséquilibré, il ne faut pas vous contenter des symptômes qu'il voudra bien accuser; il vous faut, de toute nécessité, le guider, l'interroger avec méthode, passer tous ses organes en revue les uns après les autres; alors seulement vous aurez un faisceau de signes suffisant pour établir votre diagnostic.

Je vous l'ai souvent dit et je ne crains pas d'y insister encore une fois : si vous voulez faire un bon examen, avec fruit, il vous faut de la méthode; ne questionnez pas votre sujet au hasard, passant du cœur à l'estomac, du cerveau à la vessie, etc. ; vous ne tarderez pas de la sorte à vous égarer et vous perdrez votre diagnostic.

Commencez d'abord par vous assurer de l'hérédité de votre sujet; c'est là un point capital qui est toujours négligé en pratique et qui pourtant a une portée immense. Comment voulez-vous juger des qualités physiques et morbides de votre candidat si vous ne faites pas une enquête sur ses générateurs? Qu'il s'agisse de l'homme, d'un cheval ou d'un chien, aussi bien que d'un fruit, vous devez vous préoccuper de l'origine ou de la race, et il vous arrivera ainsi de confirmer le vieux dicton « tel père, tel fils ».

L'hérédité directe ou indirecte établie, priez le malade de vous raconter son passé morbide; guidez-le afin qu'il n'entre pas dans des détails inutiles; notez en passant les causes toxiques, infectieuses, les causes physiques ou morales, les écarts alimentaires qui ont pu le toucher autrefois; notez les maladies qu'il a pu avoir. Cet examen, avec un peu d'habitude, se fait plus vite qu'il ne faut de temps pour vous le dire.

Arrivez enfin à l'état actuel; laissez le malade alors raconter ses maux; prêtez une oreille attentive à ce qu'il vous dit; rejetez les détails inutiles et retenez quelques faits positifs que vous confirmerez dans un instant par l'étude détaillée que vous lui ferez subir. Lorsque le malade a terminé, questionnez-le minutieusement organe par organe; procédez toujours avec ordre et méthode; je vous le répète, vous ne laisserez rien échapper.

Le sujet étant assis en face de vous, regardez sa figure et commencez votre interrogatoire par la tête, c'est-à-dire le plexus supérieur, la cellule cérébrale. Vous connaissez ou devez connaître la façon dont cette cellule réagit lorsqu'elle est excitée. Demandez au malade s'il présente les symptômes de la cellule cérébrale troublée : mal de tête, migraines, vertiges, insomnie, rêves, cauchemars, etc... Jaugez son état psychique : intelligence, caractère, etc., et assurez-vous si sa cellule est déséquilibrée ou dégénérée.

Ce sujet épuisé, passez aux prolongements de la cellule cérébrale, aux organes des sens ; fouillez et scrutez les troubles de la vision et de l'audition.

De la cellule cérébrale descendez naturellement et gagnez la cellule médullaire où vous relèverez la présence ou l'absence des symptômes propres à ce centre : fatigue générale au réveil, douleurs rachidiennes, cervicales, dorsales, lombaires et sacrées. Continuez l'étude de la cellule médullaire par celle de ses prolongements périphériques et étudiez avec soin les troubles des membres supérieurs et inférieurs dans le domaine sensitif, moteur, vaso-moteur, glandulaire et trophique : névralgies, troubles musculaires de toutes sortes, parésie, tremblement, spasmes, crampe des écrivains, rhumatisme musculaire, tendineux, articulaire, déformant, etc., etc...

Cela fait, prenez les grands appareils les uns après les autres : l'appareil respiratoire depuis le nez, l'arrière-cavité des fosses nasales, le larynx, la trachée, les bronches et les poumons. Notez en passant les troubles sensitifs, moteurs, sécrétoires et congestifs de ces différents segments.

Passez ensuite au tractus digestif et à ses annexes, depuis la bouche jusqu'au gros intestin. Appesantissez-vous sur l'étude de l'estomac qui est un centre important, directement en rapport avec le plexus solaire, ce cerveau abdominal si intéressant. Recherchez les troubles de la digestion, les pesanteurs, les lourdeurs, les gaz, les vomissements, les signes d'hypo ou d'hyperchlorhydrie, etc. Étudiez soigneusement la façon dont l'intestin, gros et petit, remplit ses fonctions.

Naturellement, sans effort de mémoire, vous passerez au foie, aux reins, à la vessie, à l'utérus et aux annexes. Vous expertiserez les qualités de la cellule hépatique par les moyens mis à votre disposition, et vous établirez aussi complètement que possible la formule urologique de votre malade.

Il ne vous reste plus, pour compléter votre examen, qu'à

avoir recours à votre sens clinique. L'interrogatoire vous a
donné ce qu'il pouvait; mettez maintenant en œuvre vos
propres qualités. D'un coup d'œil rapide, scrutez votre client
de la tête aux pieds, et faites l'examen détaillé de chacun de
ses organes; vous avez pour cela à votre disposition : l'inspection, la palpation, la percussion et l'auscultation. Auscultez
minutieusement le cœur et les poumons; palpez avec attention
l'abdomen ; regardez avec soin, comparez le côté gauche avec
le côté droit du corps; assurez-vous de la qualité de la sangle
abdominale en pensant à l'entéroptose. Enfin, terminez votre
examen par l'analyse des urines au point de vue quantitatif et
qualitatif, et étudiez, avec l'aide des moyens que la science
met à votre disposition, les sécrétions morbides de votre
malade.

Après cela, seulement après cela, vous possédez votre
sujet, vous connaissez tous les symptômes qu'il présente et
vous pouvez vous poser cette question d'ou découlera votre
diagnostic : les troubles présentés par ce malade sont-ils purement fonctionnels, *sine materia*, ne répondant à aucun substratum anatomique, ou sont-ce des troubles qui dépendent d'une
lésion organique? En un mot, pour mieux préciser, mon
malade est-il un déséquilibré du système nerveux ou est-ce un
malade atteint d'une maladie infectieuse ou organique? La
difficulté est parfois grande, mais, avant de vous prononcer et
de prendre une décision, songez que votre réputation est en
jeu et que surtout l'intérêt de votre client en dépend, car votre
thérapeutique ne pourra être utile qu'à la condition que votre
diagnostic soit exact.

Où puiserez-vous les éléments de ce diagnostic différentiel?
Comment déciderez-vous si votre sujet est un déséquilibré du
système nerveux ou s'il est atteint d'une lésion organique? Ces
éléments de diagnostic différentiel sont multiples et dépendent
d'abord et avant tout de vos connaissances en pathologie générale et de vos qualités de clinicien. Je vous plains si vous
n'êtes pas rompu à l'examen des malades et si vous ne possédez pas bien et complètement votre physiologie et votre pathologie, car alors tout est ténèbres pour vous, vos diagnostics
seront faits au hasard, et si vous avez une conscience, elle sera
souvent troublée, car vous serez incapable de prendre sérieusement en main les intérêts du malade qui se confie à vous.

Il est bien entendu que je ne fais, pas allusion à certains médecins amoureux de formules vagues qui consistent à mettre sur le compte de la dentition tous les désordres qui apparaissent chez l'enfant au-dessous de deux ans, à classer accidents de croissance ceux qui se montrent vers dix ans. Un peu plus tard, c'est la période de formation qui est responsable de tous les méfaits, en attendant le fameux âge critique qui a aussi bon dos. Toutes les manifestations cutanées sont des érythèmes; toute douleur est rhumatismale; toute fièvre relève de la paludéenne; tout état embarrassant et complexe est qualifié de nerveux; enfin, toute la thérapeutique consiste à prescrire de la quinine sous prétexte que tel ou tel symptôme pourrait bien être quelque manifestation larvée du paludisme. A ceux qui se contentent de ces à peu près, je n'ai rien à dire; je m'adresse ici aux esprits vraiment scientifiques.

En dehors d'autres éléments importants dont nous parlerons dans un instant, le plus capital consiste, malgré la diversité et la multiplicité des symptômes présentés par le malade, à affirmer, après l'avoir examiné par l'inspection, la palpation, la percussion et l'auscultation, à affirmer, dis-je, que les appareils sont sains. Il faut qu'il n'y ait pas un doute dans votre esprit lorsque vous direz à votre client : l'examen est négatif.

Voici deux malades qui arrivent à votre cabinet se plaignant, l'un de palpitations violentes et pénibles, l'autre, d'une toux sèche incessante avec amaigrissement. Le premier peut être atteint d'une grave lésion cardiaque; le second est déjà ou est sur le point de devenir un tuberculeux. Vous devez, après l'examen du cœur et des poumons de vos deux malades, avoir une base de pathologie telle que vous puissiez affirmer au premier que son cœur est sain, qu'il n'a aucune lésion valvulaire ou du péricarde, et, au second, que sa toux est nerveuse et ne dépend pas de la germination de quelques colonies de bacilles de Koch.

Par conséquent, l'élément essentiel de ce diagnostic différentiel entre les troubles fonctionnels, consiste à pratiquer un examen qui sera négatif en cas de déséquilibration pure du système nerveux et positif en cas d'une lésion organique quelconque.

Un second élément important : c'est la fièvre. Marchez le thermomètre à la main et, si vous constatez une élévation de

température, vous pouvez repousser l'idée de la déséquilibration
nerveuse. Jusqu'à ce que vous soyez bien maître de ce terrain
sur lequel je vous conduis, entendez-vous, repoussez tout diagnostic de déséquilibration nerveuse si votre sujet est fébrile.
Cherchez la cause de sa fièvre; elle existe certainement; si vous
êtes clinicien consommé vous la trouverez.

Je vous renvoie au chapitre « Fièvre et Déséquilibration
nerveuse »; vous verrez dans quelles conditions exceptionnelles
la fièvre peut être due à un trouble fonctionnel du système
nerveux. Ce que je dois ajouter, c'est qu'avec le temps, lorsque
vous aurez l'habitude de ces malades, vous pourrez reconnaître
chez vos fébricitants les troubles qui dépendent de la fièvre
elle-même et ceux qui relèvent de la cellule nerveuse irritée.

Vous trouverez les éléments du diagnostic différentiel entre
les troubles fonctionnels et ceux qui dépendent d'une maladie
organique en étudiant les causes qui auront déterminé l'affection actuelle; vous les trouverez encore en étudiant le passé de
votre malade, en notant ses aptitudes morbides, ses antécédents acquis et surtout ses antécédents héréditaires.

En terminant, laissez-moi vous dire toute l'attention que vous
devez porter à l'âge de votre sujet. Ce facteur a une importance
capitale et suffit souvent à lui seul à trancher un diagnostic
hésitant. Je pose en principe qu'un malade au-dessus de
soixante ans est rarement un déséquilibré du système nerveux;
je ne dis pas qu'il ne puisse pas l'être, mais ouvrez l'œil, et
avant de déclarer un sujet de la soixantaine un déséquilibré,
vous devez l'étudier dix fois plutôt qu'une, et souvent, à votre
dixième examen, vous reconnaîtrez que ses troubles sont organiques et non nerveux et dépendent de quelque néoplasme ou
de l'artério-sclérose.

Au contraire, à vingt ans c'est l'inverse : pensez de prime
abord à la déséquilibration nerveuse et n'admettez la maladie
organique que si votre examen vous permet de conclure dans ce
sens.

Sans voir les malades, si on vient me dire qu'un sujet de
vingt ans, après un violent chagrin de famille, éprouve des
palpitations, de l'essoufflement et de l'amaigrissement, je pourrais presque affirmer que ce malade est un déséquilibré du
système nerveux à localisation cardiaque et atteignant en même
temps la nutrition générale. Si on me dit, au contraire, qu'un

malade de soixante ans a éprouvé, après un violent chagrin de famille, des palpitations, de l'essoufflement et de l'amaigrissement, je pourrais presque affirmer que ce malade a pris prétexte, grâce à cette cause, pour rendre une artério-sclérose, de latente qu'elle était, manifeste, avec localisation cardiaque et sans doute rénale.

Ce qui constitue l'intérêt et en même temps la difficulté du sujet que nous étudions, c'est qu'il n'est aucun des symptômes traduisant l'excitation d'une cellule nerveuse qui ne puisse également être la signature d'une lésion organique. Gilles de la Tourette l'a dit dans son étude sur la révision des états neurasthéniques : « Le cerveau n'a à sa disposition qu'un nombre restreint de modes réactionnels pour traduire sa souffrance ».

Voyez le mal de tête, phénomène banal qui est souvent le cri de protestation de la cellule cérébrale irritée directement ou indirectement par cause physique, morale ou alimentaire. Mais avant de conclure que cette céphalée est un symptôme de déséquilibration nerveuse, il faut vous assurer que votre malade n'est pas un syphilitique avec une gomme cérébrale, qu'il n'a pas une tumeur du cerveau, qu'il n'a pas un vice de réfraction, de l'astigmatisme en particulier, qu'il n'est pas menacé d'une fièvre typhoïde, que ce n'est pas un urémique, etc. Ce diagnostic, vous le ferez en recherchant les symptômes de ces différents états, en questionnant le malade sur ses antécédents, en examinant le fond de l'œil pour vous assurer qu'il n'existe pas de la névrite optique, etc. Méfiez-vous des céphalées chez les gens âgés; elles sont souvent l'indice de troubles circulatoires, d'ischémie cérébrale ou de phénomènes d'auto-intoxication qui relèvent d'une insuffisance hépatique ou d'une insuffisance urinaire. Dans ce dernier cas, l'absence d'albumine dans les urines ne suffirait pas à rejeter ce diagnostic; la recherche de la perméabilité rénale, au moyen de l'épreuve du bleu de méthylène, serait plus concluante.

Il en est de même du vertige qui est aussi bien un symptôme de la cellule cérébrale irritée qu'il est l'indice d'un vertige de Ménière, d'une insuffisance aortique, d'une tumeur cérébrale ou de l'ischémie cérébrale par artério-sclérose. Chez les enfants atteints de vertiges, méfiez-vous du petit mal comitial; voyez s'ils n'urinent pas au lit, s'ils n'ont pas des absences, des accès de pâleur ; faites-les surveiller la nuit, et souvent vous noterez des convulsions : votre petit déséquilibré n'était qu'un épileptique.

Là où il vous faudra faire appel à toutes vos qualités de clinicien, c'est lorsqu'il s'agira de décider si le malade soumis à votre examen, qui est triste, qui ne dort pas, qui est fatigué et découragé, est un déséquilibré ou un individu menacé de paralysie générale. La notion d'une syphilis antérieure ne prouve rien. Recherchez la perte de la mémoire, la difficulté de la parole, la voix scandée, le tremblement fibrillaire des lèvres et de la langue, l'inégalité pupillaire, etc. Dans un cas de ce genre, j'hésitai, et je réservai mon diagnostic ; bientôt le délire des grandeurs et d'autres excentricités vinrent rendre le diagnostic évident. Encore une fois, méfiez-vous des troubles psychiques chez les individus aux abords de la soixantaine.

Un diagnostic, qui est vraiment embarrassant parfois, consiste à différencier les déséquilibrés du cerveau des dégénérés. Méfiez-vous des malades doux qui deviennent violents et dont le caractère se modifie, de ceux qui sont tristes, mélancoliques à l'excès. Tenez pour suspectes toutes les obsessions et les hallucinations de la vue et de l'ouïe ; ces malades sont le plus souvent des maniaques, des mélancoliques ou atteints d'autres variétés de vésanie, et la plupart sont des dégénérés par hérédité ; cherchez de ce côté, et vous aurez l'explication de leur folie. Sachez reconnaître les hypocondriaques qui sont inaccessibles à tout raisonnement, qui rejettent tout argument, contrairement au déséquilibré qui ne demande qu'à prendre la perche que vous lui tendez, qui vous quittera rasséréné lorsque vous l'aurez rassuré sur son état, et qui ne demande qu'à croire qu'il n'est pas cardiaque ou cancéreux.

Le coma plus ou moins absolu est un symptôme rare de la déséquilibration nerveuse ; je vous en ai cité un cas pourtant. Le plus souvent, l'état comateux sera sous la dépendance d'un empoisonnement urinaire ou dû à l'acétonémie diabétique, à une inondation ventriculaire, peut-être encore à un ictus au cours du tabes ou de la paralysie générale.

La tristesse, le changement de caractère, le vomissement, la constipation sont des symptômes que vous auriez tendance, chez l'enfant, à rattacher à un désordre fonctionnel des centres. Ne concluez pas trop rapidement à ce diagnostic trop simple, car vous vous exposeriez à voir apparaître du ralentissement du pouls, de la fièvre, du strabisme, de la rétraction du ventre, des cris, des convulsions, révélant une méningite tuberculeuse méconnue.

Vous verrez parfois des jeunes gens atteints d'insomnie, de cauchemars, de maux de tête, de fatigue au réveil, de douleurs à la nuque, d'anorexie et d'amaigrissement rapide. S'il y a quelque cause morale en jeu, vous diagnostiquerez la déséquilibration ; et, quelques jours après, l'apparition de la fièvre, le gargouillement de la fosse iliaque droite, les épistaxis, la bronchite, l'hypertrophie de la rate et un léger degré de diarrhée vous donneront la preuve qu'il s'agissait d'une fièvre typhoïde à sa phase d'invasion.

Les troubles fonctionnels dépendant de la cellule médullaire irritée vous confondront bien souvent si vous ne savez rechercher les symptômes dus à quelque lésion organique de la moelle ou des nerfs périphériques : la fatigue musculaire, l'impuissance motrice, la parésie, les douleurs musculaires ou névralgiques, coïncidant avec d'autres troubles des sphères supérieures, peuvent vous en imposer et vous faire conclure à de la déséquilibration nerveuse. Vous devez rejeter le diagnostic de déséquilibration si, au cours de votre examen, vous constatez l'abolition des réflexes, de l'anesthésie, une parésie ou paralysie unilatérale, de la contracture, de l'atrophie musculaire, de l'incoordination motrice et de la trépidation spinale. Ces symptômes témoignent de quelque affection organique : tabes, sclérose latérale amyotrophique, myélite, poliomyélite antérieure, névrite périphérique, etc... Recherchez les symptômes propres à chacune de ces maladies : le nystagmus, les troubles oculo-pupillaires, le signe de Robertson ; faites marcher votre malade ; notez sa démarche incertaine ; assurez-vous du signe de Romberg ; explorez l'état des sphincters ; etc... Questionnez et scrutez le passé ; usez d'une voie détournée pour déceler l'alcoolisme chez les gens du monde ; n'oubliez pas le rôle néfaste de la syphilis et son affinité pour les centres nerveux, et gravez dans votre esprit cette remarque si juste du célèbre Ricord : « En fait de syphilis, tout est possible, voire l'impossible quelquefois ».

Recherchez attentivement le signe de Babinski, « l'abolition des réflexes pupillaires dans ses relations avec la syphilis. » Cet auteur nous a appris que chez les individus atteints de syphilis acquise ou héréditaire, en l'absence même de toute lésion nerveuse évidente, les pupilles ne réagissaient pas à la lumière (signe d'Argyll Robertson). La perte du réflexe pupillaire chez un malade devra vous faire penser qu'il s'agit d'un syphilitique et que le sujet est un candidat à la paralysie générale et au tabes qui sont, comme vous le savez, des maladies para-syphilitiques. S'il existe déjà de la faiblesse musculaire, de la douleur en ceinture, de la perte de la mémoire ou quelque autre symptôme, le signe de Babinski vous permettra d'affirmer une lésion organique du système nerveux central et de rejeter le diagnostic de la déséquilibration. Le signe de Babinski a une grande valeur ; il a été confirmé par Kœnig, Erb, Gaucher et Parinaud.

Du côté des organes des sens, de l'œil en particulier, il existe un symptôme de déséquilibration du système nerveux que vous devez bien connaître : c'est l'asthénopie accommodative. Je ne fais pas allusion ici à l'asthénopie de l'hypermétrope ou du presbyte ; je parle de la fatigue du muscle ciliaire, analogue à la fatigue générale des muscles des membres inférieurs. J'ai eu occasion d'étudier ce symptôme chez deux malades : l'un surmené par des excès physiques, l'autre, par des travaux intellectuels exagérés. Ces deux malades, en dehors d'autres symptômes qu'il est inutile de rapporter, présentaient un état de fatigue du muscle ciliaire rendant toute lecture impossible ; les plus gros caractères ne pouvaient être lus. Il ne s'agissait ni d'albuminurie, ni de diabète, ni d'amblyopie toxique due à la quinine, au tabac ou à l'alcool. Ces deux malades étaient des déséquilibrés par surmenage. Le repos complet et d'autres moyens triomphèrent de ces accidents graves.

Ne confondez pas cette asthénopie accommodative, par fatigue du muscle ciliaire, avec de la cataracte ou de la rétinite brightique ou glycosurique.

Je vous ai initiés aux troubles sensitifs se présentant sous forme de névralgies pouvant affecter tous les troncs nerveux du corps, mais, encore une fois, avant de vous arrêter à ce diagnostic de déséquilibration nerveuse, assurez-vous que cette névralgie n'est pas symptomatique de quelque lésion cachée ; rappelez-vous que la névralgie intercostale droite ou du phrénique est souvent le signe révélateur d'une congestion du foie ou de la lithiase biliaire.

Une gastralgie est souvent une épigastralgie; c'est le point antérieur d'une névralgie intercostale dont vous retrouverez le point apophysaire; la douleur sciatique double est souvent un symptôme d'un cancer du rectum ou de l'utérus;

Les douleurs des membres sont souvent des troubles précurseurs du tabes;

Les névralgies intercostales sont souvent dénonciatrices de quelque pleurésie latente ou dues à une compression profonde par un anévrisme de l'aorte;

Une douleur lombaire est quelquefois un symptôme de quelque néoplasme ou d'une pierre du rein;

La douleur d'épaule est parfois un des premiers symptômes d'un ostéo-sarcome de l'humérus, etc...

Chez la femme, la douleur abdominale est presque toujours rapportée à de la dyspepsie, à de la lithiase biliaire, et surtout à une névralgie de ses ovaires. Il peut en être ainsi quelquefois; ces douleurs sont dues à un rein droit ectopié, plus rarement à quelque petite hernie de la ligne blanche; le plus souvent l'état douloureux est dû au gros intestin. Parce que la femme va à la garde-robe chaque jour, ne lâchez pas votre diagnostic; elle peut être atteinte de constipation quantitative. Faites examiner chaque jour les garde-robes, en expliquant à l'intéressée ce qu'elle y découvrira : peaux, glaires, matières rubanées, poussière, etc., et c'est ainsi que, plus avisé que votre confrère, vous rectifierez le diagnostic. Que de malades n'ai-je pas vues qui consciencieusement, chaque matin, prenaient une dose de sel de Carlsbad pour chasser des calculs imaginaires! Que d'autres, martyres du vésicatoire, des pointes de feu et des cautérisations du col, soignées pour une ovarite qui n'était que de la douleur au niveau des fosses iliaques, le long du cæcum et de l'S iliaque! Ce dernier, contracturé, roulant le long de la paroi iliaque, douloureux lorsqu'il s'échappe des doigts qui tendent à l'aplatir sur le plan osseux.

Les hémorragies névropathiques ont été bien décrites par Lancereaux et peuvent atteindre tous les organes; c'est un phénomène vaso-dilatateur que vous devez rattacher à la déséquilibration du système nerveux. Ne concluez pas que toute épistaxis est l'indice de quelque polype du nez, que toute hémoptysie est la signature de la tuberculose ou de quelque rétrécissement mitral, que l'hématémèse est une certitude, qu'il y a un ulcère de l'estomac ou un cancer de cet organe, qu'une hémorragie intestinale est dénonciatrice d'un cancer de l'intestin, d'un polype ou des hémorroïdes, qu'une hématurie est symptomatique d'une tuberculose de l'appareil génito-urinaire ou de quelque néoplasme, enfin qu'une métrorragie est la signature d'un fibrome ou d'un épithélioma.

Pensez certes à toutes ces maladies ; mais ne les diagnostiquez pas sur ce seul symptôme, l'hémorragie, qui peut être un stigmate de la déséquilibration du système nerveux ; recherchez et attendez l'apparition d'autres symptômes.

Du côté de l'estomac, voici un homme de soixante-cinq ans dont la santé s'est altérée depuis quelques mois après la perte d'une fille chérie. Le malade a maigri ; il est pâle ; il n'a plus d'appétit ; sa langue est pâteuse ; il est nauséeux. Avec votre ardeur de néophyte, vous diagnostiquez une déséquilibration du système nerveux, oubliant la recommandation que je vous ai faite de vous méfier de ces troubles purement fonctionnels chez l'homme âgé. Un confrère est mandé et, mieux avisé, il vous fait palper une tumeur hypogastrique : il s'agit d'un rétentionniste par l'hypertrophie de la prostate, plus justiciable de la sonde et des lavages que de vos paroles consolantes ; la mort de son enfant n'était qu'une coïncidence.

Si un malade a des crises de vomissements, n'admettez pas immédiatement qu'il est atteint de cette variété de vomissements essentiels décrits par Leyden. Que votre malade soit un hypo ou un hyperchlorhydrique, assurez-vous s'il ne s'agit pas d'hystérie, d'une sclérose latérale amyotrophique ou de crises gastriques relevant du tabes. Ne quittez pas votre malade avant d'avoir examiné ses urines, car vous n'ignorez pas que l'insuffisance urinaire a une localisation gastrique qui se caractérise par des vomissements incoercibles. Tout individu de la soixantaine qui vomit d'une façon démesurée est suspect à cet égard.

Un malade maigrit, perd l'appétit, se décolore, ne dort plus : avant de conclure que c'est un déséquilibré de la nutrition ou de l'hématopoèse, assurez-vous si ce n'est pas un brightique, un diabétique, un syphilitique, un tuberculeux, un impaludique, un cancéreux ou un leucémique.

Méfiez-vous de l'amaigrissement des gens qui atteignent l'âge mûr ; étudiez de près leur système artériel, et l'artério-sclérose, avec un ou plusieurs de ses symptômes, vous éclairera et vous empêchera de conclure à de l'amaigrissement essentiel.

Enfin, parce que vous aurez constaté un souffle au cœur, de l'albumine dans les urines ou du sucre, ne concluez pas immédiatement à l'existence d'une affection cardiaque, d'une maladie de Bright ou au diabète. Pensez aux souffles extracardiaques, aux dilatations réflexes du cœur droit étudiées par Potain, à l'albuminurie dyspeptique, hépatogène, ou vaso-motrice, à la glycosurie alimentaire, à de la glycosurie par coup sur la tête, par émotion, par chagrin, qui est due à une insuffisance fonctionnelle passagère de la cellule par hyperémie du foie, réalisant le diabète intermittent, dit arthritique, de Simon, Roger et Lecorché, que je vous demande à appeler diabète par déséquilibration de la cellule hépatique.

Il me faudrait un livre pour vous relater toutes les erreurs de diagnostic susceptibles d'être commises chez ces malades où le médecin prend un trouble fonctionnel pour un désordre organique et *vice versa*. Vous ne vous exposerez pas à ces bévues si vous vous conformez aux recommandations que je vous ai faites, si vous n'oubliez pas que tous les symptômes que nous avons passés en revue peuvent aussi bien être la signature d'une lésion organique ou infectieuse que celle d'un trouble purement fonctionnel. Le diagnostic sera, dans l'immense majorité des cas, possible si vous étudiez l'hérédité de votre sujet, son passé morbide, ses troubles actuels, son âge, sa température, sa formule urologique, enfin et surtout si vous pratiquez un examen complet qui devra être négatif s'il s'agit de la déséquilibration nerveuse. Le traitement institué, tel que nous le comprenons, confirmera, par les résultats obtenus, la justesse du diagnostic.

Jusqu'ici, certains médecins ont presque toujours passé à côté des vrais déséquilibrés du système nerveux, se contentant de porter chez ces malades les diagnostics suivants : hystérie, nervosisme, arthritisme et neurasthénie.

Je suis convaincu, pour ma part, que le domaine attribué à l'hystérie a été largement augmenté : tout cas clinique quelque peu complexe, tout sujet présentant quelque symptôme dont la pathogénie est difficilement explicable, sont qualifiés d'hystérie. Toute jeune fille qui a des palpitations, qui a des insomnies, qui est pâle, est une hystérique. Il n'est pas jus-

qu'aux enfants qui, pour des raisons non valables à mes yeux,
sont baptisés d'hystériques.

Je ne nie certainement pas l'existence de cette névrose aussi
bien chez l'enfant que chez l'homme ou la femme ; mais j'exige
qu'on ne pose pas de diagnostics à la légère et qu'on retrouve,
avant de conclure à l'hystérie, certains stigmates bien définis
que différencient cette névrose de la déséquilibration du système
nerveux.

A l'hystérie appartiennent cet état mental si caractéristique,
si particulier, bien décrit par l'École de la Salpêtrière, par
Janet en particulier, ces zones hystérogènes si intéressantes,
ces anesthésies segmentaires ou en placards si caractéristiques,
ce rétrécissement du champ visuel, ces attaques convulsives
si typiques, etc... Ce sont là des symptômes nets et définis que
vous ne retrouverez jamais dans la déséquilibration pure et
simple, et il suffit que vous rencontriez un de ceux cités
plus haut pour songer sérieusement à de l'hystérie simple ou
à de l'hystérie greffée sur de la déséquilibration nerveuse,
constituant l'hystéro-neurasthénie des auteurs modernes.

D'autres médecins sont plus faciles pour leurs diagnostics et
se contentent de dire à leurs clients : c'est nerveux. D'abord,
cela ne veut rien dire. Qualifier seulement de nerveux un état
souvent aussi complexe qu'est la déséquilibration nerveuse,
c'est se contenter de peu ou se désintéresser complètement des
choses de la médecine. Puis, si j'ai un conseil à vous donner,
c'est de ne jamais dire à un malade, à une femme surtout,
qu'elle est nerveuse ; c'est la plus grave insulte que vous puissiez lui faire et elle ne vous le pardonnera jamais. En lui
disant qu'elle est nerveuse, elle conclut qu'elle a une maladie
imaginaire et que vous supposez qu'elle exagère ses troubles,
ou mieux qu'elle s'écoute. Au contraire, si vous lui dites qu'elle
est réellement atteinte d'une maladie (ce qui est l'expression
de la vérité), que son système nerveux est déséquilibré pour
telle ou telle cause, elle vous croira d'autant plus que la raison que
vous lui donnez, elle la reconnaît juste, et elle sera disposée
à exécuter à la lettre tout ce que vous lui conseillerez.

Quant à l'arthritisme et à la neurasthénie, ce sont deux
termes spéciaux ; le premier, à mon avis, est à rejeter ; tous les
faits qui relèvent de l'arthritisme sont englobés dans la déséquilibration nerveuse qui est une définition plus explicite et plus

nette. La neurasthénie est un terme qui demande à être démembré et à être conservé pour caractériser les paroxysmes aigus qui peuvent atteindre les déséquilibrés du système nerveux. Tous les neurasthéniques sont des déséquilibrés du système nerveux, mais tous les déséquilibrés du système nerveux ne sont pas fatalement appelés à devenir des neurasthéniques. Je m'expliquerai sur ce point important en abordant la pathogénie de ces différents états.

Pour compléter le diagnostic de la déséquilibration nerveuse, il vous faut encore résoudre deux problèmes : d'abord le diagnostic de la cause et ensuite celui de la variété.

Le diagnostic de la cause est souvent facile et réclame seulement de votre part un interrogatoire bien conduit, avec tact et ménagement, car vous entrez dans la vie privée de votre malade, et il vous faut gagner sa confiance pleine et entière si vous voulez qu'il vous livre ses secrets. Votre malade vous racontera ses tracas de cause psychique et morale, ses fatigues physiques, ses erreurs ou ses abus dans le domaine alimentaire. — Reportez-vous au chapitre étiologique, et vous verrez les différentes causes susceptibles d'atteindre et de troubler la cellule nerveuse prédisposée par hérédité.

Quelquefois la cause d'excitation est toxique, infectieuse ou organique. Ce sera un malade atteint d'une fissure à l'anus qui sera devenu déséquilibré à cette occasion ; tel autre le sera au cours d'une maladie incurable : tuberculose, lèpre, cancer, etc... Enfin, la syphilis et la blennorragie créeront une classe spéciale de déséquilibrés.

Dans la classe des déséquilibrés de cause infectieuse se rencontrent toutes les maladies microbiennes susceptibles, par leurs toxines, d'impressionner le système nerveux ; le type en est représenté par la grippe.

Souvent deux causes de déséquilibration sont associées : un trouble moral et un trouble du plexus solaire par abus de spiritueux, ou une excitation médullaire, de grandes fatigues, je suppose. Il vous faut, de toute nécessité, tâcher d'arriver à trouver la cause première et la cause seconde, car, au point de vue thérapeutique, il faudra vous attaquer à l'agent provocateur si vous voulez détruire les effets rapidement. Contre certaines peines morales vous ne pourrez pas grand'chose ; ce sera l'œuvre du temps ; contre d'autres excitants plus accessibles : le tabac, la morphine, l'alcool, le surmenage physique, vous pourrez, beaucoup quelquefois; je dis quelquefois, car il faut compter sur la passion plus ou moins enracinée chez le sujet.

Quant au diagnostic des localisations de la déséquilibration, il relève de l'examen clinique de votre malade. Quelle que soit la cause provocatrice, un seul département nerveux sera touché ou plusieurs à la fois.

De même qu'au point de vue étiologique vous devez rechercher entre deux causes quelle est celle qui a agi la première et le plus, vous devez également, dans les cas de déséquilibration à localisations multiples, tâcher de savoir quel est l'organe qui a été primitivement atteint : cela a de l'importance au point de vue du traitement. Voici, je suppose, un malade qui a des maux de tête, des vertiges, de l'insomnie, de la fatigue au réveil, des palpitations, des poussées d'eczéma, des malaises avec pesanteur de l'estomac après les repas, de la constipation; en résumé, c'est une déséquilibration du cerveau, de la moelle, du plexus cardiaque, de la peau et des plexus solaire et mésentérique. Or, vous savez que, quelle que soit la cause d'excitation agissant sur un centre, ce centre, une fois déséquilibré, peut, par suite des communications qui existent entre toutes les sphères nerveuses, déséquilibrer le centre voisin ou un très éloigné. Le malade dont je viens de vous rapporter l'histoire clinique est entré, je le suppose, dans la déséquilibration par alimentation grossière, prise à des heures irrégulières, avec abus de café, de thé et de tabac. Si vous le questionnez avec intelligence, il vous apprendra que, pendant quelques jours ou quelques semaines, il souffrait seulement de l'estomac et que plus tard les autres troubles se sont présentés. Vous tenez alors votre diagnostic complet que vous étiquetterez comme suit :

Déséquilibration nerveuse à localisations multiples par cause alimentaire agissant sur le plexus solaire, d'où troubles de l'estomac; localisations secondaires sur l'intestin, le cœur, le cerveau et la peau.

Le même malade avec la même cause (thé, café, tabac, etc.), aurait pu présenter d'abord des maux de tête, de l'insomnie, etc., et secondairement des troubles de l'estomac par excitation du plexus solaire communiqué par la cellule cérébrale et transmise par une voie quelconque; l'étiquette aurait été alors la suivante :

Déséquilibration du cerveau par abus de thé, de café, etc., et localisation secondaire à l'estomac, au cœur, à l'intestin et à la peau.

Je me hâte d'ajouter qu'il ne vous sera pas toujours facile d'établir ces différences, mais vous devez vous efforcer d'atteindre ce degré de perfection. Cela a une certaine importance au point de vue du traitement.

Je regrette de n'avoir pu m'étendre davantage sur cet important chapitre concernant le diagnostic de la déséquilibration nerveuse ; mais, si vous avez lu avec attention tout ce qui précède, je pense que ces lignes suffiront pour vous guider dans l'examen de vos malades en vous mettant en garde contre les écueils semés sur votre route, et vous permettront d'établir un diagnostic vraiment scientifique, inattaquable, d'où découlera votre thérapeutique.

CHAPITRE XXII

PRONOSTIC

Sommaire. — Pronostic éminemment variable suivant l'hérédité du malade.
— Les déséquilibrés. — Les originaux. — Les dégénérés. — Déséquilibration passagère disparaissant après suppression de la cause, ou chronique avec ou sans paroxysmes. — La déséquilibration de la nutrition est
plus grave, exposant davantage aux désordres organiques. — Le pronostic
varie suivant l'hérédité du sujet, son âge, la cause déterminante de la déséquilibration, sa forme, ses localisations et le traitement institué. —
Rechutes fréquentes. — L'artério-sclérose, aboutissant de la déséquilibration nerveuse. — Localisation cérébrale. — Son évolution, sa terminaison.
— Localisation cardiaque et rénale. — Évolution et terminaison. — L'insuffisance cardio-rénale et les maladies infectieuses. — Le pronostic, à la
phase d'insuffisance cardio-rénale, dépend du milieu social du malade. —
L'artério-scléreux de la clientèle privée n'est pas comparable à celui de
l'hôpital. — Le cancer, un des aboutissants de la déséquilibration du
système nerveux. — La théorie parasitaire ne peut faire oublier les ensei-
gnements de la clinique. — Opinion du docteur Gustave Richelot. — Le
cancer est une déséquilibration cellulaire par troubles nerveux de la nutrition, préparée par l'hérédité, déterminée par toutes les causes étiologiques que nous avons établies.

Le pronostic de la déséquilibration du système nerveux est
très variable et dépend de facteurs multiples. Plus l'hérédité du
malade sera lourde, plus la déséquilibration aura chance de se
produire sous l'influence de la moindre cause avec une durée
plus longue et des rechutes plus faciles. C'est ce qui a permis
à Charcot et à son élève, Gilles de la Tourette, d'opposer à la
neurasthénie vraie la neurasthénie héréditaire ou constitution-
nelle, la première étant, en quelque sorte, une forme acciden-
telle, passagère, curable le plus souvent après la suppression
de la cause; la deuxième s'accompagnant d'un état mental particulier qui n'est pas le dégénéré du cerveau, mais qui est,
comme le définit Gilles de la Tourette, « un vésanique au petit
pied sous une forme sans éclat ».

A mon avis, le neurasthénique est toujours un déséquilibré
du cerveau qui, prédisposé par une hérédité directe ou indi-

recte, prendra prétexte à l'occasion d'un chagrin, d'un surmenage intellectuel, etc., pour faire un paroxysme de déséquilibration qui sera l'état neurasthénique des auteurs modernes.

Mais, entre le déséquilibré du cerveau qui représente un
premier chaînon et le dégénéré qui représente le dernier et que
sépare seule une constitution cellulaire due à l'hérédité, il y a
place pour un intermédiaire qui sert, en quelque sorte, de trait
d'union aux deux états précédents : ce n'est ni le déséquilibré
ordinaire, ni le fou : c'est le dégénéré, l'original, si je puis
m'exprimer ainsi, ayant un état mental particulier. J'ai eu
l'occasion d'étudier deux de ces malades d'une intelligence
supérieure, mais des originaux, des timides, des solitaires, des
misanthropes, des gens qui ne sont pas comme tout le monde,
pardonnez-moi cette expression, mais qui ne sont pas des
fous; qui ne sont pas non plus des déséquilibrés ordinaires, attendu qu'ils sont difficilement curables. Malgré la suppression des causes morbides, leur cellule cérébrale ne reprend
pas l'équilibre; il y a chez eux un vice héréditaire, et le surmenage ou toute autre cause d'excitation du cerveau, à la faveur
de leur hérédité, les a classés parmi les originaux et ils resteront tels toute leur vie.

Rappelez-vous, par conséquent, toute cette gamme morbide :
le déséquilibré de la cellule cérébrale, l'original et le dégénéré,
avec les états intermédiaires, qui tous trois sont des héréditaires, classés dans une de ces trois divisions à la suite d'une
cause d'excitation quelconque (troubles psychiques par surmenage, chagrin, revers de fortune, amour malheureux, opération
chirurgicale, fièvre typhoïde, etc.), et dont le pronostic est
éminemment variable. Le premier est curable, le second l'est difficilement, rarement; le troisième est à enfermer; il est dangereux pour la société : c'est un fou.

Certains sujets sont des déséquilibrés de la première heure
et restent tels toute leur vie. Depuis leur naissance jusqu'à
leur mort, ils présentent des phénomènes de déséquilibration
latente ou des poussées paroxystiques entrecoupées d'accalmies
plus ou moins longues. D'autres ont une crise de déséquilibration
passagère atteignant un ou plusieurs centres, qui prend fin en
quelques semaines ou en quelques mois. En somme, la déséquilibration est chronique ou aiguë, avec ou sans paroxysmes,
incurable ou curable, mais sujette à des retours fréquents :

ces malades ont une cellule nerveuse en état d'équilibre instable.

Le pronostic dépend encore de la localisation de la déséqui- .
bration. Lorsque celle-ci atteint la nutrition, elle est plus difficile à guérir et elle a, de plus, des conséquences plus graves
au point de vue de la santé elle-même, par suite des troubles
organiques qui peuvent lui succéder et compromettre l'existence.

C'est ainsi que, comme gravité, vous ne pouvez comparer le
mal de tête et le vertige qui sont des stigmates de la déséquilibration de la cellule cérébrale, à la goutte, au diabète, à la
lithiase rénale, qui représentent des aboutissants de la déséquilibration de la nutrition. Dans le premier cas, la vie du malade n'est pas en jeu, alors que dans la goutte, le diabète et la
lithiase rénale, il y a bien des complications qui peuvent abréger son existence. Il ne m'est pas possible d'insister sur le
pronostic de chaque localisation de la déséquilibration; il me
faudrait passer en revue la plupart des maladies et ce serait
m'écarter du cadre que je me suis assigné. Il me suffit d'orienter
votre esprit dans cette voie de la comparaison, à vous d'en
tirer les conclusions.

Le pronostic de la guérison de la déséquilibration dépend
souvent aussi de la durée des accidents, de l'hérédité du sujet,
de la cause déterminante du paroxysme qui peut ou ne peut
être supprimée, de l'entourage du malade, de la thérapeutique
mise en œuvre, des qualités du médecin qui doit savoir agir
avec fermeté et inspirer confiance, enfin et surtout du malade
qui doit avoir la patience nécessaire. Faites bien comprendre
à vos malades qu'on ne transforme pas un système nerveux en
quelques heures; il faut souvent des mois pour déraciner une
mauvaise habitude; mais si le diagnostic est correct, si le
traitement est bien dirigé, le succès est certain, excepté dans
certains cas qui avoisinent la dégénérescence de la cellule : je
fais allusion aux cellules cérébro-médullaires qui sont frappées
d'une trop grande infériorité héréditaire congénitale ou qui
ont subi des assauts trop considérables. Je vous ai parlé des
originaux; il y a aussi des originaux de la cellule médullaire,
telle cette malade que j'ai tenté en vain de guérir, qui est con-
finée à la chambre et à la chaise longue, qui ne peut se mouvoir
sans éprouver une fatigue horrible, et qui inhibe ses cellules
médullaires par ses centres cérébraux.

La guérison obtenue, sachez qu'elle est souvent fragile ; ces malades ont un système nerveux facilement excitable et, s'ils ne suivent pas une hygiène impeccable, ils rechuteront infailliblement. Malheureusement, il ne vous sera pas toujours facile d'écarter de leur route les causes d'excitation susceptibles d'atteindre leurs cellules cérébrales, les causes morales surtout.

Le pronostic de la déséquilibration varie également suivant l'âge du malade. Au-dessous de cinquante ans, la déséquilibration nerveuse met rarement la vie du sujet en danger ; par contre, elle constitue une infirmité pénible pour le déséquilibré lui-même et son entourage. Pour le malade, ce sera un symptôme à répétition : telle la migraine chez certaines femmes, qui apparaît avec une fréquence désespérante à la moindre occasion, la moindre fatigue, les périodes menstruelles ; tout est prétexte pour amener le cri de révolte de la cellule cérébrale, au point que certaines malades ne peuvent faire le moindre projet.

D'autres sont atteints de dyspepsie : le plexus solaire est mauvais conseiller pour la cellule cérébrale lorsqu'il est excité et sa compagne supérieure traduit sa mauvaise humeur par de l'agacement, de l'irritabilité du caractère, du vertige, de l'insomnie, au point de rendre le malade désagréable à lui-même, ce qui est un demi-mal, et aussi à son entourage, ce qui est plus pénible. Certaines déséquilibrées font mener la vie dure à leur compagnon d'existence, et je connais bien des maris qui pourraient apporter leur témoignage ; par contre, je reconnais que certaines femmes ont à supporter bien des misères de la part d'un mari désagréable, déséquilibré par le vin, le jeu et la dyspepsie qui résulte des abus de la table.

Après l'âge de soixante ans, parfois plus tôt, parfois plus tard, grâce à certains aboutissants de la déséquilibration : le rhumatisme chronique, la goutte, la lithiase biliaire et rénale, l'asthme, etc., les artères perdent leur souplesse ; la sclérose, qui représente l'usure naturelle, est anticipée et entre en scène, et vous devez alors rechercher les désordres de ce grand processus préparé de longue date et dont les effets fâcheux se font sentir dans tout l'organisme, dans chaque partie distincte, mais surtout sur trois organes importants : le cerveau, le cœur et les reins.

Ici, c'est le pronostic vital qui est en cause ; c'est le moment solennel où le déséquilibré va régler sa note, où il aura à payer tous les abus qu'il a commis durant son existence.

Du côté du cerveau, vous retrouverez certains symptômes qui vous permettront de juger de la dégénérescence des artères et, par suite, du trouble apporté à la nutrition de ces cellules dont le sujet a tant abusé ; ce seront : le vertige, la somnolence, la perte de la mémoire des choses récentes, alors que la mémoire des actes de la jeunesse est conservée; des maux de tête, de la parésie des membres, des fourmillements aux extrémités, de l'engourdissement d'un bras ou d'une jambe, de l'embarras de la parole; indices de l'ischémie cérébrale. C'est la phase préapoplectique.

Votre malade peut en rester là et mourir de son cœur et de son rein ; mais souvent il sera terrassé par une inondation ventriculaire ou il fera du ramollissement cérébral et restera un gâteux pendant des mois et des années. Voilà un des aboutissants de cette déséquilibration du système nerveux ; voilà l'écroulement de cet édifice bâti par le malade : c'est la mort à cinquante ou soixante ans.

Du côté du cœur, vous retrouverez certains symptômes non moins importants : d'abord de l'hypertension et de l'hypertrophie cardiaque, pendant une certaine période compensant, en quelque sorte, le rétrécissement des artères périphériques. Les accès de pâleur du malade, ses crises d'angine de poitrine, sa dyspnée d'effort, son cœur de bœuf dont la pointe bat en dehors du mamelon dans le sixième ou le septième espace intercostal, le retentissement clangoreux, métallique du deuxième bruit aortique, sont les indices les plus sûrs de la sclérose périphérique et locale. C'est la phase préasystolique des cardiopathies artérielles.

Votre malade peut en rester là et mourir de son rein ou de son cerveau, mais souvent il sera terrassé par la rupture d'un anévrysme, par une angine de poitrine qui le tuera à cause de ses coronaires rétrécies et oblitérées et son myocarde fibreux, ou il fera des crises d'asystolie à répétition dont vous vous rendrez maître pendant quelques mois; mais la fibre cardiaque dégénérée ne répondra plus bientôt à votre digitaline et à votre caféine. Voilà un des aboutissants de cette déséquilibration du système nerveux qui fait mourir cardiaque, à cinquante ans, un malade qui avait des organes capables de le faire vivre jusqu'à quatre-vingt cinq ans, s'il avait su résister aux passions de la vie qui ont rouillé son système vasculaire.

Du côté des reins, vous retrouverez certains symptômes faciles à interpréter pour celui qui connaît cette pathologie scléreuse. Ce seront des urines claire et limpides, à faible densité, contenant peu d'urée, non albumineuses ou se troublant légèrement par les réactifs ordinaires : chaleur et acide nitrique ; ce sera cette polyurie surtout nocturne, indice de l'hypertension artérielle ; ce seront ces crises de dyspnée nocturne toujours confondues avec de l'asthme, au grand détriment du malade, et qui sont en réalité, ainsi que l'a bien établi Huchard, des crises de dyspnée toxi-alimentaire par insuffisance rénale. C'est la phase préalbuminurique, préurémique, ou mieux, c'est la phase voisine de l'insuffisance urinaire.

Votre malade peut en rester là et mourir de son cœur ou de son cerveau, mais souvent il sera terrassé par une crise éclamptique ou il fera des crises d'insuffisance urinaire à localisations variées (cérébrale, gastro-intestinale, médullaire, etc.), contre lesquelles vous lutterez avantageusement pendant quelques mois, mais, hélas ! à quel prix conserverez-vous pendant quelque temps cette existence si souvent précieuse à l'entourage ! Voilà un des aboutissants de cette déséquilibration du système nerveux qui fait mourir d'insuffisance rénale, à cinquante ou soixante ans, ce malheureux qui a encrassé son filtre rénal par ses abus de toutes sortes.

Il me serait facile de continuer ce tableau et de vous montrer le déséquilibré finissant par de l'insuffisance pulmonaire avec ces congestions actives, véritable œdème pulmonaire, sorte d'apoplexie séreuse, asphyxique ; par de l'insuffisance hépatique, par de l'insuffisance vésicale due à une prostate qui a édifié le cul-de-sac vésical, favorisant la stagnation et préparant l'infection.

Enfin, chez ce déséquilibré qui a abouti à de la sclérose, dont les reins sont à peine perméables, dont le cœur suffit tout juste à sa tâche, vous comprendrez comment la moindre cause infectieuse, une pneumonie ou une atteinte légère de grippe, suffira pour rompre définitivement l'équilibre instable du malade.

Les tableaux cliniques que je vous ai présentés ci-dessus sont réels, mais le plus souvent ils sont associés. Il est rare que votre malade soit un scléreux pur du cerveau, du rein ou du cœur ; le plus souvent, les localisations de la sclérose sont associées, constituant les cardio-cérébro-rénaux, ou les cérébro-rénaux, ou les cardio-rénaux.

Un mot, en terminant, au point de vue du pronostic vital chez ces malades. Il est de mon devoir de vous signaler ce point important, car, en pratique, on vous pardonnerait plus facilement une erreur de diagnostic qu'une erreur de pronostic. A l'hôpital,ces scléreux vous arrivent pour mourir ou ils ne font qu'un court séjour dans les salles et vous les perdez de vue, ne sachant pas ce qu'ils deviennent. L'impression qui vous reste, c'est que ces malades arrivés à cette phase confirmée d'asystolie avec œdèmes envahissants et d'urémie, avec convulsions, délire et vomissements incoercibles, sont voués à une mort très prochaine. Cela est vrai quelquefois, surtout chez le malade d'hôpital qui est un pauvre, obligé de travailler et exposé à toutes les intempéries de la saison, mais rappelez-vous que le pronostic, tout en étant aussi mauvais chez vos mêmes malades de la clientèle privée, n'est pas fatal à aussi brève échéance. Par des soins bien compris, le repos et une hygiène alimentaire stricte, vous serez étonné de soutenir et de faire vivre ces boiteux du cerveau, du cœur et des reins pendant des mois et quelquefois des années.

Il serait temps de conclure ce chapitre, mais un mot encore. Nous venons de voir le déséquilibré guérissant complètement; nous avons vu, d'autre part, les déséquilibrés chroniques restant des demi-malades toute leur vie ; nous avons insisté sur les déséquilibrés du cerveau pouvant devenir des originaux et même des vésaniques si leur hérédité les y prédispose; nous avons vu enfin la fin prématurée qui attend le déséquilibré, soit par maladie infectieuse, soitpar le grand processus destructeur : l'artério-sclérose.

Est-ce tout ? Non ; il y a un autre danger qui menace le déséquilibré du système nerveux, un danger qui ne pardonne pas malgré toute l'habileté de nos grands maîtres en chirurgie : nous voulons parler du cancer.

On a mené grand bruit dernièrement sur la théorie parasitaire du cancer ; nous ne savons ce que l'avenir réserve à cette question ; mais, pour le moment, il n'existe aucune preuve décisive de la nature parasitaire et contagieuse de ce mal que la clinique démontre être une maladie de l'âge mûr surtout, se présentant chez les individus au tempérament arthritique (c'est-à-dire les déséquilibrés du système nerveux) ; mal qui est héréditaire par voie directe : père ou mère cancéreux, enfant ou petit-enfant cancéreux, ou par voie indirecte : cancer survenant chez les membres issus de familles présentant les stigmates de la déséquilibration nerveuse (rhumatisme chronique, diabète, lithiases, goutte, etc.).

Le cancer est certainement une maladie de la nutrition ; c'est une déséquilibration cellulaire par trouble nerveux de la nutrition intime de la cellule préparée par l'hérédité, déterminée par toutes les excitations du système nerveux agissant localement ou à distance.

Le cancer, comme les autres états qui sont des aboutissants de la déséquilibration nerveuse, est devenue une maladie de plus en plus fréquente, par suite de la déséquilibration nerveuse qui est à l'ordre du jour et qui dépend de notre hygiène psychique, physique et morale qui est profondément défectueuse.

Afin de donner plus de poids à ce qui précède, je m'appuierai sur l'autorité d'un maître incontesté qui représente une des gloires de la chirurgie française : nous avons cité le docteur Gustave Richelot qui a beaucoup vu de cancéreux et de cancéreuses et qui s'exprime ainsi dans une de ses cliniques publiée par le *Journal des Praticiens* du 7 août 1900 :

« La théorie parasitaire du cancer n'a rien au fond qui m'inquiète, car, fût-elle solidement établie, elle ne ferait pas de l'organisme un terrain neutre incapable de modifier l'évolution du cancer, de précipiter ou de retarder sa marche. Qu'on me la démontre, et demain j'y croirai, mais je reste fidèle, jusqu'à nouvel ordre, à la doctrine qui fait de la tumeur maligne un trouble nutritif indépendant des causes extérieures.

« Devant la faillite actuelle, sinon définitive, de la théorie microbienne, où trouver la cause d'inhibition des justes lois qui régentent la société cellulaire? Je réponds : dans l'organisme.

« Il y a un terrain pour le cancer. J'en trouve une preuve dans les liens qui le rattachent, comme l'a vu autrefois Bazin, aux affections groupées sous le vieux nom d'arthritisme, et dans l'hérédité qu'il est si facile de toucher du doigt. Cent fois j'ai vu le cancer et les maladies arthritiques se transmettre, alterner, coïncider de façon telle qu'il me faudrait un bien grand scepticisme pour ne pas ranger la tumeur maligne dans une famille pathologique où elle trouve si naturellement sa place.

« Dans la chirurgie du cancer, il faut savoir nous borner. Estimons-nous heureux de sauver quelques femmes et de prolonger des existences par un acte empirique, faute de posséder le secret du mal et son remède. Ce n'est pas la chirurgie qui trouvera la guérison du cancer, et il est fort douteux que la médecine y réussisse par l'invention d'un sérum et l'atténuation d'un microbe introuvable. Peut-être seulement les progrès de l'hygiène et du régime nous feront-ils un jour moins nerveux, moins arthritiques, moins exposés aux troubles trophiques, aux anarchies cellulaires, aux scléroses, aux néoplasmes de toutes sortes. »

Je n'ai rien à ajouter à ces lignes saisissantes, sauf le regret de ne les avoir pas écrites, car elles reflètent toute ma pensée et toute ma conviction. Je vous demande seulement de remplacer le terme arthritisme par celui de déséquilibration du système nerveux, et là où le maître dit qu'il espère, moi, je réponds que je suis sûr que l'hygiène et le régime sont les seuls moyens de nous préserver de toutes les manifestations de la déséquilibration du système nerveux, dans ses formes les plus bénignes comme dans les plus graves.

CHAPITRE XXIII

PATHOGÉNIE

Sommaire. — Comment les auteurs modernes comprennent la neurasthénie
que nous considérons être un paroxysme aigu de la déséquilibration nerveuse. — Tous les neurasthéniques sont des déséquilibrés du système
nerveux, mais tous les déséquilibrés ne sont pas fatalement appelés à
présenter ce paroxysme aigu qui est l'état neurasthénique. — La neurasthénie, d'après Gilles de la Tourette et Mathieu, est inconnue chez l'enfant. — Interprétation d'un cas clinique chez un enfant de dix ans. —
Discussion des faits permettant de reconnaître à la déséquilibration nerveuse une forme latente, chronique et paroxystique. — La pathogénie de
la neurasthénie, d'après l'École de Bouchard. — La viciation du chimisme
stomacal serait, d'après Hayem, la cause de la neurasthénie. — Pour
Glénard, de Lyon, l'entéroptose serait à l'origine de la plupart des états
neurasthéniques. — La neurasthénie et l'épuisement nerveux. — Réfutation de ces différentes théories qui ne cadrent pas avec l'observation
clinique. — L'arthritisme de Bazin. — L'herpétisme de Lancereaux. —
La théorie de l'arthritisme d'après Sevestre et Comby. — Discussion et
réfutation des faits avancés par ces auteurs. — Comment il faut comprendre
la déséquilibration du système nerveux d'après une théorie qui repose sur
une donnée anatomique, physiologique, clinique et thérapeutique.

La déséquilibration du système nerveux se rapproche beaucoup, par certains côtés, de ce que les auteurs, depuis Dupan,
en 1819, ont décrit sous le nom d'éréthisme nerveux et que
Beard, en 1868, a baptisé du nom de neurasthénie.

Prise dans son acception générale, cette maladie, nous dit
Gilles de la Tourette, n'est pas une entité morbide; c'est un
état, ou mieux, une réunion d'états qu'il faut savoir différencier
les uns des autres.

Suivant les doctrines régnantes, suivant les idées d'une école
ou d'une autre, la neurasthénie a été désignée sous des noms
bien différents, et chacun s'est ingénié à trouver une théorie
qui pût donner satisfaction pour expliquer la pathogénie de cette
névrose protéiforme, comme l'appelait Bouchut.

La neurasthénie, nous dit Oulmont, est une névrose à siège
cérébral, causée par une prédisposition héréditaire et le sur-

menage du système nerveux, présentant certains stigmates cérébraux, médullaires, et des troubles dans le domaine de l'estomac et d'autres viscères.

Mathieu en donne la définition suivante : la neurasthénie est un état de faiblesse du système nerveux, indépendant d'une lésion de la nutrition ou d'une auto-intoxication.

La déséquilibration du système nerveux, telle que nous la comprenons, englobe tous les cas décrits sous le nom de neurasthénie, au point que nous pouvons affirmer que tous les neurasthéniques sont des déséquilibrés du système nerveux. Par contre, nous affirmons également que si parmi les déséquilibrés du système nerveux beaucoup versent à un moment dans la neurasthénie, nombre d'autres restent des déséquilibrés sans jamais devenir des neurasthéniques ; ceci nous pouvons le démontrer par les faits suivants.

Gilles de la Tourette nous dit que la neurasthénie est inconnue dans l'enfance ; Mathieu écrit que les enfants échappent à la neurasthénie. Voilà deux auteurs qui ont fait une étude sérieuse de cette névrose et qui sont très affirmatifs sur ce point, et ils n'ont pas tort en raison de l'idée qu'ils se font de la neurasthénie : névrose cérébrale. N'avons-nous pas vu qu'avant dix ans la cellule cérébrale sommeillait, qu'elle était incapable d'être excitée directement par les causes psychiques si fréquentes après vingt ans? Rien d'étonnant que ces auteurs soient logiques en niant la neurasthénie chez l'enfant.

Ceci étant admis, je vous demande alors à interpréter les cas cliniques qui se présenteront à votre observation, et comment classerez-vous ces faits qui se montrent vers l'âge de huit à douze ans? Voilà un enfant de dix ans, issu d'une famille dans laquelle existent certaines maladies diathésiques : rhumatisme, gravelle, goutte, que j'ai admis être des aboutissants de la déséquilibration nerveuse. Cet enfant, sous l'influence d'une hygiène alimentaire mal comprise comme qualité et quantité, est pris de maux de tête, de vertiges, de rêvasseries, de fatigue générale, de pâleur, de palpitations et de constipation.

Quel diagnostic allez-vous porter? Neurasthénie? A coup sûr, non, puisque vous niez l'existence de cette entité morbide à cet âge.

Hystérie? Encore moins ; ce malade ne présente aucun stigmate de cette névrose.

Anémie? C'est un diagnostic fantaisiste qui ne repose sur rien.

Dyspepsie? Mais ce jeune enfant n'a aucun symptôme indiquant que son estomac fonctionne mal! Je sais qu'il existe de la dyspepsie latente, mais poser ce diagnostic à tout coup serait rechercher les exceptions.

Arthritisme, diront enfin quelques-uns? Non, répliquerai-je, et je vous prouverai dans un moment que les auteurs qui emploient ce terme ne peuvent en expliquer la pathogénie. C'est donc une définition vague qui ne répond à rien.

Pourquoi, en présence du cas que je viens de rapporter, n'admettriez-vous pas ceci : Système nerveux de mauvaise qualité par hérédité défectueuse, excitation du plexus solaire par une alimentation hors de proportion avec ce système nerveux inférieur, je le répète, comme qualité et trop fragile encore pour supporter les excitants de la table : thé, café, alcool, alimentation carnée, etc...

Résultat : excitation des cellules du plexus solaire (troubles possibles dans le domaine sensitif, moteur ou secrétoire de l'estomac qui est le viscère le plus directement en rapport avec le plexus solaire; je dis troubles possibles mais non certains, la preuve, c'est qu'ils manquent ici), irradiations au plexus mésentérique, d'où constipation ; irradiations par une des nombreuses voies nerveuses à la cellule cérébrale, d'où mal de tête, vertige, rêvasseries; enfin excitation du plexus cardiaque, d'où palpitations.

Le seul diagnostic possible, le seul du moins qui réponde à la réalité des faits est donc celui-ci : déséquilibration du système nerveux de cause alimentaire chez un enfant issu de parents déséquilibrés. Tout s'éclaire; rien n'est laissé dans l'ombre; la théorie se trouve confirmée par la pratique, car corrigez le système nerveux de cet enfant par une alimentation bien réglée et bien choisie, et vous verrez sûrement les accidents disparaître sans le secours d'aucune médication; d'aucune médication, j'insiste sur ce point.

Avec les théories actuelles (sauf celle de l'arthritisme dont je m'occuperai dans un instant), je défie de classer le type clinique schématisé plus haut. J'avais donc raison, de par la clinique, de dire que tous les déséquilibrés du système nerveux n'étaient pas des neurasthéniques. Avant d'en donner la preuve

en passant au crible les théories pathogéniques invoquées en
faveur de la neurasthénie, continuons à suivre ce jeune enfant
dont je viens de vous parler et que j'ai admis être un déséquilibré.

Vers vingt ou vingt-cinq ans, ce jeune homme dont vous ne
pouvez changer la prédisposition héréditaire, va éprouver un
choc nerveux, par exemple, soit par un chagrin d'amour, soit à la
suite d'une déception, de la mort d'un être cher ou de toute autre
cause d'excitation de sa cellule cérébrale. Sous cette influence,
il réagira à distance dans une sphère quelconque, silencieusement, si je puis m'exprimer ainsi ; mais il se peut d'autre part,
que sous cette influence, il présente le tableau classique de la
neurasthénie avec tous ses stigmates, tels que : céphalée,
vertige, état psychique, palpitations, dyspepsie, amaigrissement, etc.

Alors, au lieu de neurasthénie, terme vague qui ne signifie
rien, je dirai : mon malade est un déséquilibré du système
nerveux de par son hérédité, de par ses accidents présentés à
l'âge de dix ans. Sous l'influence d'une cause d'excitation de son
système nerveux, il a fait un paroxysme aigu, une crise, un
épisode aigu, d'où la division que j'ai proposée au cours de cette
étude : de déséquilibration latente, chronique et paroxystique.

Ce malade, à dix ans, avait de la déséquilibration chronique
sans phénomènes trop tapageurs ; à quinze ans, il avait sans
doute de la déséquilibration latente, ainsi qu'on aurait pu s'en
assurer en le questionnant, en recherchant quelque symptôme
de déséquilibration peu accentuée ; enfin, il a été atteint de
déséquilibration paroxystique sous l'influence de la cause que
nous avons signalée.

Cela est d'autant plus vrai que cette poussée aiguë va se
calmer ; l'oubli viendra ; l'impression enregistrée par la cellule
cérébrale s'atténuera, mais la déséquilibration restera sous une
forme latente ou chronique, et, plus tard, sera susceptible de
subir une nouvelle recrudescence à l'occasion d'une autre cause
quelconque, une de celles que nous connaissons être capables
de troubler les cellules nerveuses.

Ne concluez pas que le paroxysme aigu doive forcément être
précédé de la forme latente ou chronique ; le plus souvent il en
est ainsi, mais le malade que j'ai pris pour type aurait pu
entrer de plain-pied à vingt ans dans la déséquilibration par la

forme paroxystique, guérir complètement après, ou rester un déséquilibré latent ou chronique.

En acceptant ce terme que je vous propose : la déséquilibration du système nerveux, avec ses formes et ses localisations multiples, vous pourrez classer tous les symptômes fonctionnels présentés par tout malade depuis sa naissance jusqu'à sa mort.

Rappelez-vous, par conséquent, que tous les neurasthéniques (déséquilibrés paroxystiques) sont des déséquilibrés du système nerveux, mais que tous les déséquilibrés ne sont pas fatalement appelés à présenter ce paroxysme aigu qui seul caractérise, d'après moi, l'état neurasthénique. Ce paroxysme aigu éclate le plus souvent à la suite d'une cause agissant sur la cellule cérébrale, impressionne cette cellule qui transmet son excitation à un département quelconque, le déséquilibrant. Cet organe (troublé par excitation venue d'en haut), supposons le cœur, par ses palpitations, tracasse, affole le malade ; l'excitation partie du cerveau se réfléchit au cœur et retourne au cerveau, accentuant le désordre psychique du déséquilibré dont l'état mental est particulièrement intéressant à étudier, car il diffère de celui de l'hystérique qui a des idées fixes.

Pour mieux vous graver dans l'esprit comment je comprends l'état neurasthénique, je comparerai la déséquilibration du système nerveux à l'alcoolisme chronique. L'alcoolique peut rester tel toute sa vie et présenter seulement les désordres relevant de son intoxication ; tel le déséquilibré qui peut pendant toute sa vie présenter seulement tel ou tel désordre dans une sphère quelconque. De même que cet alcoolique pourra, sous l'influence d'un traumatisme, d'une maladie infectieuse ou de toute autre cause, présenter une crise de delirium tremens qui est un paroxysme, un épisode aigu de son alcoolisme, de même notre déséquilibré, sous l'influence d'une maladie infectieuse, grippe ou autre, d'une cause physique, psychique ou morale, pourra présenter un paroxysme, un épisode aigu de sa déséquilibration. Après la crise de delirium, le malade reste ce qu'il était autrefois, c'est-à-dire un alcoolique ; après cette poussée paroxystique, le maláde reste ce qu'il était auparavant, un déséquilibré latent ou chronique.

Passons maintenant en revue les théories qui ont été proposées pour expliquer la neurasthénie.

Pour le professeur Bouchard, la neurasthénie serait sous la dépendance de la dilatation de l'estomac, avec stase alimentaire et diminution de l'acide chlorhydrique normal. Cette opinion a été émise par le savant professeur à une époque où nos moyens d'exploration clinique n'étaient pas aussi perfectionnés qu'ils le sont de nos jours, et de plus, il fallait trouver une théorie pour expliquer cet état si vague et si protéiforme ; aussi je me demande si le maître lui-même n'a pas abandonné cette hypothèse.

Il suffit que cette théorie soit prise en défaut une seule fois pour admettre qu'elle repose sur une base fragile ; or, il y a nombre de déséquilibrés du système nerveux qui n'ont jamais souffert de l'estomac et qui ont un chimisme normal. Il suffit, dis-je, d'un seul malade bien étudié, ne présentant pas de dilatation de l'estomac, pour renverser cet édifice ; or, je le répète, les déséquilibrés du système nerveux à bon estomac ne se comptent plus.

Mais, ainsi que j'ai eu occasion de le dire au cours de cette étude, et en particulier au chapitre ayant trait à l'estomac, il faut reconnaître que cet organe, par ses connexions directes avec le plexus solaire, est un de ceux le plus souvent touchés, et la plupart des déséquilibrés de longue date sont des déséquilibrés de l'estomac à type hypo ou hyperacide. Rien d'étonnant qu'à un moment le trouble fonctionnel fasse place au trouble organique et que ces malades, si leur système nerveux n'est pas ramené au calme, fassent de la stase alimentaire, des fermentations, de l'insuffisance hépatique, de la glycosurie passagère, de l'albuminurie hépatogène, etc. ; mais, je le répète, tous ces phénomènes sont dus avant tout à la déséquilibration du système nerveux qui est le fait primitif ; c'est grâce au système nerveux déséquilibré que les fibres motrices sensitives et sécrétoires de l'estomac ont été troublées, préparant ainsi, favorisant la dilatation de l'estomac et la stase alimentaire dont les méfaits sont réels mais tardifs. Je n'hésite pas à affirmer que l'école de Bouchard a pris l'effet pour la cause : les acnés, l'eczéma, la tétanie, les déformations des phalanges, ne sont nullement sous la dépendance de la stase alimentaire pour la bonne raison que ces phénomènes peuvent se rencontrer et se rencontrent journellement chez des malades qui ont, je le répète, l'estomac en parfait état ; ce ne sont, ainsi que je l'ai dit précédemment, que des localisations différentes de la déséquilibration du système nerveux. On a commis là la même erreur que l'école de Necker qui voulait faire du doigt mort, de la polyurie et de la cryesthésie, des phénomènes du petit brightisme, jusqu'au jour où Huchard a démontré que le brightisme n'avait rien à y voir et que ces accidents étaient dus à l'artério-sclérose et qu'ils étaient, par conséquent, la cause et non les effets de l'artério-sclérose.

Le professeur Hayem incrimine le chimisme stomacal comme cause de la neurasthénie par suite de la formation des produits albuminoïdes anormaux. La même réfutation s'applique à cette théorie qui juge la question sous une seule face ; ici encore la viciation du chimisme stomacal est l'effet de la déséquilibration et non sa cause.

Glénard, de Lyon, a édifié une nouvelle théorie et a incriminé la statique abdominale qui serait le phénomène primitif ; les autres symptômes neurasthéniques seraient secondaires aux différentes ptoses abdominales. Je dirai seulement à cet ingénieux observateur que si ces malades présentent des ptoses, c'est qu'ils étaient primitivement des déséquilibrés du système nerveux — n'est pas ptosé qui veut —. Nul doute que ces déplacements d'organes, par les tiraillements qu'ils font subir aux plexus et aux filets nerveux, ne jouent un grand rôle dans la production des phénomènes nerveux locaux et à distance ; mais au-dessus de tout ce complexus plane avant tout la déséquilibration nerveuse qui est primitive, permettant la ptose, laquelle, à son tour, vient corser la déséquilibration préexistante.

Dans l'esprit de beaucoup, pour ne pas dire de la plupart des médecins, la neurasthénie est synonyme d'épuisement nerveux. Je ne dis pas qu'il n'en est pas ainsi dans bien des cas, tel, par exemple, ce jeune homme qui se livre à un travail exagéré des chiffres, je suppose, et qui peut verser dans la déséquilibration par épuisement de son énergie cellulaire ayant dépassé la limite physiologique de sa cellule, laquelle traduira sa faiblesse par de la douleur de tête.

Voici, d'autre part, un neurasthénique qui, au nombre de ses symptômes, présente de la constipation : vous concluez, avec la théorie de l'épuisement nerveux, que la cellule nerveuse qui commande à la fibre motrice du muscle intestinal est épuisée, d'où parésie et atonie intestinale ; résultat : constipation. Or, voici un autre neurasthénique qui est constipé, mais qui l'est par spasme, par contracture de son muscle intestinal; un troisième neurasthénique est diarrhéique; les fibres motrices de son muscle intestinal sont excitées et favorisent l'état con-vulsif associé ou non à des désordres glandulaires.

Voilà donc un symptôme neurasthénique produit, dans un cas, par de l'épuisement de la cellule (constipation par atonie), et, dans un autre, par de l'excitation de la cellule (constipation par contracture ou diarrhée par motilité exagérée de l'intestin). Il est impossible, avec la théorie neurasthénie, épuisement nerveux, de concilier ces faits qui représentent les deux extrêmes. Il serait plus logique de dire : le malade est un déséquilibré de l'intestin; immédiatement vous concluez que l'intestin ne remplit plus ses fonctions et vous cherchez en quoi il est déséquilibré. La cellule motrice sensitive ou glandulaire est troublée; l'interrogatoire vous apprend alors si le malade est constipé ou a de la diarrhée, s'il souffre, s'il a de l'entérite membraneuse, etc..

Voici un neurasthénique qui a des troubles de l'estomac caractérisés par des vomissements et de l'hyperchlorhydrie ; je vous le demande, en quoi représente-t-il un épuisé du système nerveux? C'est plutôt un excité. Il serait plus logique de le classer déséquilibré de l'estomac à localisation motrice et glandulaire.

Voici une jeune fille qui aura, à l'occasion de ses règles, un très violent mal de tête. Direz-vous que sa cellule cérébrale est épuisée ? épuisée comment? et pourquoi? Admettez plutôt que sa cellule a été excitée sympathiquement par les cellules de son plexus ovarique.

Voici un malade qui a fait un bon dîner arrosé de vins géné-reux et qui, pendant douze heures, sera pris d'un violent mal de tête. Direz-vous que sa cellule est épuisée? Je vous le demande encore, comment et pourquoi? Au lieu d'épuisement, je croirais, moi, qu'elle a été excitée par l'alcool, le café, le tabac et les autres ingesta.

Voici enfin un autre malade qui, à la suite d'une journée d'été avec orage, sera pris d'un violent mal de tête. Oserez-vous encore dire que sa cellule est épuisée ?

Vous voyez, par conséquent, que pour comprendre la patho-génie de ce seul symptôme, le mal de tête, il vous faut invoquer parfois l'épuisement nerveux (mal de tête par excès de fonctionnement de la cellule), parfois l'excitation nerveuse (mal de tête par usage de l'alcool, du tabac, etc.). Avouez que c'est embrouiller et compliquer la question à plaisir, et il en est de même pour tous les symptômes de la neurasthénie dont les uns dépendent de l'épuisement, et les autres, de l'excitation du système nerveux.

J'ai un de mes malades, homme d'une quarantaine d'années, déséquilibré de petite marque par hérédité et par abus du tabac, qui a présenté une crise aiguë de déséquilibration (neurasthénie) après deux ans d'un grand surmenage cérébral. Ce malade ne peut assister à la fête nationale du 14 Juillet sans être pris subitement, au moment où l'orchestre attaque la *Marseillaise*, d'une poussée d'urticaire intense, généralisée, qui l'oblige à quitter la salle. Ce Français, établi depuis quelques années à l'île Maurice, éprouve une telle émotion en écoutant ce chant patriotique, qu'il est atteint instantanément d'une déséquilibration de son système nerveux à localisation cutanée. Dans d'autres circonstances, des émotions très vives ont rappelé le même phénomène qui ne s'est jamais produit après la consommation de tel ou tel aliment. Ni la théorie de l'autointoxication ni celle de l'épuisement nerveux ne peuvent être invoquées ici ; seule la théorie réflexe, la déséquilibration du système nerveux, satisfait l'esprit.

En 1892, un cyclone d'une violence inouïe visita Maurice ; il y eut des centaines de blessés et de morts. Un de mes amis, qui assista à tous ces drames, fut tellement terrorisé que, depuis cette époque, dès que le vent souffle avec force et aussitôt qu'il constate une baisse barométrique, il est pris de vomissements incoercibles, de diarrhée, de sueurs froides avec état de collapsus, à croire qu'il va mourir. Comment classer ce cas ? Est-ce de l'épuisement nerveux ou de l'auto-intoxication ? Je n'hésite pas à rattacher ce fait à une action réflexe partie de la cellule cérébrale, transmise aux plexus de l'abdomen. Que ces plexus irrités dans leurs filets glandulaires et moteurs aient vicié le chimisme stomacal et favorisé le péristaltisme de l'intestin, déterminant un empoisonnement par action incomplète des sucs digestifs sur les aliments absorbés par le malade, je le veux bien, mais force vous est d'admettre que l'auto-intoxication, si elle a existé, est secondaire à la déséquilibration du système nerveux. Ce malade a un excellent estomac; il n'est pas dyspeptique; il n'éprouve ce choléra que lorsqu'il appréhende la venue d'un cyclone. Cette même tempête de 1892, de triste mémoire dans les annales de Maurice, a été la cause déterminante de nombreux cas de déséquilibration nerveuse; j'ai même connu deux malades qui, par frayeur, devinrent folles. Cela confirme ce que je vous ait dit antérieurement : entre la déséquilibration et la dégénérescence cellulaire il n'y a qu'une simple barrière due à l'intensité de la cause et aux antécédents acquis et héréditaires du sujet.

En résumé, chacun de nous possède une cellule variable comme qualité et comme configuration. Cette cellule, sous l'influence d'une cause quelconque agissant sur elle directement ou à distance par sympathie, sera troublée et traduira sa protestation par le symptôme qui lui est propre et qui variera suivant le prolongement périphérique de cette cellule : moteur, sensitif, glandulaire, vaso-moteur et trophique. En un mot, cette cellule a perdu son équilibre ; elle est déséquilibrée.

Je pense vous avoir convaincu que les différentes théories pathogéniques de la neurasthénie étaient mauvaises. La dilatation de l'estomac, la viciation du chimisme stomacal, l'auto-intoxication, l'entéroptose de Glénard sont les effets de la déséquilibration nerveuse et non sa cause. Quant à l'épuisement nerveux, s'il existe dans certains cas, c'est l'excitation qui domine dans d'autres. Le terme neurasthénie, tel qu'il est compris de nos jours, ne vaut rien puisqu'il s'applique à une catégorie de malades et qu'il a le grand inconvénient de laisser les autres dans l'ombre, d'où la nécessité impérieuse de simplifier les choses en étiquetant ces accidents sous le titre de déséquilibration nerveuse, et rappelez-vous que tous les neurasthéniques de la classification actuelle sont des déséquilibrés du système nerveux à forme latente ou chronique, mais menacés de faire un paroxysme aigu.

Nous en avons fini avec la neurasthénie ; occupons-nous de deux autres termes qui ont eu et qui ont une grande vogue : nous voulons parler de l'arthritisme et de l'herpétisme. Le premier ne date pas d'hier; il a été créé par Bazin; il représente un état diathésique accompagné de troubles de la nutrition à déterminations surtout articulaires. Lancereaux, frappé, au contraire, des manifestations cutanées de cette diathèse, a

proposé le nom d'herpétisme, dont les symptômes, dit-il, constituent les anneaux d'une chaîne relevant d'un désordre commun
du système nerveux. C'est, ajoute cet observateur sagace, une
grande névrose vaso-motrice et trophique, héréditaire et
acquise, poursuivant l'individu depuis sa naissance et se terminant par l'artério-sclérose.

Je rejette le terme d'arthritisme qui ne vise qu'un côté de la
question pour me ranger complétement à l'opinion de Lancereaux
qui est le clinicien du siècle passé ayant le mieux vu et le mieux
compris cette chaîne pathologique dont la racine est au
système nerveux et dont les branches multiples se poursuivent
dans toutes les directions. Seulement, au lieu du terme herpétisme proposé par Lancereaux, terme qui ne vise que la localisation cutanée de ce grand trouble morbide, je réclame celui
de déséquilibration du système nerveux, plus explicite, qui
ne préjuge rien et qui, du premier coup, donne la note
anatomique.

Ainsi que nous l'avons fait pour la neurasthénie, voyons
quelles sont les théories invoquées en faveur de l'arthritisme.

Le Dr Sevestre, dans une très jolie clinique intitulée : « Sur
quelques phénomènes morbides de la seconde enfance en
rapport avec une dyspepsie toxique d'origine alimentaire »,
parue dans le *Journal des Praticiens*, le 23 février 1901,
passe en revue toute la série des symptômes susceptibles
d'être observés chez les enfants arthritiques : céphalalgie,
insomnie, cauchemars, palpitations, vomissements, dyspepsie,
constipation, etc.

Je suis complétement d'accord avec l'auteur au sujet de la
description clinique qu'il nous trace. Il ne pouvait en être
autrement : la clinique étant une science d'observation, il en
résulte que nous avons enregistré les mêmes faits chez les
enfants que nous avons étudiés. Je retrouve, en effet, toute
la gamme des accidents que je vous ai appris en passant en
revue les troubles fonctionnels des organes, et qui sont les
stigmates de la déséquilibration du système nerveux. Sauf
quelques petits points de détail, nous sommes également en
parfait accord avec ce maître sur l'hygiène physique et alimentaire qu'il conseille pour ces malades.

Nous différons cependant au point de vue de la pathogénie

invoquée par l'auteur. Je citerai d'abord textuellement le passage suivant :

« Beaucoup de ces enfants sont de souche arthritique, mais je crois qu'il y aurait quelque exagération à dire qu'ils le sont tous, et d'ailleurs, il convient de serrer la question de plus près et de chercher si, même en acceptant cette notion de l'arthritisme, il n'existe pas un fait plus précis et plus direct auquel on puisse rattacher ces accidents. »

Ce fait, d'après M. Sevestre, paraît résider dans l'existence de troubles digestifs : clapotage gastrique, côlon distendu, foie augmenté de volume, constipation alternant avec la diarrhée, langue saburrale, haleine forte, etc., etc. C'est là la théorie du professeur Bouchard : la dilatation de l'estomac et les auto-intoxications. D'ailleurs l'auteur le dit : « Cette explication ne m'est pas personnelle »..

La chaîne morbide se trouverait, d'après M. Sevestre, constituée de la façon suivante :

« Enfant gâté ou peu surveillé, abus d'aliments mal divisés ou trop abondants, dyspepsie, stase, toxines absorbées par le foie qui les détruit d'abord, mais qui ne tarde pas à devenir insuffisant ; alors commence l'intoxication qui se manifeste par de la céphalalgie, des vomissements, de la fatigue générale, etc. Quant aux palpitations, elles sont dues, en partie, à la même cause, mais souvent favorisées par le déplacement du cœur qui se trouve soulevé par l'estomac distendu. »

Qu'il me soit permis de répondre et de faire la critique des faits avancés par M. Sevestre.

1° L'auteur a raison de dire que si beaucoup de ces enfants sont de souche arthritique, tous ne le sont pas. Cela signifie que certains appartiennent à la famille des déséquilibrés du système nerveux où les antécédents héréditaires sont représentés par les troubles de nutrition que nous avons étudiés comme étant les aboutissants de la déséquilibration. Rien d'étonnant que les enfants issus d'une telle graine, grâce à cette prédisposition, ne deviennent très facilement eux-mêmes des déséquilibrés du système nerveux en général (laryngite striduleuse, asthme, convulsions, chorée de Freidreich, incontinence d'urine, etc., etc.), et de l'estomac en particulier, si l'assaut est donné à leur plexus solaire. Quant à ceux qui n'ont pas une hérédité de déséquilibration (ils sont rares), leurs accidents sont acquis ; ils se sont passés de leur hérédité et ont édifié leur base morbide eux-mêmes. Dans les deux cas, les symptômes cliniques sont les mêmes ; les causes sont les mêmes également, avec cette seule différence qu'elles ont peut-être agi plus vite et d'une façon plus durable chez les enfants prédisposés par hérédité ;

2° Quant à l'explication donnée par M. Sevestre, je refuse de l'accepter, pour les raisons que j'ai invoquées précédemment en faisant la critique de la théorie du professeur Bouchard, à savoir : que si les accidents du côté de l'estomac sont fréquents, et même très fréquents, il y a des cas bien étudiés où la clinique ne révèle que de la céphalée, des palpitations, de la fatigue générale et de l'amaigrissement, où tout symptôme apparent ou latent du côté de l'estomac, est absent. Par conséquent, ce n'est ni la dyspepsie ni la dilatation de l'estomac qui sont les coupables : c'est le système nerveux qui est primitivement atteint dans une ou plusieurs sphères, qui réagit localement ou à distance, par sympathie. Que ce plexus solaire soit touché souvent, c'est vrai ; qu'il y ait de la dyspepsie par déséquilibration des fibres motrices ou glandulaires du plexus solaire, c'est exact ; que cet estomac dilaté verse, à certains moments, dans la circulation générale, par les chylifères, et dans le foie, par la circulation porte, des toxines qui peuvent accentuer les troubles, je l'admets ; mais, je le répète, ce sont des phénomènes secondaires qui dépendent exclusivement du système nerveux déséquilibré, représentant un trouble organique qui a succédé à un trouble fonctionnel ;

3° Quant aux palpitations, il est beaucoup plus logique de les expliquer par une excitation réfléchie des filets du pneumogastrique stomacal sur ceux du plexus cardiaque que par l'estomac soulevé et distendu, lequel, je l'affirme, est quelquefois si peu distendu que l'épigastre est flasque, soulevé seulement par les battements de l'aorte abdominale qui témoignent de l'éréthisme nerveux.

M. Comby, à son tour, au Congrès de Pédiatrie de Nantes (septembre 1901), a traité cette question importante : « l'arthritisme chez les enfants », élargissant l'étude qu'il avait faite quelques mois auparavant à la Société Médicale des hôpitaux. Nous en avons parlé déjà en combattant la fièvre arthritique décrite par cet auteur et que nous avons démontré être une fièvre par adénoïdite.

Du rapport de M. Comby, nous ne retiendrons que le chapitre ayant trait à la pathogénie de l'arthritisme et que nous reproduisons textuellement :

« Les troubles décrits plus haut sont d'origine dyscrasique, mais comment se produisent-ils? On pourrait invoquer la dyspepsie qui existe chez beaucoup de ces sujets. Mais les enfants arthritiques ne sont pas tous dyspeptiques et les accidents qu'ils présentent seraient inexplicables sans l'hérédité. L'arthritisme héréditaire, transmissible des parents aux enfants, domine tous ces accidents et en fait des membres de la même famille. Cette notion de l'arthritisme a été acceptée, proclamée par de nombreux médecins français, et acceptée par quelques médecins étrangers.

Comme agent toxique, on a incriminé l'acide urique et les urates, puis les corps alloxuriques (xanthine, hypo et paraxanthine). Le dernier mot n'est pas dit sur cette question de chimie biologique. Mais il nous semble évident que les paroxysmes de la diathèse arthritique que nous avons essayé de dégager, dérivent d'une véritable auto-intoxication dont la formule est à trouver. D'ailleurs, les bons effets de l'hygiène thérapeutique plaident en faveur de cette doctrine ».

A ces lignes, nous répondrons ceci :

1° M. Comby reconnaît que la dyspepsie, si elle est fréquente, n'existe pas chez tous les sujets. Cette affirmation ruine, ainsi que je viens de le démontrer, l'assertion émise par M. Sevestre qui veut que les stigmates de l'arthritisme soient sous la dépendance de la dyspepsie et de la dilatation de l'estomac. Une affirmation pareille, émanée de la part d'un clinicien de la valeur de M. Comby, ne doit laisser aucun doute dans l'esprit.

2° Les accidents qu'ils présentent, dit M. Comby, seraient inexplicables sans l'hérédité. Je pense avoir assez insisté, au cours de ce travail, sur l'importance majeure de l'hérédité comme cause prédisposante de la déséquilibration nerveuse, et je vous ai même cité le cas d'un petit asthmatique de quelques mois dont la déséquilibration nerveuse était due à l'hérédité pure. Si l'hérédité peut, à elle seule, déséquilibrer un système nerveux, combien, *a fortiori*, la déséquilibration se fera voir aussitôt qu'apparaîtront les causes d'excitation que j'ai divisées en causes psychiques, agissant sur la cellule cérébrale, causes physiques, agissant sur la cellule médullaire, et causes alimentaires, agissant sur le plexus solaire ; et je n'ai pas manqué de vous dire qu'avant quinze ans, la déséquilibration primitive du cerveau était rare parce qu'avant cet âge la cellule cérébrale vivait à l'état latent, ne vivant que du présent et ignorant l'avenir. J'ai insisté, d'autre part, sur la déséquilibration primitive du plexus solaire par alimentation mal comprise comme qualité et quantité, ouvrant ainsi la porte aux manifestations à distance, créant la déséquilibration secondaire du cerveau, du cœur, etc.

3° Comme agent toxique, nous dit M. Comby, on a incriminé l'acide urique, les urates, etc. Je vous ai dit ailleurs que la formule urologique des arthritiques n'avait rien de stable et que Maurice de Fleury avait en vain essayé de trouver la formule urologique des neurasthéniques. Les urates, l'acide urique, les phosphates et tout ce que vous pouvez rencontrer dans les urines de vos arthritiques, ne sont pas la cause de l'arthritisme, mais, les effets ; je vous ai dit que la déséquilibration de la nutrition était seule responsable de matériaux en excès, diminués ou nouveaux dans le sang, et qui apparaissaient dans le liquide d'excrétion du sang, c'est-à-dire l'urine. Par conséquent, n'acceptez pas cette pathogénie de l'arthritisme.

4° Il nous semble évident, ajoute M. Comby, que les paroxysmes de la diathèse arthritique dérivent d'une véritable auto-intoxication dont la formule est à trouver. C'est là, vous le voyez, une pure supposition qui ne repose sur aucune donnée et qui est inconnue, puisque l'auteur lui-même admet que cette formule est à trouver. Or, je vous dis que vous ne la trouverez pas, parce qu'elle n'existe pas, du moins en tant que phénomène primitif. Puis, je vous le demande, l'auto-intoxication chez l'enfant, en dehors de la dilatation de l'estomac, est-elle une chose possible si vous songez qu'à cet âge les émonctoires : rein, foie, peau, etc., sont sains et neufs et qu'ils n'ont pas subi les chocs et l'usure de la vie ? Voyez l'adulte et le vieillard qui sont des scléreux, qui portent le poids des ans, dont les cellules nobles du foie et du rein sont plus ou moins étouffées par des bandes fibreuses et par de la dégénérescence granulo-graisseuse ; ces malades, bien qu'ils commettent toutes sortes d'excès qui devraient, en raison même de leur infériorité organique, les prédisposer à l'auto-intoxication, ont-ils des maux de tête, des vomissements, des palpitations, etc. ? Nullement, et, bien au contraire, le mal de tête, comme vous le savez, disparaît, s'atténue avec l'âge, quoiqu'il soit souvent remplacé par un autre phénomène de déséquilibration.

Non, ces enfants ne subissent pas ces paroxysmes par suite d'une auto-intoxication, mais par suite de l'excitation directe communiquée par les ingesta de toutes sortes : vin, café, alimentation carnée, etc... Ces excitants déséquilibrent la cellule du plexus solaire, l'irritent par action directe, et ce plexus solaire proteste ou ne proteste pas, cela dépend de la qualité du plexus de chacun, de son hérédité, de ses antécédents acquis, et si la déséquilibration est créée, elle est latente, chronique ou paroxystique.

5° D'ailleurs, conclut M. Comby, les bons effets de l'hygiène thérapeutique plaident en faveur de la doctrine de l'auto-intoxication que je viens de démontrer, car, en réglant l'hygiène, vous supprimez toutes les causes d'excitation qui sont susceptibles d'agir directement sur les filets nerveux sensitifs de l'estomac et, par leur intermédiaire, sur le plexus solaire et, par irradiation, sur les centres supérieurs. L'hygiène alimentaire préconisée par M. Comby est précisément celle que je vous indiquerai, mais là ou le maître vise l'auto-intoxication, moi, je vise l'excitation du plexus solaire. Comment voulez-vous que les nerfs glandulaires ne protestent pas et ne soient pas déséquilibrés chez ces petits malades qui mangent, pour ainsi dire, à toute heure du jour ? Non seulement la sécrétion du suc gastrique est viciée comme quantité, mais comme qualité ; le muscle de l'estomac n'a-t-il pas le droit de refuser le service et peut-il brasser, à toute heure, des aliments, sans que son filet moteur ne soit déséquilibré? Les nerfs sensitifs peuvent-ils éveiller, par action réflexe, la sécrétion gastrique, lorsque les repas sont pris, chaque jour, à des heures irrégulières ? Le suc gastrique peut-il rendre assimilables tous les aliments grossiers, indigestes, mal divisés par les dents, qui sont soumis à son contact? Par conséquent, en dehors de toute auto-intoxication, toute atteinte portée aux filets sensitifs, moteurs et glandulaires de l'estomac, par une hygiène mal comprise, suffit pour déséquilibrer la cellule du plexus solaire d'où émanent les filets qui se portent à l'estomac ; déséquilibration, je le répète encore, d'autant plus facile si le petit malade appartient à la grande famille des déséquilibrés ; déséquilibration toute locale, atteignant une ou plusieurs des fonctions de l'estomac (motilité, sensibilité, sécrétion), s'irradiant ou non à un ou plusieurs autres plexus ou aux centres supérieurs : cellule cérébrale ou médullaire. Si l'ordre n'est pas rétabli, le muscle stomacal peut être forcé, les glandes de l'estomac peuvent être au-dessous de leur tâche ; le foie, agent destructeur des poisons de toutes sortes, peut refuser le service ; le malade entre dans une nouvelle phase, celle de l'auto-intoxication ; il y a rétention dans le sang de produits mal détruits, pas éliminés, et ces poisons viennent, à leur tour, impressionner les cellules nerveuses, accentuant, corsant ainsi la déséquilibration.

Je me résume en posant les lois suivantes :

1° Tous les déséquilibrés du système nerveux ne sont pas des arthritiques, des neurasthéniques, des herpétiques, des ralentis de la nutrition et des entéroptosés ;

- 2° Tous les arthritiques de Bazin sont des déséquilibrés du système nerveux ;

3° Tous les herpétiques de Lancereaux sont des déséquilibrés du système nerveux ;

4° Tous les neurasthéniques de Beard sont des déséquilibrés du système nerveux ;

5° Tous les dilatés du professeur Bouchard sont des déséquilibrés du système nerveux ;

6° Tous les dyspeptiques du professeur Hayem sont des déséquilibrés du système nerveux ;

7° Tous les entéroptosés de Glénard, de Lyon, sont des déséquilibrés du système nerveux.

Je ne suis pas le premier à demander cette centralisation. Vigoureux, déjà, avait admis que tous les neurasthéniques sont des arthritiques, l'arthritisme étant la cause prédisposante nécessaire. Chez ces malades, cet auteur a toujours trouvé de l'hyperacidité urinaire, dyscrasie acide qu'il rapproche de l'arthritisme de Bazin. Huchard a insisté sur les rapports de la neurasthénie et de l'arthritisme ; la neurasthénie est, pour ce maître, une névrose d'origine arthritique, reconnaissant comme cause prédisposante héréditaire la goutte et le rhumatisme.

Pour nous, la déséquilibration du système nerveux a son point de départ dans une cellule nerveuse quelconque de l'organisme. Cette déséquilibration est rendue possible parce que cette cellule elle-même a été engendrée par des générateurs dont le système nerveux était déséquilibré. Cette cellule nerveuse de qualité inférieure, dès la naissance devra résister à toutes les causes d'excitation susceptibles de l'atteindre, causes d'excitation variables suivant l'âge du malade, mais se faisant sentir dès sa naissance. Ces causes d'excitation, nous les avons admises être de nature psychique, physique, alimentaire ou infectieuse.

La cellule cérébrale, médullaire, ou celle du plexus solaire, irritée, troublée, déséquilibrée, en un mot, traduira ou non son irritation suivant la durée et l'intensité de la cause agissante. La cellule irritée protestera par des phénomènes spéciaux qui constituent les stigmates de la déséquilibration. Toute excitation cellulaire, par suite des communications de tout le système nerveux, est susceptible de troubler une sphère nerveuse éloignée, donnant naissance ainsi à des complexus cliniques multiples et variés. Mathieu dit que « les actions réflexes sont de bonne composition et qu'avec un peu d'habileté, on en fait tout ce qu'on veut ». Soit, je l'accepte, mais, ajoute-t-il : « d'autre part, elles existent sans aucun doute, et, sans aucun doute encore, elles ont une réelle importance. »

J'enregistre cet aveu du maître et je lui demande, s'il refuse d'accepter ma manière de voir, de me donner une explication satisfaisante des faits cliniques que j'ai passés en revue au cours de cet ouvrage, et de me fournir une théorie qui soit inattaquable.

La déséquilibration du système nerveux, telle que je la conçois, repose sur une donnée anatomique : celle des cordons nerveux se portant dans tous les sens, mettant en communication les différentes parties du corps les unes avec les autres ; sur une donnée physiologique : celle des réactions nerveuses à distance : la frayeur, l'émotion, etc., produisant les palpitations ou le vomissement ; sur une donnée expérimentale ; celle de la persistance des impressions nerveuses et de leurs propriétés de se réveiller à un moment et de se transmettre à distance ; sur une donnée clinique, car, elle seule permet de répondre à toutes les exigences de la pratique, et, seule donne satisfaction à l'esprit en permettant de mettre au jour son hérédité, ses causes, ses formes, etc. Enfin, ce qui est plus consolant, c'est que la déséquilibration nerveuse, malgré ses causes et les désordres multiples qu'elle tient sous sa dépendance, est susceptible de guérir ; la thérapeutique est toute puissante contre cet état : c'est ce qu'il me reste à développer.

QUATRIÈME PARTIE

CHAPITRE XXIV

TRAITEMENT

I

HYGIÈNE PRÉVENTIVE DE LA DÉSÉQUILIBRATION DU SYSTÈME NERVEUX

SOMMAIRE. — Le traitement de la déséquilibration du système nerveux est préventif, curatif ou palliatif. — L'hygiène préventive varie suivant l'âge du sujet. — L'individu qui ne suit aucune hygiène et qui n'est pas un déséquilibré du système nerveux est une exception.

La déséquilibration du système nerveux, ainsi que nous l'avons démontré, est susceptible de se faire voir dès la naissance du sujet ; elle évolue d'une façon latente, chronique ou paroxystique, à l'état de simple trouble fonctionnel, préparant, en quelque sorte, les troubles organiques qui sont la cause directe de la mort du malade à un âge souvent peu avancé.

Le problème thérapeutique que nous avons à résoudre consiste à prévenir la déséquilibration du système nerveux en écartant toutes les causes provocatrices et en atténuant, en corrigeant l'hérédité qui est, je le répète, une cause prédisposante puissante : c'est là le traitement préventif de la déséquilibration.

Par ignorance, par imprudence ou pour toute autre cause, la déséquilibration a atteint un ou plusieurs centres ; il s'agit alors de ramener le système nerveux au calme ; il s'agit de faire retrouver au malade l'équilibre qu'il a perdu : c'est le traitement curatif de la déséquilibration. Le malade, une fois guéri, devra, plus que jamais, suivre le traitement préventif, car, loin d'avoir été immunisé par une première atteinte, il devient très vulnérable et rechutera infailliblement à la moindre cause occasionnelle, et vous savez si elles sont nombreuses !

Enfin, lorsque les troubles organiques auront succédé aux troubles fonctionnels et que des lésions irrémédiables se seront produites dans les organes, atteignant leurs cellules nobles, votre rôle sera plus effacé et il vous faudra alors pallier les méfaits ultimes de la déséquilibration qui précèdent de peu la mort : c'est là le traitement palliatif.

Le problème, comme vous le voyez, est vaste, mais il vaut la peine d'être résolu. C'est dans la première phase surtout que vous pouvez beaucoup, si vous savez ce qu'il faut faire et si vous avez assez de fermeté et de conviction pour convaincre ceux qui se confieront à vous. J'espère vous démontrer la toute puissance de l'hygiène comme moyen de défense vis-à-vis des maladies.

Dans le chapitre « Évolution de la déséquilibration aux différents âges », nous avons passé en revue les différents désordres capables d'atteindre le bébé, l'enfant, l'adolescent et l'adulte; ici encore, il nous faut procéder avec méthode et vous montrer comment l'homme, depuis sa naissance jusqu'à sa mort, doit vivre s'il veut respecter ses centres nerveux; comment il doit vivre, s'il veut être heureux et content, à l'abri de toutes les misères; comment enfin il doit vivre s'il veut retarder le plus possible l'échéance fatale : la mort.

Beaucoup d'entre vous, en me lisant, trouveront que je suis exagéré, car ils pourraient citer tel bébé qui a été élevé d'une façon contraire à celle que je préconise et qui s'est toujours bien porté, tel adulte qui a vécu contrairement à toutes les lois que je poserai et dont la santé a toujours été excellente. À cela, il me suffira de répondre que nous ne sommes pas égaux vis-à-vis des causes provocatrices de la déséquilibration et que notre hérédité nous protège souvent lorsqu'elle est bonne. D'autre part, me citer l'exemple d'un homme de vingt-cinq ans qui a vécu contrairement à toutes les lois de l'hygiène et qui n'est pas un déséquilibré ne prouve rien, car vous ne savez pas s'il ne le sera pas à trente-cinq ans et si à cinquante ans, il ne sera pas mort. Enfin, vous pourrez me citer des gens qui ont vécu quatre-vingts ans sans se soucier de suivre une hygiène quelconque et qui ont eu une verte vieillesse; je vous répondrai alors que c'est une grande exception et que ce vieillard n'a qu'à remercier ses père et mère qui lui ont légué une cellule nerveuse à toute épreuve, mais à cette exception, je pourrais opposer un grand nombre de faits qui viennent confirmer mes assertions, des malades que la mort a surpris à cinquante ans parce qu'ils l'ont voulu. Ne savez-vous pas que dans certaines familles on vit vieux, très vieux? Le grand-père semble fait d'un bon bois ; son système nerveux, comme tous les organes qu'il commande, sont de bonne qualité, et il léguera à ses descendants ces mêmes qualités vitales; dans d'autres familles, au contraire, on s'égrène de bonne heure : tel grand-père est mort à soixante ans, le fils meurt à cinquante, et le petit-fils, à quarante-cinq.

Bâtissez une maison avec du bois éprouvé : elle résistera aux cyclones et à toutes les intempéries des saisons; le temps, l'usure seule en amènera la destruction; si votre bois est de mauvaise qualité, il vous faudra faire des réparations à brève échéance, et les insectes ne tarderont pas à y élire domicile. C'est là l'histoire de la longévité humaine : tout dépend de la qualité première, mais, comme vous n'êtes jamais sûr de votre qualité, tâchez, au moins, d'écarter les causes qui pourraient l'amoindrir durant le cours de votre existence. Il y a, je le sais, des causes que j'appellerai inévitables, mais elles agiront d'autant moins que votre système nerveux sera moins excitable, si vous avez su diminuer ou annihiler les causes évitables de déséquilibration, et ces dernières sont de beaucoup les plus nombreuses.

Je n'ai pas la prétention de convertir tous ceux qui me liront; il y aura toujours les incrédules, les sceptiques qui croiront faire un trait d'esprit en me traitant moi-même de déséquilibré; à ceux-là, je n'ai rien à répondre, bien que ce soit le cas de leur répéter cette phrase célèbre : « la critique est aisée », et puis j'avoue que leur incrédulité est un mal pour un bien, attendu que si les principes que j'établirai étaient suivis à la lettre par tous, le rôle de médecin serait vraiment trop effacé. D'autres reconnaîtront la justesse de mes observations, mais préféreront la vie courte et bonne et donneront comme excuse qu'ils ne peuvent dompter leurs passions; ceux-là sont à plaindre, car l'homme véritablement fort doit se conduire et ne pas se laisser mener par son système nerveux.

Quoi qu'il en soit, si vous devez faire des excès, faites-en lorsque vous aurez atteint l'âge de raison ; agissez en connaissance de cause, mais, de grâce, aussi longtemps que vous aurez quelque influence sur vos enfants, écartez de leur route toute cause d'excitation ; fortifiez la place de telle façon qu'elle soit apte à supporter les chocs de la jeunesse où il faut compter moins sur la raison qu'avec les emportements. Il faut que jeunesse se passe, soit ; mais si la place a été fortifiée, elle saura résister à ce choc inévitable de cette décade comprise entre vingt et trente ans, et alors il sera plus facile à l'homme rangé et marié, à certains du moins, de revenir au sentier trop peu battu de la raison.

II

LE BÉBÉ.

Sommaire. — L'hygiène doit viser surtout le plexus solaire, seul responsable de la déséquilibration nerveuse chez le bébé. — L'allaitement maternel. — L'allaitement mixte. — Lait de vache, coupage et nombre de prises. — Jusqu'à neuf mois, le lait doit constituer l'unique nourriture du bébé. — Régularité dans l'heure des tétées. — Après neuf mois, une ou deux bouillies sont autorisées. — Régime alimentaire du bébé à partir de quinze mois jusqu'à deux ans. — Aliments utiles et nocifs. — Sommeil. — Vêtements. — Bains. — Les maladies infectieuses guérissent d'elles-mêmes chez le bébé. — Usage très restreint des médicaments.

Chez le bébé, entre sa naissance et l'âge de deux ans, les causes de déséquilibration du côté de la moelle et de la cellule cérébrale ne sont pas en cause ; toute votre attention consiste à sauvegarder son plexus solaire et à le mettre à l'abri de toute excitation de cause alimentaire ; vous y arriverez facilement et sûrement en lui donnant une nourriture saine, proportionnée à son petit estomac.

Il n'y a pas d'hésitation : toute femme, toute mère digne de ce nom, peut et doit nourrir son enfant, sauf certaines exceptions et certaines contre-indications qui doivent être posées par le médecin.

Vers deux ou trois mois, si la mère est fatiguée ou en raison de certaines exigences mondaines, elle peut se faire aider par du lait de vache bouilli ou stérilisé. Jusqu'à six mois, alimentation mixte, lait maternel et lait de vache, ce dernier stérilisé et coupé dans la proportion de deux de lait pour une d'eau. A partir de six mois seulement, lait de vache pur.

Jusqu'à neuf mois révolus, sous aucun prétexte, entendez-vous, vous ne donnerez autre chose que du lait à vos enfants. Afin de ne pas nous égarer dans des détails inutiles, je m'abstiendrai de vous énumérer tout ce qu'il convient de ne pas donner à vos enfants; je me contente de poser des bases qui doivent être pour vous des axiomes. Ne prêtez pas l'oreille aux propos des commères du voisinage; quelque paradoxales que puissent vous paraître certaines idées qui heurtent les vôtres, acceptez-les sans discussion; faites seulement ce que je vous dis, et je vous donne l'assurance formelle que vous n'aurez pas à le regretter.

Donc, avant neuf mois, du lait et rien que du lait; mais il ne suffit pas de donner à votre enfant du lait de bonne qualité, bien coupé, dans des biberons propres ou dans des flacons portés à la stérilisation; il faut aussi penser à la quantité, et vous ne devez jamais oublier que l'enfant a plus de chance d'être déséquilibré par quantité exagérée que par qualité défectueuse.

Il faut de la régularité dans l'heure des tétées : toutes les deux heures le jour, une ou deux fois la nuit; si vous donnez du lait de vache, ce sera toutes les trois heures, de cinq heures du matin à sept heures du soir; jamais de lait la nuit; il vous faut répartir la quantité totale de la nourriture qui doit varier, suivant l'âge de l'enfant, de façon qu'il prenne sa ration entre cinq heures et sept heures du soir; pendant la nuit, l'enfant doit laisser son estomac au repos. Ne vous récriez pas; c'est la chose la plus facile; il s'agit de régler votre bébé et de ne pas le laisser pendu au sein toute la nuit sous prétexte qu'il crie; le cri de l'enfant n'indique pas·qu'il a faim et vous êtes une mauvaise mère si, pour le consoler, vous détraquez son système nerveux.

C'est donc bien entendu : bonne qualité, quantité modérée et prises bien espacées : ne suralimentez pas vos enfants et rappelez-vous que sur cent enfants qui meurent en bas âge ou qui sont déséquilibrés de l'estomac, les cent sont morts parce qu'ils ont été gavés; pas un seul ne meurt ou ne doit ses misères à l'inanition.

A partir de neuf mois, les glandes salivaires se sont

perfectionnées ; vous autoriserez, le matin et l'après-midi, une petite bouillie à la phosphatine ou une petite panade, de façon que l'enfant prenne deux bouillies et trois prises de lait de 175 à 200 grammes. Il sera, de plus, autorisé à s'amuser avec un petit croûton de pain. La dernière ration aura lieu à sept heures, et l'enfant dormira jusqu'à cinq heures du matin. Je vous le répète, avec un peu de patience vous obtiendrez facilement que votre enfant ne prenne rien la nuit ; il le faut, et pour son bien-être et pour votre repos.

A quinze mois, vous ajouterez à l'alimentation un œuf avec un peu de pain, des crèmes légères et une soupe grasse que vous substituerez à la phosphatine ; enfin vous sèvrerez votre enfant vers seize ou dix-huit mois, et, jusqu'à ce qu'il atteigne deux ans, vous le nourrirez de la façon suivante :

Au réveil, tasse de phosphatine avec un morceau de pain sec.

A dix heures et demie, une bonne assiettée de biscuit pilé au lait ou toute autre soupe au lait.

A trois heures, tasse de lait pur, 200 à 250 grammes, avec du pain.

A sept heures, un œuf, une tasse de phosphatine et du pain.

Surtout, que votre enfant ne prenne rien entre ses repas ; faites la loi à cet égard ; sachez imposer votre volonté aux grand'mères et aux tantes, en leur faisant comprendre que l'enfant n'est pas une machine à manger des sucreries du matin au soir ; c'est un devoir impérieux qui vous incombe pour la santé actuelle et future de vos enfants.

Vous voyez, par conséquent, que, jusqu'à deux ans, il faut non seulement de la régularité dans l'heure des repas, mais il faut surtout à vos enfants une alimentation spéciale dont le lait forme la base jusqu'à neuf mois. Plus tard et jusqu'à deux ans, vous y ajouterez des œufs, du pain, de la phosphatine, de la farine lactée, de la farine d'avoine, des biscuits secs, un peu de purée de pommes de terre, et c'est tout. Mais jusqu'à l'âge de deux ans, qu'il ne soit pas question de viande, de légumes verts, ni surtout de vin, de thé et de café. Sachez qu'en donnant un de ces liquides à votre bébé, vous agissez en criminelle, en empoisonneuse, et surtout après lecture de ces lignes, vous n'aurez même plus l'ignorance pour excuse.

A part cette question alimentaire qui est la base de l'hygiène du bébé jusqu'à l'âge de deux ans, il vous reste peu à faire pour vous approcher de l'idéal.

Veillez à ce que l'enfant dorme dans la journée et, jusqu'à dix-huit mois, l'avant-midi également ; il faut du sommeil, beaucoup de sommeil au jeune enfant ; respectez toujours l'enfant qui dort et ne le réveillez sous aucun prétexte pour l'alimenter, et encore moins pour lui donner un médicament.

Couvrez bien vos enfants, car ces petits êtres supportent mal le froid, mais ne les calfeutrez pas et ne les enfouissez pas sous d'épaisses couvertures de laine et des paletots ouatés : c'est la vraie façon de les faire vivre avec un rhume perpétuel. Envoyez-les tous les jours à l'air ; il faut du soleil à ces jeunes plantes pour leur donner des couleurs et du ton. L'air, le sommeil et une bonne alimentation bien réglée sont les meilleurs toniques.

Un bain tiède donné chaque jour, de préférence l'après-midi, préparera à l'enfant une bonne nuit, assurera la propreté de la peau et préviendra toutes les maladies cutanées qui sont dues, le plus souvent, à de la saleté et à des parasites, et non, comme le pensent certaines mères, aux feux de dentition ou aux humeurs.

Grâce à la bonne exécution des moyens précédents, bien simples, vous aurez des bébés gros et joufflus, appétissants, aux chairs roses et fermes, qui feront votre joie et qu'envieront les mères dont les rejetons sont pâles, maigres, squelettiques, voués à toutes les misères de la première enfance, victimes de l'ignorance et de l'imprudence de leurs parents. Les vôtres feront leurs dents sans vous donner la moindre inquiétude, sauf certains petits troubles locaux sans importance ; ils n'auront ni convulsions, ni diarrhée, ni vomissements ; la fièvre de dentition vous sera inconnue ainsi que l'athrepsie et le rachitisme.

Si votre bébé contracte, durant cette période, une maladie contagieuse quelconque : influenza, rougeole, etc., elle évoluera sur un terrain solide, non usé par une hygiène défectueuse ; l'enfant guérira vite et complètement avec quelques petits moyens simples que vous indiquera votre médecin. Qu'il me soit permis de mettre en garde nos jeunes confrères contre l'abus des médicaments chez les tout jeunes enfants ; adressez-vous à l'hygiène qui seule convient à ces petits estomacs qui ne sont pas aptes à supporter toutes les mixtures dont vous connaissez la composition ; modérez votre zèle et rappelez-vous qu'en médecine infantile, la valeur du médecin est en raison inverse des médicaments prescrits. C'est surtout en matière de médecine infantile que l'on pourrait dire, comme Tissot : « On peut se montrer grand praticien sans ordonner de médicaments ; le meilleur remède est souvent de n'en prescrire aucun. »

Si vous suivez fidèlement les règles d'hygiène que je viens de vous tracer, non seulement vous aurez la satisfaction immense d'avoir fait traverser sans encombre à votre enfant cette période de la dentition, si critique pour beaucoup, mais, de plus, vous l'aurez préparé à entrer dans cette deuxième phase qui va s'étendre jusqu'à l'âge de dix ans, pendant laquelle son petit système nerveux aura à subir le choc de certaines causes de déséquilibration inévitables ; ces causes toutefois auront peu ou pas d'effet, grâce à vos soins intelligents et dévoués.

III

L'ENFANT.

SOMMAIRE. — Le plexus solaire demande, à cet âge, à être respecté. — L'alimentation de l'enfant doit être uniforme. — Deux collations et deux principaux repas. — Composition des repas. — Quantité et qualité. — Le thé, le café et l'alcool représentent des poisons pour l'enfant. — La viande ne doit pas figurer au repas du soir. — L'enfant ne doit rien prendre entre ses repas. — Importance de manger lentement et de bien mastiquer. — L'entretien des dents.
Les boissons. — Le lait et l'eau sont les seules autorisées. — Importance de qualité et de la quantité.
Hygiène de la cellule médullaire. — Tous les sports sont autorisés, pourvu qu'il n'y ait pas de surmenage.
La cellule cérébrale de l'enfant réclame toute la sollicitude des parents. — Les histoires de revenants et les contes fantastiques. — L'instruction. — L'âge auquel on doit envoyer l'enfant au collège. — L'éducation morale. — Le sommeil. — L'hygiène du corps. — L'eau froide agit comme stimulant et comme tonique. — L'eau tiède convient aux tempéraments nerveux. — Importance de la vie au grand air. — La cure marine ou celle des hauts plateaux doit s'inspirer du tempérament de l'enfant. — L'hygiène la mieux entendue donne parfois un résultat négatif. — La cause réside souvent dans le naso-pharynx. — L'ablation des végétations adénoïdes doit précéder la mise en œuvre des règles d'hygiène précédemment étudiées.

Pendant cette période qui va s'écouler de l'âge de deux ans à celui de douze ans, les parents sont encore tout-puissants au point de vue de la conservation et du ménagement du système nerveux de leurs enfants. Toutes les causes susceptibles de les atteindre sont évitables, mais hélas! le plus souvent par ignorance, par apathie ou par sollicitude maternelle exagérée, tout est fait pour laisser les centres nerveux désarmés contre les causes multiples qui les assaillent.

De deux à douze ans, l'enfant devient un déséquilibré du système nerveux par son plexus solaire, c'est-à-dire par son estomac; aussi est-ce l'hygiène alimentaire qui doit le plus vous préoccuper comme qualité et quantité.

Que l'enfant, jusqu'à l'âge de six à sept ans, ne mange pas à la même table que vous; ne devant pas avoir les mêmes aliments, il est inutile que vous le tentiez par la vue de certains mets dont il doit ignorer l'existence. Afin qu'il ne se dégoûte pas de ce qu'il doit manger, l'enfant prendra donc ses repas avant ses parents, et, autant que possible, on ne variera pas trop son alimentation; à cet âge, elle doit être assez uniforme.

Votre enfant mangera toujours avec appétit, si vous réglez ses repas de façon qu'il prenne deux légères collations et deux principaux repas.

Au réveil, une tasse de lait, ou de phosphatine, ou de chocolat, avec un biscuit sec ou du pain et du beurre.

Vers dix ou onze heures, le déjeuner, qui se composera, vers trois ans, d'un plat de viande ou de poisson avec une quantité double de légumes d'une digestion facile, dont le type le plus nutritif est représenté par les féculents (lentilles, pois, haricots), préparés en purée passée au tamis, afin de les rendre plus assimilables. Vous ne devez pas non plus négliger les légumes verts, à la condition qu'ils soient bien cuits. Un dessert; pain à discrétion.

A trois heures, l'enfant prendra une tasse de lait. S'il appartient à une famille qui a horreur du lait, vous lui donnerez du pain et du beurre ou de la confiture; mais, sous prétexte que votre enfant n'aime pas le lait, vous ne devez pas lui donner du thé ou du café au lait. Le thé et le café représentent des poisons pour les jeunes enfants; leur système nerveux est trop excitable et trop fragile pour accepter, quotidiennement, l'éréthisme produit par ces substances énervantes.

Enfin, au dîner, vous donnerez une bonne soupe grasse ou au

lait, un ou deux œufs, des légumes et du dessert ; mais en vous rappelant toutefois que ce repas doit être moins copieux que celui du matin, afin qu'il soit d'une digestion facile. Vous ne donnerez jamais de viande à vos enfants à leur dîner ; la viande ne devra figurer qu'au repas de midi seulement.

De deux à douze ans, l'alimentation de vos enfants doit être aussi simple que possible et très substantielle, et vous ne devez pas vous écarter du lait, du laitage sous toutes ses formes, des œufs, des légumes verts bien cuits, des salades cuites, des féculents, autant que possible sous forme de purées, du riz, des pâtes alimentaires, du pain à discrétion, des soupes, des crèmes, des fruits bien mûrs ou en compotes. La viande, comme le poisson, je le répète à dessein, ne doit être donnée qu'une fois par jour, modérément, cuite simplement, sans sauce trop grasse et trop riche.

Il y a là plus qu'il n'en faut pour satisfaire les plus difficiles, à la condition que l'enfant arrive à table ayant faim (pour cela vous devrez exercer la surveillance la plus active afin qu'il ne mange pas une heure avant son repas un gâteau, un fruit), et à la condition qu'il ne sache pas ce que vous mangez ; car, par esprit d'imitation, il voudra faire comme vous et refusera ce qui lui est destiné.

Vous devez veiller à ce que vos enfants mangent posément, lentement et mastiquent bien ; aucun estomac ne peut résister, et la dyspepsie est proche si l'enfant avale gloutonnement des morceaux insuffisamment divisés et mal imbibés de salive. La mastication est donc chose importante, et vos enfants ne mastiqueront bien que s'ils ont de bonnes dents.

Je vous engage à veiller d'une façon particulière au bon entretien de la bouche de vos enfants. Non seulement les dents constituent une parure de premier ordre, surtout pour la femme, mais, avant de songer à l'agréable, pensez à l'utile, et soyez certain que nombre d'individus sont devenus des déséquilibrés de l'estomac par ce seul fait qu'ils avaient des dents de mauvaise qualité. Vous obvierez à cela en conduisant vos enfants une ou deux fois par an chez votre dentiste, afin que toute carie ne dépasse pas le premier degré et ne transforme pas la bouche de ces petits êtres en cloaques infects avec cavernes purulentes, ce qui est sale d'abord, qui empoisonne leur haleine, et de plus est mauvais pour leur santé ; car il y a toujours absorption de ces produits septiques. Enfin, vous veillerez à ce que les dents soient brossées le matin et surtout le soir, et cela pour les raisons que je vous ai données ailleurs. Il y a deux choses que les enfants ne lavent jamais : leurs dents et leurs pieds. Avec un peu de patience, vous arriverez à obtenir ce résultat qui est capital ; il y aura souvent des scènes de larmes, mais ne cédez pas, et assistez vous-même à ce brossage qui doit être tout mécanique : une brosse et de la bonne eau pure suffisent.

Au point de vue des boissons, deux seuls liquides doivent être autorisés aux enfants : le lait et l'eau. Voilà au point de vue de la qualité ; c'est-à-dire que nous proscrivons absolument le thé, le café, tout vin et toute liqueur alcoolique. Nous n'avons pas à entrer dans la discussion des faits qui militent en faveur de la proscription de l'alcool ; croyez si vous le voulez et ne soyez pas hanté par le spectre de l'anémie. Non seulement votre enfant en ne buvant ni vin ni porto ne sera pas anémié, mais je vous assure qu'il échappera à toutes les misères de son âge ; il sera robuste et coloré, justement parce qu'il ne boira pas de vin. Je sais que je me heurte ici à un préjugé enraciné et que je vais révolter beaucoup de bons esprits ; nombre de mes lecteurs répéteront cette phrase qui a si souvent sonné à mes oreilles : « Docteur, je ne suis pas médecin, mais je suis persuadé qu'il faut du vin pour la constitution de mon enfant. » Que vous dirai-je ? Il est difficile de convertir certains esprits qui se croient plus forts que ceux qui se sont occupés d'une question et dont l'opinion motivée est le fruit de leurs lectures, de leurs méditations et de leur expérience. Faites comme il vous plaira ; je parle pour les sages, pour ceux qui veulent être guidés et qui ont le souci du bien-être de leurs enfants ; à ceux-là, je le dis sans arrière-pensée et avec une conviction sincère et profonde, pas d'alcool sous aucune forme, et j'accepte la responsabilité de tout ce qui pourrait s'ensuivre.

Ne croyez pas que la qualité soit tout et que la quantité soit chose négligeable ; l'enfant deviendra aussi facilement un déséquilibré de l'estomac si vous lui permettez d'avaler à chaque repas de grands verres d'eau ; il lavera ainsi, il diluera dans de telles proportions son suc gastrique que les fonctions de cet organe seront troublées et viciées, et la voie sera ouverte à certains phénomènes morbides. Souvent, bien souvent, il arrive que l'enfant, immédiatement avant le repas, soit engagé dans une partie de jeux et de courses; il arrive à table ruisselant, palpitant, la gorge sèche; il se précipite sur la carafe et boit d'un trait un ou deux verres d'eau et de vin, après quoi, il vous déclare qu'il ne mangera pas, qu'il n'a pas faim. La mère se désole du manque d'appétit de son chérubin auquel on donne du dessert; trois heures après, l'enfant vient dire qu'il a faim et réclame à manger; la maman se croirait une criminelle si elle refusait un morceau de pain ou de la viande froide qui est absorbée gloutonnement entre deux jeux.

Excusez ces détails; ils vous font voir que même les choses permises deviennent nuisibles si vous sortez de certaines règles. C'est la connaissance approfondie de ces petits faits, de ces petites causes, qui vous permettra sûrement de prévenir de graves effets.

Je pense vous en avoir assez dit au sujet de l'hygiène alimentaire de vos enfants pour que vous puissiez trouver, dans les lignes qui précèdent, un fil, un guide sûr qui vous permettra de les élever en respectant toutes les lois qui ne peuvent être transgressées sous peine d'accidents.

Du côté de la cellule médullaire, il vous faut veiller à ce que la limite physiologique de ce centre ne soit pas atteinte ni surtout dépassée. La cellule médullaire, je vous l'ai souvent dit, a une certaine provision d'énergie qu'elle met à la disposition des muscles qu'elle commande; elle se régénère chaque jour pendant le sommeil et elle est toujours prête à vous donner tout ce qu'elle possède, et souvent plus qu'elle ne peut, mais elle ne tardera pas à vous faire entendre son cri de révolte.

L'enfant a besoin de courir et de se donner du mouvement pour se développer, mais veillez à ce que les jeux n'aient pas une durée trop longue; ne faites pas faire à vos enfants des marches forcées; veillez à ce que les sports n'épuisent pas leurs réserves cellulaires. Le tennis, la bicyclette à l'âge de dix ou douze ans, peuvent être autorisés, mais en proportion avec l'âge et les forces de l'enfant. Il ne faut pas que le surmenage intervienne, car alors la déséquilibration est proche et, surtout, le terrain est amoindri, favorisant ainsi le développement de toutes les maladies infectieuses.

C'est la cellule cérébrale, en raison de ses qualités spéciales, qui demande la plus grande sollicitude. Ici encore, rappelez-vous que cette cellule est en pleine période de développement,

qu'elle possède une limite restreinte, variable suivant l'hérédité de chacun, une capacité de travail facilement atteinte et
dépassée, et, avant de lui demander aucun effort, attendez
qu'elle soit apte à répondre à l'excitation physiologique.

Il vous faut veiller à ce que les bonnes de vos enfants ne
faussent pas ces jeunes intelligences avec des contes fantastiques de revenants ou autres du même genre ; n'effrayez jamais
ces petits êtres ; ne les brutalisez pas, ce qui les rendrait
peureux, craintifs et les exposerait à du sommeil agité,
entrecoupé de cauchemars et de terreurs nocturnes.

Pas trop de gravures et d'images pour ces petits cerveaux à
peine éclos ; ce serait trop de désordre dans ces cellules qui
reçoivent tant d'impressions qu'elles ne peuvent les caser. Il faut
meubler ces petits cerveaux, mais avec ménagement et du
temps. Ne faites pas comme un de mes clients qui a un fils de
dix ans vraiment intelligent; le père, tout fier de sa progéni-
ture dont les aptitudes précoces le flattent, lui fait chaque soir,
à sa rentrée du travail, des théories sur les étoiles, à faire pâlir
un astronome de trente ans. L'enfant est déjà, par hérédité,
un déséquilibré; il a déjà des maux de tête, un mauvais
sommeil ; il est maigre et irritable; le père croit qu'à vingt ans,
il sera un génie; je vous dis, dès maintenant, qu'il sera un
crétin. On ne bâtit pas un château en deux jours ; il faut du
temps pour faire bien, « slowly but surely » : rappelez-vous
cela si vous voulez que vos enfants soient des hommes un
jour.

C'est une erreur de croire qu'en entassant dans la cellule
cérébrale d'un enfant de six ans des mathématiques et des
classiques, vous en ferez un grand homme. A l'âge de dix ans,
l'enfant apprendra en trois mois ce qu'il aurait mis un an
à digérer à six ans : c'est vous dire que je suis ennemi du
système actuel qui consiste à envoyer les enfants au collège à
cinq et six ans. Je vous conseille de les garder chez vous, de
les instruire avec ménagement en leur donnant juste de quoi
les intéresser et les occuper, et à sept ou huit ans, ils pourront
aborder avec plus de fruit la filière scolaire. Ah ! me répondrez-
vous, mais si mon enfant ne suit pas le programme des études,
il sera distancé et n'obtiendra ni médailles ni bourses. Je vous
dirai seulement que vous ne devez pas entraîner un enfant en vue
d'en faire un lauréat; il faut le préparer en vue de ce qu'il doit être

à vingt ans. Il vous faut en faire un homme, mais non un surmené, un arthritique de l'école actuelle, un déséquilibré, en un mot, qui pourra vous donner quelque satisfaction à quinze ans, mais qui sera un raté à vingt ans, sujet à des migraines, à de la dyspepsie, et bien préparé à se laisser amoindrir par toutes les causes d'excitation qui le guettent au seuil de ses vingt ans. Que d'exemples ne pourrais-je vous citer! Mais la place me manque et ce serait trop m'éloigner de mon sujet. Vous du moins qui avez le devoir d'élever vos enfants, mettez tout en œuvre pour ménager leur système nerveux, et leurs cellules cérébrales répondront, au moment voulu, à l'effort qu'ils réclameront d'elles. Ne faites pas de vos enfants des savants avant l'heure.

Vous pouvez beaucoup au point de vue du bon équilibre des qualités morales de vos enfants, et, au moyen d'une éducation bien comprise, vous arriverez à corriger certains penchants héréditaires qui seraient venus, dans l'avenir, troubler et déséquilibrer leur système nerveux. Il y a des familles dans lesquelles cette éducation de la première heure est complètement négligée sous le prétexte que l'enfant est trop jeune et qu'il sera toujours temps, lorsqu'il sera plus âgé, de redresser ses fautes. C'est là une grande erreur : la cellule cérébrale aura gardé certaines empreintes qu'il vous sera difficile d'effacer; il vaut mieux, ici encore, y asseoir de bons principes dès les premières années de la vie. Rappelez-vous que l'enfant est une véritable plaque de photographie; il garde le souvenir de tout ce qu'il voit et de tout ce qu'il entend; c'est vous dire que vous devez vous efforcer de soustraire à sa vue tout ce qui pourrait troubler cette jeune intelligence, comme vous devez également prendre garde à vos paroles et ne jamais prononcer un mot qui pourrait éveiller le mal dans cette cellule cérébrale.

Habituez vos enfants à vous obéir au commandement; ceux qui sont mal élevés par excès de tendresse ne vous seront pas plus reconnaissants pour cela et vous causeront souvent à vingt ans les peines de cœur les plus douloureuses. Cette obéissance doit être passive; il faut que vous l'obteniez sans employer de grands moyens ; ne frappez jamais vos enfants ; certains pères de famille ont cette déplorable habitude, et cette cause d'excitation cérébrale est susceptible de déséquilibrer certains enfants. Que dans une ou deux circonstances solennelles, vous

vous laissiez aller à donner une bonne claque dont le souvenir restera gravé durant toute la vie du sujet, soit; mais autrement, n'usez pas des moyens violents.

Je n'ai pas à insister davantage sur l'éducation morale des enfants; ce serait sortir de mon cadre, mais il me fallait, en quelques lignes seulement, attirer l'attention du lecteur sur ce point qui forme partie du traitement préventif de la déséquilibration. Inculquez de bonne heure à vos enfants les principes du devoir, de l'honnêteté et de l'honneur. Le père de famille, par des conversations journalières en rapport avec le degré de développement de la cellule cérébrale, peut et doit corriger ce que nous avons de mauvais en nous et faire fructifier nos bons sentiments en les développant.

Cette hygiène morale marche de pair avec l'hygiène physique et alimentaire. Une faute dans un de ces trois domaines (cerveau, moelle épinière et plexus solaire) suffit pour déséquilibrer l'édifice tout entier; au contraire, la mise en œuvre régulière des principes qui doivent régir leur fonctionnement normal aura pour résultat de fortifier la place de telle façon que l'enfant échappera aux misères de son âge (syndromes arthritiques de Comby), et il sera bien trempé pour la lutte de l'existence, en sachant conserver son équilibre nerveux malgré les causes passagères de déséquilibration qu'il rencontrera sur sa route.

Les cellules cérébro-médullaires sont mises à forte contribution de deux à douze ans; elles sont le siège d'une suractivité extraordinaire et elles ont besoin de beaucoup de repos pour réparer leurs pertes. C'est vous dire l'importance du sommeil chez l'enfant qui doit, jusqu'à quatre ans, dormir après son déjeuner; c'est la seule condition pour qu'il ne soit pas maussade et irritable dans l'après-midi. Vers sept heures, l'enfant doit être mis au lit et, si son hygiène générale est bonne, il dormira jusqu'à six heures du matin, sans bouger, sans proférer une plainte, sans avoir le moindre cauchemar. N'ayez pas surtout cette déplorable habitude de conduire des enfants de dix ans au spectacle; ce ne sont pas là les plaisirs de leur âge; toutes ces représentations ne peuvent qu'influencer désagréablement leurs cellules cérébrales en y laissant des impressions trop énervantes et trop excitantes. Je le dis surtout pour ces fillettes de dix ans que l'on conduit aux concerts et aux spectacles, en faisant d'elles avant l'heure des jeunes filles qui seront, femmes, des déséquilibrées.

Vous ne devez pas non plus négliger l'entretien de la peau dont le mauvais fonctionnement peut être cause de bien des troubles primitifs ou secondaires des centres nerveux. A partir de deux ans et durant toute sa vie, l'homme, aussi bien que la femme, doivent faire des ablutions quotidiennes de tout le corps, dans le double but de se débarrasser des sécrétions accumulées à sa surface et de prévenir le développement de toutes les maladies de cause externe. Le contact de l'eau est vivifiant, stimulant, et met en jeu la sensibilité des mille petits filets nerveux qui agissent par voie réflexe sur le système tout entier et, en particulier, sur les centres respiratoire et cardiaque.

Donnerez-vous des bains froids ou chauds à vos enfants? S'ils sont bien équilibrés, s'il s'agit seulement de leur faire suivre une hygiène préventive de la déséquilibration nerveuse, s'ils ne présentent aucun antécédent acquis de déséquilibration, il n'y a pas l'ombre d'hésitation : c'est le bain froid qui leur convient. L'eau froide les fortifiera, leur donnera des couleurs, excitera leur appétit et sera le complément de leur hygiène générale. Par contre, si vous avez affaire à des sujets faibles par hérédité et présentant déjà des troubles de déséquilibration par mauvaise hygiène, gardez-vous de les envoyer à la douche ; vous êtes certain que l'effet sera désastreux ; ils seront plus irritables, auront des maux de tête, du sommeil agité, etc., et vous ne saurez pas toujours vous rendre compte de la cause qui entretient leur nervosisme, et vous commettrez toutes sortes d'abus thérapeutiques. A ces enfants, conviennent l'hygiène bien réglée à appliquer aux centres en révolte et des affusions tièdes appliquées comme je l'indiquerai plus loin. A une époque ultérieure, lorsque vous aurez su ramener au calme les centres nerveux en révolte, vous reviendrez progressivement à l'eau froide, en surveillant ses effets, jusqu'au jour où vous pourrez en user largement.

Il faut de l'air pur aux enfants ; évitez de les tenir toujours enfermés et, si vous le pouvez, chaque année, aux vacances, conduisez-les au bord de la mer ou à la campagne, et demandez, à cet égard, conseil à votre médecin. L'enfant répondant au type du scrofuleux, du lymphatique, au tempérament mou,

aux fonctions languissantes, bénéficiera davantage d'une cure
saline, alors que l'enfant maigre, irritable, migraineux, présentant de l'éréthisme nerveux, se trouvera mieux d'une cure d'air
des hauts plateaux.

Grâce à la bonne exécution de ce programme, compliqué en
apparence, mais simple en réalité, vous ne verrez plus ces
enfants maigres, blêmes, présentant toute cette série de symptômes qualifiés de stigmates d'arthritisme et dont l'étude vient
d'être bien faite par deux de nos plus distingués médecins de
l'hôpital des Enfants-Malades : les docteurs Sevestre et Comby.

Si un ou plusieurs de ces symptômes apparaissent, ce n'est
pas la croissance qui en sera la cause, comme le veulent tous
ceux qui sont peu soucieux de faire un bon diagnostic. La
croissance n'y est pour rien, entendez-vous; il y a seulement
une cause provocatrice dont vous, parents, êtes le plus souvent
responsables; cherchez cette cause, supprimez-la, et l'enfant,
malgré sa croissance qui est un phénomène physiologique,
retrouvera la santé sans le secours d'aucune de ces spécialités
pharmaceutiques, ruineuses pour les petites bourses et dont
l'effet est d'accentuer souvent la déséquilibration de l'estomac
par l'alcool qui en forme la base.

Si malgré ces soins bien compris et intelligemment appliqués,
l'enfant reste pâle, chétif, amaigri, ne concluez pas pour cela
que la théorie de la déséquilibration nerveuse soit en défaut;
il y a à cela une cause qui vous aura échappé, souvent faute
d'y songer. Cette cause réside, nombre de fois, dans un défaut
de perméabilité des fosses nasales, par suite du développement
de végétations adénoïdes ; vous en aurez la preuve par l'interrogatoire de la mère et par le toucher naso-pharyngien. La
mise au net du cavum supprimera du même coup les angines
à répétition, les poussées d'otite, la dureté de l'ouïe, les crises
d'asthme, la toux spasmodique et coqueluchoïde, et, alors
seulement, l'enfant reprendra couleurs et embonpoint, perdra
son facies hébété et pourra fermer la bouche. Rappelez-vous
cette cause de déséquilibration excessivement commune chez
les enfants de deux à douze ans, qui seule pourrait faire échec
aux soins que vous prendrez pour maintenir les centres nerveux
en parfait équilibre.

IV

L'ADOLESCENT ET L'ADULTE.

Sommaire. — L'hygiène de l'adolescent se confond avec celle de l'adulte. — La conservation du plexus solaire est chose capitale. — Il faut manger pour vivre et non vivre pour manger. — Régularité dans l'heure des repas. — Manger lentement et posément. — Le repos après le repas est chose nécessaire. — Deux repas et deux collations. — Il ne faut jamais arriver à la satiété. — Qualité des aliments. — Ceux qui sont utiles et ceux qui sont nuisibles. — Certains aliments sont nuisibles à un quadruple point de vue. — L'alimentation défectueuse comme qualité et quantité est responsable de la déséquilibration du système nerveux d'abord et de l'artériosclérose ensuite.
Les boissons. — Qualité et quantité. — Le thé, le café, l'alcool et toutes les liqueurs alcooliques représentent des excitants du système nerveux. — Le lait et l'eau sont les seuls liquides recommandables et conviennent à toutes les constitutions. — L'alcool n'est ni un tonique ni un aliment d'épargne. — L'excitation factice qui suit la consommation des spiritueux crée le besoin de recommencer le lendemain. — Le café considéré comme un anti-migraineux. — Réfutation de cette croyance. — Le tabac est un poison du système nerveux. — L'eau de Seltz et le soda. — Les boissons glacées. — L'abus des médicaments. — Le régime végétarien et ses résultats sur le psychique et le physique. — Les exemples abondent des bienfaits de cette pratique. — L'alcool, le thé, le café, pris isolément, ne seraient peut-être pas suffisants pour déséquilibrer le système nerveux, mais l'action combinée de tous ces excitants constitue un danger.
La cellule cérébrale et le surmenage. — Comment il convient de vivre cérébralement. — Il ne faut pas atteindre ni dépasser la limite physiologique. — Les mêmes remarques s'appliquent à l'hygiène médullaire. — Les vacances sont nécessaires aussi bien au collégien qu'au financier, au notaire, au médecin. — Les excès génitaux chez les jeunes gens. — Le sommeil régénérateur de la cellule cérébrale. — Le repos horizontal, régénérateur de la cellule médullaire. — L'hydrothérapie.

Nous venons de voir comment l'enfant devait vivre depuis sa naissance jusqu'à l'âge de douze à quinze ans ; il nous serait facile d'étudier ainsi en détail l'hygiène générale et alimentaire de tout individu aux différentes périodes de son existence, mais cela n'aurait aucun intérêt et fatiguerait le lecteur. Nous avons étudié l'hygiène de l'enfant ; nous nous occuperons de celle de l'adolescent et de l'adulte, nous réservant de dire quelques mots de l'hygiène après la soixantaine.

De quinze à soixante ans, la déséquilibration nerveuse peut atteindre le cerveau, la moelle épinière ou le plexus solaire, mais, ainsi que nous le verrons plus loin, les causes susceptibles d'atteindre les cellules cérébro-médullaires, durant cette phase active de la vie, sont, pour la plupart, des causes d'excitation obligatoires contre lesquelles nous ne pouvons pas toujours grand'chose, de sorte que nous devons nous efforcer de ne pas augmenter l'excitation de notre système nerveux dans le domaine du plexus solaire, afin que les causes d'excitation du système nerveux nous fassent côtoyer la déséquilibration sans nous y laisser tomber.

La conservation du plexus solaire est chose capitale, car la moitié des déséquilibrés entre dans la déséquilibration par cette voie. Laissez-moi vous mettre en garde contre une erreur trop commune. Il me suffira, j'espère, de vous la signaler pour vous éviter d'y tomber. Il est des individus qui commettent toutes sortes d'excès de table, et qui vous diront que cela ne leur fait pas de mal, attendu qu'ils ont un excellent estomac et une digestion remarquable, et que le jour où quelque symptôme gastrique se montrera, il sera temps de mettre de l'eau dans leur vin. Or, rappelez-vous qu'en excitant vos filets nerveux gastriques et, de la sorte, votre plexus solaire, vous n'êtes nullement sûr que l'irritation reste localisée à l'estomac et traduise son excitation par un symptôme quelconque dans le domaine de ce viscère. Les choses peuvent se passer ainsi, et se passent souvent de la sorte; mais sachez bien que l'offense portée au plexus solaire par une cause quelconque, peut laisser ce centre indemne de tout trouble fonctionnel, se transmettre à un plexus plus ou moins éloigné : cellule cérébrale, plexus cardiaque, etc., et créer ainsi de la déséquilibration cérébrale, cardiaque, ou de la nutrition générale. Ceci, pour vous montrer que l'individu n'est pas maître de reconnaître, par le bon fonctionnement de son estomac, si la déséquilibration ne le mine pas sourdement.

En ce qui concerne le ménagement du plexus solaire, il faut que vous graviez bien dans votre esprit l'axiome connu : il faut manger pour vivre et non vivre pour manger. Chaque extra que vous faites représente un coup de pioche dont l'effet est de creuser votre tombe.

Est-ce si difficile d'avoir des principes d'hygiène alimentaire bien stables ? Oui et non, suivant les bonnes ou mauvaises habitudes que l'on a contractées. En tout cas, mon devoir, comme médecin, est d'établir ces règles; vous les suivrez ou ne les suivrez pas, mais vous ne devez pas les ignorer si vous voulez bien vous porter. J'en suis vraiment peiné, mais je n'y puis rien, si tout ce qui flatte le palais est contraire à l'hygiène du plexus solaire.

1° Régularité dans l'heure des repas : le déjeuner et le dîner doivent être pris à des heures régulières. L'estomac est une pendule ; si vous avez l'habitude de déjeuner à dix heures, vous n'attendrez pas que l'horloge vous apprenne qu'il est dix heures ; à ce moment, vos glandes de l'estomac, par habitude, verseront, au niveau de la muqueuse de ce viscère, le suc gastrique dont le contact avec cette muqueuse vous donnera cette sensation spéciale : la faim. Or, si vous déjeunez aujourd'hui à neuf heures, demain à dix heures, et après-demain à dix heures et demie, vous dérouterez vos nerfs glandulaires, et ils se vengeront tôt ou tard en vous privant de la sécrétion des glandes ou en vous donnant un suc gastrique de composition anormale.

2° Il vous faut manger lentement, posément et bien mastiquer vos aliments. Il ne faut pas prendre vos repas en dix minutes, entre deux travaux importants. Les préoccupations cérébrales et les aliments insuffisamment divisés mènent sûrement et rapidement à la déséquilibration nerveuse ; de même, il ne faut jamais lire son journal en mangeant, pas plus qu'il ne faut fumer une cigarette entre deux plats. Pour bien mastiquer, il faut de bonnes dents ; vous obtiendrez cela par des soins de propreté répétés le matin et le soir avant de vous coucher, et en faisant une visite régulière à votre dentiste une ou deux fois par an.

3° Après chaque repas, il faut un repos de trois quarts d'heure à une heure, afin de laisser s'accomplir la digestion. Il ne faut pas s'exposer au soleil, faire une course à pied ou à bicyclette ; il ne faut pas, enfin, traiter d'affaires importantes qui nécessitent un effort cérébral. Je parle pour ceux qui peuvent le faire ; le malheureux employé dont vous tirez si souvent la quintessence est à plaindre, mais pas à imiter. Heureusement que le pauvre faisant rarement des excès de table, il y a compensation au point de vue des causes de la déséquilibration.

4° Il faut que vous preniez deux principaux repas et deux légères collations. Il y a intérêt à cela, car, si vous ne prenez rien le matin ou rien entre vos repas, vous arriverez au déjeuner ou au dîner avec une faim formidable et vous mangez à votre appétit; c'est la bête humaine qui réclame ses droits, et vous ne pourrez pas toujours résister. Or, rappelez-vous qu'il faut, de toute nécessité, que vous n'arriviez jamais à la satiété, jamais, entendez-vous; il faut sortir de table léger, ayant encore faim, et non repu, ballonné au point d'avoir le désir de desserrer la boucle de votre pantalon. C'est pour cela, dis-je, qu'il vous faut faire deux collations et deux principaux repas.

Le matin à votre réveil, une tasse de lait ou de chocolat au lait, du pain, du beurre ou des biscuits et, si vous avez un brillant appétit, un ou deux œufs à la coque.

Vers quatre heures, une tasse de lait ou de bouillon, avec un peu de pain et de beurre ou de confitures.

Le déjeuner de midi devra constituer votre principal repas; vous produisez, vous vous dépensez, il vous faut, par conséquent, du combustible, mais qu'il soit de bonne qualité. Vous devez vous contenter, à ce repas, d'un plat de viande à votre choix, de deux légumes, de pain, de riz, si vous l'aimez, et de dessert. Nous verrons, dans un instant, quelle sera la qualité de ces aliments.

Votre dîner devra se composer d'un bon potage, gras ou maigre, au vermicelle ou autre pâte analogue, de deux œufs, ou de macaroni, et de deux légumes. Pain, riz, dessert. Ce repas, je le répète, sera plus léger et moins copieux que celui du matin et, comme vous le voyez, il n'est pas fait mention de viande; pourquoi? Parce que la viande n'est pas nécessaire à ce repas du soir, parce que c'est un excitant du système nerveux et que, d'autre part, elle laisse des déchets qui fatiguent le foie, les reins et les artères, favorisant ainsi l'auto-intoxication et l'artério-sclérose. Pourtant, j'accorde que vous pouvez exceptionnellement en consommer une très petite quantité, mais j'insiste pour que le dîner soit surtout un repas lacto-végétarien, pour le plus grand bien de votre système nerveux.

Au point de vue des aliments et de la façon de les accommoder, on peut les diviser en deux classes : ceux que j'appellerai les aliments utiles, ce sont ceux qui doivent former la base de notre alimentation, et les autres, ceux qui sont nuisibles et qui ne doivent figurer qu'à titre exceptionnel sur nos tables. Je parle, bien entendu, pour les gens bien portants, qui doivent vivre de façon à se protéger; nous verrons plus tard l'hygiène des vrais malades, des déséquilibrés confirmés.

Les aliments utiles sont : le lait, le laitage sous toutes les formes, les œufs, tous les légumes verts bien cuits, les féculents, haricots, pois, pomme de terre, et surtout la lentille appelée, à juste raison, la viande du pauvre; les salades cuites et crues, le riz, le pain, les pâtes alimentaires, les soupes grasses et maigres, la viande, surtout celle du bœuf, du mouton, et le poulet; les viscères, cervelle, foie, rognons, ris de veau, les poissons.

Comme dessert, le beurre, les crèmes, les gâteaux sans pâtisserie lourde, les biscuits secs, les compotes, les fruits, les fromages frais.

Tous ces aliments ne sont pas nuisibles en tant que qualité, mais ils peuvent le devenir par quantité exagérée; ils doivent être apprêtés simplement, sans sauces relevées et d'un haut goût. Avouez qu'il y a là plus qu'il n'en faut pour satisfaire l'appétit le plus vif et dresser des menus satisfaisants. Pourquoi ces aliments ne vous suffisent-ils pas ? Simplement parce que vous avez habitué votre palais à des mets d'un goût plus exquis, et l'appétit vient à vous manquer si vous ne mettez pas sur vos tables la deuxième catégorie d'aliments qui, je le répète, sont nuisibles par les mauvaises qualités digestives qu'ils possèdent et par leurs déchets.

Dans cette deuxième classe d'aliments, je rangerai : la pâtisserie, les sauces, les épices, le vinaigre, les achards, les cornichons, les sauces de piment, au citron, le piment au naturel, le curry, le gibier, les viandes faisandées, les viandes grasses (canard, oie, porc), les salaisons, les viandes fumées et salées, le foie gras, les conserves alimentaires, la charcuterie, les crustacés, les fromages avancés, les sucreries en excès.

Tous ces aliments sont nuisibles à un quadruple point de vue : 1° ils sont d'une digestion difficile et nécessitent un séjour plus prolongé dans l'estomac et un suc gastrique impeccable pour être rendus assimilables ; 2° par leurs propriétés excitantes, ils irritent directement les filets nerveux stomacaux et secondairement le plexus solaire; Verhaeghen et Hemmeter ont prouvé que la viande était excitante et déterminait de l'hyperchlorhydrie, lisez de la déséquilibration des filets sécrétoires des glandes de l'estomac; 3° ce sont des aliments riches en ptomaïnes; ce sont donc, comme l'a démontré Huchard, des poisons vaso-constricteurs puissants qui ne sont pas nocifs aussi longtemps que le foie et les reins nous défendent; mais quel est celui qui peut savoir à quel moment ces deux organes protecteurs deviendront insuffisants; il faut compter avec la méiopragie organique, si bien mise en lumière par le professeur Potain; 4° enfin et surtout, en consommant régulièrement ces aliments qui exaltent la sensibilité gustative et stomacale, le palais s'émousse et refuse les aliments les plus simples, ou bien l'excitation de la muqueuse de l'estomac n'est plus suffisante pour réveiller le réflexe sécrétoire.

De nos jours, les grands dîners sont à la mode; au point de vue des relations, des distractions et des occasions de se réunir, nous n'avons qu'à nous féliciter de ces nombreuses occasions de plaisir; mais nous nous élevons, par contre, contre ces repas qui représentent de l'empoisonnement à jet continu. Les menus de ces agapes sont tous les mêmes, depuis le traditionnel potage bisque jusqu'à la dinde truffée et le jambon, en passant par la galantine, la perdrix et le foie gras. Considérez-vous heureux si vous voyez figurer des asperges, des petits pois ou des artichauts. Les vins des meilleur crus, le champagne glacé, le café et la fine champagne, et enfin un excellent havane pour clore.

Vous vous étonnez, après cela, que notre race soit dégénérée et que les déséquilibrés soient légion? Après un repas de ce genre, vous vous endormez d'un sommeil lourd et pénible, avec des rêvasseries; au réveil, la langue est pâteuse, l'estomac, lourd, souvent le siège de renvois acides et fermentés, et tout votre corps est endolori. Voilà ce que vous avez gagné du dîner de M. X...; et l'on appelle cela faire une politesse à un ami! C'est à croire plutôt que vous êtes son ennemi politique et qu'il a juré de vous détruire. Répétez ces petites fêtes, même sur une plus courte échelle, et je puis vous donner l'assurance formelle, qu'avec les autres causes d'excitation nerveuse qui existent du côté de votre cerveau et de votre moelle épinière, vous ne tarderez pas à aboutir à la déséquilibration : la localisation seule sera variable; mais ce qui ne variera pas, ce sera votre usure avant l'âge et l'artério-sclérose confirmée à soixante ans.

A. Raffray. — *Les déséquilibrés.*   31

Au point de vue des liquides que la raison et l'expérience ont démontré être utiles à l'homme, le lait et l'eau seulement suffisent, et cela à toutes les constitutions ; je dis à toutes les constitutions sans exception. Tous les autres liquides ne sont que le produit, le résultat du raffinement de la civilisation et des besoins créés pour satisfaire nos passions et nous conduire plus ou moins rapidement sur le terrain morbide.

Le matin, du lait ou du chocolat au lait ; aux repas de la bonne eau pure soigneusement filtrée et en quantité modérée pour ne pas diluer votre suc gastrique : voilà ce que vous devez consommer, si vous voulez ménager vos centres nerveux et vous bien porter.

Je suis vraiment fâché de porter atteinte à vos bénéfices, vous qui êtes détenteur de produits alcooliques ; je suis fâché de sacrifier vos habitudes et votre penchant pour le bon vin et les apéritifs, mais je parle au point de vue de l'hygiène qui est une, et dont les lois ne peuvent être transgressées. La physiologie nous a pendant longtemps induits en erreur sur les vertus de l'alcool qui représentait un aliment de force pour les uns, d'épargne pour les autres. Il ne faut voir dans l'alcool qu'un excitant du système nerveux qui donne l'illusion de la force et qui déprime secondairement, obligeant l'individu, tout comme le morphinomane, à revenir sans cesse à son excitant. J'affirme donc, avec tous ceux qui m'ont précédé dans cette voie, qu'il est inutile et le plus souvent nuisible de consommer de l'alcool ; c'est un excitant que vous ajoutez à tous les autres inévitables ; c'est une goutte d'eau de plus qui fera un jour déborder le vase et qui sera responsable de la déséquilibration constituée.

L'eau pure prise en quantité modérée suffit amplement aux besoins de l'organisme ; des milliers d'exemples le prouvent, et vous ne pourriez me citer un seul cas où l'eau ait fait du mal à un système nerveux. Par contre, je vous en citerai des milliers d'autres où l'alcool, sous une forme quelconque, à une dose variable, a été un coupable isolé ou associé.

Donc, suppression absolue et radicale de tout alcool pris entre les repas ou après le repas, des apéritifs, des vins médicamenteux brevetés ou non, des liqueurs digestives, etc. ; il n'y a pas de concessions à vous faire sur ce terrain ; la seule exception que nous puissions faire concerne le vin naturel ; je dis naturel et non celui que vous buvez sans doute et qui contient bien d'autres choses que le jus de la treille. Ce vin naturel, je me répète à dessein, peut être pris au grand repas seulement, à petite dose, sans inconvénient, mais combien à regret je fais cette concession et combien je préférerais, au nom de l'hygiène, que le vin fût rayé de la consommation ordinaire et conservé seulement à titre de médicament de premier ordre pour nos malades, nos convalescents, dont le système nerveux fléchit et qui ont besoin de ce coup de fouet.

Pour ne pas me montrer trop réactionnaire, je vous accorde le vin naturel à faible dose ; mais, tout naturel qu'il soit, n'oubliez pas que c'est un excitant et, à ce titre, il est nuisible puisqu'il représente une cause d'excitation du système nerveux évitable, et notre but dans la vie, je le répète, est d'écarter de notre route toute cause d'excitation évitable afin d'atténuer, de compenser toutes celles inévitables que nous ne pouvons atteindre. Je m'expliquerai sur ce point dans un moment,

Pour ma part, je me range dans le camp des abstentionnistes complets et j'engage vivement tous ceux qui ont confiance en moi à me suivre sur ce terrain ; je leur donne l'assurance qu'ils n'auront pas à se le reprocher.

Les livres de médecine et les médecins eux-mêmes sont, en partie, responsables des méfaits de l'alcool, et vous lirez souvent ceci : un petit verre d'eau-de-vie pris après le repas aide la digestion. Oui, cela est vrai ; mais ne vous contentez pas d'émettre un fait, tâchez de l'expliquer. Il est certain qu'un petit verre de fine champagne, pris à la fin du repas, excite les filets nerveux sécrétoires, amenant une pluie de suc gastrique dans l'estomac ; il y a donc plus de suc gastrique et, comme conséquence, digestion plus facile. Mais cette sécrétion exagérée a été produite par une excitation factice à laquelle le système nerveux ne tardera pas à s'habituer. Ou il faudra augmenter la dose de l'excitant et nous aboutirons à de l'hypersécrétion, c'est-à-dire à une fatigue glandulaire qui précède son insuffisance, ou bien l'excitant étant supprimé ou maintenu à la même dose, la sécrétion deviendra plus paresseuse. Dans les deux cas, l'excitation factice, soit-disant salutaire, du premier jour, aboutira à un désordre ultérieur ; or, il valait mieux habituer vos glandes à pepsine à agir avec le stimulus

de l'eau ordinaire qu'au moyen d'un agent qui doit rapidement
être la cause d'un désordre certain.

Quant au thé et au café, pour les mêmes raisons données
précédemment, ils sont à rejeter de notre ration journalière ;
ces deux substances sont éminemment énervantes et excitantes
et sont, dans une large mesure, responsables de la déséquilibration du système nerveux. Rappelez-vous l'effet produit sur
votre cellule cérébrale par une tasse de café prise à votre dîner ;
résultat : insomnie complète. C'est donc un excitant ; je vous
en donne la preuve et les physiologistes depuis, en étudiant
l'action de la caféine et de la théine, nous l'avaient appris. Si
vous vous habituez à cet excitant, il ne vous produit plus ce
fâcheux effet ; pourquoi ? Question de tolérance, d'accoutumance ;
mais le café que vous prenez n'en reste pas moins un excitant
du système nerveux qui représente une cause d'excitation qui
vient s'ajouter à toutes les autres.

Le café, me disait dernièrement une de mes plus spirituelles
clientes qui croyait me prendre en défaut, est mauvais, dites-
vous, docteur ; expliquez-moi alors pourquoi lorsque je ne
prends pas ma demi-tasse après le déjeuner, je suis sûre d'avoir
une migraine atroce l'après-midi ? C'est là le raisonnement du
profane ; il ne voit pas plus loin : pas de café, migraine ; il en
conclut que le café, loin d'être nuisible, est utile puisqu'il
prévient la migraine. O candeur ! Combien l'on est heureux de
raisonner de la sorte ! Mais il m'est facile de renverser cet
édifice. Vous prenez une tasse de café à votre repas ; par la
caféine et les autres substances que contient ce liquide enivrant,
vous excitez vos cellules cérébrales et votre système nerveux
tout entier. Après quinze jours ou un mois, ce système nerveux
est habitué à cet excitant quotidien et il le lui faut pour agir,
vouloir, être et faire ses réflexes, comme il faut au morphinomane de la morphine ; pourquoi ? Parce que son système nerveux s'est habitué à ce poison. A ce système nerveux auquel
vous avez fait contracter de mauvaises habitudes en lui donnant chaque jour cet excitant, vous le supprimez : immédiatement il proteste, et sa protestation, chez ma cliente, se
traduisait par le mal de tête, ce qui lui a fait conclure avec
justesse que sa tasse de café l'empêchait d'avoir de la migraine.
Supprimez complètement le café : la cellule cérébrale, pendant
quelques jours, se révoltera, demandera son excitant, et sa

mauvaise humeur vous sera transmise par le mal de tête : ce sera le cri de l'enfant gâté. N'obéissez pas à son ordre; résistez-lui; en huit jours, vous l'aurez domptée, elle agira aussi bien si ce n'est mieux qu'avant, mais sans son excitant, pour votre plus grand bien-être. Voilà comment la théorie semblait être en défaut et comment elle ne l'est pas.

Pas de thé, pas de café; habituez votre système nerveux à s'en passer, il n'en sera que plus calme, plus pondéré et mieux équilibré et vous aurez supprimé deux des causes les plus puissantes de la déséquilibration du système nerveux, qui sont si souvent responsables de certaines localisations de ce système nerveux troublé : nous faisons allusion aux palpitations, aux dyspepsies, à la constipation, au tremblement, etc., etc. Je fais une petite restriction pour les gens bien portants qui peuvent sans trop d'inconvénient prendre le matin un peu de café dans beaucoup de lait si leur estomac le leur permet. Ceux qui n'aiment pas le lait ou le chocolat y trouveront une diversion d'autant plus utile que le café au lait est légèrement laxatif.

Rappelez-vous aussi que le tabac, au même titre que le thé et le café, est un excitant du système nerveux; vous devez, malgré le charme que vous pouvez trouver à vous empoisonner et à empester vos voisins, vous défaire de cette mauvaise habitude. Le tabac est un poison violent dont on ne dénoncera jamais assez les méfaits; souvenez-vous de votre premier cigare et du trouble que vous avez éprouvé; comme pour le café, l'accoutumance ne tarde pas à s'établir, et sourdement la traîtresse nicotine excite votre système nerveux, use lentement mais sûrement votre endartère et contribue, dans une large mesure, à vous déséquilibrer d'abord et à vous mettre ensuite sur la route sans issue de l'artério-sclérose.

Il ne faut pas boire constamment aux repas, comme le font certaines personnes, l'eau de Seltz, le soda ou des eaux de Vichy. Toutes ces eaux ont une base médicamenteuse dont le contact journalier avec la muqueuse gastrique amène, au niveau des glandes, un trouble qui se caractérise par de l'hypo ou de l'hypersécrétion. De même, nous condamnons absolument la pratique de la glace aux repas; les boissons glacées ne désaltèrent pas et vous poussent à consommer de grandes quantités de liquides et, d'autre part, le froid intense trouble la motilité et le chimisme de l'estomac.

Si vous suivez l'hygiène qui convient à votre plexus solaire, vous ne serez jamais malade et, en ce cas, il est inutile de prendre préventivement des médicaments. Il y a une catégorie d'individus qui font la fortune des pharmaciens; ils ne peuvent digérer ni vivre s'ils ne prennent pas à chacun de leurs repas une pilule, une poudre ou un élixir. De deux choses l'une : ou vous n'éprouvez aucun symptôme et, en ce cas, le médicament préventif d'un désordre inconnu est une absurdité, sans compter que ce médicament, par ses propriétés excitantes, irritantes ou déprimantes, peut être lui-même cause d'un symptôme de déséquilibration de l'estomac. Ce sont les dyspepsies médicamenteuses, beaucoup plus communes que vous ne le supposez. Si, au contraire, vous prenez un médicament dans le but de faire disparaître un symptôme qui vous gêne, dans ce cas, je ne dis pas que son usage ne soit pas indiqué quelquefois; mais, avant de vous précipiter chez le pharmacien ou de recourir à quelque mélange préconisé à la quatrième page des journaux, faites votre examen de conscience et demandez-vous comment vous avez péché, quelle infraction sérieuse à l'hygiène vous avez commise; supprimez alors cette cause et vous verrez que l'organisme, qui ne demande qu'à bien fonctionner, s'empressera de reprendre son équilibre.

Nous en avons fini avec l'hygiène du plexus solaire et je pense n'avoir rien négligé afin que vous puissiez vous guider et agir en connaissance de cause. J'admets que vous êtes convaincu; mais il faut compter avec les esprits querelleurs, sceptiques, et surtout avec ceux qui ne voudraient pas rompre avec leurs anciennes habitudes. A ceux-là, je réponds en réfutant d'avance deux objections qu'ils ne manqueront pas de me faire :

« Docteur, pouvez-vous supposer qu'un homme de ma taille se livrant à de rudes travaux ou surmenant sa cellule cérébrale par un travail de chiffres puisse se contenter d'un régime aussi anémiant que le vôtre, régime dans lequel il n'entre ni thé, ni café, ni vin, ni alcool, et de la viande à un seul repas? Vous voulez sans doute ma perte! Adieu ma vigueur physique et toutes mes qualités intellectuelles; vous me laisserez désarmé contre toutes les causes morbides qui pourraient m'assaillir et je ne saurais résister à la moindre maladie infectieuse, pneumonie, fièvre typhoïde ou autre. » A ces esprits qui veulent des preuves, je répondrai seulement ceci : Lisez l'admirable clinique du docteur Huchard dans ses *Consultations médicales* et méditez le chapitre « Principes d'hygiène alimentaire ». Permettez-moi de transcrire les lignes suivantes pour ceux qui n'auront pas le loisir d'avoir ces pages sous les yeux.

« Les corps gras et le régime végétarien sont les générateurs de la force musculaire et les producteurs de la chaleur animale, ce grand moteur de la machine humaine. Les exemples abondent comme on va le voir.

Dans la Grèce antique, on élevait les jeunes gens destinés à la profession d'athlètes en les soumettant dès l'enfance à un régime composé de noix, de figues, de fromage, de pain grossier, sans vin ni boissons alcooliques.

En France, quels sont les hommes les plus forts et les plus vigoureux ? Ce sont ceux qui, dans certaines régions (Corse, Limousin et Bretagne), font forcément usage de l'alimentation végétarienne.

Le tunnel du Saint-Gothard a pu être percé grâce à la force résistante des ouvriers italiens, mangeurs de polenta.

En Angleterre, les ouvriers les plus forts viennent du nord, du Lancashire et du Yorkshire ; ils se nourrissent de pain, de pudding et de farine.

En Russie, il y a de rudes travailleurs qui peinent pendant seize heures par jour et qui ne vivent que de légumes, de lait, de pain noir et d'ail.

Les soldats polonais qui servirent pendant les guerres de l'Empire et qui ne se nourrissaient pas autrement étaient d'intrépides et d'infatigables marcheurs.

Les ouvriers et bateliers égyptiens mangent des melons, oignons, fèves, lentilles, dattes et maïs.

Il en est de même des porteurs d'eau et bateliers de Constantinople, des mineurs du Chili.

Aux États-Unis, le chemin de fer du Pacifique a pu être construit par des ouvriers chinois qui ne se nourrissent que de riz.

Les habitants de l'Himalaya sont des hercules et ne vivent que de riz.

Il y a des peuplades hindoues qui se nourrissent exclusivement de riz et qui arrivent à faire quinze à vingt lieues par jour pendant trois semaines ».

Voilà en ce qui concerne la vigueur physique; un peu plus loin nous lisons ceci, en ce qui concerne le travail intellectuel.

« Le régime végétarien assainit le corps et l'âme (*mens sana in corpore sano*). Il est aussi bien la nourriture des ouvriers de la terre que des ouvriers de la pensée. Contrairement à l'opinion commune, il ne surcharge pas l'estomac puisque celui-ci est surtout préposé à la digestion de la viande, et que la digestion des légumes s'opère principalement dans l'intestin.

Beaucoup de grands penseurs et d'écrivains ont été des végétariens pendant un temps plus ou moins long, et parmi eux on peut citer presque tous les Pères de l'Église, Newton qui mourut à quatre-vingt-cinq ans et qui, en composant son optique, se nourrissait de pain, de légumes et d'eau; Fontenelle et Chevreul qui vécurent cent ans et davantage, Montyon, Bernardin de Saint-Pierre, Franklin, Voltaire, J.-J. Rousseau, Michelet. » Il n'est question ici que du régime végétarien, et vous ne seriez pas déplacé en si belle compagnie; mais je ne vous en demande pas autant puisque je vous conseille l'usage de la viande à votre déjeuner et le laitage et les œufs à votre dîner. Si les grands hommes précités ne sont pas morts de faim, *a fortiori* vous ne serez pas exposé à mourir d'inanition puisque vous disposez d'aliments plus substantiels.

Huchard étudie encore l'influence du régime sur la longévité humaine, sur le moral, sur l'esthétique et la beauté, et il termine cette clinique si pleine d'enseignement en disant « qu'il ne s'adresse pas à ceux qui veulent la vie courte et bonne, mais à ceux qui veulent vivre longtemps et sainement. »

A l'île Maurice, la culture de la canne à sucre est confiée à des Indiens; ce sont de rudes travailleurs qui peinent sous un soleil ardent, dans des localités malsaines; race industrieuse qui se dépense pour le maître et qui l'après-midi, la tâche accomplie, travaille pour elle-même. Ces gens-là se nourrissent exclusivement de riz, de maïs, de poisson salé et de dholl (une fécule analogue à la lentille, mais moins nutritive); jamais de viande, de thé, de café ni d'alcool, certaines races du moins. Or, je vous défie de trouver chez eux la goutte et tous les autres stigmates de la déséquilibration nerveuse. Est-ce à dire que vous ne rencontrerez jamais parmi eux des déséquilibrés confirmés? Si vous avez cette pensée, c'est que vous n'avez pas compris un seul mot de tout ce que renferme ce livre. Ne vous ai-je pas répété à satiété qu'il y avait trois entrées à la déséquilibration : le plexus solaire, la cellule cérébrale et la cellule médullaire ; or, si un de nos Indiens devient un déséquilibré, ce sera rarement par la voie du plexus solaire, mais, le plus souvent, par la porte supérieure, le cerveau, ou la porte de derrière, la moelle épinière.

Docteur, me diront quelques-uns, les récalcitrants, pensez-vous qu'un homme de ma taille, de ma corpulence, de ma force, puisse se rendre malade en fumant quelques cigarettes, en prenant une petite tasse de café et en buvant un peu de vin à mes repas, car, en dehors de cela, je suis un modèle ; je ne me fatigue pas moralement ni physiquement ; je prends mes repas à des heures régulières ; je ne bois jamais entre mon déjeuner et mon dîner et je suis ennemi de tout apéritif ?

Permettez-moi de répondre à cette objection capitale que me feront les neuf dixièmes de mes lecteurs qui ne manqueront pas de me trouver exagéré et qui ne voudront admettre qu'un peu de vin et un peu de café puisse leur faire mal.

Supposez que le chiffre 20 représente la quantité d'excitant nécessaire pour mettre en jeu une excitation au niveau de votre plexus solaire. En prenant le chiffre 20, je ne prends qu'une moyenne qui n'a rien d'absolu, car, de par la prédisposition héréditaire du sujet, il se peut que le système nerveux de tel individu soit résistant au point de réclamer une excitation correspondant à 40, je suppose, pour réagir, alors qu'un autre dont le système nerveux est inférieur, de mauvaise qualité, réclamera seulement 10. Mais, prenons cette moyenne de 20 qui suffit à la démonstration.

Voici un homme d'une trentaine d'années qui prend à ses repas une chopine de vin, laquelle représente, comme excitant du système nerveux, disons le chiffre 5. Il est évident que son système nerveux étant constitué de façon à réclamer 20 pour être excité, ne réagira en aucune façon, et l'alcool ne lui sera pas nuisible.

Même raisonnement pour un autre qui prend 10 de café ou 5 de thé, et un troisième 5 de tabac. Ce qui revient à dire que le thé, le café, l'alcool, le tabac, tout en étant des excitants reconnus de par la physiologie et l'expérience, ne sont pas consommés en quantité suffisante pour exciter le système nerveux. Chacune de ces substances prise isolément n'est donc pas nuisible; mais, à quoi vous servent vos mathématiques si vous ne savez pas faire une addition, et voyons le bilan de l'homme le plus sage, celui qui se croit en dehors de tout abus.

Café du matin............................	4
Vin aux repas............................	10
Thé de la journée........................	3
Tabac...................................	6
Viandes et épices........................	3
Total...........................	26

Chaque excitant pris isolément représente une fraction insignifiante, mais faites l'addition de tous les excitants de la journée et vous arrivez au chiffre de 26, et le malade, par conséquent, a dépassé le chiffre d'excitant qui lui était permis et que nous avons supposé être de 20. D'autre part, ses cellules cérébrale et médullaire ont peut-être dépassé également le chiffre de travail physiologique qui leur était permis; cela s'ajoute aussi; l'addition, voyez-vous, est une chose terrible, et il se fait alors que les excitants de toutes sortes qui ont atteint dans la même journée les cellules cérébrales, médullaires et celles du plexus solaire, ont dépassé du double l'excitation physiologique permise au sujet de par son hérédité et sa prédisposition acquise.

Que faut-il en conclure? C'est que l'homme qui se croyait sage parce qu'il fumait cinq cigares et qu'il buvait deux chopines de vin par jour, raisonnait mal, qu'il est sur la voie de la déséquilibration s'il n'est déjà un déséquilibré, et qu'il peut, s'il le veut, réduire ses excitants. Comment? En supprimant ceux qu'il pourrait supprimer et en laissant subsister les causes d'excitation de la cellule cérébrale, celles qu'il ne peut atteindre.

Il est temps de me résumer. Jusqu'ici, il s'agit de la théorie; mais cette théorie est la bonne puisqu'elle est confirmée par la pratique. Si des déséquilibrés avérés ont pu être ramenés à l'équilibre parfait, à l'état de santé, par l'hygiène préventive précédemment décrite, il faut se rendre à l'évidence et admettre que cette même hygiène préventive sera encore plus puissante et qu'elle pourra, à coup sûr, empêcher la déséquilibration de se produire.

Mettez-vous donc bravement à l'œuvre; mettez-vous à l'eau

pure ; supprimez votre thé, votre café et vos apéritifs ; qu'il ne
soit plus question de tabac ; sachez résister à votre appétit ;
mangez peu, surtout le soir, et des mets simples ; ne consommez
de la viande qu'à votre déjeuner ; à votre repas du soir, soyez
végétarien avec addition de lait et d'œufs. Vous aurez alors la
liberté du ventre et celle de l'esprit ; vous aurez une existence
pleine de charmes, ignorant tous les maux de la pauvre
humanité ; vous vivrez vieux ; vous serez de verts vieillards, et
vous léguerez à vos descendants un capital qui vaut mieux que
toutes les richesses : la santé et un système nerveux apte à
résister à tous les chocs de la lutte pour la vie.

Mais, ce n'est pas tout de suivre une hygiène impeccable,
d'étonner votre entourage par votre foi robuste et votre force
de caractère. Tout buveur d'eau et végétarien modéré que vous
soyez, vous êtes aussi exposé à verser dans la déséquilibration,
si vous n'appliquez pas les mêmes principes à vos cellules
cérébrales et à celles de la moelle épinière. La déséquilibration
nerveuse, je vous l'ai dit, est une maison à trois entrées ; il
faut que vous sachiez interdire les trois aux ennemis qui vous
guettent.

Vos cellules cérébrales représentent un magasin, siège de
toutes vos facultés ; il faut que vous en usiez sans jamais
dépasser vos réserves ; le travail, l'effort cérébral, en un mot,
doit être proportionné à la qualité cellulaire, laquelle est
éminemment variable suivant l'hérédité, la prédisposition
individuelle et l'âge de chacun. Ce qui sera du surmenage pour
l'un n'en sera pas pour l'autre : nous n'avons pas tous la même
vitalité cellulaire.

Si l'excitation cellulaire n'atteint pas ou ne dépasse pas la
limite physiologique de la cellule, l'équilibre est conservé,
surtout s'il ne vient pas s'y ajouter une cause d'excitation
d'un centre voisin. Or, comme nous l'avons dit, il est d'autant
plus important de ménager les autres centres, plexus solaire
et moelle épinière, que les causes qui atteignent le cerveau ne
sont pas toujours évitables. S'il est permis à un sujet de se
priver de thé, de café et de vin, il ne lui sera pas toujours
facile d'empêcher son cerveau de subir le contre-coup de ses
tracas d'affaires ou de ses chagrins de famille ; mais il faut que
ces causes inévitables atteignent un terrain à peu près vierge
de toute excitation.

De quinze à vingt-cinq ans, l'homme termine son instruction ; il a à subir des examens sérieux et des concours d'où dépendra son avenir ; il lui faut alors réclamer de sa cellule cérébrale tout ce qu'elle peut raisonnablement lui accorder, mais sans que cette cellule se fatigue. Comment l'obtiendra-t-il ? La réponse est simple : en sachant s'y prendre.

Je vais prendre comme exemple le concours de l'internat des hôpitaux de Paris ; je puis en parler en connaissance de cause, ayant éprouvé toutes les anxiétés que peuvent causer la préparation et la réussite d'une pareille joute. Les remarques que je vais faire peuvent s'appliquer à toutes les études, qu'elles soient primaires ou supérieures.

Que faut-il pour réussir aux examens et aux concours, sans devenir un déséquilibré ? Il y a deux catégories de travailleurs : les premiers s'amusent, travaillent à des intervalles irréguliers et donnent un rude coup de collier dans les trois ou quatre derniers mois, travaillant le matin, la journée et le soir jusqu'à une heure avancée, et finalement fléchissent au moment critique. La cellule cérébrale épuisée, surmenée, refuse de digérer, et souvent proteste d'une façon ou d'une autre. Dans ce groupe se rencontrent des candidats très intelligents, bien doués, qui comptent trop sur leurs aptitudes naturelles, mais c'est le cas de leur dire : il ne suffit pas de courir, il faut partir à temps ; et qu'ils méditent l'histoire du lièvre et de la tortue du bon La Fontaine !

La deuxième catégorie des candidats comprend ceux qui savent appliquer le précepte « qui veut aller loin ménage sa monture ». Ce sont les travailleurs assidus, réguliers, qui accomplissent la tâche quotidienne ; ceux-là ne sont pas des surmenés ; ils assimilent ce qu'ils ingèrent et ont le repos salutaire qui leur permet de réparer leurs dépenses cellulaires. Tous ceux que j'ai connus et qui entraient dans ce groupe, ont réussi et me donnent le droit de dire ceci : Jeunes gens qui me lisez, à quelque carrière que vous vous destiniez, si vous voulez arriver sûrement au but que vous voulez atteindre, ne comptez ni sur votre mémoire ni sur votre intelligence, mais travaillez avec méthode, peu, mais régulièrement, quotidiennement ; le succès sera certain ; la récompense vous attend ; vous aurez su user de vos cellules cérébrales sans les surmener et, au moment psychologique, elles vous permettront de faire une abondante moisson. Donc, au point de vue des études, quelles qu'elles soient, il faut assurer du repos à la cellule cérébrale en ne travaillant pas trop et en lui donnant le sommeil qu'il lui faut pour se régénérer.

A côté du candidat très intelligent qui n'arrive pas parce qu'il s'y est pris trop tard, et du candidat d'une intelligence supérieure ou moyenne qui arrive toujours parce qu'il s'y est pris à temps, il y a celui qui est au-dessous de la moyenne : le cousin germain du « minus habens » qui veut atteindre un but au-dessus de ses forces, qui aurait pu être quelqu'un s'il avait su se maintenir à un rang plus modeste, mais qui, pour avoir voulu trop briller, s'est éteint et restera toute sa vie un boiteux du cerveau. J'ai connu, nous disait Sebileau, à une de ses brillantes conférences d'internat, des jeunes gens qui auraient fait d'excellents praticiens s'ils s'étaient contentés de se faire recevoir simples médecins, mais ils se sont acharnés au concours de l'internat; la tâche était au-dessus de leurs capacités cérébrales; ils ont tenté l'effort, sans succès naturellement, ils ont persévéré; ils se sont crétinisés; ils avaient de la méiopragie cérébrale héréditaire.

Donc, travail régulier, quotidien, sans aller jamais jusqu'au surmenage : voilà la formule qui convient à l'hygiène de la cellule cérébrale, celle qui vous donnera satisfaction facilement et sans effort si vous êtes très intelligent, plus difficilement mais sûrement si vous êtes d'une intelligence moyenne. Mais si, malgré un travail régulier et quotidien, votre cellule cérébrale se cabre, refuse le service, alors, ne persistez pas ou bien c'est la déséquilibration qui vous attend : sachez vous rendre compte de votre insuffisance et contentez-vous d'aspirer à une position plus modeste en rapport avec vos capacités.

Toutes les qualités cérébrales : la droiture, l'honnêteté, la logique, le bon sens, le devoir, la prudence, le courage, la décision, sont des qualités de la race innées chez l'individu, accrues et développés par la sage intervention d'une bonne éducation et par l'exemple du père et de la mère. L'instruction et l'éducation bien combinées : tels sont les deux moteurs qui feront d'un enfant un homme bien trempé pour la lutte lui permettant de traverser la vie, heureux et de taille à surmonter les obstacles dressés sur sa route. Pour cela, il faut, par la philosophie l'affermir contre les chocs de l'existence et vous le verrez toujours réagir victorieusement, s'il a un bon centre cérébral à l'abri des causes d'excitations locales, directes ou venues d'une autre sphère. Ainsi armé il pourra perdre sa fortune, voir mourir un être cher, éprouver des déceptions de toutes sortes, il saura se redresser et ne pas se laisser abattre ; il sera un déséquilibré d'un jour, d'un mois, mais il ne sera pas un déséquilibré confirmé ; son passé, son genre de vie et le ménagement de ses centres nerveux le protégeront contre l'état morbide confirmé. ┼.

A quelque classe de la société que vous apparteniez, et surtout si vous êtes votre maître et si vous ne dépendez pas d'un supérieur, il vous faut chaque année un repos, des vacances ; il faut évoluer sur une autre scène, oublier momentanément vos préoccupations d'argent et d'affaires et aller respirer l'air salin ou celui des hauts plateaux. Ce repos est salutaire, est nécessaire pour régénérer votre cellule cérébrale qui n'a pas pu, par le sommeil de la nuit, réparer les dégâts que lui fait subir le surmenage des affaires ; c'est une façon de liquider les arriérés et de faire provision, de remplir ses greniers.

Aux collégiens, il faut des vacances ; à l'employé également, et plus encore aux financiers, aux avocats, aux notaires, aux médecins, à tous ceux qui travaillent beaucoup du cerveau. Après quatre semaines de repos et de distraction, vous reprendrez votre place dans le tourbillon des affaires ; vous agirez mieux et plus sainement ; vous défendrez mieux les intérêts de vos clients et vous ne serez pas exposé à verser dans la déséquilibration nerveuse parce que vous aurez à votre disposition des organes neufs et des cellules cérébrales assolées.

Les déséquilibrés du cerveau et du système nerveux, en général, sont légion parmi les hommes d'affaires. Ici encore, l'excitation nerveuse ne traduit pas toujours sa souffrance par des phénomènes cérébraux, au point que le notaire qui souffre de l'estomac, bien qu'il suive une hygiène impeccable, a tendance à croire que c'est son estomac qui est malade, et il demande à la pharmacie de la pepsine ou autre eupeptique pour faire disparaître la gêne stomacale qui le rend malheureux. En réalité, c'est bien son estomac qui proteste, mais qui proteste parce que sa cellule cérébrale irritée, agacée, épuisée, troublée, déséquilibrée par les responsabilités à soutenir et les bénéfices à réaliser, envoie une excitation anormale au plexus solaire dont les filets moteurs, sensitifs ou glandulaires, isolément ou simultanément, seront à leur tour déséquilibrés, et c'est le cas de répéter qu'on digère autant avec sa cellule cérébrale qu'avec son estomac.

Supprimez la pepsine et envoyez votre notaire déséquilibré de la cellule cérébrale, à la tête fatiguée, aux nuits sans sommeil, aux membres endoloris, à la digestion laborieuse, envoyez-le, dis-je, à la campagne, et vous verrez, sous l'influence de l'air pur et du repos physique et psychique, toutes les facultés reprendre, en peu de jours, leur équilibre.

Les Américains sont gens pratiques ; ils savent que « time is money », mais ils savent calculer, et tel professeur travaillera avec acharnement pendant sept ans, qui prendra ensuite un congé d'un an et reviendra prendre son poste frais et dispos, capable de faire un travail actif et profitable. Nous verrons plus tard, en parlant de la déséquilibration confirmée, où et comment il faut prendre ce repos.

Je parle ici pour les favorisés de la vie, pour ceux qui pourraient prendre ce repos mais qui ne le prennent pas ; mais que dire des malheureux opprimés par la misère, abandonnés de la Providence, qui doivent peiner toute leur vie sans aucun espoir de voir leur situation s'améliorer ! Que de déceptions dans ces cœurs ! Que de drames dans ces cerveaux ! Combien de déséquilibrés confirmés qui ont dû, plus tard, leurs lésions organiques à ce surmenage cérébral ! Chez l'un ce sera le travail de tête, des calculs du matin au soir, jamais de congé ; souvent les dimanches et jours de fête, il faut balancer les livres ; il le faut, le pain des enfants en dépend ; chez l'autre, ce sera la tension cérébrale continue par suite de la responsabilité de la situation occupée. Dans ce cas, le mal est connu ; il n'y a aucun remède ; ce sont des bêtes de somme dont le riche abuse et profite ; il faut mourir à la peine : c'est le sort de beaucoup de ces déshérités de la fortune.

Rappelez-vous que les fonctions de la cellule cérébrale sont multiples, mais que cette cellule a une limite d'énergie qui ne doit pas être atteinte ni surtout dépassée. Si vous voulez la conserver intacte et qu'elle vous fasse du service longtemps, ménagez-la, et elle vous donnera toute satisfaction.

Je pourrais dire de la moelle épinière ce que je viens de dire du cerveau. La cellule médullaire est génératrice du mouvement; elle a des réserves qu'il ne faut pas gaspiller ni dépenser sans discernement, sous peine de voir éclater des accidents de déséquilibration, sur place ou à distance. Tous les exercices sont bons et à recommander, mais ils doivent être réglés de façon à ne pas arriver au surmenage.

. Dans le domaine médullaire, se place l'hygiène génitale ; la bonne éducation et la surveillance stricte des relations de votre fils le préserveront de ces habitudes solitaires, si funestes à son intelligence et à son développement physique. Je crois qu'il est devoir du père de famille de mettre son fils en garde contre les abus de ce genre ; comptez toujours avec la brebis galeuse du collège qui lui donnera le mauvais exemple. S'il ne sait pas qu'il expose sa santé, il usera et abusera, alors que vous vous ingénierez à lui donner des vins toniques afin de combattre sa pâleur, sa langueur, ses yeux cernés et ternes et son dépérissement général. Ici encore, il faut s'attaquer à la cause. Quelques bonnes paroles, de la morale douce et non sévère seront plus utiles que toute médication, et le jeune homme vous obéira si vous savez lui faire toucher du doigt le danger qui le menace immédiatement et celui qui l'attend à sa virilité confirmée.

A ces cellules cérébro-médullaires, de quinze à soixante ans, il faut donc un travail physique et psychique ne dépassant pas la limite physiologique de leurs capacités, et, de plus, leurs pertes quotidiennes, si minimes qu'elles soient, doivent être réparées. Comment? Par le sommeil.

Le sommeil est indispensable à l'homme pour lui permettre de rétablir son équilibre. Il y a longtemps que le proverbe anglais l'a dit : « early to bed and early to rise makes a man healthy, wealthy and wise ».

Au moins huit à neuf heures de sommeil ; il faut cela à la cellule cérébrale ; il faut que les neurones supérieurs s'isolent complètement du monde extérieur pour se régénérer et se préparer au travail du lendemain. Aux cellules médullaires, il faut aussi le sommeil ; mais le repos horizontal, également, est un repos pour la moelle, en permettant aux muscles la résolution complète. Pour que ce sommeil soit vraiment réparateur, il faut qu'il soit calme, non agité, non entrecoupé de cauchemars; il faut cela sous peine de se réveilller brisé et plus fatigué que lorsqu'on s'était couché. Cela, vous l'obtiendrez, non avec des somnifères, mais par l'hygiène bien comprise de tous vos centres, en n'excitant aucun d'eux au delà de ses limites,

En terminant ce chapitre qui a trait à l'hygiène générale de l'homme de quinze à soixante ans, rappelons qu'il est indispensable que chaque jour le corps tout entier reçoive une ablution utile pour son entretien. Aux individus de constitution solide, bien équilibrés, l'eau froide convient admirablement; c'est le tonique par excellence qui contribuera à vous rendre vigoureux. A ceux bien portants mais d'une nature excitable, l'eau dégourdie convient mieux; elle apaise et modère le stimulus général.

V

LA FEMME.

Sommaire. — Toutes les règles d'hygiène applicables à l'homme le sont également à la femme. — La menstruation, la grossesse, la lactation et la ménopause constituent quatre époques critiques chez la femme et représentent des causes inévitables d'excitation des centres nerveux. — Durant ces quatre phases, la femme doit suivre une hygiène stricte afin de ne pas exalter l'excitation de son système nerveux. — L'hygiène de la femme au moment de la ménopause. — L'hygiène alimentaire se résume en sobriété, régularité et simplicité. — Le corset. — Les cellules cérébro-médullaires et le surmenage intellectuel et physique. — Éducation de la jeune fille. — La femme vit de chimères. — La philosophie du bonheur parfait chez les favorisées de la vie. — La déséquilibration nerveuse est excusable chez les infortunées.

L'hygiène de la femme, de quinze à soixante ans, ne diffère pas beaucoup de celle de l'homme et presque toutes les règles que nous avons posées précédemment lui sont applicables. Je dois néanmoins attirer votre attention sur certaines particularités inhérentes au sexe faible.

Il ne vous faut jamais perdre de vue qu'il existe dans la vie de la femme quatre époques solennelles qui sont : la menstruation, la grossesse, la lactation et la ménopause, qui, toutes quatre, représentent des causes obligatoires, inévitables d'excitation des centres nerveux agissant sur les plexus de l'abdomen, le solaire spécialement, sur les cellules cérébro-médullaires et sur les organes éliminateurs et destructeurs des poisons : le rein et le foie. Il faut donc, plus que jamais, que ces quatre causes d'excitation inévitables trouvent un terrain nerveux peu excitable afin que l'excitation, en quelque sorte physiologique, produite par ces différents états ne crée pas la déséquilibration.

A. Raffray. — *Les déséquilibrés.*   32

Rappelez-vous les symptômes de la grossesse, comment ils deviennent facilement morbides si le terrain est déséquilibré. C'est ainsi, pour ne prendre qu'un exemple, que le vomissement, alors même qu'il n'est pas la signature d'une auto-intoxication gravidique, peut devenir incoercible si le terrain névropathique est constitué antérieurement.

Rappelez vos souvenirs cliniques et vous verrez que ces quatre époques de la femme sont souvent l'origine de désordres multiples de la déséquilibration, et que certains phénomènes acquis de déséquilibration subissent à ces moments une exaltation certaine.

Il en résulte que pendant la menstruation, la grossesse, l'allaitement et la ménopause, il faut à la femme une hygiène stricte, et cela dans le domaine des trois centres que nous connaissons : cerveau (repos intellectuel, sommeil réparateur, éviter les émotions tristes, les spectacles pénibles) ; moelle épinière (repos musculaire horizontal dans la journée, pas de sorties fréquentes, pas d'exercices violents) ; enfin, du côté du plexus solaire, ménagement de l'estomac par une hygiène bien comprise.

Je suis ennemi du médicament donné préventivement ; je fais pourtant une exception pour la femme au moment de sa ménopause, pendant cette période incertaine où les règles se font voir à des intervalles irréguliers. En dehors d'une hygiène stricte du côté de l'estomac, je crois prudent de conseiller à ces malades de prendre tous les quinze jours une dose d'huile de ricin afin de compenser l'absence de la menstruation. Celle-ci constitue un exutoire salutaire, qui débarrasse le milieu intérieur des produits nocifs, soulageant ainsi le rein ; une purgation régulière supplée à son absence, c'est un dérivatif pour les poisons chez des malades en imminence d'artério-sclérose, et souvent cette pratique atténuera quelques symptômes pénibles du côté de la face : bouffées de chaleur, bourdonnement d'oreilles, etc. Quelques bains tièdes, de petites doses de bromure de sodium ou de valérianate d'ammoniaque calmeront l'éréthisme vasculaire chez ces malades de la cinquantaine qui sont alourdies, qui se sentent gonflées, qui sont gênées, chez lesquelles il y a souvent réveil de névralgies multiples, du rhumatisme, comme disent ces malades. Peu à peu le système nerveux entrera dans le calme définitif, et les ovaires et leurs plexus rentreront dans le silence complet.

A la femme, d'une façon générale, il faut une hygiène calme et très régulière, et cela pour deux raisons capitales : 1° parce que son système nerveux, par ses qualités premières et innées, est plus fragile et plus excitable que celui de l'homme ; 2° parce que la femme, par ses fonctions et son genre de vie, est une sédentaire ; elle dépense physiquement peu, elle doit, par conséquent, consommer peu. Chez elle, il faut donc encore plus restreindre tous les excitants du système nerveux : le thé, le café, l'alcool, le vin pur et les aliments que nous avons qualifiés de nuisibles ; tous sont plus pernicieux que chez l'homme, peuvent créer et entretenir plus facilement la déséquilibration. Les notions d'hygiène alimentaire basées sur la sobriété, la régularité et la simplicité sont encore plus utiles à la femme qu'à l'homme. Cette hygiène impeccable la mettra sûrement à l'abri de toutes les misères inhérentes à son sexe aux quatre époques critiques que la nature lui a dévolues.

Du côté de la moelle épinière, la femme pèche par excès contraire. Elle est trop sédentaire, elle ne brûle pas ce qu'elle consomme, elle accumule ses recettes : c'est la raison qui fait qu'elle devient obèse plus facilement que l'homme. La bicyclette, la marche, le tennis, l'équitation sont des exercices amusants et utiles ; il y a là toute une gamme qu'il faut savoir proportionner à la capacité médullaire individuelle, et qu'on réglera suivant l'âge et les aptitudes de chacune.

Au cours de l'étude des causes de la déséquilibration du plexus solaire, je n'ai pas manqué de signaler l'abus que certaines jeunes filles et femmes font du corset. Cet engin, si flatteur et si utile pour plus d'une, est une arme à double tranchant ; ses méfaits sont considérables et plusieurs sont devenues des déséquilibrées du ventre, avec rein luxé et troubles fonctionnels graves de l'estomac et secondairement de la cellule cérébrale, par suite d'une mauvaise application du corset qui représente une cause de plus venant s'ajouter à toutes les autres pour créer ou entretenir la déséquilibration. Il ne suffira sans doute pas, Mesdames, de vous prévenir pour vous décider à desserrer d'un cran ; mais l'expérience m'oblige à vous signaler cette cause qui vous embellit peut-être, mais qui, par contre, souvent vous détraque.

Du côté du cerveau, la femme est, le plus souvent, déséquilibrée par son imagination qui est trop vive, par sa nature trop sensible; elle verse dans la déséquilibration cérébrale par fatigue exagérée de sa cellule : question de quantité, ou par des chimères : question de qualité.

A la femme, il faut, pour les mêmes raisons invoquées précédemment, un repos plus grand du cerveau, pas de fatigues exagérées, pas de travaux intellectuels excessifs. Je ne prétends pas que les jeunes filles doivent être des ignorantes, je serais mal venu, à cette époque révolutionnaire où le féminisme gagne du terrain de jour en jour, à vouloir faire à la question un pas en arrière. J'admets que la jeune fille doit meubler son esprit; des études spéciales et des lectures choisies en feront pour le mari une compagne utile et attrayante; mais, au nom de l'hygiène, je proteste de toutes mes forces contre ces programmes arides que l'on impose a son cerveau délicat, et qui sont cause qu'elle se déséquilibre si souvent. Si vous avez l'ambition de vous attaquer aux études supérieures, faites en sorte de ne jamais atteindre le surmenage ; sans quoi vous deviendrez peut-être un puits de science, mais à coup sûr une femme d'intérieur des plus désagréables.

La jeune fille est une plante qu'il faut savoir faire pousser; c'est un véritable art que toutes les mères de famille ne possèdent pas. Cette cellule cérébrale doit être savamment dirigée, si on veut que la jeune fille soit la femme forte, telle que nous la comprenons, mais qui devient de plus en plus rare, par suite de nos mœurs et de nos tendances actuelles. Les mères de famille devraient être plus difficiles pour le choix des amies de leurs filles et ne pas les confier à la première venue. Soyez prudentes et ménagez leurs yeux et leurs chastes oreilles, c'est la seule façon de laisser au repos leurs cellules cérébrales et ne pas permettre à leur imagination, si prompte à s'exalter, de prendre le mors aux dents. Ne laissez entre les mains de vos filles que des livres dont vous connaissez le contenu, car tel maître dans l'art d'écrire ne tarderait pas à faire de votre fille une romanesque qui ne pourra s'endormir, attendant toujours le beau cavalier.

La femme vit de chimères, et beaucoup d'entre elles ne sont pas heureuses parce qu'elles ne veulent pas se contenter du présent; elles veulent trop lire dans l'avenir; le bonheur n'appartiendra jamais à celles qui désirent connaître l'au-delà : c'est la déséquilibration par qualité défectueuse de la cellule cérébrale

qui, à mon avis, peut être corrigée avec un peu de bonne
volonté, de patience et de raisonnement. Il faut une certaine
philosophie pour goûter le bonheur ici-bas ; aussi, j'engage
vivement ceux qui veulent être heureux à méditer sérieusement
les deux préceptes suivants :

1° Ne jamais se tracasser d'une chose avant qu'elle ne soit
arrivée. Il y a des femmes qui ont tout pour être heureuses et qui
pourtant ne le sont pas en raison de leurs cellules cérébrales
faussées qui les portent toujours à se tracasser d'une chose
imaginaire ; telle une mère de famille que je connais qui ne peut
voir un de ses enfants se blesser sans être convaincue qu'il va
mourir du tétanos. Raisonner ainsi est absurde, car je suppose que
vous ayez un père âgé de soixante-dix ans et une mère de soixante-
cinq ans ; suivant toutes probabilités, ils sont appelés à mourir
avant vous ; pourquoi ne pas vous mettre immédiatement à les
pleurer ? Vous voyez où cela mène. Ressaisissez-vous donc ; donnez libre cours à votre déception, lorsqu'un malheur est arrivé ;
mais, de grâce, ménagez votre système nerveux et ne vous
désolez pas par avance pour une chose qui n'arrivera peut-être
jamais.

2° Quel que soit le malheur qui vous atteint, regardez autour
de vous, vous verrez une amie, une parente qui a ce que vous
avez et d'autres chagrins en sus. Vous êtes donc privilégiée si
vous vous comparez à elle.

Avec cette philosophie qu'il vous est facile d'acquérir en
éduquant vos cellules cérébrales, vous ménagerez vos centres
nerveux. En évitant, d'autre part, toutes les causes d'excitation
du plexus solaire et de la moelle épinière, vous serez heureuses.
Restent certaines causes inévitables ; contre celles-là vous
réagirez facilement et vous ne connaîtrez jamais la déséquilibration des centres nerveux.

L'hygiène des favorisées de la vie est chose facile ; elles ont
tout ce qu'il faut pour être heureuses ; elles ont le toit, le pain
quotidien, le bonheur intérieur, sans souci du lendemain. Si
donc vous devenez des déséquilibrées ou si vous l'êtes et que
vous ne fassiez rien pour sortir de cet état, c'est que vous le
voulez ; nous n'avons pas à nous apitoyer sur votre sort. Mais,
que dire des familles qui sont vouées au malheur, dont le chef
disparaît, laissant une veuve et des orphelins sans secours !
Que dire de ces malheureuses qui, du matin au soir, tirent

l'aiguille, qui vivent dans les ténèbres de l'existence, qui ne connaissent que les peines, pour lesquelles le printemps de la vie n'a jamais brillé et ne brillera jamais, qui ne trouvent même pas, aux heures du repas, l'alimentation simple et substantielle, qui se nourrissent de privations et qui, le soir, après la fatigue physique et avec l'estomac vide, laissent leurs cellules cérébrales donner libre cours à leur chagrin ! Si vous n'êtes pas envieuses, si vous êtes assez résignées pour offrir au passant un visage souriant, si vous acceptez sans sourciller les décrets de cette Providence si peu charitable à votre égard, c'est que vous êtes sublimes et que souvent la religion, la foi de vos pères vous soutient et vous donne l'espérance d'un au-delà. Mais moi, comme médecin, si vous versez dans la déséquilibration, je m'incline devant votre infortune, et je me sens incapable de vous guérir, de vous aider autrement que par une parole de pitié. Vous, également, marquées par le malheur, qui perdez mari et enfants, sans murmurer, je vous admire et je ne vous porte pas responsables de votre déséquilibration. Il y a des causes de déséquilibration inévitables qui sont au-dessus des ressources de la thérapeutique ; il y a des douleurs muettes, il y a des drames qu'il faut respecter et qui ne relèvent que du temps seul ; il n'y a aucune médication curatrice pour ces cas qui sont au-dessus de notre art.

VI

LE VIEILLARD.

Sommaire. — Le surmenage est permis à l'adulte ; il ne peut engendrer que la déséquilibration nerveuse ; chez le vieillard, il peut être cause de mort par plusieurs mécanismes. — La cellule cérébrale et l'artério-sclérose. — Nécessité impérieuse du repos et des vacances chez l'homme au seuil de la vieillesse. — Fatigue exagérée et mort par cœur forcé. — Chagrins et mort par insuffisance organique totale. — L'hygiène alimentaire du vieillard. — Les maladies infectieuses et l'insuffisance cardio-rénale. — Leur prophylaxie. — Résumé général de l'hygiène préventive de la déséquilibration nerveuse. — De la naissance jusqu'à la mort, l'hygiène se résume en ceci : prévenir le surmenage. — Il faut dépenser sans épuiser ses réserves. — L'hygiène est plus puissante que le médicament. — L'iodure de potassium et les purgatifs. — La composition de notre Élixir de longue vie.

L'hygiène du vieillard nous arrêtera quelques instants avant de terminer ce chapitre ayant trait à la prophylaxie de la déséquilibration aux différents âges.

L'enfant est un être en voie de développement dont le système nerveux est fragile et qui a besoin de grands ménagements au point de vue cérébral, médullaire, et dans le domaine du plexus solaire. Il faut proportionner le travail intellectuel, physique et digestif, à la capacité et aux qualités de ses cellules nerveuses. L'enfant représente un jeune cheval qu'il faut faire travailler sans lui imposer des courses exagérées, sous peine de le forcer, c'est-à-dire de le déséquilibrer.

L'adulte est arrivé à son plein développement; en vue de vivre vieux et de se mettre à l'abri des misères de toutes sortes, il a le devoir d'user de son système nerveux sans dépasser certaines limites; mais il peut, d'autre part, sans inconvénient immédiat autre que celui de verser dans la déséquilibration avec troubles fonctionnels, atteindre et épuiser momentanément ses réserves. Pendant l'âge adulte, le système nerveux est bien assis; il est susceptible d'être un peu surmené sans qu'il proteste. C'est la période où la cellule cérébrale enfante des prodiges (du moins pourrait enfanter des prodiges), car que de belles intelligences j'ai côtoyées qui auraient pu arriver aux honneurs et à la gloire, se rendre utiles à la société et à leur patrie si elles avaient su bien diriger leurs cellules cérébrales, bien les orienter et utiliser les trésors qu'elles recélaient! Mais non, les abus de la table et des spiritueux ont faussé ces cerveaux de bonne heure et ont fait de ces hommes bien doués des originaux, des décrépits avant l'âge, mûrs pour le tombeau à soixante ans.

Vers la soixantaine, un peu plus tôt, un peu plus tard, suivant l'hérédité et la force vitale de chacun, les organes commencent à subir l'atrophie sénile : les cellules nobles de nos principaux viscères se sont laissées plus ou moins envahir par la sclérose, et, plus que jamais, si on veut maintenir son équilibre, il faut savoir abdiquer et prendre une retraite honorable.

Du côté du cerveau, les cellules ont perdu leur vivacité de la première heure; les artères cérébrales, épaissies par l'âge, se laissent moins facilement traverser par l'ondée sanguine : cellules vieillies et mal irriguées en sont les deux conséquences obligatoires; il y a des alternatives de congestion et d'ischémie. Il en résulte qu'un travail qui était fait à quarante ans, facilement, sans effort, constitue à soixante ans un surmenage, parce que l'organe cérébral n'a plus les mêmes aptitudes.

A l'âge de soixante ans, il faut à l'homme une existence plus facile ; ce n'est plus l'âge des folles entreprises, des grandes conceptions d'affaires ; c'est l'âge auquel on doit profiter de l'argent gagné pendant la période vraiment virile. Plus que jamais, il faut à l'homme de longues vacances ; voilà ce que la raison recommande et ce que l'expérience démontre. Je fais abstraction pour ceux qui ne peuvent pas se reposer ; ceux-là sont hors de la question ; il faut vivre, il faut donc travailler et mourir à la peine. Mais que dire de tous les hommes riches ou aisés qui, depuis l'âge de vingt ans, ont travaillé et ont réussi par leur intelligence et leur tenacité à amasser une fortune ! Eh bien ! Ce sont ceux précisément qui ne veulent pas prendre leur retraite et vivre heureux. Que d'exemples ne pourrais-je pas vous citer ! Il faut en conclure que l'ambition humaine n'a pas de bornes. L'homme qui travaille, en vue d'assurer sa fortune, se fixe un chiffre ; lorsqu'il l'a atteint il vise plus haut, et ainsi de suite, au point que, dans l'immense majorité des cas, il meurt sous le harnais, comme un misérable, sans avoir joui de son labeur colossal ; ce sont ses héritiers qui se chargent de ce soin. Ces hommes arrivent à se persuader que, s'ils ne vont plus à leurs bureaux, toutes les affaires de la place vont s'arrêter ; n'avais-je pas raison de vous dire qu'ils ont une cellule cérébrale usée et mal irriguée, et n'est-ce pas là l'anti-chambre du ramollissement cérébral ? Comprenez bien ma pensée ; je ne prétends pas qu'un homme de soixante-cinq ans doive rester chez lui et vivre dans l'oisiveté absolue ; non, mais je suis d'avis qu'il se repose une ou deux fois par semaine, repos physique, et qu'il ne surmène plus autant sa cellule cérébrale qui n'a pas la même capacité de travail qu'elle avait à quarante ans.

Dans ce siècle agité où nous vivons, l'homme n'a qu'un seul but : amasser ; si vous lui parlez de prendre un congé, il vous répond qu'il détient les intérêts de ses clients, ou encore que sa position ne lui permet pas de s'éloigner de son bureau, et il vous demande toujours un an ou deux encore pour régler ses affaires. Aussi le résultat est le suivant : un homme a travaillé sans répit depuis des années ; le jour où il prend un congé, c'est par obligation, mais trop tard. Souvent c'est pour mourir ou faire une grave et longue maladie.

Vouloir faire à soixante ans ce que l'on faisait à quarante dans le domaine cérébral, c'est précipiter l'artério-sclérose ou l'accentuer, car elle existe toujours à cet âge d'une façon plus ou moins latente. Il faut savoir prendre sa retraite à temps si l'on veut allonger la courroie et vivre vieux, autrement l'on risque de ressembler à l'acteur qui a eu du succès mais qui ne sait pas se reposer sur ses lauriers et qui se fait siffler.

Chez le vieillard, les réactions sont lentes ou nulles, ainsi qu'en témoignent ces pneumonies étendues du sommet, sans fièvre, ces crises de lithiase biliaire sans douleurs ; il faut restreindre l'effort cérébral et ne donner à cette cellule dont vous avez tant usé et abusé que ce qu'elle peut digérer. Peu de travail et beaucoup de repos intellectuel : telle est la formule qui convient à l'homme sain au seuil de la vieillesse, s'il veut que cette vieillesse se prolonge.

Dans le domaine médullaire, la même formule est applicable : user avec modération. Le vieillard, comme exercice, n'a plus à sa disposition que la marche ; la bicyclette, l'équitation, l'escrime constituent des exercices dangereux pour ses artères, et même la marche doit être graduée sous peine d'accidents très graves et même mortels.

Le sujet jeune qui commet des excès compte sur son système nerveux et ses organes relativement peu usés ; ou il n'aura rien, ou il éprouvera quelque symptôme pénible, mais pas toujours dangereux au point de vue de sa vie. Chez le vieillard, au contraire, le trouble fonctionnel est souvent remplacé par des accidents mortels, en raison de l'usure latente et souvent avancée de ses organes.

J'ai souvenance d'un homme de soixante-cinq ans qui faisait l'admiration de son entourage par sa force physique et ses brillantes qualités intellectuelles ; il s'avisa un jour de suivre ses neveux dans une excursion en montagne ; le malheureux avait préjugé de ses forces, il se croyait aussi jeune et aussi fort que ses neveux. Quelle illusion ! Il comptait sans ses soixante-cinq printemps, et pourtant la neige qui recouvrait ses cheveux et sa barbe aurait dû l'éclairer. On ne vit pas soixante-cinq ans sans que la rouille de la vie ait laissé son empreinte sur les artères. Ce malade avait de l'artério-sclérose latente, un myocarde qui suffisait pour les besoins journaliers : tel un vieux cheval de famille qui suffit pour les petites courses, mais qui mourrait si on lui donnait une trop longue distance à parcourir. Dès le lendemain, le malade avait de l'asystolie par dilatation aiguë du cœur; la digitaline et la caféine le soutinrent pendant quelques jours, mais l'équilibre était bien et définitivement rompu, et en quelques jours, le malade était mort, le cœur forcé, pour avoir voulu faire le jeune homme.

Je puis vous citer également l'histoire de ce vieillard de soixante-sept ans, robuste, ayant bon appétit, bon sommeil et une intelligence vive; brusquement il éprouva des revers de fortune, en même temps qu'un de ses enfants lui causa une peine de cœur terrible. En quelques semaines, ce malade se vida par un amaigrissement que rien ne put conjurer; le myocarde fléchit, les reins devinrent insuffisants, la cellule cérébrale subit une torpeur inquiétante. Aucune médication ne réussit à amener une réaction : 'le malade était atteint d'une insuffisance organique totale, sans localisation particulière; l'influx nerveux frappé dans son essence même, dans ses agents producteurs de la vie, refusait le service, et le malade s'éteignit comme une lampe qui manque d'huile.

Les mêmes remarques s'appliquent à l'homme âgé, en ce qui concerne son estomac; ici encore il faut de la régularité, une grande sobriété et une division mécanique des aliments, en raison de l'absence des dents. Très peu d'excitants et encore moins d'aliments riches en toxines, car il ne faut plus compter sur la puissance protectrice du foie et des reins qui ont fait leur temps et qui, comme le cœur et le cerveau, sont usés et ne peuvent plus aussi bien protéger l'organisme. Les organes compensateurs, même l'intestin, par sa paresse, et la peau par l'atrophie de ses glandes sudoripares, sont incapables de suppléer les émonctoires.

L'alimentation lacto-végétarienne suffit, à cet âge, à l'entretien et laisse peu de déchets, contrairement à l'alimentation carnée qui ne tarde pas à produire l'auto-intoxication qui se manifeste par un de ses nombreux symptômes dont le principal est la dyspnée toxi-alimentaire dont la valeur séméiologique a été bien mise en évidence par Huchard et qui constitue un symptôme certain de l'insuffisance urinaire.

Le vieillard est un être désarmé contre les infections qui peuvent l'atteindre; il vit à l'état d'équilibre instable; car son cœur et ses reins sont plus ou moins envahis par la sclérose. Qu'une infection quelconque, sous forme d'une pneumonie ou de l'influenza, verse dans cette circulation des toxines, qu'un lobe pulmonaire soit congestionné, les reins, en partie

encrassés, deviennent vite insuffisants et le cœur ne peut lutter
contre l'obstacle apporté à la circulation. Ils en ont assez; la
lutte leur paraît et est vraiment au-dessus de leurs forces, et ils
préfèrent abandonner la partie. C'est vous dire que le vieillard
doit s'entourer de toutes les précautions contre le froid, l'humidité, les fatigues et le surmenage de toutes sortes; il ne doit pas
oublier qu'il représente un mur lézardé; le moindre ébranlement peut amener la ruine.

Travail réduit au minimum, dépense physique restreinte, alimentation simple, peu abondante, surtout le soir, lacto-végétarienne : telle est la formule qui convient au vieillard, s'il veut
retarder de quelques années l'échéance fatale.

De la naissance jusqu'à la mort, la vie doit être réglée de telle
façon que le surmenage ne puisse atteindre les trois centres
importants distributeurs de l'influx nerveux à tous nos organes.
Les cellules cérébrales, médullaires et celles du plexus solaire
doivent, en raison d'une hérédité qui le plus souvent les prédispose à la déséquilibration, être traitées avec les plus grands
ménagements, afin de ne pas épuiser leurs réserves et de leur
éviter une excitation capable de leur faire pousser un cri de protestation. Ces trois centres constituent le trépied vital, l'arbre
sacré auquel on ne peut toucher sans amoindrir et la vitalité et
la qualité des nombreuses branches qui en dépendent.

Durant cette phase que j'ai qualifiée phase préventive de la
déséquilibration, quelle part est réservée à la pharmacie et aux
médecins? Je le dis en toute sincérité, une part insignifiante. Si
l'homme voulait suivre l'hygiène impeccable tracée dans les
lignes précédentes, ce serait la banqueroute des médecins et des
pharmaciens qui n'auraient plus à traiter que les maladies
infectieuses et à donner des conseils concernant la bonne mise
en pratique de l'hygiène aux différents âges. Mais, que mes confrères et que les pharmaciens se rassurent; il y aura encore de
beaux jours pour eux; il faut compter avec les faiblesses
et les passions humaines qui leur assureront toujours une
ample moisson.

Si, malgré tout, vous êtes possédé du prurit médicamenteux,
adressez-vous à des agents non nuisibles ; le glycérophosphate
de chaux est une préparation assimilable et non irritante pour
l'estomac : que ce soit votre tonique. Bannissez tous les vins,
qu'ils soient à base de kola, de coca ou de quinquina; ils sont

pernicieux pour votre estomac et trop stimulan , pour votre système nerveux. La lentille et le jaune d'œuf contiennent assez de fer et de phosphore et ils suffisent à rendre à l'organisme ce qu'il aurait perdu de ce côté.

Après cinquante ans, je ne puis que vous approuver si vous prenez pendant sept à dix jours du mois trente centigrammes d'iodure de potassium, à titre préventif de la sclérose artérielle qui existe toujours plus ou moins. De même, plus vous avancez en âge et plus vous devez veiller aux fonctions de votre intestin qui représente pour vous une soupape de sûreté soulageant le rein et l'aidant à expulser au dehors tous les produits nocifs qui proviennent de votre alimentation, de vos oxydations, de vos combustions. J'ai connu un vieillard qui a vécu jusqu'à quatre-vingt-trois ans ; je vous souhaiterais d'avoir sa prestance, son estomac et son intelligence ; or, pendant plus de vingt ans, il prenait chaque samedi une cuillerée à bouche d'huile de ricin ; c'était sa façon de nettoyer son moulin et de se débarrasser des impuretés accumulées pendant la semaine. Imitez cet exemple si vous en avez le courage, mais à la condition de le suivre jusqu'au bout. Pas de purgatif salin qui irrite et qui constipe les jours suivants ; tenez vous-en à l'huile qui est l'ami de l'intestin, qui, malgré ses inconvénients, reste le purgatif de choix de l'enfant, du vieillard et de tous ceux qui veulent être nettoyés.

A part ces exceptions, notre remède, à nous, est le suivant :

Une bonne alimentation simple et frugale, un air pur, de la bonne eau intus et extra, le travail physique et intellectuel modéré, avec un repos suffisant pour récupérer les dépenses cellulaires : telles sont les conditions à remplir. Voilà les parties constituantes de ce que j'appellerai l'élixir de longue vie, qui ne coûte guère, qui est à la portée de tous, mais que si peu savent employer. La pharmacie et ses pilules doivent rester l'apanage des déséquilibrés confirmés ; c'est ce qu'il nous reste à étudier.

VII

TRAITEMENT CURATIF.

Sommaire. — Résumé général de tous les symptômes et aboutissants de la déséquilibration nerveuse. — Tous ces états, quelque disparates qu'ils soient, relèvent d'une même origine et réclament, à peu de chose près, la même thérapeutique. — Nécessité impérieuse de rechercher et de supprimer la cause qui a engendré la déséquilibration. — Inutilité de la médi-

cation symptomatique. — Il ne faut pas voir dans la maladie le symptôme
et dans le traitement le médicament. — Sans la suppression de la cause,
la déséquilibration nerveuse ne peut être guérie. — Observation d'un malade atteint de dyspepsie et de deux autres ayant du rhumatisme noueux.
— Discussion du traitement. — Le médicament est tout-puissant vis-à-vis
du paroxysme de la déséquilibration. — La pharmacie permet de parer au
présent; l'hygiène, à l'avenir. — Au point de vue du traitement, il faut
envisager les formes simples, monosymptomatiques et les formes
moyennes et graves. — Le traitement doit viser l'hygiène cérébrale, médullaire et celle du plexus solaire. — La thérapeutique est frappée d'échec
si l'on s'adresse à un seul centre. — Ne jamais oublier que le système
nerveux est un, solidaire dans toutes ses parties. — Schéma d'une ordonnance dans un cas de déséquilibration nerveuse peu accentuée. — Nécessité de corser le traitement dans les formes graves. — Comment il faut
comprendre la cure de repos cérébral. — La cellule médullaire et la cure
de repos au lit. — Les mêmes remarques s'appliquent au plexus solaire ;
il faut peu demander à ce centre pour être obéi. — Il faut savoir graduer
la qualité et la quantité des aliments. — Le déséquilibré avéré n'a plus le
droit de commettre le moindre extra. — Aggravation de la déséquilibration nerveuse au début de la cure. — Explication de ce fait paradoxal en
apparence — La guérison est toujours une question de temps et réclame
une grande patience de la part du malade. — Fréquence des rechutes. —
La suggestion, à l'état de veille, est une arme dont il faut savoir se servir.
— L'hydrothérapie. — Les frictions, le massage, l'électricité. — Le vésicatoire ; pourquoi il est efficace. — Il faut être sobre du médicament. —
La constipation et son traitement. — La thérapeutique doit s'inspirer de
l'indication à remplir. — La déséquilibration du ventre. — La sangle de
Glénard et la périnéorraphie. — Nécessité d'un traitement moral.

Dans le chapitre précédent, nous avons tracé les règles
strictes de l'hygiène du cerveau, de la moelle épinière et du
plexus solaire. Quelle que soit l'hérédité du sujet, nous sommes
persuadé qu'il peut, s'il le veut, éviter la déséquilibration de
son système nerveux; mais, ainsi que je l'ai dit, il faut compter
avec les faiblesses humaines, et la plupart, grâce à une prédisposition héréditaire et à des infractions répétées aux lois de
l'hygiène, ne tardent pas à présenter un ou plusieurs symptômes révélateurs des centres en révolte. L'équilibre est alors
rompu, la porte, ouverte à toutes les misères, et des types cliniques variables se constituent. Chez l'un, la déséquilibration du
système nerveux sera latente; chez l'autre, chronique, susceptible de présenter, à certains moments, des paroxysmes. Tel
autre présentera un complexus cadrant avec la neurasthénie
des auteurs modernes; tel autre présentera les attributs assi-
gnés à l'arthritisme; enfin, certaines femmes et même des
hommes répondront au type clinique tracé par Glénard sous le
nom d'entéroptose.

Quoi qu'il en soit, cette déséquilibration se manifestera par des symptômes continus ou survenant à certains intervalles plus ou moins éloignés, apparaissant parfois sans cause appréciable, subissant d'autres fois une recrudescence manifeste à l'occasion de certaines causes tangibles, s'atténuant ou disparaissant spontanément ou sous l'influence de certaines causes adjuvantes. Symptômes essentiellement mobiles, passant d'un centre à l'autre, mais ayant toujours une physionomie reconnaissable pour celui qui sait voir et qui sait remonter à la cause. État dont l'aboutissant est l'usure prématurée avec déchéance précoce des cellules nobles de l'organisme par la sclérose vasculaire et conjonctive qui prépare et précède les lésions ultimes du cœur, des reins, du foie et du cerveau.

Avant de vous indiquer les moyens que vous devrez mettre en œuvre pour combattre la déséquilibration nerveuse lorsqu'elle se manifeste, laissez-moi vous rappeler brièvement les différents symptômes par lesquels elle se présentera à votre observation.

Du côté de la cellule cérébrale : mal de tête, migraine, vertige, insomnie, sommeil agité entrecoupé de rêves, de cauchemars, de terreurs nocturnes ; état psychique particulier : découragement, abattement, pleurs, vide cérébral avec sensation de folie à brève échéance, caractère irritable, agacé, peureux, timide, esprit original, paradoxal, indécis, scrupuleux, côtoyant de près les états organiques : l'épilepsie, les phobies et les vésanies.

Du côté de la cellule médullaire et de ses prolongements sensitifs, moteurs et trophiques : fatigue et brisement des membres au réveil, état douloureux du corps après le moindre exercice, douleurs névralgiques, hyperesthésie de la peau, du cuir chevelu, névralgies réticulaires en plaques (topo-algies), névralgies tronculaires, douleurs musculaires (torticolis, lumbago), douleurs tendineuses, osseuses, articulaires, dont le type extrême sera représenté par ce que l'on désigne sous le nom de rhumatisme articulaire et osseux, aboutissant à des désorganisations complètes avec soudure et ankylose, telles qu'elles se rencontrent dans le rhumatisme polyarticulaire déformant · ou noueux avec ses rétractions musculaires et l'atrophie du muscle ; crampes, soubresauts, spasmes, tics convulsifs, crampe des écrivains, tétanie, contracture, tremblement fibrillaire ou à oscillations rapides, localisé ou généralisé, paramyoclonus de Friedreich, vibrations, états convulsifs, parésie musculaire et les pseudo-paralysies.

Du côté de la peau : l'eczéma, l'herpès, l'herpès récidivant des muqueuses et de la peau, le psoriasis, le lichen, l'urticaire, l'acné, l'intertrigo, les érythèmes, le prurit, la séborrhée du cuir chevelu et des parties glabres, aboutissant à l'alopécie précoce, la décoloration des poils, les troubles de pigmentation de la peau, les troubles de nutrition des ongles, etc...

Du côté vasculaire et vaso-moteur : les varices, les bouffées de chaleur avec élévation locale de la température, les refroidissements locaux, les engourdissements, le doigt mort, la cyanose, la maladie de Raynaud, les œdèmes névropathiques des membres, des creux sus-claviculaires, de la face, des paupières ; les transpirations profuses, localisées ou généralisées ; les sueurs glacées, les spasmes vasculaires, les hémorragies névropathiques, les ecchymoses spontanées, l'hypertension artérielle par vaso-contriction capillaire, l'aphasie transitoire par excitation des nerfs vaso-constricteurs, préparant et devançant l'artério-sclérose ; l'hypotension artérielle.

Du côté des organes des sens, yeux et oreilles : fatigue de la vue, asthénopie accommodative, hallucinations visuelles, douleurs oculaires, étincelles, mouches volantes, douleurs d'oreilles, bourdonnements, bruits de vapeur, de sifflet, avec diminution de l'ouïe.

Du côté de l'appareil respiratoire : coryzas, enchifrènement, éternuments, épistaxis, végétations adénoïdes avec poussées de rhino-pharyngite à répétition et poussées d'otite, engorgement ganglionnaire et fièvre ganglionnaire qui n'est qu'une adénoïdite, laryngites, laryngites striduleuses, spasmes de la glotte, asthme, bronchite spasmodique, trachéites, bronchites chroniques sèches ou humides, emphysème, hémoptysies névropathiques, les congestions pulmonaires.

Du côté du cœur et du bulbe (origine des pneumogastrique) : palpitations, spasmes, courbature du cœur, cœur gros et douloureux, faux pas et arrêts du cœur, arythmie, intermittences, tachycardie et bradycardie, poids rétro-sternal, angine de poitrine, hypertrophie de croissance, dilatation des ventricules par hypertension pulmonaire, syncopes et évanouissements avec perte de la conscience ou conservation de l'intelligence.

Du côté du tube digestif : grincement des dents, bouche pâteuse, amère, sèche ou, au contraire, salivation excessive, constante, liquide ou gluante ; langue couverte d'un enduit saburral vers la base, avec papilles saillantes ou non ; glossite exfoliatrice marginée, certaines variétés de leucoplasie buccale non d'origine syphilitique, amygdalites à répétition, dysphagie, œsophagisme, perte d'appétit, boulimie, perversions de l'appétit, bâillements et gaz, éructations, aérophagie, hoquet, nausées, régurgitations, vomissements (vomissements essentiels de Leyden, vomissements cycliques, périodiques des enfants), gastralgies, douleurs continues et paroxystiques, pesanteur, lourdeur, ballonnement, renvois acides, salés, fétides ; troubles de la chymification par désordres de la sécrétion glandulaire, aboutissant à de l'hypopepsie ou de l'hyperchlorhydrie avec ou sans dilatation de l'estomac ; stase, fermentations et auto-intoxication, hémorragies stomacales névropathiques indépendantes de l'ulcère de Cruveilhier, du cancer et des ulcérations tuberculeuses, typhoïdiques ou de la gastrite alcoolique.

Du côté de l'intestin : troubles de la digestion intestinale, ballonnement intestinal, douleurs d'entrailles, entéralgie, gaz, gargouillement, diarrhée passagère ou chronique, lientérique, ou dysentériforme par ulcérations secondaires de la muqueuse ; constipation par atonie ou spasme, avec ou sans troubles des glandes ; poussière intestinale, sable intestinal, mucosités, glaires, peaux, membranes, stries sanguinolentes, hémorragies intestinales, crises de douleurs continues, sub continues et paroxystiques ; rectite, hémorroïdes, fissure, abcès, fistules, etc...

Du côté du foie : congestion du foie, hépatalgie avec névralgie du nerf phrénique droit, lithiase biliaire, coliques hépatiques et leurs complications, ictère spasmodique émotif, insuffisance hépatique fonctionnelle (hypoazoturie, glycosurie, indicanurie, urobilinurie, albuminurie hépatogène) ; diabète intermittent pouvant aboutir au diabète confirmé.

Du côté des organes hématopoétiques : altérations qualitatives et quantitatives du sang, anémie, leucémie, chlorose, troubles de nutrition et de la formule urologique.

Du côté des reins : douleur rénale, congestion du rein, lithiase urinaire, coliques néphrétiques et leurs complications, rein mobile, hématuries névropathiques, troubles de l'excrétion urinaire : polyurie, oligurie, albuminurie intermittente, cyclique, orthostatique ; phosphaturie, urines uratiques, etc.

Du côté de la vessie et des organes génito-urinaires : cystalgie, spasme vésical du col, incontinence d'urine, rétention d'urine, spermatorrhée, pollutions nocturnes, impuissance génitale, etc.

Du côté de l'utérus et des annexes : aménorrhée, dysménorrhée, leucorrhée, ménorragie, métrorragie, névralgies utérine et ovarienne, frigidité, vaginisme, prurit vulvo-vaginal, etc.

Du côté de la nutrition et de l'état général : athrepsie, lymphatisme, rachitisme, amaigrissement essentiel, obésité, goutte, etc., le tout préparant l'artério-sclérose.

Voilà la série à peu près complète des troubles susceptibles d'être présentés par les déséquilibrés du système nerveux, formant les associations cliniques dont nous avons parlé plus haut. A part les troubles organiques qui représentent souvent l'aboutissant de certains désordres fonctionnels, ces symptômes de déséquilibration ne s'accompagnent d'aucun signe positif : l'examen par l'inspection, la percussion et l'auscultation, est négatif, sauf en ce qui concerne l'abdomen chez les entéroptosés où vous trouverez les symptômes décrits par Glénard et que je vous ai indiqués précédemment.

Voilà la série morbide qui menace l'individu dont les centres nerveux sont surmenés. Il nous faut maintenant voir comment nous pourrons ramener à l'équilibre parfait l'individu qui aura versé dans la déséquilibration.

S'il me fallait étudier la thérapeutique à opposer à chaque symptôme, trouble ou état diathésique cité précédemment, j'aurais à écrire un traité de thérapeutique complet. Mais cela n'est pas nécessaire, car tous ces symptômes et ces états morbides, quelque disparates qu'ils vous paraissent, sont très rapprochés les uns des autres ; ils relèvent tous d'une même origine ; ce sont des branches qui émanent d'un même tronc et qui prennent leurs racines dans le système nerveux. Il vous faudra donc employer, à peu de chose près, les mêmes moyens pour arriver à un résultat identique.

Le malade ayant été examiné et bien examiné, je suppose que vous ayez écarté toute idée de lésion organique ; votre diagnostic est bien posé : il s'agit d'un déséquilibré du système nerveux à symptômes unique ou multiples. Il vous faut, avant de formuler un traitement quelconque, vous poser cette question capitale : pourquoi le malade est-il un déséquilibré? En un mot, quelle est la cause de sa déséquilibration?

Je vous en supplie, si vous voulez, en matière de déséquilibration du système nerveux, arriver à un résultat thérapeutique quelconque, il faut vous dire que tout symptôme a une cause et il vous faut de toute nécessité rechercher et trouver cette cause. Plus de ces termes vagues d'anémie, de rhumatisme, de croissance, de dentition, d'âge critique, etc., il est nécessaire de faire un diagnostic clinique et étiologique. C'est la seule façon de soulager d'abord votre malade, de le guérir ensuite.

Je dois reconnaître que, de nos jours, l'on fait un abus inconsidéré des médicaments. Prenez au hasard dix consultations émanant de praticiens connus, je gage que deux à peine se sont souciés de parler d'hygiène à leur client. Une poudre, des pilules, une solution, une salade de médicaments, et c'est tout. Le malade est quelquefois soulagé et il se déclare satisfait, mais le médecin n'a fait que de la médication symptomatique; il n'a rien fait pour détruire la cause du trouble dont se plaignait son malade, lequel trouble ne tardera pas à reparaître localement ou sous une autre forme à distance.

Qu'avez-vous fait lorsque vous avez prescrit un gramme d'antipyrine ou soixante centigrammes de phénacétine à un malade qui souffre de la tête? Qu'avez-vous fait en donnant cinq grammes de salicylate de soude à un goutteux ou trois grammes de bromure de potassium à une jeune fille qui a des palpitations, ou encore une dose de sulfate de soude à un constipé? Vous avez amendé, calmé un symptôme, et c'est tout; vous avez pensé au présent, mais qu'avez-vous fait pour l'avenir? Rien, absolument rien. La preuve en est que votre migraineux, quinze jours après, aura une autre crise peut-être plus violente; votre goutteux, un an après, aura de nouveau son gros orteil luisant; votre cliente continuera à palpiter à la moindre occasion, et votre constipé, après qu'il aura été purgé quatre fois, sera plus fermé que jamais et continuera à rendre ses canettes. Vos quatre malades continueront à traîner leurs misères que d'autres symptômes viendront au bout d'un certain temps remplacer.

Dans les cas que j'ai pris comme exemples, vous étiez en présence d'un malade ayant un seul symptôme et vous le combattiez

au moyen d'un médicament; mais, expliquez-moi votre conduite
vis-à-vis d'un malade comme le suivant : Voici une jeune femme
de trente ans qui a eu deux enfants, qui a un passé non vierge
d'antécédents de déséquilibration; elle se présente à vous avec
des maux de tête, des vertiges, de l'insomnie, des palpitations,
une fatigue générale, de la pesanteur d'estomac avec constipation, et un amaigrissement prononcé. Si vous faites de la médication symptomatique, comme beaucoup de confrères en font,
je ne vois pas ce qui vous portera, dans l'observation présente,
à prescrire un médicament contre l'estomac, le cœur ou l'intestin,
et, si vous êtes conséquent avec vous-même, il vous faudra donner à cette malade un médicament pour chacun des symptômes
qu'elle présente. C'est ainsi qu'elle devra prendre de l'antipyrine,
de la noix vomique, du sulfonal, du bromure, de la kola, de la
pepsine, de l'huile de ricin et de l'arsenic. Vous voyez où cela
mène de ne voir dans la maladie qu'un symptôme et, dans le
traitement qu'un médicament. En réalité, la malade que j'ai
prise comme exemple est une déséquilibrée; si elle a tant de
symptômes, ce n'est pas parce qu'elle a six maladies ; elle n'en
a qu'une seule : c'est une déséquilibration de son système nerveux; c'est le tronc qui est troublé, les branches en ressentent
le contre-coup. Demandez-vous pourquoi le tronc souffre.
Est-ce par une cause psychique, physique ou alimentaire? Si
vous avez de la méthode et si la malade est intelligente, le problème sera vite résolu ; vous tiendrez la cause; vous pourrez, avec
le temps et les moyens que je vous indiquerai, faire disparaître
les effets et il vous sera permis, en attendant que votre hygiène
agisse, d'atténuer certains des symptômes les plus pénibles.

Le traitement de la déséquilibration du système nerveux se
résume en ceci : d'abord et avant tout, la cause; il vous faut ce
fil pour vous guider et marcher sur terrain ferme, autrement
vous êtes en plein brouillard et vous ne pouvez marcher qu'en
tâtonnant. Or, cette cause, ainsi que l'étiologie vous l'a montré,
ne peut être qu'une cause agissant sur la cellule cérébrale, médullaire ou celle du plexus solaire, ou enfin elle peut être plus rarement de nature infectieuse ou toxique.

Parmi ces causes, il en existe que vous pourrez supprimer
facilement et d'autres contre lesquelles vous ne pourrez, je ne
dis pas rien, mais moins, mais vous agirez d'une façon indirecte,
détournée, en calmant le système nerveux.

Voici un malade qui se plaint de l'estomac, qui a des aigreurs, des digestions laborieuses avec migraines et sommeil après le repas. Qu'allez-vous faire ? Je vais vous indiquer d'abord ce que l'on fait et ce qu'il ne faut pas que vous fassiez. Le raisonnement est le suivant : sommeil agité, migraines, aigreurs d'estomac, digestions pénibles; parfaitement, il n'y a pas de doute : Monsieur, vous avez un mauvais estomac (diagnostic de concierge : le malade le sait, puisqu'il vient vous consulter); vous digérez mal : rien d'étonnant que votre santé soit mauvaise; vous voyez, vous avez la langue sale, l'intestin paresseux; il n'y a pas de doute : c'est de la congestion que vous avez au cerveau. Purgez-vous, prenez du bicarbonate de soude et un peu de pepsine et revenez me voir dans quinze jours. Voilà le médecin du siècle : le médicament, toujours le médicament. Est-ce là de la thérapeutique raisonnée et raisonnable ? Si vous aviez pris la peine de questionner ce malade, il vous aurait peut-être dit qu'il mangeait à des heures irrégulières et rapidement, qu'il fumait et qu'il buvait du vin pur, parfois même qu'il prenait un apéritif. Or, en lui recommandant simplement de manger lentement, posément, de supprimer son tabac et de boire de l'eau pure en quantité modérée, j'aurai fait mieux que vous parce que je me serai adressé à la cause première de son mal que j'aurai extirpée.

J'entends d'ici l'objection : Cette médecine est celle des ignorants, tout ce que vous dites, nous le faisons. Pardon; je vais vous citer deux exemples qui vous prouveront le contraire. J'ai adressé dernièrement un de mes malades à un de nos grands maîtres, il avait cette symptomatologie protéiforme de la déséquilibration nerveuse avec troubles accentués de l'estomac. Le maître, après avoir écarté toute lésion organique, lui dit : « Ne buvez pas de vin, mais mangez ce que vous voulez, ce que l'expérience vous a démontré ne pas vous faire de mal, et prenez de la magnésie après vos repas. » Or, je prétends que mon malade a été mal conseillé. L'expérience du malade ne doit pas se faire à ses dépens; c'est à nous à lui dire ce qui convient à son estomac. Ce jeune homme m'est revenu peu satisfait de sa consultation et n'ayant obtenu aucun résultat du traitement prescrit; il continuait à mal dormir, à se sentir fatigué, à mal digérer, et perdait du poids régulièrement. Je le décidai à se mettre au régime strict, celui que je vous exposerai dans un instant : le résultat fut partiel; quelques symptômes pénibles persistaient et le malade ne gagnait pas du poids. Il y a une cause cérébrale qui fait échec à votre guérison, lui dis-je, il y a au niveau de votre cellule cérébrale un clou qu'il faut extraire; le régime a bien contribué à calmer votre plexus solaire et votre centre spinal, mais l'excitation qui existe au niveau de votre cellule cérébrale suffit pour vous empêcher de recouvrer votre santé. Ce que j'avais deviné et pronostiqué se réalisa : mon malade avait un supérieur avec lequel il ne s'entendait pas ; il y eut un changement de ministère; la cellule cérébrale, libérée, envoya un influx nerveux de bonne qualité aux autres centres; la digestion devint meilleure, le sommeil, plus réparateur, et en trois mois, le malade avait engraissé de dix livres. Il n'en reste pas moins un déséquilibré latent, et s'il ne s'astreint pas à une hygiène sévère, à la moindre occasion, il perdra tout le bénéfice acquis et il versera de nouveau dans la déséquilibration.

A propos de ce malade, il m'est arrivé une jolie anecdote qui vaut la peine d'être contée. Charcot avait baptisé ses neurasthéniques du nom de « Galeati », en raison de la sensation de casque que prend chez eux la migraine. La déséquilibration nerveuse sonnant mal aux oreilles de certains clients qui ne se croient pas et qui ne veulent pas être des déséquilibrés, j'ai pour habitude de leur dire : « Vous avez un plexus ». Ce terme me sert à les désigner et à les reconnaître. Or, il advint que mon malade, après la consultation, dit au maître : « Mon médecin m'a dit que j'avais un plexus ». Il paraît que le maître lui aurait répondu : « Je ne connais pas ce nouveau mal. »

Je vous citerai encore le cas d'une de mes malades atteinte d'un rhumatisme noueux déformant, jeune femme de trente-cinq ans qui, depuis cinq ans, menait une existence de martyre, qui avait vu successivement le mal gagner de proche en proche, au point d'envahir la plupart de ses articulations, même la temporo-maxillaire. Atrophie musculaire, déviations osseuses, crises de douleurs continues et paroxystiques : rien ne manquait au tableau. Je fis la médication symptomatique, mais j'eus toutes les peines à faire comprendre au mari la nécessité impérieuse de soumettre sa femme à un régime strict, en vue de diminuer l'excitabilité de son système nerveux.

Il prit le parti d'aller en Europe et consulta un de nos grands maîtres en neuro-pathologie. Il revint quelque temps après et me dit que le maître avait conseillé : 1° de l'électricité, 2° au moment des poussées douloureuses, des cachets de phénacétine et de salophène. J'attendais avec anxiété : et le régime, ajoutai-je ? Le mari se mit à rire en me disant : « Vous voyez, j'avais raison, le professeur m'a dit : « Votre femme peut manger et boire ce qu'elle voudra, son estomac étant hors de cause. »

De l'électricité, parfaitement : nous sommes d'accord; il n'y a que l'électricité et le massage qui rendront de la vie à ces muscles à demi-morts. Des calmants représentés par le salophène et la phénacétine, certainement; il faut soulager cette malheureuse lorsqu'elle souffre. Mais jusqu'ici, qu'avez-vous fait ? Vous vous êtes occupé du passé et du présent, mais avez-vous songé à l'avenir ? L'électricité et le salophène remplissent tous deux une indication : l'atrophie musculaire et l'élément douleur; mais vous n'avez rien tenté contre la nature même du mal qui est progressif ainsi que son nom l'indique, et pensez-vous que l'électricité et la phénacétine empêcheront une nouvelle crise de se faire voir dans un ou deux ans ?

Cette malade ne guérira jamais, jamais, entendez-vous, si vous ne la soumettez pas à de la révulsion de la moelle épinière par des pointes de feu, et si vous n'instituez pas un régime convenable, substantiel mais non excitant des centres. Il faut réduire au silence les cellules nerveuses d'où partent les nerfs trophiques des membres, en mettant au repos les nerfs afférents et efférents de ces mêmes cellules.

Les travaux de Head en Angleterre, et ceux de Brissaud en France, sur la segmentation médullaire, permettent d'affirmer qu'il existe des groupes de neurones échelonnés dans la moelle d'où part l'influx nerveux (moteur, sensitif, vaso-moteur et trophique) périphérique et viscéral. Le problème thérapeutique consiste à faire fonctionner régulièrement ces neurones déséquilibrés par cause psychique, physique, alimentaire ou par une toxi-infection.

Voici pour vous convaincre, un exemple que je puis vous rapporter en détail, car il s'agit d'une malade qui me touche de près et dont je connais bien l'histoire clinique. Il s'agit d'une déséquilibrée du système nerveux dont les frères et sœurs ont présenté des stigmates de déséquilibration accentuée, sous forme de lithiase biliaire spécialement. Peu de temps après la naissance de son premier enfant, il y a de cela trente ans, elle fut prise de ses premières douleurs de rhumatisme. La diathèse chez elle marcha à pas de géant, et en très peu de temps, le mal se généralisa aux genoux, aux coudes et aux petites articulations des doigts, clouant la malheureuse au lit pendant deux ans avec des crises de douleurs dont nul ne peut avoir idée. De ma vie je n'oublierai la physionomie de cette pauvre malade étendue sur le dos, pâle, immobile, avec les articulations soudées, poussant de continuels gémissements et ne pouvant trouver dans le sommeil un répit à ses souffrances.

Un confrère bien avisé la soumit à l'électricité qui fit merveille ; après deux mois la malade ne souffrait pas autant et pouvait un peu reprendre la vie commune ; mais le moindre exercice violent, le moindre changement de température lui rappelait qu'elle avait à compter avec ses articulations endolories. Pendant deux ans, cette malade fut indemne de toute poussée aiguë et, autour de moi, j'entendais vanter les bienfaits de l'électricité qui avait opéré un miracle : tel le goutteux qui se vante d'être guéri parce qu'il a conjuré une crise avec du colchique ou du salicylate de soude, et qui est déçu, un an après, en payant un nouveau tribut à la déséquilibration de son système nerveux.

Cette malade ne fit pas exception à la règle : son rhumatisme devint progressif, les crises se rapprochèrent, l'électricité ne donnait plus les bénéfices obtenus lors de la première atteinte ; bref, cette malheureuse resta une éclopée de ses articulations : ankylose des genoux, des coudes, doigts déformés et tordus, pâleur des téguments, déformations des jointures, craquements articulaires, hyperostoses, atrophie musculaire, rétractions tendineuses, et un état douloureux constant, continu, entrecoupé de paroxysmes horribles. Que de nuits sans sommeil ! que de larmes ont coulé de ses yeux ! quelle jeunesse passée dans les souffrances et les pleurs ! et pourtant rien ne fut négligé par l'entourage pour tâcher de guérir cette malade. Tous les médicaments connus et tous les remèdes empiriques furent essayés ; les meilleurs médecins furent consultés, la déséquilibration résistait à tous ces efforts combinés, et menaçait de s'éterniser et de réduire à l'immobilité absolue cette malade, lorsqu'une circonstance malheureuse, un grand malheur, la perte d'un mari bien-aimé frappa cette malade au seuil de sa vie de jeune maman : c'est ce qui fut cause de sa guérison.

Cette malade appartenait à un milieu d'une grande piété. Aussitôt après la mort de son mari, elle se retira, en quelque sorte, du monde qui ne l'avait guère connue et, comme on dit, versa complètement dans la religion. Pour se mortifier, elle vécut de privations, à la grande stupéfaction de son entourage qui croyait que ce régime abrégerait son existence. Songez, aux yeux de tous, elle était tellement anémiée !

Lorsque je pus parler avec quelque autorité, j'engageai vivement la malade à persévérer dans cette voie et je corsai même le régime en le rendant plus strict et en le rapprochant de celui que j'ai décrit. Or, après trois ans de ce régime sévère, cette femme est revenue à la surface ; elle peut s'occuper de son intérieur, marcher, faire quelques sorties, et certes, en la voyant passer, vous ne vous douteriez pas de l'état de ses articulations qui sont et resteront soudées : c'est le passé contre lequel je ne puis rien.

Je ne vous dirai pas que, de temps à autre, cette malade ne souffre pas ; il ne peut en être autrement en raison du travail de sclérose péri et intra articulaire qui emprisonne les fibres nerveuses ; mais le mal est arrêté, le rhumatisme n'est plus progressif : il est stationnaire. Il y a bien longtemps que la malade n'a eu un de ces paroxysmes qui représente la crise de goutte ou l'accès d'asthme. Cela, elle l'a obtenu simplement par le régime, en bannissant les excitants de toutes sortes.

Rappelez-vous que l'électricité, le salicylate de soude, le salophène, les lininents calmants, l'iodure de potassium, la teinture d'iode donnée à la façon de Lasègue et de Trousseau sont des médicaments du moment, des médicaments symptomatiques mais qui ne peuvent rien pour arrêter la déséquilibration des cellules nerveuses et des nerfs trophiques une fois qu'elle est constituée, laquelle n'est justiciable que de l'hygiène physique, morale et alimentaire.

Ou la malade aura fait cette localisation de la déséquilibration parce qu'elle aura manqué à l'hygiène d'un ou plusieurs de ses centres, et en la ramenant à une hygiène bien entendue vous n'aurez fait que supprimer la cause morbide, ou alors la déséquilibration des cellules nerveuses et des nerfs trophiques est de cause toxique ou infectieuse (post partum), et au moyen de l'hygiène vous pallierez les effets nocifs de l'infection, en ramenant à l'équilibre les centres nerveux.

La déséquilibration du système nerveux, quels que soient ses symptômes, n'est pas curable par la pharmacie. Si votre malade est devenu un déséquilibré, c'est qu'il a manqué aux lois de l'hygiène; il a surmené son cerveau, sa moelle épinière, ou il a abusé de son plexus solaire. A vous de rechercher et de trouver cette cause, de la supprimer, si cela est en votre pouvoir, et de ramener tous les centres en révolte au calme par l'hygiène précédemment décrite.

Le médicament, gravez cela dans votre esprit, n'est qu'un adjuvant et c'est tout. Il est tout-puissant vis-à-vis du paroxysme; il calme le malade, il le soulage, mais il ne le guérit pas; il vous permet d'agir en attendant que vous rétablissiez l'équilibre par l'hygiène. L'antipyrine, la phénacétine, l'euphorine, l'exalgine pour le mal de tête; le salicylate de soude et le colchique pour la goutte; la piqûre de morphine contre la crise d'angine de poitrine, la colique hépatique, néphrétique ou la crise d'asthme; le bicarbonate de soude à haute dose contre les crises d'hyperchlorhydrie; l'huile et tous les laxatifs connus contre la constipation; l'opium contre la diarrhée; le bromure et le valérianate d'ammoniaque contre les palpitations; le chloral et le sulfonal contre l'insomnie; la kola, la coca et le cacodylate de soude contre la faiblesse générale; la cocaïne et l'eau chloroformée contre le vomissement; l'ipéca et le bromure de potassium contre la laryngite striduleuse; le chlorure de calcium et l'ergotine contre certaines métrorragies; les bains tièdes et le chloral contre les convulsions; les enveloppements boriqués amidonnés contre les poussées d'eczéma aigu, ne sont tous que des médicaments du symptôme, très utiles, indispensables, je le veux bien, pour lutter contre un symptôme pénible, pour soulager un malade, mais médicaments qui sont nuls en tant qu'agents curatifs, et vous n'avez fait que la moitié de votre besogne si vous quittez votre malade sans lui avoir expliqué pourquoi il a présenté tel ou tel trouble, comment il a péché et ce qu'il doit faire dans l'avenir pour ne pas retomber dans les mêmes erreurs. Vous devez à votre malade le soulagement immédiat de ses maux : soulager est une œuvre divine, a dit le père de la médecine, Hippocrate ; mais vous devez lui faire toucher du doigt pourquoi il est devenu morbide et vous devez le protéger pour l'avenir : c'est le rôle le plus important qui vous incombe.

Rappelez-vous que le médicament n'a qu'une action passagère et que l'hygiène seule assurera la guérison. Si vous persistez à prescrire tous les agents de la pharmacie, non seulement vous ne guérirez pas votre malade, mais il aura des chances de devenir un déséquilibré de l'estomac par abus des médicaments. Je ne saurais résister au plaisir de vous mettre sous les yeux une lettre que je recevais, il y a deux ans, d'un de mes confrères qui me priait de lui donner mon avis au sujet d'un de ses fils et qui s'exprimait de la sorte :

Mon cher ami,

Depuis près d'un an, mon fils, âgé de dix-sept ans, n'a cessé de se plaindre de la tête, de palpitations et de langueur générale, avec amaigrissement et fatigue rapide. Je voudrais savoir ce que vous pensez de son état.

Je lui ai fait prendre successivement kola, quinquina, phosphates (glycéro), pilules de Vallet, granules d'arséniate de strychnine, vin de Girard, hémoglobine, et, depuis quelques jours, du sirop d'Easton (phosphate de fer, quinine et strychnine), sans résultat bien appréciable.

J'ai cité textuellement le passage de cette lettre où mon confrère, médecin distingué et bon clinicien, m'avoue ses extravagances thérapeutiques, et, comme lui, je comprends que cette salade de médicaments n'ait produit aucun résultat appréciable. Le seul qu'elle aurait pu produire aurait été de créer de toutes pièces une gastrite médicamenteuse. Vous devinez la fin de cette observation : j'engageai mon confrère à supprimer tout médicament et à régler strictement l'hygiène du malade, et le résultat fut ce qu'il doit être dans tous les cas de ce genre : excellent.

La déséquilibration du système nerveux, au point de vue de sa gravité, représente une échelle, ou mieux, une chaîne dont le premier anneau constitue le déséquilibré bénin et le dernier, le déséquilibré de tout le système nerveux.

Au point de vue pratique auquel nous nous plaçons, il nous faut considérer les formes simples, moyennes et graves qui toutes trois peuvent se compliquer de la forme paroxystique. Quoi qu'il en soit, dans tous ces cas de déséquilibration des centres nerveux, il faut faire une ordonnance qui vise l'hygiène cérébrale, médullaire et celle du plexus solaire, exception faite pour les formes très bénignes, monosymptomatiques, qui disparaissent immédiatement après suppression de la cause.

Dans les formes quelque peu intenses et durables, si vous ne vous adressez pas aux trois centres nerveux, vous ne faites rien de bon ; l'excitation persistera et sera transmise du centre non protégé à celui que vous aurez calmé. Voici, par exemple, un déséquilibré du cerveau et de l'estomac par surmenage cérébral avec ou sans abus alimentaire. Si vous vous adressez à l'estomac seulement, vous aurez beau régler l'hygiène du malade, lui donner une alimentation aussi peu excitante que possible aidée de tous les élixirs à pepsine ou chlorhydrique, votre malade sera soulagé peut-être, mais il continuera à souffrir de son estomac si vous ne mettez pas sa cellule cérébrale au repos. Avec peu de médicaments, une bonne hygiène du plexus solaire et de la cellule cérébrale, vous arriverez facilement au résultat désiré. Chez ce même malade, après avoir supprimé toute cause d'excitation du côté du cerveau et de l'estomac, si vous lui donnez l'autorisation de se surmener physiquement, sa cellule médullaire déséquilibrée excitera celle du cerveau, et ses effets nocifs pourront également se faire sentir sur les cellules du plexus solaire, les déséquilibrer et amener un symptôme quelconque du côté de l'estomac.

Vous voyez, par conséquent, l'importance qu'il y a à vous adresser au système nerveux en général et non à un seul de ses départements. Rappelez-vous encore et toujours que le système nerveux est un, absolument solidaire dans toutes ses parties, et qu'une excitation en un point quelconque peut se transmettre à un autre, aussi éloigné que vous puissiez vous l'imaginer.

Dans un cas de déséquilibration d'intensité moyenne, votre ordonnance devra s'inspirer de la suivante. Inutile de vous dire qu'il s'agit ici d'un schéma qui n'a rien d'absolu, que vous varierez dans une certaine mesure, suivant les cas cliniques qui se présenteront à vous. Il n'y a pas une déséquilibration nerveuse, mais des déséquilibrés du système nerveux, et vos conseils ne seront pas les mêmes suivant que vous vous adresserez à un enfant, à un jeune homme, à un adulte. à un vieillard, à une nourrice, à une femme enceinte, à un pauvre, à un riche, etc., etc.

1° Repos physique et moral. Peu travailler, peu lire et ne faire aucun exercice allant jusqu'à la fatigue.

2° Chaque jour, pendant la journée, de 1 heure à 3 heures, s'étendre sur un lit. Faire une cure de repos.

3° Manger à des heures régulières et lentement.

4° Ne pas travailler ni lire dans l'heure qui suit le repas.

5° Suppression du tabac, du thé, du café, du vin et de tout alcool.

6° Seuls liquides autorisés : lait, chocolat et eau. Boire avec modération aux repas.

7° L'alimentation devra se composer de lait, une demi-bouteille par jour. Potages au lait, très cuits, au tapioca, sagou, riz, les potages aux céréales, les panades, les soupes grasses ou aux légumes, œufs sous toutes les formes (à la coque, brouillés, battus dans du lait, jaunes d'œuf dans les potages), légumes verts bien cuits, légumes cuits à la vapeur, purées, passées au tamis, de lentilles, pois, haricots, pommes de terre. Purées de salades cuites, pain, riz, pâtes alimentaires, fruits cuits ou bien mûrs, crèmes, etc., etc...

8° Suppression des aliments suivants : mie de pain, sauces riches, mets épicés, gibier, pâté de foie gras, conserves alimentaires, poissons, crustacés, huîtres, coquillages, crudités (salades, radis), les aliments acides (vinaigre, oseille, tomates), les aliments gras, la charcuterie, les fritures, les haricots secs, les choux, choux-fleurs, les sucreries, les pâtisseries.

9° Viande de bœuf, poulet ou mouton, en quantité modérée, apprêtée simplement, une fois seulement par jour au repas de onze heures. Pas de viande au dîner.

10° Afin d'apaiser l'irritabilité et l'excitabilité du système nerveux, donner chaque après-midi, avant le lait de trois heures, pendant dix à quinze jours du mois, un gramme de bromure de sodium en solution.

11° Une ou deux fois par jour, s'asseoir à sec dans une baignoire, passer de l'eau froide sur la figure et se faire verser sur la nuque un arrosoir d'eau tiède à 36°. S'éponger mollement et s'étendre sur un lit pendant quinze à vingt minutes.

Cette hygiène qui s'applique au cerveau, à la moelle et au plexus solaire sera suivie pendant deux, quatre, six mois et plus, jusqu'à ce que les centres soient calmés. L'on reviendra à l'alimentation ordinaire et on permettra un peu plus de travail cérébral et d'exercice physique, lorsque les symptômes se seront amendés.

Dans certains cas, en présence des formes graves, il faut corser l'hygiène des centres. C'est ainsi que le repos psychique sera complet : pas de lectures, pas de conversations, aucun travail cérébral. Le malade souvent, le déséquilibré, ne vous dit-il pas que sa tête est tellement vide qu'il ne comprend pas ce qu'il lit ou que la voix d'une personne résonne péniblement à ses oreilles et que sa tête est martelée de coups. Il nous fournit l'indication à remplir ; il vous met lui-même sur la bonne voie.

Ce repos psychique complet ne peut être obtenu qu'à la condition impérieuse que le malade quitte son milieu, fasse un déplacement qui sera la campagne, les villes d'eaux, la mer ou les hauts plateaux, suivant ses goûts et les symptômes qu'il présentera. C'est là le secret des villes d'eaux : à part trois ou quatre de ces eaux qui possèdent quelques vertus thérapeutiques, les autres n'agissent que par suggestion et par le milieu ambiant. Le malade que vous tirez du tourbillon des affaires ne voit plus les habitués de son cercle ; rien ne lui rappelle ses tracas ; il boit stoïquement son eau, se douche et fait les cent pas autour de la fontaine miraculeuse, et le soir, après quelques instants passés au casino, retrouve son lit avec plaisir et s'endort jusqu'au matin. La cellule cérébrale finit par oublier et se calme.

A certains malades, il faut, pendant un certain temps, la vie végétative : dormir, se reposer, ne plus penser et bien s'alimenter. J'ai eu à traiter un déséquilibré qui était réduit à un état de maigreur vraiment squelettique. Tout était déséquilibré chez lui et particulièrement l'estomac qui ne fonctionnait plus. Le repos physique et moral pris à domicile n'avait rien produit ; tous les toniques, sur les conseils d'amis bien intentionnés, avaient en vain été essayés, amenant comme seul résultat une intolérance plus grande de l'estomac ; les distractions de toutes sortes avaient été imaginées pour rendre de la graisse au malade, mais il continuait néanmoins à se vider et chacun commençait à s'inquiéter avec juste raison. J'intervins alors et je réclamai, malgré les protestations de l'entourage, l'envoi du malade dans un endroit retiré, dans un campement de chasse au milieu de la forêt, où il devait passer trois mois sans recevoir de visites autres que celles de deux ou trois proches parents.

Le malade fut soumis à une cure intensive de repos physique et il eut une alimentation lacto-végétarienne avec œufs et un peu de viande à son déjeuner. Aucun excitant du système nerveux : suppression de thé, café et de tout alcool. Le seul médicament qui lui fut prescrit était de l'élixir Grez à la dose d'une cuillerée à café trois fois par jour, dans le but de venir en aide à ses fonctions digestives languissantes.

Quinze jours après cette séquestration, le malade était moins bien, l'estomac moins bon et le découragement plus complet. J'exhortai la famille à ne pas céder au désir du malade de rentrer chez lui, et je maintins le traitement formulé plus haut. Vers le vingt-cinquième jour de cette vie végétative, la réaction s'opéra, et en trois semaines le malade retrouva gaieté et estomac à la hauteur de sa tâche, et il engraissa de sept livres. Malheureusement, les circonstances ne lui permirent pas de continuer sa cure d'isolement et il dut quitter les lieux ; mais il avait retrouvé la santé, simplement par la tranquillité de l'esprit et du corps et par la mise au repos de son plexus solaire.

J'ai obtenu un succès aussi éclatant chez une jeune fille, déséquilibrée de longue date, qui, à la suite d'une médication intempestive, présenta des lésions organiques qui furent longues à rétrocéder. Au nombre des stigmates de déséquilibration qu'elle présentait, existaient ces pertes de connaissance, ces syncopes avec demi-perte de conscience dont je vous parlais en étudiant les troubles fonctionnels des cellules bulbaires. Chaque fois que la malade tombait dans cet état, sa sœur, affolée, lui donnait trois doigts d'eau-de-vie pour la ranimer. Lorsque j'eus occasion de voir cette malade, je découvris, en sus des symptômes multiples de déséquilibration qu'elle présentait, des phénomènes parétiques des membres inférieurs avec douleurs musculaires qui ne tardèrent pas à aboutir à de la paralysie véritable. Il s'agissait d'une névrite périphérique alcoolique, l'alcool étant administré *larga manu* pour guérir ses demi-syncopes. La suppression totale de l'alcool, l'hygiène stricte du plexus solaire, le repos physique absolu, le repos moral et l'isolement finirent par triompher de la déséquilibration nerveuse, et un an après, cette malade était rendue à la santé complète. Il y a encore un peu d'hésitation dans la marche, mais des frictions et l'électricité ne tarderont pas à amener la *restitutio ad integrum*.

Rappelez-vous, par conséquent, que, dans certains cas, vous devez arriver à extérioriser la cellule cérébrale. Cette cellule ayant atteint son paroxysme d'irritation, il lui faut l'obscurité, l'isolement, la tranquillité, le repos absolu, afin de se ressaisir et de se régénérer.

Mêmes remarques s'adressent à la cellule médullaire qui, dans certains cas, réclame les mêmes moyens ; mais vous obtiendrez ce résultat plus facilement, car la cellule médullaire est passive et n'a pas l'imagination vagabonde de sa sœur la cellule cérébrale.

A ces malades hyperexcités, surmenés de tous leurs organes, il faut du repos ; se réveiller tard et faire une cure de repos au lit de trois heures dans la journée ne suffisent plus. Cette résolution musculaire n'est pas suffisante pour permettre à la cellule de récupérer ce qu'elle a perdu; la station debout ou le moindre exercice leur fait perdre le bénéfice de leur inaction. Certains déséquilibrés ne vous disent-ils pas qu'ils sont fatigués sans raison alors qu'ils n'ont rien fait ; d'autres ne peuvent faire un quart de kilomètre sans être exténués ; certaines femmes ne peuvent même plus se coiffer : l'action de lever leurs bras réclame un travail que leurs cellules médullaires ne sont plus aptes à fournir.

A cette catégorie de malades, il faut le repos complet au lit, j'ai dit au lit, le repos sur la chaise longue ne compte pas : la femme que vous condamnez à rester sur sa couchette ne tardera pas à s'échapper pour aller donner un ordre à un serviteur ou se précipiter vers son enfant qui pleure. Pas de concession ; le repos doit être absolu au lit, portes et fenêtres ouvertes. C'est le meilleur sédatif du système nerveux ainsi qu'en témoigne le cœur dont les battements se régularisent immédiatement, diminuant de huit à dix par minute.

Ce repos au lit, dans les formes sévères, devra durer quinze jours ou un mois, suivant les cas.

J'ai eu à donner des soins à une malade qui était déséquilibrée depuis douze ans ; le moindre exercice, le moindre mouvement lui étaient devenus pénibles, au point qu'elle était réduite à passer ses journées et ses nuits étendue sur sa chaise longue et son lit ; chaque tentative de sortie amenait un état de grève de ses cellules médullaires qui protestaient sur place et à distance, au niveau du cœur, de l'estomac et de la tête.

Je lui fis faire une cure de lit pendant quinze jours, puis elle fut autorisée à se lever pendant une minute, le lendemain pendant deux minutes et ainsi de suite jusqu'à quinze minutes au bout de la quinzaine. C'était, en quelque sorte, une rééducation de sa cellule médullaire. Elle fut autorisée à jouer du piano pendant une minute, puis deux minutes, jusqu'à une demi-heure. Grâce à ce système progressif, ne demandant graduellement aux cellules cérébro-médullaires que ce qu'elles pouvaient donner, sans épuiser leurs provisions, j'arrivai en un an à obtenir une guérison, au grand étonnement de la famille qui avait désespéré du cas.

Cette question de mouvement musculaire, par rapport aux capacités des cellules cérébro-médullaires, est comparable à ce que le professeur Potain à décrit sous le nom de claudication intermittente chez le cheval atteint d'un anévrysme de l'artère iliaque. Cet anévrysme, qui forme poche sur le trajet de l'artère, distrait une partie du sang, mais il en passe suffisamment dans le membre pour nourrir les muscles alors qu'ils sont au repos : l'offre est supérieure à la demande. Mais que ce cheval se mette à courir, il faudra aux muscles plus de sang : l'offre sera inférieure à la demande ; la bête ne tardera pas à boîter, à souffrir, et s'arrêtera.

Les cellules cérébro-médullaires sont excitées, épuisées, vides ; il faut, par conséquent, que la demande ne soit pas supérieure à l'offre, autrement elles protesteront, et le sommeil de la nuit ne sera pas suffisant pour leur faire retrouver ce qu'elles auront perdu la veille ; c'est ce qui vous explique pourquoi certains déséquilibrés sont aussi fatigués et même plus fatigués le matin à leur réveil. A ces cellules en état d'infério-rité, il faut du repos et un mouvement qui n'épuise pas leurs réserves ; alors, avec le temps, elles se régénéreront, elles retrouveront leur équilibre et vous donneront toute satisfaction.

Cette cure de repos est inconnue de beaucoup de médecins qui sont portés à prescrire à leurs malades des distractions, de la marche et de l'exercice. Plus ces malheureuses se plaignent et accusent des douleurs et dorment mal, plus on insiste sur les toniques et les sorties qui irritent davantage leurs cellules dont vous ne comprenez pas l'appel désespéré qu'elles vous font. Et puis, il faut le dire, vous devez avoir une foi bien vive dans ce moyen de traitement, car vous rencontrerez toujours un membre de la famille qui criera par-dessus les toits que c'est de la folie de mettre au lit une malade qui est anémiée, et qui vous accusera de ne pas savoir que le lit est déprimant et anémiant. Laissez dire et imposez votre volonté.

Rappelez vous cette toute-puissance de la cure de repos au lit; vous la graduerez suivant les cas et les indications car elle est parfois indispensable pour amorcer une cure et fait merveille chez les déséquilibrés de haute marque.

Le lit ne maigrit pas, comme le croit le profane; témoin ce jeune enfant auquel je donnai des soins il y a quelques mois. Il dut garder le lit pendant cinq semaines pour une mauvaise fracture du tibia ; il entra au dortoir maigre et en sortit potelé.

Le lit maigrit si vous excitez la cellule cérébrale par des lectures énervantes, des conversations longues et des réceptions continues, ou si vous excitez votre plexus solaire avec des mets indigestes et des excitants alimentaires. Suivez l'hygiène précédemment décrite, ajoutez-y de l'hydrothérapie tiède, pratiquez du massage afin de maintenir les articulations souples et conserver aux muscles leur nutrition, et vous retirerez de ce moyen des résultats qu'aucun médicament ne peut vous donner.

Souvenez-vous que le meilleur tonique n'est pas le vin, mais bien le repos et une bonne alimentation. Mettez une chlorotique (déséquilibrée de l'hématopoèse) au lit, nourrissez-la bien, comme il convient de la nourrir, et même sans viande ni fer, elle ne tardera pas à faire des globules rouges et à avoir du sang. Si vous savez graduer son alimentation, si vous respectez son estomac et que vous lui fassiez tolérer un peu de fer assimilable, ce ne sera que mieux, mais le fer sans le repos physique et psychique, avec une alimentation à base de viande et de vin, ne vous donnerait que des désastres. Il y a longtemps que les professeurs Hayem et Huchard l'ont prouvé.

Vis-à-vis du plexus solaire, vous aurez aussi, dans certains cas, à prendre des gants et faire la courbette devant ce président nerveux. Il faut lui demander peu si vous voulez être obéi.

Il y a des déséquilibrés, ceux de l'estomac en particulier, qu'il faut nourrir comme vous avez nourri les cellules médullaires et cérébrales précédemment, c'est-à-dire qu'il faut demander un très léger effort à l'estomac, lui donner d'abord peu et des aliments très assimilables, et l'amener peu à peu à digérer d'autres aliments d'une digestibilité moins facile.

Au début donc, dans certaines circonstances : petits repas, quelquefois pendant deux ou trois jours une petite tasse de lait coupé avec de l'eau de chaux, quelques cuillerées de potage, un œuf ou un peu de farine lactée. J'ai agi ainsi avec une religieuse, déséquilibrée de l'estomac de longue date, dont les fonctions digestives étaient tout à fait perdues ; le moindre aliment était rejeté ou pesait comme du plomb ; avec douceur et patience, le plexus solaire se laissa dompter et, en deux mois, la malade pouvait prendre un repas et le digérer.

Vous marcherez en tâtonnant ; sachez quelquefois reculer si vous avez voulu aller trop vite. En huit jours vous permettrez un peu de pain, une purée, un peu de cervelle. Souvent ce ne sera qu'après la quinzaine que vous arriverez à la viande, d'abord deux fois par semaine, puis trois fois ; petit à petit, vous l'autoriserez plus souvent, jusqu'à ce que le malade puisse en prendre chaque jour à son déjeuner. Vous éviterez, pendant cette phase de rééducation des nerfs sensitifs, moteurs et glandulaires de l'estomac, tous les aliments excitants et tous ceux riches en toxines, qui produiraient des symptômes d'auto-intoxication ou qui pourraient obliger la cellule hépatique à un travail exagéré.

Cette hygiène alimentaire devra, je vous le répète encore une fois, marcher de pair avec l'hygiène cérébrale et médullaire, sous peine de perdre tout le bénéfice que vous auriez péniblement gagné du côté de l'estomac.

Rendez-vous compte que chez certains déséquilibrés, toutes les réserves sont épuisées, tous les magasins sont vides ; il n'y a plus que le contenant ; le contenu cellulaire a disparu. Il n'y a plus qu'un système nerveux irrité, hargneux. Comment voulez-vous alors que cette cellule pense sans protester, que cette moelle travaille sans faire un mauvais ouvrage, et que cet estomac vous donne un suc gastrique qui soit du suc gastrique ?

L'organisme représente, dans ces cas, un homme ruiné qui aurait perdu toute sa fortune et qui voudrait acheter maisons, meubles et équipages ; le malheureux est au bas de l'échelle ;

il lui faut travailler, amasser petit à petit, refaire sa fortune, réparer la brèche : la considération et le train de vie viendront à leur heure. C'est là l'histoire saisissante du déséquilibré : il a tout perdu ; il lui faut régénérer son système nerveux, le calmer, le régulariser, l'assouplir et le faire fonctionner d'une façon posée. De même qu'il faut du temps pour refaire une fortune, de même il faut du temps pour ramener un déséquilibré à l'équilibre. On bâtit plus lentement qu'on ne détruit.

Si vous voulez obtenir des succès constants en soignant les déséquilibrés du système nerveux, il faut bien vous pénétrer des points que je vais développer.

1° S'il est permis à un individu qui est sain de faire quelques extras sans que son système nerveux ne réagisse, s'il est permis également à un déséquilibré de la première heure de s'écarter du chemin de la raison sans qu'il paie toujours immédiatement son imprudence, il n'en est plus de même d'un déséquilibré avéré, arrivé au paroxysme de l'irritation ; le moindre extra, si minime qu'il soit, peut redoubler la déséquilibration et faire échec à la médication la mieux entendue et la mieux dirigée. J'ai pour habitude de comparer ces malades à un verre qui serait plein ; ajoutez-y une goutte d'eau ou un broc d'eau, il débordera également. Par conséquent, chez ces malades au système nerveux irrité et irritable, les grands et les petits excès sont aussi préjudiciables en raison du niveau morbide auquel ils sont arrivés.

2° Si vous avez fait un bon diagnostic, ne soyez pas surpris si le malade subit une aggravation de son état pendant le premier mois du traitement. Sachez tenir la main ferme et, en quelques semaines, la réaction s'opérera et le système nerveux reprendra son équilibre. Ce malade dont vous prenez charge est souvent un déséquilibré de longue date qui a subi plusieurs paroxysmes, dont le moral, le physique et l'estomac ont été mis à forte contribution par les excitants de tous genres : surmenage physique et intellectuel, excitants du plexus solaire : thé, café, vin, tabac, etc., au point qu'il est devenu morbide ; mais tout morbide qu'il est, son système nerveux s'est habitué à fonctionner avec les excitants dont il a usé ; il fonctionne mal, d'une façon antiphysiologique, mais il fonctionne, grâce aux divers stimulants précités et avec leur concours.

Vous comprenez facilement que certains de ces systèmes nerveux protesteront si vous leur enlevez les stimulants auxquels ils s'étaient habitués. Ne vous étonnez donc point si vous voyez les malaises et les troubles s'amplifier, s'exagérer, et même d'autres troubles surgir. Attendez-vous de plus à entendre le malade sevré de tout ce qu'il aime, vous dire : « Vous voyez bien que je suis plus malade, » et il vous demandera à revenir à ses anciennes habitudes qui lui sont si chères. Vous-même qui constatez les effets fâcheux présentés par le malade, vous aurez une tendance à vous laisser impressionner ; vous céderez finalement, et la partie sera perdue.

Gravez-vous cela dans l'esprit que le déséquilibré auquel vous supprimez tous ses excitants proteste au même titre que le morphinomane auquel vous enlevez sa morphine, et l'alcoolique confirmé, son alcool. Rappelez-vous l'histoire si instructive de cette malade dont je vous ai parlé et qui avait mal à la tête lorsqu'elle ne prenait pas sa tasse de café. J'ai vu des malades venir me supplier de leur faire cesser leur régime parce qu'ils marchaient à la mort : les déséquilibrés sont souvent hyperboliques.

Vous êtes prévenu ; vous mettrez votre client au courant de ce qui l'attend afin qu'il ne se décourage pas. En quatre à six semaines, le système nerveux sera dompté, rééduqué et pourra sans protester se passer de ses excitants.

3° Dites bien à votre malade qu'il faut qu'il s'arme de patience et que la déséquilibration ne se guérit pas en huit jours. Ce n'est pas une question de semaines, mais souvent une question de mois et même d'années. Si votre malade est intelligent, il vous comprendra quand vous lui ferez les deux comparaisons suivantes :

Depuis dix ans vous êtes malade, votre constitution est ébranlée, détériorée, et vous auriez la prétention de la refaire en quinze jours ! Pourtant, ne savez-vous pas, par expérience, qu'il faut du temps pour que toute peine ou tout travail rapporte ? Vous faites une affaire ; en supposant qu'elle soit bien dirigée, ce ne sera qu'au bout d'une année que vous toucherez vos premiers bénéfices, tout comme si vous obéissez et si vous suivez une bonne hygiène, vous en récolterez le fruit dans une année.

Le déséquilibré du système nerveux représente une propriété sucrière ou un vignoble qui aurait été mal dirigé par un administrateur inhabile. Les mauvaises herbes ont envahi les champs, étouffant les produits ; il y a de l'anarchie ; les employés font ce qu'ils veulent ; chacun veut commander ; le désordre est partout. Vous ne vous étonnerez pas que les bénéfices soient nuls et que la balance des comptes amène un déficit considérable. Tel le déséquilibré dont tous les départements nerveux sont en révolte, chacun agissant trop ou pas assez et voulant donner des ordres aux centres voisins. Or, avant de rétablir l'ordre dans cette cité composée de milliers d'ouvriers, il faut d'abord une bonne direction, une voix autorisée et du temps. De loin en loin, il y aura bien quelques petites révoltes, on perd difficilement un mauvais pli ; mais la vigilance du maître sera telle que ces retours offensifs seront de moins en moins fréquents, tout marchera sur des roulettes, chacun à son poste, sans heurt d'aucune sorte : ce sera l'organisme fonctionnant sans que l'individu se doute qu'il possède des organes. C'est là la définition que je vous ai donnée de l'état de santé parfait.

J'ai pour habitude de dire ceci aux malades qui se confient à moi : « Vous êtes souffrant depuis deux ou quatre ans, vous avez consulté plusieurs médecins, essayé toutes sortes de remèdes et vous n'êtes pas guéri ; vous êtes toujours un éclopé de la vie. Il n'y a rien d'excessif dans ce que je réclame de vous, et, quelque paradoxales que puissent vous paraître mes prescriptions qui vont, je le sais, à l'encontre de toutes vos croyances, suivez-les. Je ne vous demande qu'une obéissance aveugle et cela pendant six mois ; je ne vous promets pas la guérison en six mois, mais après ce laps de temps vous serez suffisamment amélioré pour vous dire : « il a raison, » et tout naturellement vous suivrez la route qui devra vous conduire à la guérison complète. Essayez ; libre à vous, après quelques mois, de tout mettre de côté si vous ne vous sentez pas mieux. »

Ce raisonnement a toujours été compris mais pas toujours accepté, et certains, trop impatients, trop versatiles et trop esclaves de leurs passions (café, vin, tabac), n'ont pas persévéré ; ceux-là, je n'en parle pas, mais je puis affirmer, ainsi que peuvent en témoigner tous les malades sérieux et désireux de guérir que j'ai eus à traiter, que tous ceux qui ont suivi scrupuleusement mes conseils se sont améliorés et guéris. La guérison a réclamé parfois un an ou dix-huit mois avant d'être stable.

Un mot encore. Ce qui décourage certains malades, c'est ceci : ils suivent le régime depuis deux mois et ne s'en trouvent pas trop mal ; vers la neuvième ou dixième semaine, sans écart, sans aucune cause appréciable, ils éprouvent une crise, un symptôme pénible quelconque de leur déséquilibration. Affolés et découragés, ils accourent vers vous en vous disant : « Vous voyez, j'ai suivi scrupuleusement ce que vous m'avez dit et me voilà repris de mes troubles. » Expliquez-leur que le système nerveux a gardé l'empreinte des désordres morbides et qu'il pousse un dernier cri de protestation : c'est le mourant à l'agonie qui, de temps à autre, fait une inspiration, qui fait des efforts désespérés pour vivre, mais que la mort guette. La mort de l'excitabilité exagérée de la cellule est proche également pour celui qui veut dompter ses centres qui se cabrent.

Il ne faut pas croire qu'en suivant à la lettre les conseils que je vous donne, vous triompherez sûrement vis-à-vis de tous les malades qui se présenteront à vous. Ce sont là les moyens de réussite, mais tout dépendra de vos qualités personnelles. Il faut que vous sachiez présenter la chose au malade; il faut que vous lui inspiriez confiance; il faut user de votre autorité; il faut que vous le suggestionniez non pendant le sommeil hypnotique mais à l'état de veille. Ce sont là des qualités innées à chacun, mais que l'on peut cultiver; aussi, je vous conseille de lire les deux cliniques suivantes dues l'une au docteur Gingeot : « De l'emploi thérapeutique de la suggestion à l'état de veille et des effets utiles qu'on peut en attendre », l'autre, du docteur E. Lévy : « Nécessité d'une thérapeutique psychique. La loi fondamentale de la psychothérapie », parues toutes deux dans le *Journal des Praticiens*, le 7 mai et le 9 juillet 1898. Vous y trouverez certains éléments de thérapeutique des plus utiles à l'occasion.

L'hygiène des centres bien établie, vous avez fait les trois quarts de votre besogne ; il ne vous reste plus qu'à vous inspirer des cas cliniques pour y ajouter quelques conseils répondant à certaines indications.

L'hydrothérapie est un adjuvant utile et indispensable chez ces malades. Les déséquilibrés n'ont pas toujours les moyens ni l'occasion de se rendre à un établissement d'hydrothérapie où ils trouveraient les derniers perfectionnements; en pratique, il suffit d'une baignoire ou d'un bain de siège pour obtenir un résultat satisfaisant. Matin et soir, le malade devra s'asseoir à sec dans une baignoire, passer de l'eau froide sur sa figure, appliquer une compresse fraîche sur le front, et se faire verser sur la nuque un arrosoir d'eau tiède à 35° ou 36°. Il faut que l'eau ait une température agréable et qu'en aucune façon le malade ne ressente un saisissemeut. Éponger doucement le corps et s'étendre sur un lit pendant vingt à trente minutes.

L'eau tiède appliquée de cette façon est un des meilleurs sédatifs que je connaisse, et une application à cinq ou six heures avec un repas très léger assurera, au bout de quelques jours, au malade, un sommeil calme et réparateur impossible à obtenir avec tous les somnifères anciens et modernes. De grâce, ne vous adressez pas à la matière médicale pour faire dormir un malade ; je ne fais exception que pour le sulfonal qui, pris à dose modérée tous les deux ou trois soirs, vous permettra de gagner du temps en attendant que l'hygiène arrive à isoler les neurones supérieurs.

Les frictions, le massage, l'électricité, les bains électriques appliqués avec discernement et méthode pourront, dans certains cas, être employés pour le plus grand bien des malades.

Autant je suis un ennemi acharné du vésicatoire dans toutes les affections broncho-pulmonaires de l'enfance et de l'adulte, à l'exception de certaines congestions apyrétiques grippales ou de quelque noyau d'hépatisation qui tarde à se résorber et qui sont rapidement guéris par ce moyen, autant je suis porté à employer le vésicatoire et les pointes de feu contre certaines manifestations de la déséquilibration nerveuse, lorsqu'il y a un élément douleur en jeu.

Un vésicatoire à la nuque fait merveille dans certaines céphalées rebelles ; la même médication guérit mieux que toute autre les crises de névralgies de l'ovaire, les gastralgies, certaines entéralgies qui compliquent l'entérocolite muco-membraneuse, les douleurs traînantes consécutives à une appendicite, les crises d'angine de poitrine, les névralgies tenaces, le hoquet, etc. Dans tous ces cas, le vésicatoire vise l'élément douleur et il est rare qu'une ou deux applications, aidées de de l'hygiène, ne guérissent le malade.

Je vous ai trop souvent dit que tout avait une cause ici-bas pour ne pas chercher la raison qui fait que le vésicatoire guérit ces malades. Ne vous ai-je pas dit souvent, au cours de cette étude, que les phénomènes douloureux affectaient très rarement deux centres à la fois. Lorsque la cellule cérébrale proteste et crie fort, il est rare qu'un autre centre soit excité ; il en est de même des plexus solaire, cardiaque, mésentérique et ovarique, qui, lorsqu'ils sont douloureux, accaparent la douleur. Or, je pense que le vésicatoire, en amenant une douleur et une irritation cutanée, distrait celle du plexus ; il y a, si vous le voulez, transfert ou substitution de l'élément algique. Prenez cette explication pour ce qu'elle vaut, mais n'oubliez pas le point pratique et sachez user de ce moyen après avoir, au préalable, examiné les urines de votre malade,

Ce qui confirme la justesse de l'explication que je vous donne, c'est l'expérience clinique qui a prouvé depuis longtemps qu'un malade atteint d'une déséquilibration d'un de ses centres avait du répit du côté de ses autres centres : tel un eczémateux qui se porte bien aussi longtemps qu'il a cet exutoire ; supprimez-le-lui et il verra souvent reparaître ses crises d'asthme ou sa goutte. Il n'y a qu'une seule façon d'expliquer cela, c'est qu'un centre accapare la déséquilibration et la retient jusqu'au jour où il cède la place à un autre. Les Anciens, auxquels il convient de rendre hommage pour leur sens clinique consommé, avaient inventé la mouche au bras qu'ils laissaient suppurer, pensant ainsi éviter au malade toutes sortes de maladies. Il en est de la mouche comme de la saignée qui a fait de grands esprits se livrer à toutes sortes d'exagérations ; mais, quitte à passer pour un rétrograde, je crois que c'est là une thérapeutique injustement abandonnée et je me demande s'il n'y a pas lieu de revenir au séton et au cautère dans certains cas de déséquilibration du système nerveux (en employant la propreté qui manquait à nos devanciers), avec l'espoir de constituer un dérivatif, un transfert, jusqu'au jour ou l'hygiène stricte permettrait d'espérer que les centres ont été domptés et ramenés au calme.

La médication doit être aussi sobre que possible. Habituez-vous à manier les dix médicaments les plus usuels avec lesquels vous ferez des prescriptions simples. Méfiez-vous de tous ces produits nouveaux qui ne voient le jour que dans un but lucratif et dont la vogue ne dure pas l'espace d'un matin. De grâce, ne transformez pas vos déséquilibrés en pharmacies ambulantes ; songez, une fois de plus, que la déséquilibration ne se guérit pas avec des médicaments ; ne comptez que sur la suppression de la cause morbide, c'est-à-dire le retour à l'hygiène qui a été violée dans ses principes essentiels, et ne voyez dans le médicament qu'un adjuvant utile et c'est tout.

Toutes les maladies et tous les symptômes dont je vous ai parlé précédemment, au début de ce chapitre, sont justiciables de cette triple hygiène des centres nerveux, restriction faite pour les paroxysmes de la déséquilibration qui sont en partie justiciables de l'hygiène, mais surtout du médicament qui vous permet d'aller au plus pressé et de soulager votre malade. Vous n'irez pas faire une théorie des plexus au malheureux qui se roule dans une colique néphrétique, vous vous précipiterez sur votre seringue, et la morphine lui rendra le calme si vous poussez la dose jusqu'à 2 et 3 centigrammes, comme le recommande Lancereaux, jusqu'à ce que l'élément douleur soit vaincu ; de même pour un asthmatique qui étouffe, un goutteux qui subit la torture, un eczémateux au cours d'une poussée aiguë, un constipé qui n'a pas été à la selle depuis huit jours, un hyperchlorhydrique qui se tord dans des douleurs d'estomac, etc.; dans tous ces cas, soulagez, laissez passer l'orage; après la tempête, le calme; alors seulement intervenez, expliquez au malade que le médicament l'a soulagé mais non guéri, qu'un seul moyen l'empêchera de repasser par cette étape pénible : c'est le régime, l'hygiène.

Je ne vous entretiendrai pas de toutes les maladies qui constituent les syndromes de la déséquilibration nerveuse; je ne prendrai qu'un exemple, vous pourrez l'appliquer à tous les autres désordres qui trahissent l'irritation des cellules et des plexus troublés, déséquilibrés.

Voyez ce qui se passe pour la constipation : c'est un état si fréquent que beaucoup d'individus se figurent que c'est naturel d'aller à la selle tous les deux ou trois jours seulement; d'autres présentent des troubles multiples de déséquilibration et ils attribuent toutes leurs misères à la paresse de leur intestin et sont convaincus que le bon fonctionnement de cet organe mettra un terme à leurs symptômes pénibles. Ces derniers n'ont pas tort; car les gaz, les canettes et l'irritation de la muqueuse retentissent sur le plexus solaire, lequel, par voie ascendante, peut troubler et trouble souvent le cerveau, sans compter, d'autre part, que le constipé est atteint, le plus souvent, de torpeur du foie et qu'il est exposé à de l'auto-intoxication qui viendra aggraver son état. C'est vous dire l'importance qu'il y a pour chacun d'aller à la selle chaque jour.

Or, je vous le demande, existe-t-il un traitement médicamenteux de la constipation ? Je réponds sans crainte d'être démenti : il n'en existe pas, et la preuve la plus certaine que je suis dans le vrai, c'est qu'il y a au moins vingt pilules, teintures, poudres et élixirs qui sont recommandés contre l'atonie de l'intestin. Traduisez : le remède spécifique n'existe pas, autrement il serait connu et tous s'adresseraient à lui S'il y a tant de remèdes vantés contre la constipation, c'est, soyez-en certain, qu'il n'en existe aucun de vraiment curatif.

Tous ces médicaments, quels qu'ils soient, sont des laxatifs ou des purgatifs plus ou moins énergiques qui agissent vis-à-vis de l'intestin comme l'antipyrine vis-à-vis de la cellule cérébrale douloureuse ou comme le salicylate de soude contre l'élément douleur dans la goutte. Le malade ne va à la selle qu'autant qu'il prend sa pilule ou sa poudre ; au bout de quelque temps, le médicament n'agit plus ; il y a accoutumance, et il faut augmenter la dose ou il faut changer de remède. C'est ainsi que chaque médecin et chaque pharmacien vantent leur spécialité. Or, je vous l'affirme, ils vous trompent ou ils se trompent en vous disant qu'ils vous guériront.

Le traitement médicamenteux de la constipation est à trouver et, je vous le dis, ce rêve est irréalisable, attendu que la constipation a une cause et c'est cette cause qu'il faut supprimer. Encore une fois, cette cause c'est un influx nerveux de mauvaise qualité parti du plexus mésentérique, ou mieux, réfléchi au niveau de ce plexus et venant d'une des cellules nerveuses quelconques irritées par cause physique, psychique ou alimentaire.

Aussi longtemps que vous n'aurez pas trouvé cette cause et que vous ne l'aurez pas combattue, vous n'aurez pas fait œuvre de médecin et votre malade sera soulagé mais non guéri. Diminuez son surmenage cérébral, faites travailler sa cellule médullaire s'il mène une existence trop sédentaire ; corrigez son alimentation ; supprimez ses excitants et recommandez au malade de se présenter chaque jour, à heure fixe, à la garde-robe, qu'il ait ou non le désir de se satisfaire. Je suppose que le malade ait choisi sept heures du matin : le premier jour, il se présentera et attendra dix minutes en vain, le sésame ouvre-toi sera muet, il s'en ira n'ayant que ce qu'il mérite : le système nerveux est raneunier et n'aime pas à être molesté. Si l'après-midi du même jour il a un appel, à moins qu'il ne soit impérieux, il devra résister et attendre le lendemain matin sept heures. Ou il aura satisfaction ou non; dans ce dernier cas, il prendra un bain interne; il sera même autorisé, en attendant que l'intestin contracte de bonnes habitudes, à prendre deux ou trois fois la semaine, à jeun, une cuillerée à café d'huile de ricin et le soir, en se couchant, une pilule de Trousseau : poudre de feuilles et extrait de belladone, ää 1 centigramme.

Cette régularité dans l'heure des garde-robes est chose capitale; c'est le seul secret pour guérir la constipation avec l'assistance de l'hygiène ; il y a longtemps que le célèbre clinicien Trousseau l'a dit. L'individu qui donne satisfaction à la nature aujourd'hui à sept heures, demain à midi et après-demain à cinq heures de l'après-midi, ressemble à celui qui prend ses repas à des heures irrégulières. De même que le suc gastrique, par éducation, est habitué a être sécrété à des heures fixes, de même le muscle intestinal peut et doit être éduqué à agir à heure fixe. Rappelez-vous qu'il faut pour cela du temps et de la patience; il faut des semaines pour faire perdre au système nerveux une mauvaise habitude.

Quand cessera-t-on de faire de la médication symptomatique ? Il est aussi illogique de traiter comme on le fait les goutteux, les migraineux, les dyspeptiques, les constipés, les rhumatisants, les diabétiques et les lithiasiques que de vouloir guérir un œil rouge, congestionné à l'extrême, en appliquant des sangsues aux tempes et en faisant des lavages boriqués trois ou quatre fois par jour.

En face d'un malade dont l'œil pleure, le vrai médecin doit se dire : « Si cet œil pleure, quelle est la cause qui a pu déterminer cette vive irritation ? » Il cherche, questionne, examine et retourne la paupière supérieure du malade; il y découvre un grain de charbon encastré ou non dans la muqueuse; il l'enlève et a conscience d'avoir fait de la saine besogne : point n'est besoin de révulsifs et d'antiseptiques. Si le mal date d'hier, la suppression de la cause seule suffira en quelques jours à amener la guérison, mais l'œil néanmoins, pendant vingt-quatre heures, restera rouge; si, au contraire, le corps étranger existait depuis plusieurs jours, une ou deux semaines, il y aura peut-être des lésions graves du côté de la cornée, quelque kératite qui demandera du temps avant de guérir; enfin, dans quelques cas, les lésions secondaires seront tellement graves et avancées que, malgré l'extraction du corps étranger, il restera du côté de la cornée une taie indélébile ou une suppuration dans la chambre antérieure, et dans les cas extrêmes la vue même pourra être abolie.

C'est là l'image fidèle de la déséquilibration, de ses causes, de ses symptômes et de son traitement. En face d'un déséquilibré, ne vous accrochez pas au premier symptôme; reconnaissez le trouble général du système nerveux; supprimez la cause morbide; hâtez-vous afin de ne pas laisser le trouble organique succéder au trouble fonctionnel. Rappelez-vous que le moment viendra, et cela plus ou moins vite, où, malgré la suppression de la cause, les lésions organiques auront été créées et elles évolueront pour leur propre compte : tel un malade qui a une glande à l'aine, produite par une écorchure au pied; traitez-le de bonne heure, la glande guérira d'elle-même; mais si vous attendez qu'elle soit remplie de pus, vous aurez beau amputer l'orteil, siège de l'ulcération, il sera trop tard : l'adénite sera constituée.

Parmi les médications qui répondent à certaines indications et que vous pourrez employer à titres de toniques pour réveiller certains organismes tombés au bas de l'échelle, nous citerons particulièrement : l'arrhénal, les glycéro-phosphates de chaux, le cacodylate de soude en injections sous-cutanées et le sérum artificiel, phosphaté ou non. M. de Fleury a beaucoup insisté sur le service que pouvaient rendre chez ces malades, particulièrement ceux présentant de l'hypotension artérielle, les injections de sérum artificiel.

Armand Gautier, le père du cacodylate de soude, a insisté avec raison sur la nécessité d'employer ce médicament par la voie sous-cutanée, mais, dans la pratique, il n'est pas toujours possible de faire accepter au malade une rencontre quotidienne avec le médecin, sans compter que certains malades, les femmes en particulier, acceptent difficilement la piqûre. Je me suis bien trouvé dans ces conditions de la voie stomacale en employant la formule donnée par Paul Gallois à la Société de thérapeutique (séance du 9 octobre 1901).

Cacodylate de soude..................	1 gramme.	
Rhum..	} āā 20	—
Sirop simple.............................		
Eau distillée.............................	65	—

Une cuillerée à café avant chaque repas.

Prendre ainsi quatre à cinq flacons, avec un repos de dix jours entre deux flacons. Quelques malades se plaignent d'avoir une haleine alliacée, mais, à part ce léger inconvénient, je n'ai eu qu'à me louer de ce médicament et j'en ai obtenu de très beaux résultats chez les malades dont l'estomac était bon.

Avant de terminer ce chapitre, je vous rappelle que vous devez bien examiner l'abdomen de tous vos malades; il y a la grande classe des déséquilibrées du ventre qui ne seront guéries que si vous ajoutez à votre prescription la merveilleuse sangle de Glénard qui supplée la sangle musculaire affaiblie, qui soutient les viscères, qui empêche les ptoses et remet en équilibre les organes qui tiraillaient les plexus.

Surveillez la porte inférieure. Parfois elle a cédé par suite d'une couche laborieuse, et n'a pas toujours été réparée immédiatement. Souvent le port d'un pessaire, plus souvent une bonne réfection du périnée, facile comme exécution et sans danger, rétablira, contribuera à rétablir la statique abdominale et sera un complément utile à l'hygiène générale. Ne vous laissez pas induire à suspendre des reins et des foies ptosés, à ignipuncturer ou enlever des ovaires à peine scléreux : ce n'est pas l'ovaire qui est malade, c'est le plexus hypogastrique. Supprimez ce centre algique, la douleur apparaîtra dans un autre point voisin et vous aurez fait courir un risque inutile à votre malade : vous l'auriez guérie plus sûrement avec du temps et la mise en œuvre des moyens indiqués plus haut.

Je ne saurais terminer ce chapitre ayant trait au traitement de la déséquilibration sans vous dire de ne jamais perdre de vue que votre malade, quelque malade qu'il soit, est un être qui vous épie; soutenez sa confiance, soignez-le avec douceur, guérissez-le si vous pouvez, soulagez-le toujours, et soyez digne de la confiance qu'il vous témoigne. Soyez optimiste dans vos pronostics, tout en regardant de près et en faisant ce qu'il convient. Si vous avez ainsi moins de mérite que certains confrères qui auront à tout coup arraché des malades à la mort en portant des pronostics sombres et fantaisistes, vous aurez du moins la satisfaction d'avoir accompli votre ministère en médecin honnête et consciencieux.

VIII

TRAITEMENT PALLIATIF.

Sommaire. — L'hygiène des centres nerveux au cours des maladies infectieuses. — L'artério-sclérose, terminus de la déséquilibration du système nerveux. — Le régime alimentaire de l'artério-scléreux. — L'iodure de potassium. — Les purgatifs. — A la phase ultime de l'artério-sclérose l'hygiène est encore utile. — Nécessité, en dehors de la médication, de régler l'hygiène cérébrale, médullaire et celle du plexus solaire. — Une observation qui permet de résumer la question.

De l'hygiène, encore de l'hygiène, même et surtout dans les maladies infectieuses : fièvre typhoïde, pneumonie, grippe, scarlatine, rougeole, diphtérie, etc..., pendant les suites de couches, après les grandes opérations chirurgicales, etc..., dans tous ces cas, il faut une diète spéciale, apte à maintenir l'existence, capable d'être acceptée par les milieux intérieurs en état d'infériorité et non susceptible de troubler le système nerveux déjà en révolte. Un grand calme moral, le repos absolu, physique et psychique, pour ne pas ajouter une cause d'excitation à toutes celles produites par les toxines en circulation.

Vers cinquante ou soixante ans, votre malade sera certainement, par le genre de vie qu'il aura menée, un candidat à l'artério-sclérose. Montrez-lui le danger qui le menace à brève échéance, usez de toute votre influence pour lui faire accepter le régime lacto-végétarien et diminuer sa ration carnée, ses excitants et son surmenage physique et intellectuel.

Pensez au travail des émonctoires et venez à leur aide en donnant chaque mois à ces malades, pendant dix à douze jours, 25 à 30 centigrammes d'iodure de potassium. Aidé d'une hygiène convenable, je crois l'iodure, à petite dose, capable de mitiger les effets nocifs d'un passé orageux et sinon de prévenir du moins d'atténuer la sclérose. Avec Huchard, je suis partisan des faibles doses, à moins d'une syphilis encore en évolution ; quelques centigrammes d'iodure sont suffisants, par leurs effets vaso-dilatateurs, pour combattre l'hypertension artérielle et soulager le cœur. Mais n'oubliez pas que si vous voulez obtenir quelque bénéfice de la médication iodurée, il faut la poursuivre longtemps, très longtemps.

Lancereaux a montré le rôle compensateur de la peau et de l'intestin qui pouvait, dans certains cas d'insuffisance urinaire confirmée, venir en aide aux reins encombrés et surmenés, et au foie sclérosé. Rappelez-vous cela, et, de bonne heure, indiquez à vos déséquilibrés sur la frontière de l'artério-sclérose à user des bains tièdes, à faire travailler leur peau, et de temps à autre, disons toutes les deux ou trois semaines, qu'ils prennent un bon purgatif, de l'huile de ricin de préférence, ce sera la lessive de l'intestin qui entraînera au dehors tous les déchets accumulés et qui modifiera la circulation abdominale, agissant, en quelque sorte, comme dérivatif vis-à-vis de la circulation cérébrale.

A la phase ultime, confirmée de l'artério-sclérose, lorsque le cœur fléchit, que la circulation languit, que les œdèmes s'accusent, que le foie et les reins sont insuffisants, l'hygiène, toujours l'hygiène, vous permettra de faire vivre vos malades quelques mois, parfois quelques années encore.

Je terminerai ce chapitre en vous citant l'observation suivante si instructive et qui viendra confirmer tout ce que je vous ai dit précédemment.

J'ai été appelé, il y a quatre ans, à donner des soins à un homme de cinquante-cinq ans qui, depuis plus d'une année, était pris de dyspnée nocturne vainement traitée par tous les calmants, et le malade s'adressa à moi avec l'espoir que je le débarrasserais de son asthme.

Il me fut facile de me rendre compte que le sujet n'était nullement asthmatique : il s'agissait d'une dyspnée toxi-alimentaire chez un homme arrivé à la phase organique de l'artério-sclérose. Le cœur était gros, impulsif, le deuxième bruit à la base, métallique et sonore, indice de l'hypertrophie du ventricule gauche et de l'aortite. En faisant marcher le malade pendant quelques secondes, on notait l'existence d'un léger bruit de galop.

Pouls petit, rapide, légèrement cordé. Pas d'intermittences.

Les urines étaient très limpides et abondantes, surtout la nuit. Pas traces de sucre ni d'albumine.

Le foie était très volumineux et dépassait de plusieurs travers de doigt le rebord costal.

Les deux seuls symptômes dont se plaignait ce malade, étaient un peu de gêne respiratoire pendant la marche et une dyspnée nocturne l'obligeant parfois à quitter son lit et se mettre dans un fauteuil pendant deux ou trois heures.

J'eus toutes les peines du monde à convaincre ce malade qu'il n'était pas asthmatique. Je lui fis raconter son histoire. De par hérédité, il était un déséquilibré ; depuis l'âge de quinze ans, il avait présenté des stigmates de déséquilibration, et de bonne heure, il avait eu des troubles de nutrition caractérisés par un embonpoint exagéré.

Je lui fis subir l'épreuve du régime lacté absolu pendant huit jours ; dès la troisième nuit, il dormit comme un enfant, et se rendit à l'évidence que les accidents qu'il présentait étaient toxiques et dus à ses reins qui ne laissaient filtrer que l'eau mais peu de matières extractives. C'était un intoxiqué par l'alimentation ; le foie hypertrophié et cirrhotique était au-dessous de sa tâche, et les reins eux-mêmes n'étaient plus capables de suppléer à l'insuffisance hépatique.

Le diagnostic était simple : déséquilibré du système nerveux, arrivé à la phase organique ; insuffisance hépatique, rénale et cardiaque, amenant de la dyspnée mécanique pendant la marche et de la dyspnée toxi-alimentaire la nuit.

Je portai un pronostic sévère et j'instituai une alimentation en rapport avec les organes du malade, c'est-à-dire beaucoup de lait, de légumes, d'œufs, peu de viande, pas d'alcool ni d'excitants, et je recommandai au malade un grand repos du corps et de l'esprit. La médication consista en de faibles doses d'iodure et, tous les quinze jours, trois prises quotidiennes de 8 à 10 centigrammes de calomel, afin de décongestionner et de stimuler le foie.

Sous l'influence de ce régime et de cette médication bien simple, le malade se transforma au point de se croire guéri. Bien des fois il fit quelques petites infractions à son hygiène alimentaire, mais il les payait immédiatement, et finalement il comprit que son existence n'était possible qu'à la condition de se surveiller étroitement et de ne pas s'écarter des menus que je lui avais tracés.

Ce malade avait un travail pénible, faisant des chiffres du matin au soir, et se dépensait beaucoup pour se rendre à son bureau le matin et pour rentrer chez lui l'après-midi. Il y avait surmenage cérébral et médullaire, et tous les trois ou quatre mois, le malade faisait une crise d'insuffisance cardio-rénale caractérisée

par de la tachycardie, un peu d'œdème prétibial, de l'oligurie
et de la dyspnée plus ou moins continue. Chaque fois, le régime
lacté absolu, le repos et quelques pilules diurétiques triom-
phaient des accidents.

Chaque reprise de travail, malgré une alimentation aussi peu
toxique que possible, amenait un état d'insuffisance organique,
au point que je déclarai au malade que, s'il voulait vivre encore
quelques années, il devait se résoudre à prendre sa retraite.
Quelques jours après cette déclaration, il me faisait savoir qu'il
avait prié un de mes confrères de venir le voir et il me demandait l'autorisation de se confier à lui pendant quelques semaines.

Je n'entendis plus parler de mon malade pendant quelque
temps et je fus rappelé auprès de lui trois mois plus tard. Je le
trouvai assis dans un fauteuil, couvert d'une transpiration
froide, amaigri, les yeux lui sortant de l'orbite, respirant péniblement, avec les jambes œdématiées jusqu'aux genoux. Il me
fit le récit suivant : « Impressionné par votre décision, je vou-
lus, avant de prendre ma retraite, avoir l'opinion d'un autre
médecin. J'en fis appeler un qui me déclara que votre régime
m'affaiblissait ; il me prescrivit des toniques de toutes sortes et
me donna l'autorisation de manger de tout, même du saucisson,
me déclarant que je n'avais rien aux reins puisque mes urines
ne contenaient pas d'albumine ».

« Ah ! Docteur ! le résultat ne se fit pas longtemps attendre :
j'ai eu une crise terrible dont je ne puis me remettre, et tel que
vous me voyez, il y a cinquante-quatre nuits que je ne suis pas
entré dans mon lit : je ne peux respirer que dans mon fauteuil. »

Voilà un malade que j'avais laissé en bonne voie ; une infraction sérieuse commise au sujet de son alimentation avait rompu
son équilibre, et depuis cinquante-quatre jours, il était auto-
intoxiqué par insuffisance de son foie et de ses reins.

Il comprit que j'avais raison, se remit à l'alimentation que je
lui avais tracée et demanda sa retraite. Deux centres étaient
ainsi au repos : la moelle et le plexus solaire ; mais le troisième,
le cerveau, continuait à travailler : il s'agissait de régler certaines affaires qui le préoccupaient. Une après-midi, le malade
était à ce moment en parfait équilibre, il eut une discussion
avec son homme d'affaires ; il rentra chez lui pâle, défait, respirant péniblement. La cellule cérébrale impressionnée avait
retenti sur son plexus cardiaque, et pendant deux jours, il eut

des douleurs angineuses avec irradiations au bras gauche. Le malade, encore une fois, s'était exposé à mourir subitement par spasme de ses coronaires et mauvais état de nutrition de son myocarde ; il eut une crise d'insuffisance cardiaque qui dura dix jours et dont je l'aidai, une fois de plus, à sortir.

Voilà donc un malade arrivé à un état d'équilibre instable par insuffisance organique de son cœur, de son foie et de ses reins, qui, dans trois circonstances, a été en danger de mort par suite d'une excitation enregistrée au niveau d'un de ses centres nerveux. Une première fois, par son plexus solaire : irritation directe de son système nerveux par les excitants, et empoisonnement par rétention des produits de désassimilation non détruits et éliminés par le foie et les reins ; une deuxième fois, les mêmes accidents éclatèrent à l'occasion du surmenage physique, et la dernière fois, c'est la cellule cérébrale qui a rompu l'équilibre par la secousse qu'elle a communiquée à son plexus solaire.

Le malade sait actuellement, par expérience, qu'il doit prendre une retraite définitive, que son existence dépend de lui, qu'elle est entre ses mains et non entre celles du médecin. Il l'a enfin compris et voilà trois ans qu'il vit malgré l'état de déchéance de ses organes, mais comment vit-il ? Il ne travaille plus, il se repose, faisant un peu d'exercice à pas comptés, ne réclamant, en somme, de sa cellule médullaire que ce qu'elle peut lui donner ; sa cellule cérébrale est également au repos : pas de chiffres, plus de lectures fatigantes, plus de responsabilités d'affaires ; il n'a guère maintenant que ses préoccupations de famille, mais cela ne suffit pas pour rompre son équilibre ; enfin, il ne dîne plus : du lait le matin, un petit repas à dix heures, composé d'un peu de riz, de légumes et d'œufs, de temps à autre un peu de poulet. A partir de deux heures de l'après-midi, rien que du lait. Cette ration alimentaire suffit amplement à son entretien ; il a bon teint, il est frais et rose et il dort n'ayant plus de dyspnée nocturne : les déchets ne sont plus suffisants pour l'intoxiquer, le foie et les reins viennent à bout de leurs tâches.

Un purgatif tous les dix jours lui permet de liquider les arriérés et de prévenir l'accumulation des poisons ; le malade vide ainsi son verre lorsqu'il est à demi-rempli, en usant de l'égout intestinal.

Ce malade est-il guéri ? Peut-il guérir ? Assurément non. Il est voué à une mort certaine par insuffisance progressive de ses

organes. Elle sonnera bientôt, l'heure où son cœur refusera tout
service, où son foie et ses reins deviendront complètement
insuffisants; mais, en attendant, le malade vit, et si, depuis
quatre ans, il a vécu et est encore de ce monde, c'est grâce à
l'hygiène, à l'hygiène seule de ses centres.

Ce malheureux déséquilibré de la première heure, traqué aujourd'hui, arrivé à la phase ultime organique, n'aurait-il pas dû
commencer par cette hygiène qu'il emploie actuellement par
nécessité, défendant ainsi les quelques mois qu'il lui reste à
vivre?

CONCLUSIONS

Nous avions songé à terminer ce travail en publiant des observations qui auraient été, en quelque sorte, des pièces justificatives, mais nous hésitons à le faire. Les observations sont rarement lues; elles ne présentent d'ailleurs qu'un faible intérêt pour le lecteur et, de plus, elles nous auraient exposé à des redites. Nous espérons avoir été suffisamment clair dans nos descriptions pour avoir fourni à nos confrères un fil conducteur qui leur permettra toujours de se guider au milieu de cette classe de malades formant les neuf dixièmes de la clientèle journalière.

Vous devez et vous pouvez reconnaître tout déséquilibré du système nerveux; il vous faut arriver à une conclusion ferme quant à la cause qui a amené sa déséquilibration. La thérapeutique ne sera que question de patience et de bonne volonté pour arriver à supprimer la cause morbide.

Rappelez-vous que nos organes ne sont pas aussi séparables que le veulent nos classiques. Si vous constatez un symptôme quelconque du côté de l'estomac, par exemple, sachez ne pas vous enfermer dans un cadre trop restreint, et ne concluez pas immédiatement que votre malade est atteint d'une maladie d'estomac. Dites-vous bien que cet organe n'est qu'un des anneaux de la grande chaîne qui est le corps tout entier et que la déséquilibration locale pourrait bien être l'expression d'un trouble général à distance. Il en est de même pour tous nos organes.

Représentez-vous la déséquilibration du système nerveux comme étant un arbre duquel partiraient des centaines de branches. La qualité et la bonne pousse dépendront du terrain sur lequel il repose : c'est là l'hérédité du sujet, bonne ou mauvaise.

Les soins que vous lui donnerez, l'engrais que vous lui fournirez, l'exposition au soleil, la pluie qu'il recevra : ce seront l'hygiène physique, morale et alimentaire de l'individu.

Si le terrain est bon, si les soins sont bien entendus, l'arbre sera de belle venue et vous donnera de bons fruits : tel l'homme qui a une bonne hérédité et qui vit conformément à l'hygiène.

Si le terrain est mauvais, si les soins sont mal compris, la pousse sera mauvaise : ce seront les troubles de nutrition du sujet, le rachitisme, l'athrepsie, la chlorose, etc., etc...

Chacune des branches de l'arbre représente un de nos organes qui pourra être malade isolément, mais qui, le plus souvent, l'est parce que l'influx vital qui lui provient de la racine est de mauvaise qualité. La cause est éloignée, tout comme la cellule cérébrale qui, à distance, agit sur l'estomac.

Si une branche est malade, le mal sera local pendant un certain temps, mais les branches voisines ne tarderont pas à être atteintes à leur tour : telle la déséquilibration du cerveau qui, avec le temps et la persistance de la cause morbide, se propagera à tout le système nerveux et fera de l'individu un déséquilibré complet.

Poursuivons la comparaison : telle branche de l'arbre se laissera envahir par un parasite; pendant longtemps, le mal sera local, vous pourrez le supprimer, d'autres bourgeons naîtront et, en quelques mois, il n'y paraîtra plus; si, au contraire, vous laissez ce parasite envahir toutes les branches, le tronc lui-même, les racines se laisseront envahir; la vitalité sera compromise, l'arbre dépérira et mourra : tel le déséquilibré qui pendant longtemps n'a que des troubles fonctionnels; la déséquilibration, avec le temps, si elle n'est pas traitée, touchera les organes nobles de l'organisme, les racines vitales, le système vasculaire : ce sera l'artério-sclérose et la mort à un âge peu avancé, par insuffisance cardiaque, rénale ou par apoplexie.

Chaque branche de l'arbre représente une de nos maladies, quelque distinctes qu'elles paraissent de prime abord : tel le mal de tête ou le vertige qui ne sont comparables en aucune façon à la lithiase biliaire, au rhumatisme et à la goutte; néanmoins, comme les branches de l'arbre, elles proviennent toutes du même tronc, du tronc unique qui a des racines communes. A vous, clinicien, de savoir reconnaître ce lien commun qui les unit.

Lorsque l'arbre a subi l'action de la tempête, qu'il a été effeuillé, que ses branches ont été brisées, combien vous déplorez le fléau qui, en quelques heures, a fait de cet arbre en pleine végétation, d'une si belle apparence, un squelette à l'aspect piteux : tels, nos excès qui dégradent notre physique et notre moral en s'attaquant à nos organes essentiels.

Avant de redresser cet arbre, si vous le pouvez, si le mal causé par la tempête n'a pas été irrémédiable, savez-vous le temps, l'argent et la patience qu'il vous faudra ! Souvent ce ne sera qu'après deux ans qu'il aura sa belle apparence d'autrefois ; il faut du temps pour réparer de pareils dégâts. Tel le déséquilibré : pour lui rendre son équilibre, si le mal causé par les excès n'est pas irrémédiable, il vous faudra du temps, de la bonne volonté et de la patience.

Enfin, si vous prenez une graine de cet arbre, alors qu'il n'est pas remis de la secousse qu'il a éprouvée, et que vous la semiez, pensez-vous que vous aurez un produit d'aussi belle venue que si vous l'aviez prise d'un autre de même espèce qui n'a jamais souffert ? Assurément non. Tel est le rejeton issu du déséquilibré en période de déséquilibration confirmée, qui a toutes les chances d'hériter des qualités morbides du générateur et qui n'aura pas le pouvoir vital de celui né d'un père sain, calme, au système nerveux bien équilibré.

Rappelez-vous toujours la comparaison entre l'arbre aux nombreuses branches et aux racines communes. Nos organes ne demandent qu'à bien fonctionner, à la conditions expresse qu'ils ne soient pas surmenés et que nous leur demandions la somme de travail qu'ils peuvent raisonnablement fournir : c'est là l'hygiène préventive de la déséquilibration des centres.

Si le malheur veut que vous ayez commis des infractions à l'hygiène, ne soyez pas étonné de voir venir la déséquilibration ; elle fait son entrée, mais elle est bonne enfant pendant longtemps, son atteinte est toute superficielle, vous pouvez la guérir en supprimant la cause qui l'a produite et en observant plus étroitement les lois de l'hygiène.

Si vous restez sourd à ses avertissements, elle vous paraîtra peut-être bénigne ; mais traîtresse, elle vous minera silencieusement et, le jour où vous voudrez revenir à cette hygiène que vous avez méconnue et méprisée, l'artério-sclérose, avec ses dangers immédiats, sera chose faite, et alors vous relèverez non plus de l'hygiène ni même de la médecine, mais des pompes funèbres.

Vous êtes dûment prévenu de ce qui vous menace : j'ai accompli ma tâche.

TABLE DES MATIÈRES

CHAPITRE XVII

CHAPITRE XVIII

CHAPITRE XIX

CHAPITRE XX

TROISIÈME PARTIE

CHAPITRE XXI

CHAPITRE XXII

CHAPITRE XXIII

QUATRIÈME PARTIE

CHAPITRE XXIV

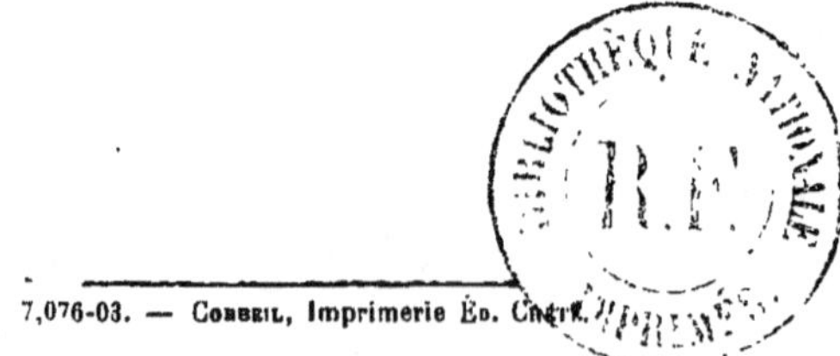